颞下颌关节紊乱病临床诊疗解析

主　编　梁新华　李晓箐
主　审　史宗道　易新竹
编　者（中国作者以姓氏笔画为序，外国作者以姓氏首字母为序）

王　虎	四川大学华西口腔医学院	吴敬飚	川北医学院
史宗道	四川大学华西口腔医学院	岑　啸	四川大学华西口腔医学院
包广洁	西北民族大学附属口腔医院	何　嘉	四川大学华西口腔医学院
兰婷婷	南开大学医学院	易新竹	四川大学华西口腔医学院
刘　洋	四川大学华西口腔医学院	郑　玮	四川大学华西口腔医学院
刘　琰	遵义医科大学附属口腔医院	郑　珉	温州医科大学附属舟山医院
刘来奎	南京医科大学附属口腔医院	胡　静	四川大学华西口腔医学院
刘媛媛	四川大学华西口腔医学院	骆骁杰	浙江大学医学院附属口腔医院
汤亚玲	四川大学华西口腔医学院	徐保华	四川大学华西口腔医学院
苏乃川	四川大学华西口腔医学院	郭春岚	北京协和医院
陈　虹	The University of Iowa College of Dentistry	黄　宁	四川大学华西口腔医学院
		黄小谨	四川大学华西口腔医学院
李晓箐	四川大学华西口腔医学院	康　宏	兰州大学口腔医学院
李继华	四川大学华西口腔医学院	梁新华	四川大学华西口腔医学院
杨　燃	四川大学华西口腔医学院	James R. Fricton The University of Minnesota
吴家顺	中山大学附属口腔医院	Kathleen Sluka The University of Iowa

人民卫生出版社

·北　京·

图书在版编目（CIP）数据

颞下颌关节紊乱病临床诊疗解析 / 梁新华，李晓箐
主编. —北京：人民卫生出版社，2022.7
ISBN 978-7-117-33301-6

Ⅰ. ①颞… Ⅱ. ①梁…②李… Ⅲ. ①颞下颌关节综
合征—诊疗 Ⅳ. ①R782.6

中国版本图书馆 CIP 数据核字（2022）第 112426 号

人卫智网	www.ipmph.com	医学教育、学术、考试、健康，购书智慧智能综合服务平台
人卫官网	www.pmph.com	人卫官方资讯发布平台

颞下颌关节紊乱病临床诊疗解析

Niexiahe Guanjie Wenluanbing Linchuang Zhenliao Jiexi

主　　编：梁新华　李晓箐
出版发行：人民卫生出版社（中继线 010-59780011）
地　　址：北京市朝阳区潘家园南里 19 号
邮　　编：100021
E - mail：pmph @ pmph.com
购书热线：010-59787592　010-59787584　010-65264830
印　　刷：廊坊一二〇六印刷厂
经　　销：新华书店
开　　本：787 × 1092　1/16　印张：17
字　　数：414 千字
版　　次：2022 年 7 月第 1 版
印　　次：2022 年 8 月第 1 次印刷
标准书号：ISBN 978-7-117-33301-6
定　　价：108.00 元

打击盗版举报电话：010-59787491　E-mail：WQ @ pmph.com
质量问题联系电话：010-59787234　E-mail：zhiliang @ pmph.com
数字融合服务电话：4001118166　E-mail：zengzhi @ pmph.com

序

颞下颌关节紊乱病是临床常见病、多发病，是国内外学者广泛关注的基础与临床研究热点，但其病因和发病机制尚不完全清楚，治疗方法也层出不穷且疗效各异。迫切需要能够全面翔实介绍该疾病、针对各类治疗手段的疗效进行系统回顾和评价的专著，我们写作《颞下颌关节紊乱病临床诊疗解析》一书的目的就是希望在这方面起到抛砖引玉的作用。

《颞下颌关节紊乱病临床诊疗解析》严格遵循循证医学的理念，尽量纳入近期发表的、设计、实施均较完善的随机对照试验、系统评价与 Meta 分析等高质量证据，如果缺乏这种高质量证据的，纳入前瞻性或回顾性对照研究，乃至描述性研究的证据并进行评价。

全书内容上大致可分为两大部分，第一章、第二章介绍了颞下颌关节紊乱病临床特点、诊断、分类及影像学特征等；第三～第十三章为第二部分，详细介绍了颞下颌关节紊乱病不同治疗方法和疗效评价，包括𬌗治疗、修复治疗、正畸治疗、正颌外科手术、心理治疗与健康教育、理疗、中医药治疗、针灸治疗、药物治疗、灌洗术与内镜诊治及开放性外科手术治疗。

四川大学华西口腔医学院老一代临床医学家罗宗赉、徐樱华、姚恒瑞及王大章等一贯重视颞下颌关节疾病的基础及临床研究，在颞下颌关节紊乱病的流行病学、病因及发病机制探索、𬌗治疗及外科治疗等方面做出了重要贡献，其全心全意关爱患者，虚心学习国内外先进理念及追求真知的传统在我院后来者中得到了传承。作为主编我们与全体编委一道力争在编写工作中做到内容充实，逻辑清晰，深入浅出，图文并茂，可读性强，使之具有较高的学术和临床参考价值。尽管如此，疏漏之处在所难免，敬请读者指正。

本书主审史宗道教授和易新竹教授长期从事颞下颌关节疾病相关的医、教、研工作，在颞下颌关节疾病的诊治上，具有十分丰富的临床经验。史宗道教授是中国口腔循证医学的开拓者，在力图将循证医学与颞下颌关节疾病的基础与临床研究完美结合方面发挥了重要作用；易新竹教授是国内知名的𬌗学大家，在精准定位𬌗学与颞下颌关节紊乱病关系方面发挥了重要作用。本书编委主要由颞下颌关节疾病相关领域的中青年专家构成，不少编委在相关领域在国内具有较高的学术地位。真诚感谢各位名师的严格审核和把关，感谢所有编委的无私奉献，使《颞下颌关节紊乱病临床诊疗解析》具有活力并焕发精彩。真切期望本书有助于读者对颞下颌关节疾病有更深刻的理解。对进一步推动我国颞下颌关节疾病的基础与临床研究使之与国际先进水平接轨方面，具有一定指导及参考价值。

梁新华

2022-1-1

目 录

第一章

颞下颌关节紊乱病临床特征

考古发掘的人类颅骨标本显示,距今3 000～7 000年的美洲印第安人、欧洲的罗马人、拜占庭人,不列颠群岛早期定居者伊比利亚人、凯尔特人,日本弥生时代的居民,新石器时代的中国人,在其部分成年人的颞下颌关节窝、关节结节和髁突上呈现严重磨损或不规则增生,关节结节低平,关节结节后斜面斜度减小,关节凹变浅。学者推测这些病理改变多与反复发生的关节内微小创伤而导致的继发性退行性关节病有关,提示颞下颌关节紊乱病是伴随人类的常见疾病。但是,直到1934年美国耳鼻喉科医生Costen报告咬合的垂直距离与耳部及耳周的疼痛、耳鸣、吞咽困难等症状相关,该病才引起了口腔医学界的广泛关注,被作为一个疾病实体进行了系统的基础和临床研究,并随着医学技术和辅助检测手段的进步,不断提高诊断水平和治疗水平。

迄今中外学者提出了多种分类方法,最新的分类方法是以症状为基础的系统分类法,符合临床诊断程序及诊断学研究规范,为每一个临床亚型规定了诊断标准,提供了诊断效能数据,并与第九次、第十次国际疾病和健康问题统计分类新近修订版(ICD-9,ICD-10)的疾病编码相对应,方便临床应用,可实现与医疗卫生信息系统及临床路径管理数据库的对接,有利于医院间、地区间乃至不同国家之间的学术交流,其所产生的大数据,对探讨该病病因、筛选最优治疗手段提供了良好的基础。

关于本病文献中曾经用过的名称有:Costen's综合征(Costen's syndrome),颞下颌关节疼痛功能紊乱综合征(temporomandibular joint pain-dysfunction syndrome),肌筋膜疼痛功能紊乱综合征(myofascial pain dysfunction syndrome,MPDS),𬌗颌紊乱症(occlusomandibular disturbances),功能性颞下颌关节紊乱(functional TMJ disturbances or disorders),下颌功能紊乱(mandibular dysfunction,MD),下颌紧张综合征(mandibular stress syndrome),颅颌功能紊乱(craniomandibular dysfunction,CMD),口颌功能紊乱症(oromandibular dysfunction,OMD),颞下颌紊乱病(temporomandibular disorders,TMD),颞下颌关节紊乱病(temporomandibular joint disorders,TMJD)等。我国学界曾使用过慢性颞下颌关节炎、颞颌关节功能紊乱症、颞下颌关节功能紊乱综合征等名称。2001年全国第三届颞下颌关节紊乱病研讨会推荐命名为颞下颌关节紊乱病。

第一节　颞下颌关节紊乱病的临床特点

一、颌面部疼痛

咀嚼系统的疼痛常常被笼统叙述为颌面部疼痛。从发生来源可分类为肌源性和关节

1

源性疼痛。

一般来说，咀嚼肌劳损或受到创伤时，肌纤维受损、肌肉痉挛引起血管收缩和组织缺氧，继而患者感到疼痛和局部压痛，疼痛反过来又可加重肌肉痉挛。肌源性疼痛易于发生及消退，疼痛程度波动起伏较大，患者常常不易清晰定位疼痛来源。初期较轻时常表现为面部疲劳不适、咀嚼无力，可进展为肌紧张、保护性肌收缩（muscle splinting，又称肌僵直）乃至肌痉挛。在肌紧张时咬硬物或大张口可引起相应咀嚼肌痛，且随着功能活动的增强而加重。保护性肌收缩或肌僵直表现为持续性轻度肌痉挛，咀嚼肌处于一种僵硬不能轻松进行功能活动的状态，患者不能精确控制咀嚼肌活动，可有局部压痛。咀嚼肌的肌僵直长期存在时，可演变为肌痉挛，改变肌纤维张力或长度的任何运动如紧咬牙、张口、下颌前伸或侧方运动都可引起疼痛。患者可有阵发性、不自主的咀嚼肌抽搐、下颌震颤，并可能伴有颈部或者咽喉部的疼痛以及头痛等。咀嚼肌病变涉及肌筋膜时，局部酸胀疼痛明显，可能伴有轻微的局部肿胀，可能有扳机点（trigger point）存在，扳机点区局部组织肿胀硬结，刺激扳机点可引起放射性疼痛。关节源性疼痛的特点是患者能清晰定位在关节区，轻者仅为隐痛不适，逐渐进展为钝痛，亦可急性发作伴剧烈疼痛。功能活动时明显加重，严重疼痛时常伴放射性疼痛。

患者的疼痛感受既受到病变本身的影响，也受到患者社会地位、文化程度、所处环境及心理状态等多种因素的影响。如果仅仅用语言描述，很难用不同的表述描述严重程度的细微差别，对同样剧烈的疼痛不同患者表达方法也会有很大差异，因此有必要对主观感受的疼痛进行量化。量化的方法有很多，如应用视觉模拟评分、专门设计的疼痛问卷、测量疼痛引起的行为变化或生理生化指标的变化评估疼痛的严重程度，应用冷、热温度刺激，电或药物刺激测量疼痛的阈值等。其中，视觉模拟评分法（visual analogue scale，VAS）是一种比较简易而且相当灵敏的疼痛测量方法。其具体做法是：划一条100mm的直线，直线的一端为0表示完全无痛，另一端为100表示患者曾感受过的或可以想象到的最剧烈疼痛；从0至100表示疼痛由轻至重的程度变化。让患者根据自我疼痛体验在直线上选择一个适宜的点作记号，表示其在特定时刻（如在过去1个月内、1周内或当日）的疼痛程度。亦可用成品VAS游标测量尺，其面向患者的一面为没有数字刻度的彩尺，完全无痛的一端为深蓝色，剧痛的一端为深红色，患者可以滑动游标至尺上的任一点指示其疼痛的强度。面向医生的一面则有精确到mm的刻度，无痛一端为0，剧痛端为100mm，医生记录游标中央标记所在位置的刻度数即可（精确到mm）。这样就把不容易准确表达的疼痛严重程度转变为可计量的定量资料，从而可以对治疗前后的疼痛变化，不同患者的疼痛程度进行比较和分析。

也可以用0～10的整数表示疼痛强度，0为无痛，10为不能忍受的剧痛，患者用任一整数表示其疼痛强度，这种方法称为0～10数字评估法（numerical rating scale，NRS）。量化结果还可以简化为等级资料，如规定0为无痛，>0～<4为轻度疼痛，4～<7为中度疼痛，≥7为重度疼痛等四个等级。

对肌源性疼痛进行触压疼痛检查时，要用标准化的力度触压相应咀嚼肌部位，触压引起疼痛或使之加重则证实肌痛。有作者推荐对颞肌前份和咬肌浅层的标准化压力约为14.7～24.5N（1.5～2.5千克力），亦有推荐9.8N者；对咬肌深层、翼内外肌、二腹肌等触压诱发疼痛的用力要轻些，如9.8N或4.9N。口外触压时一般用双手示指或中指指腹同时检查对称的部位，每个触压位置应停留2秒，如确定扳机点时指压时间可延至5秒。进行口外检查的顺序是自上而下，口内触压检查顺序是由前向后，最后检查接近口咽部的位置。

对颞肌可在颞部向颅骨按压，其肌腱附着则需在患者半张口时从口内触压升支前缘及喙突部位；可向下颌升支触压咬肌，对咬肌上份触压时亦可用一指置于颊前庭内行双手操作；对翼内肌的触压，在口外是在下颌角前下颌骨下缘下方向下颌骨方向压迫，在口内是从翼下颌缝向升支内面触压；对翼外肌的检查，应在半张口时用示指或小指的指尖从上颌结节后上方向翼外板触压；对下颌舌骨肌、二腹肌前后腹应一手指在口内，另一手指在口外相应部位用双手触压；胸锁乳突肌可在患者头部略偏向同侧肌放松时自上而下触压。

咀嚼肌的触诊检查可以确定是否存在肌组织肿胀、肥大及质地异常。嘱患者在牙尖交错位紧咬可评估其双侧肌收缩是否对称。

对关节可触压两个部位：一是触压耳前关节区，其深面为颞下颌韧带、关节囊、关节盘的髁突外侧极附着和髁突外侧极。因为可以通过下颌运动试验确定疼痛是否来源于关节自身，因此不必在下颌运动时进行耳前关节区触压激发疼痛，但可以通过触诊（非触压）了解关节运动幅度及是否存在盘干扰。二是外耳道前壁，从外耳道用小指的指腹部位向前方压迫以检查是否存在关节囊后份及盘后区疼痛，插入手指前应检查外耳道有否炎症、肿胀、狭窄等指压禁忌证。

对咀嚼肌等及颞下颌关节进行触诊或触压时，要戴手套进行。

下颌运动激发试验：咀嚼系统疼痛与功能需求密切有关，因此可通过嘱患者后牙紧咬、主动张口，前伸、侧方运动或被动张口，在颏部施加一定阻力进行上述运动时，记录是否引起或加重疼痛以及疼痛的部位，在下颌处于下颌姿势位时向髁突方向轻推颏部，记录是否引起或加重疼痛以及疼痛的部位。

二、下颌运动障碍

下颌运动障碍主要表现为下颌运动受限、张闭口过程中下颌中线的偏摆及张口末下颌中线的偏斜。在咀嚼肌紊乱而关节自身无明显病变时，下颌运动受限多为轻度，且多为软性张口受限，即主动最大张口度明显小于助力最大张口度。但如果咀嚼肌痉挛或肌炎时，下颌运动受限的情况会也可能比较严重。

因关节原因造成的下颌运动受限，多发生于关节囊损伤、滑膜炎症、关节盘移位造成的锁结或不可复位，盘附着过分牵拉、盘后区组织被压迫损伤的情况下，患侧关节运动受限，张口末及前伸末下颌中线偏向患侧，且下颌前伸距及向健侧的偏动距减少。这种关节囊内结构发生病损引起的运动受限称为囊内性运动受限，其共同特点是表现为硬性张口受限，即主动最大张口度与助力最大张口度的差距较小。

下颌运动的距离可用精确到 mm 的量尺（如游标卡尺）或三角板进行测量。一般情况下，以上、下颌中切牙切缘的中线点为测量标志点。需要测量的指标有：最大张口度（最大张口时的切牙间距＋覆𬌗距，记录张口度时要注明是否包括了覆𬌗距）、最大前伸距（下颌中切牙唇面切端与上颌中切牙唇面切端距＋覆盖距，记录前伸距时要注明是否包括了覆盖距）、下颌向左侧及右侧的最大偏动距，张闭口过程中下颌中线轨迹偏离中线即偏摆的幅度，张口末、前伸末下颌中线向何方偏斜及其偏离中线的距离。

三、盘干扰

盘干扰的症状体征表现为锁结及关节杂音，可被检查者发现和证实。锁结表现为张闭口过程中发生运动停顿，需前伸或摆动下颌解脱锁结，或手法辅助才可以继续进行张闭口运动，若能主动克服锁结者属于可复性关节盘移位。

关节杂音是关节在运动过程中发生的异常声音，又称为弹响，主要是盘突复合体或关节盘的位置和（或）其形态异常引起关节运动的干扰造成的，也与关节面软骨破坏，裸露的骨面粗糙不平有关。常按其性质、强度、可重复性以及与张闭口行程的关系等进行分类。

髁突和关节盘的运动受自身结构的影响及咀嚼肌控制。有作者认为翼外肌功能失调可能导致弹响出现，其原因多与关节的暴力损伤或过大张口、偏侧咀嚼习惯或习惯咬硬物等引起关节内结构的微小创伤，关节盘从相对于髁突、关节窝和关节结节的正常位置移位有关。如关节盘可复性前移位时，在张口运动中，髁突运动受到移位于其前方的关节盘后带的阻挡，而髁突顶一旦越过关节盘后带，髁突和关节盘都有一个因盘突相对关系恢复，阻力释放而产生的快速的弹动运动，发生张口初期或中期的弹响，关节盘的弹动多为发生弹响的主因，髁突同时对关节结节后斜面或关节窝产生的撞击也可能与弹响的形成有关。在闭口运动中末期髁突滑过前移位的关节盘的后带，关节盘快速弹回其前移的位置，髁突返回关节盘后方的位置，会造成闭口中末期弹响。另外一种情况是在张口运动末期，由于关节盘后附着因滑膜炎等因素而僵硬，关节盘的运动落后于髁突的运动，髁突滑过关节盘的前带时，关节盘突然向后释放，可能造成张口末期弹响，同理也可发生闭口初期的弹响。需要指出的是，对弹响发生的机制尚未完全了解，关节外因素如翼外肌运动异常，关节内因素如滑液量及性能的改变、关节盘形态及功能的改变、盘突关系及盘突复合体相对于关节窝关节结节位置的改变、滑膜、关节囊及关节盘韧带形态性能的改变等都可能与关节杂音的发生有关，对弹响成因的解释需更多的基础和临床研究予以证实，然而关节杂音的出现提示存在某种颞下颌关节紊乱病是不争的事实，因此细致检查关节杂音的性质及特点非常重要。

弹响时多伴有下颌的不规则运动或弹动，有时伴有关节不适、疼痛或发生锁结的感觉。当关节结构发生变形，表面不规则，或存在盘穿孔，粗糙不平的髁突与关节结节后斜面直接接触时，可能造成细微的或粗糙的摩擦音，可在张口和闭口运动中同时存在，下颌运动一般不受影响，有时可能伴有疼痛，摩擦音的存在提示颞下颌关节紊乱病已经进展到骨关节病阶段。

弹响可能是一过性、间歇性、非进展性的，对患者不造成困扰，也可能随着颞下颌关节退行性病变的进展而加重，经常、反复发生，伴有运动受限和（或）疼痛。

尽管文献中已经有不少应用仪器设备记录弹响的报道，在临床上通常是将双手示指指腹置于耳前关节区，请患者进行下颌运动时感受是否发生弹响。

检查盘干扰时要注意观察并记录其发生与下列时间点的关系：牙齿紧咬时、紧咬后牙𬌗面脱离接触时，张口初期、中期、末期，闭口初期、中期、末期，下颌前伸时或侧方运动时等。

四、颞下颌关节紊乱病相关的错𬌗

牙齿排列不齐、上下牙弓关系异常、颌骨形态位置的异常称为错𬌗畸形。其与颞下颌关节紊乱病发生的关系将在第十三章进行讨论。这里主要论述颞下颌关节紊乱病诱发的上下颌骨关系的异常，如一侧翼外肌下头痉挛、肌长度缩短时，可使下颌中线在闭口位时向对侧偏斜而张口时向患侧偏斜；双侧翼外肌下头痉挛、肌长度缩短时，可使下颌处于前伸位。

一侧关节盘后区炎症、囊内渗出等可引起同侧后牙轻度开𬌗；而一侧关节盘破坏和 / 或髁突骨吸收破坏，可引起同侧咬合过紧，而对侧轻度开𬌗。

因此在检查有无错𬌗畸形时，要注意检查有无新近发生的急性错𬌗畸形。

五、功能受限及其他伴发症状

咀嚼系统功能受限表现为下颌运动障碍，咀嚼食物困难，进食速度缓慢。伴有张口受限时，甚至很难将食物或牙刷放入口中，语言与表情也可能受到影响。其他常见的伴发症状有头痛、耳鸣、颈、肩部肌痛，失眠、焦虑，抑郁等，影响生活质量及学习工作效率。对功能受限的检查和准确测量可为颞下颌关节紊乱病的诊断及病情严重程度的变化提供可靠的依据。据报道，咀嚼肌的肌源性疼痛和颞下颌关节的关节源性疼痛可能引起头痛，其特点是触压受累的咀嚼肌和 / 或颞下颌关节时，或患者进行下颌运动时可诱发头痛，在咀嚼肌或关节区域可能存在扳机点，针对颞下颌关节紊乱病的治疗有效时，头痛也会相应减轻。

第二节　颞下颌关节紊乱病的症状体征综合指数

单一的颞下颌关节紊乱病的症状和体征在有清楚的定义，获取过程规范，具有真实性和可靠性的情况下，具有一定的诊断参考价值，然而很难用单一的指标代表本病的严重程度。有的学者尝试用症状体征的综合指数表示颞下颌关节紊乱病的疾病状态，以综合值的大小反映其严重程度。常用的指数有 Helkimo 指数及 Fricton 指数等。

不少学者应用这两种指数进行过临床及人群流行病学调查研究，一般认为 Helkimo 指数适用于流行病学研究，Fricton 指数与颞下颌关节紊乱病某些类型有较强的相关性，还可以用于临床治疗效果的评价。

一、Helkimo 指数

Helkimo 指数是 1974 年提出的，包括症状指数，体征指数及𬌗指数三部分。

（一）Helkimo 症状指数

Helkimo 症状指数（anamnestic dysfunction index，Ai）通过问诊将主诉症状分为 3 级：Ai0 表示无症状，记为 0 分；Ai I 表示有轻微功能障碍，具有任何一个或多个下述症状如关节杂音、咀嚼肌疲劳、晨起或运动时咀嚼肌僵硬等，记为 1 分；Ai II 表示有严重功能障碍，具有以下任何一个或多个重度症状如张口受限、锁结、脱位、下颌运动痛、颞下颌关节或咀嚼肌痛，记为 5 分。

（二）Helkimo 体征指数

Helkimo 体征指数（dysfunction index，Di）将 5 种体征分别以其严重程度用 0、1、5 记分，记分标准如下：

1. 下颌边缘运动（张口、前伸及左右侧偏动）障碍指数　　下颌正常运动记 0 分，轻度受限记 1 分，重度受限记 5 分；最大张口度 ≥40mm 记 0 分，30～39mm 记 1 分，<30mm 记 5 分；最大前伸运动 ≥7mm 记 0 分，4～6mm 记 1 分，<4mm 记 5 分；左侧及右侧侧方运动 ≥7mm 记 0 分，4～6mm 记 1 分，<4mm 记 5 分。以上 4 项中任何一项记 1 分但无记 5 分者则记为 1 分，任何一项记 5 分者则记 5 分。

2.关节功能障碍指数 无关节弹响且张闭口下颌偏斜或偏摆距<2mm记0分,单侧或双侧关节弹响或张闭口下颌偏斜或偏摆距≥2mm记1分,有关节锁结或脱位记5分。

3.咀嚼肌触压痛指数 无触痛记0分,1～3处触痛记1分,≥4处记5分。

4.关节触痛指数 无触痛记0分,关节外侧触痛记1分,关节后份触痛记5分。

5.下颌运动痛指数 无疼痛记0分,1个方向运动痛记1分,≥2个方向运动痛记5分。

将5种体征的记分相加得出Di值,Di的分级标准:D_0:0分;D_1:1～4分;D_2:5～9分;D_3:10～25分。计分高者颞下颌关节紊乱病较严重。

(三)Helkimo 殆指数

Helkimo殆指数(Occlusal index,Oi)是通过分析患者咬合关系获得。该指数包括全口牙齿数目,有咬合关系的牙齿数目,正中关系位和/或牙尖交错位的殆干扰以及关节干扰4个条目。每个条目分别以其严重程度用0、1、5记分。然后把4个条目的记分相加得出Oi值,计分高者殆紊乱或关节紊乱较严重。Oi的分级标准如下:O_0:0分,即无殆干扰或关节干扰;O_1:1～4分,即中等程度的殆干扰或关节干扰;O_2:5～20分,即严重的殆干扰或关节干扰。

二、Fricton 颞下颌关节紊乱指数

Fricton颞下颌关节紊乱指数(craniiomandibular index,CMI)是由Fricton等学者提出的,用以反映颞下颌关节紊乱病症状体征的严重程度,包括两个部分:功能紊乱指数(dysfunction index,DI)和肌压痛指数(palpation index,PI)。DI为下颌运动的量化指标、关节杂音及关节压痛3项阳性分数之和除以预期阳性总分;PI包括面、颈和肩部肌压痛点数的量化指标,亦是通过阳性分数之和除以预期阳性总分求得。Fricton颞下颌关节指数为功能紊乱指数及肌压痛指数的均值。具体评分方法如下:

(一)功能紊乱指数

功能紊乱指数DI:即以下3项阳性分之和除以预期阳性总分。

1.下颌运动分(预期阳性18分) 最大张口度(≤39mm为1分),最大被动张口度(≤41mm为1分),张口受限(阳性1分),张口痛(任何疼痛但不是压痛或紧张感,阳性1分),张闭口运动不平稳或不连续(阳性1分),张闭口"S"形偏摆(偏离中线>2mm为阳性1分),张口下颌偏斜(张口末偏离中线>2mm阳性1分),下颌前伸痛(阳性1分),下颌前伸受限(<7mm阳性1分),下颌右侧(左侧)运动痛(阳性各1分),下颌右侧(左侧)运动受限(<7mm阳性各1分),右侧(左侧)张口锁结(阳性各1分),右侧(左侧)闭口锁结(阳性各1分),手法运动下颌时阻挡感(阳性1分)。

2.关节杂音分 患者可感知同时又被检查者通过触诊感知的关节杂音记为阳性,每侧最多可记录以下提到的2种杂音,故预期阳性4分:可重复右侧(左侧)张闭口往返弹响(阳性各1分),可重复右侧(左侧)张口弹响(阳性各1分),可重复右侧(左侧)闭口弹响(阳性各1分),可重复右侧(左侧)偏动时弹响但不伴有张口弹响(阳性各1分),不能重复的右侧(左侧)张口、闭口或侧向运动时弹响(阳性各1分),右侧(左侧)细微摩擦音(阳性各1分),右侧(左侧)粗糙摩擦音(阳性各1分),可为检查者不借助听诊器而直接听到的右侧(左侧)张口弹响(阳性各1分)。

3.关节压痛及肌压痛分 检查需要使用检查者的示指,带指套后按约70g/cm²的压力

触压,先在参考部位触压,然后才实施关节囊部位及肌的触压。

关节压痛分(预期阳性6分):张口位右侧(左侧)颞下颌关节外侧关节囊即髁突外侧压痛(阳性各1分),张口位右侧(左侧)颞下颌关节外侧上方关节囊即髁突移向前方后的耳前关节区接近关节窝外侧缘部位的压痛(阳性各1分),右侧(左侧)外耳道前壁处关节囊后份压痛(阳性各1分)。

(二)肌压痛指数PI

肌压痛指数PI:即以下肌压痛分相加之和除以预期阳性总分。

对肌的按压共涉及36个部位,每个部位压痛均记为1分。这36个部位包括:

1.口外咀嚼肌压痛部位 右侧(左侧)颞肌前部、中部及后部(均阳性时6分),右侧(左侧)咬肌前份、下份及深部(均阳性时6分),右侧(左侧)翼内肌(均阳性时2分),右侧(左侧)二腹肌后腹(均阳性时2分);右侧(左侧)头顶区(均阳性时2分)。

2.口内咀嚼肌压痛部位 右侧(左侧)颞肌附着、翼外肌(在患者向同侧偏动下颌时用小指按压上颌结节后上方的翼外板部位)及翼内肌前缘(均阳性时6分)。

3.颈部肌压痛部位 右侧(左侧)胸锁乳突肌上部、中部及下部(均阳性时6分),右侧(左侧)斜方肌上部、下部(均阳性时4分),右侧(左侧)头夹肌或头最长肌(均阳性时2分)。

文献中下颌运动预期总分、肌压痛预期总分等视检查者实际检查项目总数的差异而不同,有时可能略去不易检查或检查结果变异较大的项目,但其计算指数的方法是一致的。

第三节 颞下颌关节紊乱病分类的进展

人们对颞下颌关节紊乱病(temporomandibular disorders,TMD)系统认识的历史不到1个世纪,但随着影像学、内窥镜技术、手术治疗、细胞生物学和分子生物学的进展,人们对该病的认识越来越深入。在这个过程中,不断有学者根据同时代新技术应用后的新发现,对该病提出分类标准,尽管从今天的观点来看这些分类有某些不完善之处,但还是反映了当时的学术最新进展,对指导临床实践发挥过积极的作用,对其中重要分类予以复习,有助于了解颞下颌关节紊乱病理论概括的历史进展。

一、中国学者的重要分类

我国学者邱立崇等(1960)在Costen学说的基础上提出该病是由于殆及咬合的紊乱引起髁突在颞下颌关节窝内移位造成的,并将其分为三种类型:第一种类型是两侧髁突向后上移位;第二种类型是一侧髁突向后上移位,该类型又分为殆高度略低的与殆高度不低的两种亚型;第三种类型是两侧髁突向前下移位。

张震康等(1962)认为该病的主要特点乃是咀嚼肌群的功能性紊乱,根据咀嚼肌对刺激的反应分为四期。肌应激能增高期:翼外肌对刺激的反应亢进、张口过大,半脱臼,或者轻微的弹响;肌平衡失调期:翼外肌上下头失调,张口运动中关节盘与髁突不协调而产生明显的弹响,有时有绞锁现象;肌痉挛期:罹患咀嚼肌痉挛,关节区和关节周围区疼痛,张口度正常或轻度受限,可有弹响,痉挛加重,髁突运动消失,弹响消失,此时张口运动受限;肌挛缩期:罹患咀嚼肌挛缩,对刺激的机械反应消失(肌收缩幅度消失),张口高度受限,弹响消失。

张震康、曾祥辉(1973)根据其 12 年中 665 个病例诊治经验提出颞下颌关节紊乱病的分类和诊断标准。

第一类：关节功能紊乱

关节功能紊乱属于本病的早期，关节各组织没有结构紊乱或病理改变。根据发病原因分以下几型：

1. 翼外肌功能亢进　主要症状是弹响和张口过大呈半脱臼，达最大张口位(如打哈欠)时，如翼外肌继续收缩，可把关节盘和髁突强拉过关节结节而彼此发生撞击，产生张口末弹响，一般不痛。弹响发生在一侧时，张口型在张口末偏向健侧，两侧均发生时，张口型偏向翼外肌收缩力较弱的一侧。

2. 翼外肌痉挛　主要症状是张口和咀嚼时关节区疼痛。乙状切迹和上颌结节有压痛，张口中度受限，张口型偏向患侧，一般无弹响。

3. 髁突后区损伤　主要症状与翼外肌痉挛型类似，但压痛点在髁突后区。

4. 咀嚼肌痉挛　咀嚼肌痉挛少见，主要症状为牙关紧闭，患者张口仅 1cm 左右，张口痛，咀嚼痛反而不明显。无弹响，关节可有压痛。

5. 翼外肌挛缩　此型最少，主诉常是下颌突然歪向一侧，检查见张口受限。静止时下颌偏向健侧，𬌗关系紊乱，不能咬于牙尖交错位。

6. 咀嚼肌挛缩　此型少见，患者突然发生张口困难，能指出咀嚼肌部痛。检查时可触到咀嚼肌变硬，用听诊器可听到咀嚼肌肌杂音，有的患者还伴有颞肌挛缩。

7. 关节神经症　主要症状是关节区和关节周围神经性疼痛，有的可放射到枕部、颈部、肩部，或有局部麻木感或感觉异常，一般无张口异常也无弹响。患者常常患有神经衰弱。Costen 综合征也属于此型。

第二类：关节结构紊乱

此类的特点是关节结构紊乱，如关节囊松弛、关节盘各附着松脱、关节盘和髁突正常解剖关系破坏。关节弹响不仅出现在张口末或闭口初，还可出现在张口初闭口末，有的进一步发展出现在张口中期闭口中期。分以下几型：

1. 关节结构松弛　因关节结构松弛，张口度更大，并均有半脱臼，习惯性脱臼者也属此型，不过症状更重。关节造影可见到关节结构松弛，关节盘附着尤其是关节盘颞后附着松脱。

2. 关节盘、髁突相对移位　此型常见，主要症状为弹响，发生在张口初或闭口末。检查时有的可发现后牙明显磨耗或后牙多数缺失，X 线片见髁突后移位；有的𬌗关系正常，但有长期翼外肌功能亢进史；有的曾有髁突后区损伤史。弹响多因关节盘和髁突相对移位所致，因此需用𬌗垫来矫正。

第三类：关节器质性破坏

此类通过 X 线片、关节造影可以检查出髁突、关节盘、关节结节以及覆盖于关节凹面的后上纤维组织有病理破坏。临床症状比较复杂，颞下颌关节功能紊乱三个主要症状可能都存在，且常反复发作，弹响和杂音的特点是发生在张闭口、前伸、侧方运动的任何阶段，为多声破碎音质或为连续摩擦音，在临床上常见到以下类型或几型混合。

1. 关节盘移位、脱出和破裂　此型常见，主要症状是在张口、前伸、侧方运动的任何阶段有多声破碎音，并有明显关节绞锁症状和歪曲张口型。如伴肌痉挛则可出现绞锁症状。

X线片见关节腔比例失调，关节造影可见关节盘附着松脱、关节盘移位或穿孔。

2. 髁突破坏　此型症状同上一型，髁突前斜面和关节结节处常有压痛，如伴有肌痉挛则张口受限。由于髁突破坏，关节面不光滑，在运动中与关节盘、关节结节彼此摩擦，所以关节音的特点是在关节各种运动中有连续摩擦音。

3. 关节绞锁症　此型少见，因关节盘绞锁于关节盘和关节结节之间，主要症状为持久性张口困难，与咀嚼肌痉挛型相似。马绪臣、张震康及邹兆菊等（1985）根据关节造影及造影后的动态录像、手术观察、病理检查以及系统随访资料，于1985年对上述分类进行了修订。修订的分类保持了三个大类的分类格局，第一类仅包括咀嚼肌紊乱，第二类与前分类相同，对第三类的骨质改变依据X线表现进行了细致分期：Ⅰ期：髁突皮质骨模糊不清、消失或出现小凹陷缺损及囊样变；Ⅱ期：髁突骨质出现较广泛的破坏；Ⅲ期：髁突骨质破坏灶减小，并出现修复征象；Ⅳ期：髁突变短小，前斜面明显磨平，并形成完整的新的皮质骨板，常可伴有关节结节磨平及关节凹浅平、宽大等。马绪臣等认为颞下颌关节紊乱病第三类的实质为继发性退行性关节病，是由关节内长期、持续性的微小创伤造成的。

1997年全国第二届颞下颌关节紊乱综合征专题研讨会建议将该病命名为颞下颌关节紊乱病（temporomandibular disorders，TMD），代替颞下颌关节紊乱综合征，参照美国口颌面疼痛学会关于颞下颌关节紊乱病诊断及治疗指南资料，对该病分类达成共识，将该病分为四类，即增加了关节炎性疾病类，对每一个分类的定义亦更加明确和精细。

第一类：咀嚼肌紊乱疾病，包括肌筋膜痛、肌炎、肌痉挛、不能分类的局部性肌痛、肌纤维变性挛缩。明确此类疾病为关节外疾病。

第二类：颞下颌关节结构紊乱疾病，包括可复性盘前移位、不可复性盘前移位、其他类型的关节盘移位（关节盘内、外及旋转移位）；增加了半脱位及关节锁结的描述，即在关节囊扩张、松弛，关节盘附着松弛或撕脱的病例中可伴有关节半脱位，在由可复性盘前移位发展为不可复性盘前移位的过程中，可能存在中间状态，即张口过程中反复发生的暂时性锁结。X线检查应无骨性关节结构的退行性改变，但亦可同时伴有轻、中度骨关节病样改变。

第三类：炎性疾病，如急、慢性滑膜炎和（或）关节囊炎；临床表现为关节局部疼痛、随功能活动而加重；可同时伴有或继发结构紊乱及骨关节病，但影像学检查阴性。

第四类：原发性或继发性骨关节病，根据损伤程度可分为四期，其分类要点与1985年修订版基本相同。

二、Bell 分类法（1983）

Bell认为发生于咀嚼系统各结构的紊乱性疾病既有共同点也有区别点，可通过共同点进行分类，在每一个亚类内部通过其区别点鉴别不同的类型。在1982年发表的专著中将颞下颌关节的所有疾病分为五大类，其中前三类几乎涵盖了所有类型的颞下颌关节紊乱疾病。

第一类：急性咀嚼肌紊乱病（acute muscle disorders）

急性咀嚼肌紊乱病共同点：主诉与咀嚼系统功能相关的肌源性疼痛，可通过触压和功能活动激发或加重，可能出现下颌运动受限及急性错𬌗。

1. 咀嚼肌僵直（masticatory muscle splinting）　咀嚼肌僵直是由中枢保护性机制引起的，咀嚼肌紧张、肌疲劳，在肌收缩时（如用升颌肌群进行咬切、在阻力下进行张口动作）可诱发轻微肌源性疼痛，可能伴有肌软弱感，一般没有下颌运动受限、盘干扰、急性错𬌗及颞下颌关节的影像学改变。

2．咀嚼肌痉挛（masticatory muscle spasm，MPD syndrome）　咀嚼肌痉挛是由中枢诱导的不能有意控制的张力性肌收缩。

（1）升颌肌群痉挛（spasm of elevator muscles）：升颌肌群痉挛可发生肌源性疼痛，肌收缩（咀嚼）或牵伸（张口）时加重，不能通过咬合颌间分离装置而减轻；可影响张口，但对其他方向的运动影响不大，一般不伴盘干扰，影像学显示在张口运动时髁突的移动距离小于侧方运动时的移动距离。

（2）翼外肌痉挛（spasm of lateral pterygoid muscles）：翼外肌肌源性疼痛，肌收缩（阻力下张口）时加重及牵伸（牙尖交错位）收缩，牙尖交错位时的疼痛可通过咬合颌间分离装置而减轻；下颌运动不受限；可能发生急性错𬌗，表现为髁突前伸，同侧后牙脱离接触，而对侧前牙早接触；影像学显示非紧咬闭口位片上髁突位置比紧咬位靠前。

（3）升颌肌群和翼外肌痉挛（spasm of elevator and lateral pterygoid muscles）：升颌肌群及翼外肌肌源性疼痛伴有不同程度的肌痉挛，肌收缩及牵伸时如张口、咀嚼、牙尖交错位咬合时加重，牙尖交错位疼痛可通过咬合颌间分离装置而减轻，但不能消除。一般不会发生盘干扰，但如果有盘干扰，则可有盘附着疼痛，主要影响张口，对其他方向的运动影响较小，急性错𬌗表现为髁突前移，同侧后牙脱离接触，而对侧前牙早接触；影像学检查张口运动时髁突的移动距离小于侧方运动时的移动距离，非紧咬闭口位片示髁突位置比紧咬位靠前。

3．咀嚼肌炎（masticarory muscle inflammation）　咀嚼肌炎具有炎症的发展曲线如发生期、发展期、平台期和消散期。肌源性疼痛在休息状态也可发生，常伴有局部肌肿胀；任何功能活动均可加重疼痛，牙尖交错位疼痛不能通过咬合颌间分离装置减轻；常诱发肌僵直，严重的可致肌纤维性挛缩；容易累及升颌肌，下颌运动受限主要影响张口，一般不伴盘干扰及急性错𬌗；影像学显示张口运动时髁突的移动距离小于侧方运动时的移动距离。

第二类：颞下颌关节盘紊乱病

颞下颌关节盘紊乱病（disk-interference disorders of the joint）的发生率在所有咀嚼系统紊乱病中占第一位，属于盘突复合体形态功能紊乱或称盘干扰，常呈间歇性发作，下颌运动时关节感觉异常、弹响，盘韧带受到过分牵拉可产生盘附着疼痛。一般不会产生咀嚼肌的肌僵直和痉挛。可以演变至关节囊炎、盘后区炎或关节炎。颞下颌关节盘紊乱病可以根据症状与下颌运动循环的关系进一步分类。

1．Ⅰ类盘干扰（class Ⅰ interference）　Ⅰ类盘干扰症状发生于关节的闭口位，在紧咬牙时感觉关节过紧或移动感，咬合压力放松时发生单声弹响。可伴有短暂的盘附着性疼痛，咬合同侧颌间分离装置可减轻这些症状，一般没有下颌运动受限，影像学检查显示在矢状平面从非紧咬位到紧咬位时髁突有明显移位。

2．Ⅱ类盘干扰（class Ⅱ interference）　Ⅱ类盘干扰症状发生于牙尖交错位结束，下颌运动刚刚开始时，也可发生于休息后第一次开始下颌运动时，特别是夜磨牙后第一次张口时，在张口8～10mm左右发生弹响，伴短暂的关节不适感，Ⅱ类盘干扰对盘韧带可造成过分牵拉，使其延长、松脱，进展为Ⅲ类盘干扰。

3．Ⅲ类盘干扰（class Ⅲ interference）　Ⅲ类盘干扰症状发生于下颌运动循环之中。依发生机制不同而症状表现略有差异。如盘突粘连所致，下颌运动循环不规则且伴弹响；关节盘上关节面粗糙所致，可造成下颌运动障碍，出现摩擦音伴单声弹响及关节持着感；关盘后带变薄所致,关节盘前移位,张口时有轻度弹响,闭口时关节盘返回原位又发生弹响;关节盘前带变薄所致,髁突前移至盘韧带允许范围时关节盘才移动并发出弹响,过大张口易发生前脱位,难以自行复位;关节盘前带严重变性所致,可发生关节盘后脱位,也会伴有弹响,但在用力咬切、快速闭口时,在翼外肌上头的牵拉下易于复位,一般不会发生关节盘持续后脱位的情况;关节盘穿孔、破裂所致,破碎的关节盘可造成急性错𬌗,同侧后牙早接触或无𬌗接触;盘韧带变性、延长、附着撕裂所致,盘突之间出现滑动运动,关节运动不规则,弹响、关节持着感或锁结。

4. Ⅳ类盘干扰(class Ⅳ interference)　Ⅳ类盘干扰是指颞下颌关节的半脱位,即关节面部分或者不完全脱离接触,在下颌运动中关节盘后带到达髁突后斜面边缘不能继续向后转动时,如髁突继续运动,会导致关节盘脱离关节结节后斜面,此时有短暂的停顿,然后髁突跃向前达其最大允许范围。伴有下颌运动的粗糙感或跳跃感以及关节不适的感觉。

5. 自发性前脱位(spontaneous anterior dislocation)　自发性关节前脱位的特点是过大张口后突然发生的闭口受限,只有最后的上下颌牙齿有接触,其他牙齿处于开𬌗状态,可伴有盘前脱位。

第三类:炎性关节紊乱病

炎性关节紊乱病(inflammatory disorders of the joint)时,持续的炎性关节源性疼痛是其主要症状,其严重程度多与炎症过程相平行,行使功能可使其加重,易伴发中枢性兴奋效应。常伴有放射痛、疼痛过度敏感和咀嚼肌痉挛。

1. 滑膜炎和关节囊炎(synovitis and capsulitis)　滑膜、关节囊和相连韧带的炎症导致关节的肿胀不适、触压痛、运动痛,紧咬时关节囊疼痛加重,但放置颌间分离装置可使之减轻。下颌运动可有不同程度的受限。如果滑液凝胶化,可有关节僵硬感,特别是第一次下颌运动时,可能伴有关节弹响;关节内有炎性渗出可造成急性错𬌗,同侧后牙无𬌗接触;影像学检查可观察到髁突运动受限、急性错𬌗和关节间隙增加。

2. 关节后区炎(retrodiscitis)　盘后区组织可受到直接创伤或者髁突的微小创伤而引起炎症,造成关节内疼痛,紧咬时关节疼痛加重,但放置颌间分离装置可使之减轻,疼痛常呈间歇性,较少发生中枢效应;可有关节区肿胀和关节内炎性渗出,使髁突前移造成急性错𬌗,同侧后牙无𬌗接触而对侧前牙早接触;影像学显示病变侧髁突前移。

3. 炎症性关节炎(inflammatory arthritis)　炎症性关节炎是由创伤、感染、系统性疾病等引起的,持续性关节源性疼痛,关节功能活动时疼痛加重,可能伴有中枢兴奋效应。不同类型的炎症性关节炎都可造成功能受限,但疼痛的严重程度可能大为不同,例如退行性关节炎疼痛和功能受限可能很轻微而关节内的病变却非常严重;关节囊炎伴肌效应可能使下颌运动完全受限;炎性渗出或继发的翼外肌痉挛可导致急性错𬌗;影像学显示骨性关节面结构受累。

颞下颌关节的炎症性关节炎又可分为以下5类:

(1) 创伤性关节炎(traumatic arthritis):创伤性关节炎往往起始伴有关节内不同结构的损伤,可能伴有关节出血,创伤后出现滑膜炎,关节疼痛肿胀、功能受限,可能同时存在咀嚼肌痉挛和中枢兴奋效应。影像学检查可以证实诊断。

(2) 退行性关节炎(degenerative arthritis):退行性关节炎为盘干扰疾病的晚期阶段,多由于超常负荷引起的退行性改变。影像学显示骨关节面器质变化,有时也可发现咬合异常。

(3) 感染性关节炎(infectious or septic arthritis):感染性关节炎可由穿透伤、邻近结构感染的播散，或全身感染时菌栓的血行播散所致。关节局部红肿热痛，功能受限，伴全身感染症状，从病史、临床症状和体征、关节抽吸液的检查、血液检查等可以证实诊断。

（4）类风湿性关节炎（rheumatoid arthritis）：颞下颌关节常被累及，有时症状轻微而被患者忽视，如果其他关节首先累及则易诊断。如果颞下颌关节是首发关节，则诊断困难。类风湿性关节炎特点是在滑膜肥厚增生，富有血管和神经支配的炎症组织分布在关节负荷面，导致关节疼痛和炎症反应，可引起纤维性关节强直，而髁突骨吸收可致前牙开𬌗。

（5）血尿酸过多症（hyperuricemia）：血尿酸过多导致尿酸盐在关节内和周围沉积，多关节受累，反复发作，老年人多见，血液检查可证实诊断。

第四类：慢性下颌运动受限

慢性下颌运动受限（chronic mandibular hypomotility）为一种无痛性、进展性的慢性下颌运动受限，根据受限的部位可再分为3类。

1. 升颌肌挛缩（contracture of elevator muscle）　静力性挛缩发生于长期不能张口时，常是可逆性的；肌纤维性挛缩时在肌或其鞘膜中有过多的纤维组织形成，则为不可逆性。一般不痛，主要影响张口，对前伸及侧方运动无明显影响；影像学显示髁突在张口时的移动距离小于侧方运动时的移动距离。

2. 关节囊纤维化（capsular fibrosis）　关节囊纤维化由关节囊炎症引起，多有外伤、手术或关节囊炎历史；一般不痛；同时影响张口、前伸和侧方运动，影像学检查可见髁突在各向运动时仅能移动很小距离。

3. 关节强直（ankylosis）　关节强直包括纤维性强直和骨性强直，由外伤造成关节内血肿，然后机化并形成瘢痕，通常是单侧性的，但另外一侧也容易发生退行性的改变。单侧纤维性关节强直时，髁突只能作转动运动，因此张口可能达到25mm左右，张口和前伸时下颌中线偏向患侧。双侧纤维性关节强直时张口受限明显，并且缺乏前伸和侧方运动。

第五类：关节发育生长紊乱病

关节发育生长紊乱病（growth disorders of the joint）的发生率非常低，影像学证据有助于鉴别诊断。

1. 发育异常（aberrations of development）　发育异常多为双侧对称性，并可能伴有面部发育缺陷。过度增生时导致下颌前突，单侧则导致面部不对称，𬌗异常。髁突和颞骨发育不足通常是单侧性，患侧面部萎缩。均可伴有牙列的代偿性改变。

2. 获得性关节结构改变（acquired changes of joint structure）　获得性关节结构改变是在关节及牙列发育完成后出现的生长异常，如单侧髁突过度生长可以引起显著的错𬌗畸形。

3. 新生物（neoplasia）　发生于颞下颌关节的新生物罕见。文献中有软骨瘤、骨软骨瘤、巨细胞肉芽肿及血管瘤的病案报告。如果伴有疼痛并且症状进行性加重，应该考虑恶性病变，针吸活检有助于建立诊断。

第四节　颞下颌关节紊乱病研究型双轴分类 RDC/TMD

颞下颌关节紊乱病研究型双轴分类（research diagnostic criteria for temporomandibular disorders）是在美国国立牙科研究院（National Institute for Dental Research）等支持下，由本领域资深专家广泛复习已有的重要 TMD 分类文献，经过深入讨论制定的，每一条诊断标准都与特定的病史和检查项目相联系，通过临床测试证明其具有可操作性，对互相排斥的诊断没有样本重叠，于 1992 年由 Dworkin 等撰文公布，是以症状学为基础的诊断系统，包括轴Ⅰ及轴Ⅱ两个部分。此分类出现后迅速得到国际学术界的广泛认同，马绪臣、张震康等（2005）推荐在我国临床应用此双轴诊断标准，陈伟生等翻译制作了该诊断标准的中文版，进行了信度和效度的评估（2012），并发表了应用轴Ⅰ及轴Ⅱ的临床报告（2013，2014）。

一、轴Ⅰ临床诊断分类

RDC/TMD 轴Ⅰ规定了基于问卷及体检发现的颞下颌关节紊乱病常见类型临床诊断标准，为了简化起见，诊断标准中的"Q"代表病史问卷（Q 表，表 1-1），"E"代表现症 - 感受问卷及体检表（E 表，表 1-2）。

表 1-1　RDC/TMD 病史及健康评价问卷（Q 表）

　　说明：除非患者拒绝或者不能合作，调查表每一个项目都应当完成，如不能完成要在检查表上标为 SR（subject refuse），并注明原因

　　患者同志，您好，为了全面了解您的颞下颌关节紊乱病患病情况，该病对您的影响，以便拟定适合您的具体情况的治疗方案，请您认真填写下表，不遗漏任何问题。对于多选问题，请在您认为合适的选项上打钩，每一个问题只能选择一个选项。谢谢您的合作

1. 您认为您的全身健康状况是极好、非常好、好、一般或者不好
　　极好 =1　非常好 =2　好 =3　一般 =4　不好 =5
2. 您认为您的口腔健康状况是极好、非常好、好、一般或者不好
　　极好 =1　非常好 =2　好 =3　一般 =4　不好 =5
3. 您的面部、颌骨、颞部、耳前区和 / 或耳内在过去的 1 个月中曾经发生过疼痛吗
　　没有发生过 =0　发生过 =1
　　（如果在过去 1 个月内未发生过疼痛，请跳至问题 14）
4a. 您的面部疼痛从第 1 次发生算起，已经有多少年了　_____年
　　（如果在 1 年前发生过疼痛，请跳至问题 5）
　　（如果发生疼痛的时间短于 1 年，请记录为 00）
4b. 您的面部疼痛从第 1 次发生算起，已经有多少月了　_____月
5. 您面部疼痛是持续性的？发作性的？还是只发生过一次
　　持续性的 =1　发作性的 =2　只发生过 1 次 =3
6. 您过去曾经因为面部酸胀、痛找临床医生、口腔医生、按摩师或其他医务人员看过吗
　　从来没有 =1　是，在过去 6 个月内 =2　是，在过去 6 个月前 =3
7. 请您用从 0 到 10 的数字评价现在的面部疼痛，0 是不痛，而 10 是最严重的疼痛
　　不痛　　　　　　　　　　　　　　　　　　　　最严重的疼痛
　　　　　0　　1　　2　　3　　4　　5　　6　　7　　8　　9　　10
8. 在过去的 6 个月中，您感觉最困扰您的疼痛有多么严重，0 是不痛，而 10 是最严重的疼痛
　　不痛　　　　　　　　　　　　　　　　　　　　最严重的疼痛
　　　　　0　　1　　2　　3　　4　　5　　6　　7　　8　　9　　10
9. 在过去的 6 个月中，平均来说您感觉疼痛（即平时感觉到的疼痛）有多么严重，0 是不痛，而 10 是最严重的疼痛
　　不痛　　　　　　　　　　　　　　　　　　　　最严重的疼痛
　　　　　0　　1　　2　　3　　4　　5　　6　　7　　8　　9　　10
10. 在过去的 6 个月中，有多少天因为面部疼痛而不能从事平时的活动（工作、上学读书、家务劳动等）
　　　　　　　　　　　　　　　　　　　　　　　　_____天

续表

11. 在过去的 6 个月中,因为面部疼痛而干扰您的日常活动的情况有多严重,0 是没有干扰,而 10 是不能从事任何日常活动

没有干扰　　　　　　　　　　　　　　　　　　不能从事任何日常活动

0　1　2　3　4　5　6　7　8　9　10

12. 在过去的 6 个月中,因为面部疼痛而改变了您从事娱乐活动、社会活动或家庭活动能力的情况有多严重,0 是没有改变,而 10 是彻底改变

没有改变　　　　　　　　　　　　　　　　　　彻底改变

0　1　2　3　4　5　6　7　8　9　10

13. 在过去的 6 个月中,因为面部疼痛而改变了您从事工作(包括家务劳动)能力的情况有多严重, 0 是没有改变,而 10 是彻底改变

没有改变　　　　　　　　　　　　　　　　　　彻底改变

0　1　2　3　4　5　6　7　8　9　10

14a. 您曾经有过下颌锁结和 / 或被卡住的感觉从而不能顺利张口吗

没有发生过 =0　　发生过 =1

14b. 这种张口受限的感觉严重到影响您的进食能力吗

不影响 =0　　影响 =1

15a. 您在张闭口过程中或者咀嚼食物时有颞下颌关节弹响吗

没有 =0　　有 =1

15b. 您在张闭口过程中或者咀嚼食物时有颞下颌关节摩擦音吗

没有 =0　　有 =1

15c. 有人曾经告诉过您或者自己注意到在晚上睡眠时磨牙或者紧咬牙吗

没有 =0　　有 =1

15d. 您在白天磨牙或者紧咬牙吗　　没有 =0　　有 =1

15e. 当您在早上醒来时会发现颌骨酸痛或僵硬感吗　　没有 =0　　有 =1

15f. 您曾经有耳内声响或者嗡嗡作响吗　　没有 =0　　有 =1

15g. 您感觉咬合不适或不同寻常吗　　没有 =0　　有 =1

16a. 您有风湿性关节炎、狼疮或者其他任何全身性关节疾病吗

没有 =0　　有 =1

16b. 在您的家族中有任何人患有风湿性关节炎、狼疮或者其他任何全身性关节疾病吗

没有 =0　　有 =1

16c. 除了耳前关节外,您曾经有过或者现在有其他任何关节的肿胀和疼痛吗

没有 =0　　有 =1

(如果没有,跳到问题 17,如果有,继续)

16d. 这种持续性疼痛存在至少有 1 年以上吗　　没有 =0　　有 =1

17a. 您的面部和颌骨最近遭受过外伤吗　　没有 =0　　有 =1

(如果没有,跳到问题 18)

17b. 您在面部外伤前曾经有过颌骨疼痛吗　　没有 =0　　有 =1

18. 在过去的 6 个月中,您有头痛和偏头痛吗　　没有 =0　　有 =1

19. 您现在的颌骨疼痛妨碍或减少了您完成下面的活动吗

　　a. 咀嚼　　没有 =0　　有 =1

　　b. 饮水　　没有 =0　　有 =1

　　c. 锻炼　　没有 =0　　有 =1

　　d. 进食硬食物　　没有 =0　　有 =1

　　e. 进食软食物　　没有 =0　　有 =1

　　f. 微笑(大笑)　　没有 =0　　有 =1

g. 性活动	没有 =0	有 =1
h. 刷牙洗脸	没有 =0	有 =1
i. 打哈欠	没有 =0	有 =1
j. 吞咽	没有 =0	有 =1
k. 谈话	没有 =0	有 =1
l. 与平时一样的表情	没有 =0	有 =1

20. 在过去的 1 个月中,下列事项对您造成了什么程度的影响

无 =0　有一点 =1　中等程度 =2　有点大 =3　影响极大 =4

- a. 头痛　　　　　　　　　　0　1　2　3　4
- b. 对性活动失去兴趣　　　　0　1　2　3　4
- c. 头昏眼花　　　　　　　　0　1　2　3　4
- d. 心脏和胸部疼痛　　　　　0　1　2　3　4
- e. 觉得提不起劲、做事慢　　0　1　2　3　4
- f. 觉得将要濒临死亡　　　　0　1　2　3　4
- g. 口味很差　　　　　　　　0　1　2　3　4
- h. 容易哭泣　　　　　　　　0　1　2　3　4
- i. 遇事自责　　　　　　　　0　1　2　3　4
- j. 下背疼痛　　　　　　　　0　1　2　3　4
- k. 感觉孤独　　　　　　　　0　1　2　3　4
- l. 觉得沮丧　　　　　　　　0　1　2　3　4
- m. 觉得事事不放心　　　　　0　1　2　3　4
- n. 对周围事物失去兴趣　　　0　1　2　3　4
- o. 恶心反胃　　　　　　　　0　1　2　3　4
- p. 肌肿痛　　　　　　　　　0　1　2　3　4
- q. 难以入睡　　　　　　　　0　1　2　3　4
- r. 呼吸费劲　　　　　　　　0　1　2　3　4
- s. 忽冷忽热　　　　　　　　0　1　2　3　4
- t. 身体的某一部分麻木、针刺感　0　1　2　3　4
- u. 喉头异物感　　　　　　　0　1　2　3　4
- v. 觉得未来没希望　　　　　0　1　2　3　4
- w. 觉得身体虚弱　　　　　　0　1　2　3　4
- x. 手足沉重感　　　　　　　0　1　2　3　4
- y. 有过不想活的念头　　　　0　1　2　3　4
- z. 进食过多　　　　　　　　0　1　2　3　4
- aa. 早醒　　　　　　　　　　0　1　2　3　4
- bb. 睡眠不好　　　　　　　　0　1　2　3　4
- cc. 似乎是万事都费力　　　　0　1　2　3　4
- dd. 似乎是万事一场空　　　　0　1　2　3　4
- ee. 似乎是陷入困境　　　　　0　1　2　3　4
- ff. 似乎是犯了罪　　　　　　0　1　2　3　4

21. 您正在从事的工作对于您的健康状况来说

极好 =1　非常好 =2　好 =3　一般 =4　不好 =5

22. 您正在从事的工作对您的口腔健康状况来说

极好 =1　非常好 =2　好 =3　一般 =4　不好 =5

23. 您的出生日期 _____年____月____日

续表

24. 性别　　男 =1　　女 =2

25. 民族　　汉族 =1　　少数民族 =2(具体 =　　　)

26. 国籍

27. 您在正规学校中接受了多少年教育

　　小学　1　2　3　4　5　6

　　初中　1　2　3　　　高中或中专　1　2　3

　　高等教育　1　2　3　4　5　6

　　硕士　1　2　3　　　博士　1　2　3　　　博士后　1　2　3

28a. 在过去的两周内,您在工作吗(不包括家务劳动,但是包括农场、家庭作坊)

　　　　　　　　　　　　　　　　做 =1　　没有做 =2

　　如果没有,

28b. 尽管在过去两周内没有工作,但是您是有工作的　　　　　　　　有 =1　　无 =2

　　如果是有工作,跳到问题 29

28c. 在这两周内您是正在找工作还是离开了工作岗位

　　正在找工作 =1　离开了工作 =2　离开了工作但正在找工作 =3　没有 =4

29. 您的婚姻状况是:结婚,配偶在家 =1　　结婚,配偶不在家 =2　　寡居 =3

　　离婚 =4　分居 =5　　未结婚 =6

30. 在过去 1 年中,您的家庭收入是

31. 您的邮政编码是

表 1-2　RDC/TMD 现症问卷及体检表(E 表)

　　说明:除非患者拒绝或者不能合作,调查表每一个项目都应当完成,如不能完成要在检查表上标为
SR(subject refuse),并注明原因

　　被检查者坐位,检查者戴手套。一般情况下,活动修复体不必取下,按照表格项目顺序进行问诊或
者检查

　　1. 您的面部疼痛在右侧,或者左侧,或者两侧都有

　　　无 =0　右侧 =1　左侧 =2　两侧 =3

　　　(疼痛位于中线区,属于两侧)

　　2. 请您指出面部疼痛的位置

　　　右侧:无 =0　关节 =1　咀嚼肌 =2　关节与咀嚼肌 =3

　　　左侧:无 =0　关节 =1　咀嚼肌 =2　关节与咀嚼肌 =3

　　　(患者指示疼痛位点不清楚时,以检查者复核结果为准)

　　3. 张口型

　　　直线 =0　右侧偏斜(无偏摆)=1　右侧偏摆("S"型)=2

　　　　　　　左侧偏斜(无偏摆)=3　左侧偏摆("S"型)=4

　　　　　　　其他(如张口时下颌顿挫,不连续,不平滑)=5

　　　　　　　其他类型(如合并 2 种张口型需描述):

　　　(直线:张口无偏斜;某侧偏斜:最大张口时下颌中线向患者面部的某侧偏动;某侧偏摆:张口时下
颌向某侧"S"型偏摆,但在达到最大张口度之前下颌中点又回到中线;其他:如张口时下颌顿挫,不连
续,不平滑;其他类型:有一种以上的张口型)

　　4. 下颌垂直运动范围(张口距 + 切牙覆𬌗距)

　　　测距起点:上颌切牙　右　　　左

　　　a. 无助力无痛张口距　_____mm

　　　b. 最大无助力张口距　_____mm

续表

c. 最大助力张口距 _____mm

d. 切牙覆𬌗距 _____mm

	张口疼痛侧别				是否伴关节疼痛		
	无	右	左	二者	有	无	不清楚
4b	0	1	2	3	1	0	9
4c	0	1	2	3	1	0	9

5. 关节弹响（通过触诊感知）

		右侧	左侧
a. 张口	无弹响	0	0
	有弹响	1	1
	粗糙摩擦音	2	2
	细微摩擦音	3	3
	弹响发生时的张口距	____mm	____mm
b. 闭口	无弹响	0	0
	有弹响	1	1
	粗糙摩擦音	2	2
	细微摩擦音	3	3
	弹响发生时的闭口距	____mm	____mm

c. 往返（前伸张口时消失）

	右	左
否	0	0
是	1	1
不清楚	9	9

（双手示指指腹置于患者双侧耳前关节区，让患者做最大张口，然后闭口至牙尖交错位，重复3次，记录可两次再现的弹响。）

6. 水平向运动距（右侧或左侧偏动距需用下颌中点偏离中线距离校正）

a. 右侧运动距_____mm

b. 左侧运动距_____mm

c. 前伸距_____mm

前伸末偏向侧别　右侧=1　　左侧=2

	水平向运动伴颌面部疼痛				伴关节疼痛		
	无	右	左	二者	有	无	不清楚
6a	0	1	2	3	1	0	9
6b	0	1	2	3	1	0	9
6c		1	2				

注：水平向运动时伴颌面部压迫感或紧张感不记为运动疼痛

d. 下颌中点偏离中线距离_____mm

7. 水平向运动中发生弹响

右侧弹响

方向	无弹响	有弹响	粗糙摩擦音	细微摩擦音
右侧向运动时	0	1	2	3
左侧向运动时	0	1	2	3
前伸时	0	1	2	3

左侧弹响

方向	无弹响	有弹响	粗糙摩擦音	细微摩擦音
右侧向运动时	0	1	2	3
左侧向运动时	0	1	2	3
前伸时	0	1	2	3

8～10 说明：

在患者坐位，头部良好固定，颌面部放松情况下，通过触诊（示指指尖部指垫）用标准化的压力进行检查，口外咀嚼肌检查的压力约为 9N（约 2 磅），关节区及口内咀嚼肌检查的压力约为 4.5N（约 1 磅）。触压过程中要求患者指出是感到疼痛或者仅是触压感，如是前者指出疼痛的严重程度。0～3 分定义：0= 无痛，1= 轻度疼痛，2= 中度疼痛 3= 重度疼痛

8. 口外咀嚼肌触压痛　　　　　　　　右侧　　　　　　　左侧
   a. 颞肌后份　　　　　　　　　　　0　1　2　3　　　0　1　2　3
   b. 颞肌中份　　　　　　　　　　　0　1　2　3　　　0　1　2　3
   c. 颞肌前份　　　　　　　　　　　0　1　2　3　　　0　1　2　3
   d. 咬肌起点（颧骨下）　　　　　　0　1　2　3　　　0　1　2　3
   e. 咬肌肌腹（面侧方）　　　　　　0　1　2　3　　　0　1　2　3
   f. 咬肌止点（颊𬌗线）　　　　　　0　1　2　3　　　0　1　2　3
   g. 颌后区（茎突舌骨肌、二腹肌后腹）　0　1　2　3　　　0　1　2　3
   h. 颌下区（翼内肌、下颌舌骨肌，二腹肌前腹）　0　1　2　3　　　0　1　2　3
9. 关节触压痛　　　　　　　　　　右侧　　　　　　　左侧
   a. 髁突外侧极　　　　　　　　　　0　1　2　3　　　0　1　2　3
   b. 后附着（外耳道）　　　　　　　0　1　2　3　　　0　1　2　3
10. 口内咀嚼肌触压痛　　　　　　　右侧　　　　　　　左侧
   a. 翼外肌（上磨牙后内上方）　　　0　1　2　3　　　0　1　2　3
   b. 颞肌腱（喙突前缘）　　　　　　0　1　2　3　　　0　1　2　3

Ⅰ. 肌紊乱病（muscle disorders）　　肌紊乱病指肌筋膜痛，包括张口不受限和张口受限两种情况，关于肌痉挛（muscle spasm）、肌炎（myositis）和肌挛缩（contracture）的诊断标准未包括在内。

Ⅰa. 肌筋膜痛（myofascial pain）　　患者主诉的疼痛为肌源性，并且可以发现肌压痛点。①患者报告在下颌姿势位或行使功能时在下颌、颞部、面部、耳前区、耳内等区域有疼痛（Q3）；②在下列 20 个咀嚼肌位点即颞肌后、中、前份，咬肌起止点及其肌腹，颌后、颌下区，翼外肌和颞肌腱（左、右各 10 个位点）中，可发现至少 3 个肌压痛点，其中至少 1 个压痛点是位于主诉疼痛侧（E1，8，10）。

Ⅰb. 肌筋膜痛伴张口受限（myofascial pain with limited opening）　　由于肌筋膜痛使下颌

运动受限及肌僵硬感：①肌筋膜痛定义如Ⅰa；②无痛无助力张口小于40mm（E4a，4d）；③最大助力张口距大于最大无助力张口距至少5mm。

Ⅰc．肌痉挛（muscle spasm）、肌炎（myositis）和肌挛缩（contracture）　由于肌痉挛、肌炎和肌挛缩没有精确的诊断标准，可参考下列指导原则：肌痉挛的特点是肌持续收缩；肌炎的特点是有明确的创伤或者感染病史，累及肌普遍压痛；肌挛缩的特点是肌僵硬，被动牵伸时运动受限。由于缺乏针对性的研究，显然这些诊断标准不像上述诊断标准那样特异。

Ⅱ．关节盘移位（disc displacements）

Ⅱa．可复性盘移位（disc displacement with reduction）　关节盘从其正常位置向前方、内方或者外方移位，但在最大张口时可以复位，通常伴有关节的杂音，但是如果伴有关节疼痛，还应该同时被诊断为关节痛（arthralgia，Ⅲa）或骨关节炎（osteoarthritis，Ⅲb）。具有下列两种情况之任何一种：①往返弹响（reciprocal clicking）：在张口至切缘间距≥5mm时以及闭口过程中发生弹响，且在2～3次连续的张闭口过程中可以重现，但是前伸后张口时不发生弹响（E5）；②张口及闭口过程中发生弹响，且在2～3次连续的张闭口过程中可以重现，同时伴有侧方运动或前伸张口时发生弹响（E5a，5b，7）。

Ⅱb．不可复性盘移位伴张口受限（disc displacement without reduction，with limited opening）　关节盘从其正常位置向前方、内方或者外方移位，伴有下颌运动受限。需满足下列5个条件：①下颌运动明显受限史（Q14a，14b）；②最大无助力张口度≤35mm（E4b，4d）；③被动助力张口与最大无助力张口之差≤4mm（E4b，4c，4d）；④向对侧的侧方运动距离<7mm和/或张口时张口末中线偏向同侧（E3，6a，或6b，6d）；⑤具有下列两个体征之一：(a)没有关节弹响、(b)有关节弹响但是不符合可复性关节盘前移位弹响的标准（见Ⅱa）（E5，7）。

Ⅱc．不可复性盘移位无张口受限（disc displacement without reduction，without limited opening）　关节盘从其正常位置向前方、内方或者外方移位，不伴有下颌运动受限。①下颌运动明显受限历史（Q14a，14b）；②最大无助力张口度>35mm（E4b，4d）；③被动助力张口与最大无助力张口之差≥5mm（E4b，4c，4d）；④向对侧的侧方运动距离≥7mm和/或张口时张口型偏向同侧（E6a，或6b，6d）；⑤有关节弹响但是不符合可复性关节盘前移位弹响的标准（见Ⅱa）（E5，7）；⑥影像学检查（关节造影或MRI）证实存在关节盘不可复性前移位，且应当符合下述影像学诊断标准：a．关节造影：在牙尖交错位髁突前方造影剂充盈造成的影像比正常关节为大；在张口位，仍然有相当多的造影剂存留在髁突前方；b．MRI：在牙尖交错位关节盘后带在髁顶12：00位前方，至少在11：30位置；在最大张口位，关节盘后带仍然在髁顶12：00位前方。研究者应当报告是依靠影像学进行诊断或者仅仅依靠临床和病史标准。

Ⅲ．关节痛、关节炎、关节病　做出本组诊断时，首先要排除多发性关节炎（polyarthridites）、急性创伤性损伤（acute traumatic injuries）和关节感染（infections in the joint）。

Ⅲa．关节痛（arthralgia）　主诉关节囊和/或关节滑膜疼痛并且有触压痛。①在髁突外侧极和/或关节囊后附着部位触压痛（E9）；②有下列任何一种或多种关节疼痛：关节区疼痛、无助力最大张口时关节疼痛，助力张口时关节疼痛，侧方运动时关节疼痛（E2，4b，4c，4d，6a，6b）；③不伴有关节摩擦音（E5，7）。

Ⅲb．颞下颌关节炎（osteoarthritis of the TMJ）　关节结构退行性变导致的关节内炎症。

①关节痛（见Ⅲa）；②有下列任何一种情况出现：a. 关节粗糙摩擦音（E5,7）；b. 影像学：断层照片显示至少一种下列情况：关节骨皮层侵蚀性改变，髁突和关节结节的部分或全部硬化改变，关节面变平，骨刺形成。

　　Ⅲc. 颞下颌关节病（osteoarthrosis of the TMJ）　关节结构退行性变导致的关节内形态和结构异常。①缺乏关节痛所有临床体征即缺乏关节区痛、关节触压痛，无助力最大张口时关节痛、侧方运动时关节痛（见Ⅲa）；②有下列任何一种情况出现：关节粗糙摩擦音（E5,7）；影像学：断层照片显示至少一种下列情况：关节骨皮层侵蚀性改变，髁突和关节结节的部分或全部硬化改变，关节面变平，骨刺形成。

　　多发性关节炎（polyarthridites）与急性创伤性损伤（acute traumatic injuries）：颞下颌关节疼痛伴有其他关节的非创伤原因的症状，应由风湿病专家确定是否存在特异性的多发性关节炎，例如风湿性关节炎（rheumatoid arthritis）、青少年风湿性关节炎（juvenile rheumatoid arthritis）、晶体性关节炎（crystal-induced arthritis）、莱姆病（Lyme disease）或其他影响关节的少见的全身疾病。由于缺乏针对性诊断标准，现行的诊断试验效能有限，不同的风湿病学家可能应用不同的诊断标准用于多发性关节炎，然而风湿病学家的诊断仍然可以作为金标准。如果已诊断为全身性多发性关节炎，就不要放在"其他关节疾病"项中。全身性多发性关节炎的筛查项目见Q16，如果对其ab的任何一项、cd二项是肯定的回答，应由风湿病专家确定是否存在全身性的多发性关节炎。

　　急性颌面部损伤患者应检查是否存在急性创伤性颞下颌关节病，其临床特点是颞下颌关节的疼痛和触压痛，疼痛造成运动受限，由于关节内压增加同侧咬合接触不良。该病也不应放在"其他关节疾病"项中。创伤关节炎的筛查项目见Q17。

　　轴Ⅰ诊断可记录如下述：

　　Ⅰ. 肌紊乱病（可选一种诊断）

　　　　A. 肌筋膜痛（Ⅰa）

　　　　B. 肌筋膜痛伴张口受限（Ⅰb）

　　　　C. 无该组诊断

　　Ⅱ. 关节盘移位（每侧关节可选一种诊断）

　　　　A. 可复性盘移位（Ⅱa）

　　　　B. 不可复性盘移位伴张口受限（Ⅱb）

　　　　C. 不可复性盘移位无张口受限（Ⅱc）

　　　　D. 无关节盘移位

　　Ⅲ. 关节痛、关节炎、关节病（每侧关节可选一种诊断）

　　　　A. 关节痛（Ⅲa）

　　　　B. 关节炎（Ⅲb）

　　　　C. 关节病（Ⅲc）

　　　　D. 无Ⅲ组疾患

　　该分类系统不是树枝状层次系列结构，允许对个体病例的多项诊断，一个病例可能被诊断为Ⅰa或Ⅰb，但不能同时兼有两者，每一侧关节可能同时被诊断为Ⅱ组之一和Ⅲ组之一种，因此一个病例最多可有5种诊断。但应用实践中，个体病例很少超过3种诊断。

　　陈伟生等（2014）在2011年应用RDC/TMD中文版对TMD患者142例进行调查，有效量表 133 份（量表完成率 93.7%），其中 121 例可以按照 RDC/TMD 轴 I 标准进行分类，58 例符合一个亚型诊断，占 47.9%；63 例符合多个亚型诊断，占 52.1%。第一组肌紊乱病 20 例，其构成比 16.5%，其中肌筋膜痛 11 例，肌筋膜痛伴张口受限 9 例，因为没有提供肌紊乱病患者合并关节疾患的例数，不能估计单纯以关节疾患就诊的例数及比例，但单纯以咀嚼肌紊乱病就诊的少于 16.5% 是不争的事实，其中近一半是伴有张口受限的，提示尽管肌紊乱病好发，但是不到引起疼痛和 / 或张口受限，患者没有就诊的愿望。相反，关节盘移位及关节痛、骨关节炎或骨关节病，特别是伴有张口受限及关节痛更易引起患者重视。作者报告的第二组病例中，以可复性盘前移位最常见，第三组病例中以关节痛最常见，都是符合临床实际的结论。如果能按病例实际罹患情况进行报告而不仅仅是单个关节单个亚型的数据，则更有临床参考价值。但是从该报告仍然可以看出，应用 RDC/TMD 轴 I 诊断标准，可以使颞下颌关节紊乱病的诊断更为精细，便于进行横向比较。

二、轴Ⅱ诊断标准

RDC/TMD 轴 I 是对咀嚼肌及颞下颌关节结构及功能异常的诊断，但是这些诊断和实际发生的病理生理变化的性质和严重程度并不见得一一对应。需要对疼痛程度、疼痛相关失能、心理健康状况进行诊断和分类。

对 TMD 慢性疼痛强度及相关功能受限的评价需要利用表 1-1 中的问题 7～13。

下颌运动受限或失能的评价需参考表 1-1 中问题 19 的所有项目，即了解这些功能活动是否因为下颌运动受限而受到影响或根本无法进行。

RDC/TMD 轴Ⅱ诊断标准如下：

1. 失能分级（disability classification）　失能分级要从疼痛强度（pain intensity）和失能记分计算，后者是从失能程度和失能天数综合考虑得出的。

疼痛强度最小值为 0，最大值为 10，可从表 1-1 中的问题 7～9 计算。即考虑了现在疼痛、最严重的疼痛及平均疼痛三种情况，其均值表示疼痛强度。

失能程度最小值为 0，最大值为 10，可从表 1-1 中的问题 11～13 计算，即考虑了每日功能活动、社会活动及工作三种情况，求其均值表示失能强度。

失能天数可从表 1-1 中的问题 10 得到，即过去半年内失能天数。

失能记分最低为 0，最高为 3，失能程度与失能天数均可换算为失能记分，其标准如表 1-3 所示。失能分级也应用了上述指标，其分级标准见表 1-4。

2. 健康和心理状态分级（根据 SCL-90-R 量表改良）　在评价抑郁和非特异性症状时采用了 The Symptom Checklist 90（SCL-90）的一些项目，抑郁和无作为状态的评价见于表 1-1 中问题 20 的 b、e、h、i、k、l、m、n、v、y、cc、dd、ee；有关抑郁状态更多的补充症状见于表 5-1 中问题 20 的 f、g、q、z、aa、bb、ff；焦虑等引起的躯体化症状项目表 1-1 中问题 20 的 c、d、j、o、p、f、a、w、x；躯体化症状或非特异性症状见于表 1-1 中问题 20 的 a*、c、d*、j*、o*、p*、f、a、w、x，其中带 * 的项目在评价与疼痛无关的非特异性症状时应该去除。粗平均值 = 所有回答项目的计分之和 / 回答项目数。

抑郁程度分为三个级别：正常，中度抑郁（高于人群常模上位 70%）和严重抑郁（高于人群常模上位 90%）。

健康和心理状态分级如表 1-5 所示。

表 1-3　RDC/TMD 失能记分标准

失能记分	失能天数计分（0～180）	失能程度计分（0～100）
0分	0～6 天	0～29
1分	7～14 天	30～49
2分	15～30 天	50～69
3分	31 天+	70+

表 1-4　RDC/TMD 失能分级标准

分级	标准
0 级	过去六个月内没有颞下颌关节疼痛
Ⅰ级 轻度失能—轻度疼痛	疼痛强度<50 并且失能记分<3
Ⅱ级 轻度失能—重度疼痛	疼痛强度分≥50 并且失能记分<3
Ⅲ级 严重失能—中度功能受限	失能计分 3～4 分，不论疼痛强度计分
Ⅳ级 严重失能—严重功能受限	失能计分 5～6 分，不论疼痛强度计分

表 1-5　RDC/TMD 健康和心理状态分级表

	正常	中度异常	严重异常
抑郁（包括植物状态症状）	<0.535	0.535～1.105	1.105+
非特异机体症状（包括疼痛）	<0.500	0.500～1.000	1.000+
非特异机体症状（不包括疼痛）	<0.428	0.428～0.857	0.857+

陈伟生等（2013）在 2011 年应用 RDC/TMD 中文版诊断标准对 142 例 TMD 患者进行了轴Ⅱ诊断调查，有效量表 133 份（量表完成率 93.7%）。按照抑郁诊断标准，即平均得分<0.535 为轻度、0.535～1.105 为中度、>1.105 为重度，发现 32.3% 的患者存在中到重度抑郁症状。伴非特异性生理症状者占 65.4%，其中按照非特异性生理症状（包含疼痛）分级标准，即平均得分<0.5 为轻度、0.5～1.0 为中度、>1.0 为重度，31.6% 的患者存在非特异性生理症状（包含疼痛）；按照非特异性生理症状（除外疼痛）分级标准，即平均得分<0.428 为轻度、0.428～0.857 为中度、>0.857 为重度，33.8% 的患者存在非特异性生理症状（除外疼痛）。按照慢性疼痛及残疾的分级标准，即特征性疼痛分数<50、残疾指数<3 为Ⅰ级；特征性疼痛分数≥50、残疾指数<3 为Ⅱ级；3～4 的残疾指数，不管特征性疼痛分数为Ⅲ级；5～6 的残疾指数，不管特征性疼痛分数为Ⅳ级。属于Ⅰ级者占比接近 60%，属于Ⅱ级者占比接近 40%，属于Ⅲ级及Ⅳ级者占比极少。对于功能的影响，71.4% 病例影响了咀嚼，89.5% 病例影响吃硬食物，72.2% 病例影响打哈欠等功能。同时，发现抑郁症状与非特异性生理症状呈正相关（P< 0.05），而不同人口统计学条件下的抑郁、非特异性生理症状得分差异无统计学意义（P> 0.05）。这些结论与新加坡和香港类似研究的证据相似。提示对颞下颌关节紊乱病患者进行轴Ⅱ诊断，既便于与其他疾病的残疾情况相比较，准确估计该病的疾病负荷，便于卫生资源的合理分配，也有利于了解精神心理因素对该病的影响，为寻找更有效的干预措施提供了有力的理论依据。

第五节　颞下颌关节紊乱病双轴诊断分类 DC/TMD

由于在流行病学调查及临床应用 RDC/TMD 的过程中,发现其轴Ⅰ对关节盘移位三种亚型中的两种以及退行性关节疾病的诊断效度低于可接受水平(敏感度≥0.70,特异度≥0.95),轴Ⅱ也需要进一步改良以扩大适用范围及提高临床使用效率,因此在颞下颌关节紊乱病研究双轴诊断标准国际联盟及国际口面痛学术组织支持下,对 RDC/TMD 进行了修订,提出了新的颞下颌关节紊乱病双轴诊断标准(diagnostic criteria for temporomandibular disorders,DC/TMD),由学者 Schiffman 等于 2014 年撰文发表,此后迅速受到了多国学者尤其是欧美等发达国家学者的高度关注。

DC/TMD 是基于证据的诊断标准。相比于 RDC/TMD,在轴Ⅰ中提供了具有良好信度和效度的筛选问卷,用于辨别任何疼痛相关的颞下颌关节紊乱病,对绝大多数常见的疼痛相关的颞下颌关节紊乱病诊断的敏感度≥0.86,特异度≥0.98,对一种关节内紊乱亚型的敏感度=0.80,特异度=0.97。DC/TMD 轴Ⅱ保留了部分 RDC/TMD 轴Ⅱ筛选量表,并增加了新的量表来评估下颌功能、行为、心理及社会因素。轴Ⅱ包括筛选和综合性患者自我评定工具,筛选工具包含 41 个问题,用于评估疼痛强度、疼痛相关失能、心理困扰、下颌功能受限以及不良口腔习惯等。疼痛定位图则是用于评估疼痛的位置。综合性患者自我评定工具包含 81 个问题,进一步评估了下颌功能受限、心理困扰、焦虑以及伴随的疼痛等。可以说 DC/TMD 是在 RDC/TMD 的基础上进一步完善和改进后形成的标准,充分继承了 RDC/TMD 的优势,但对 RDC/TMD 在临床和科研使用中存在的不足进行了纠正和改善。

下表(表 1-6)总结了从 RDC/TMD 过渡到 DC/TMD 的主要过程。

表 1-6　从 RDC/TMD 到 DC/TMD 的进展过程

时间	事件
1992	RDC/TMD 诊断标准问世。该分类标准的制定是基于流行病学和临床数据,包含了绝大多数常见的颞下颌关节紊乱病种类。采用了双轴诊断系统,即临床检查情况(轴Ⅰ)和疼痛相关失能及心理状态评估(轴Ⅱ)
2001—2008	通过多中心研究对 RDC/TMD 效度和信度进行全面评估并提出相应修改意见
2008	参考来自放射学、神经病学、疼痛心理学、关节及颌面部疼痛方面研究者的意见,国际 RDC/TMD 协作联盟提出了修改版的 RDC/TMD 诊断标准
2009	国际 RDC/TMD 协作联盟及颌面疼痛专业团队举行"颌面疼痛分类法国际共识研讨会",对 RDC/TMD 诊断标准进一步完善
2010	研究证实修改后的 RDC/TMD 诊断标准对诊断疼痛相关的颞下颌关节紊乱病具有良好信度和效度,大部分关节盘移位及关节退行性疾病的诊断需要借助影像学检查,轴Ⅱ具有临床及科研重要性
2011	对新的 DC/TMD 诊断标准轴Ⅰ进一步完善,使其不仅适用于颞下颌关节紊乱病常见类型,也适用于较少见的类型
2011—2012	对 DC/TMD 诊断标准(轴Ⅰ及轴Ⅱ)进行实地验证
2012	DC/TMD 诊断标准通过大会评审并正式完成
2013	对 DC/TMD 诊断标准轴Ⅰ信度和效度进行最后评估并公开发表

一、轴I临床诊断分类

DC/TMD 使用人口学特征问卷（表1-7）采集患者相关人口学特征，包括患者婚姻状态，人种，种族，教育程度以及收入情况等。使用 DC/TMD 症状问卷（DC/TMD Symptom Questionnaire，DC/TMD SQ）（表1-8）评估疼痛特征及关节杂音、下颌锁结和头痛的病史，为轴I诊断标准提供必要的病史信息。该问卷一般由医者询问患者后逐项填写，要求患者对每一个问题做出反应。使用 DC/TMD 临床检查表格收集体检信息（表1-9），被检查者坐位，检查者戴手套。一般情况下，活动修复体及𬌗垫等不必取下，按照表格项目顺序进行问诊及检查。对症状及体检表，除非患者拒绝或者不能合作，表格中的每一个项目都应当完成，为轴I各亚类的诊断提供信息。如不能完成要在表上标为 SR（subject refuse），并注明原因。

表 1-7   DC/TMD 人口学问卷

（注：在我国使用本表时建议增加姓名，性别，年龄，就诊日期，门诊号等项） 1. 您目前的婚姻状态是什么 　　（　）已婚　（　）同居　（　）离异　（　）分居　（　）丧偶 　　（　）未婚 2. 您属于什么人种（注：在我国使用本表时可以删去该问题） 　　（　）拉丁或西班牙人种　（　）非拉丁或西班牙人种　（　）未知 3. 您属于什么种族（注：在我国使用本表下列选项可修改为汉族，少数民族『注明　』，其他『注明　』） 　　（　）印度裔美国人或阿拉斯加原住民　（　）亚洲人 　　（　）黑人或非裔美国人　（　）夏威夷原住民或其他太平洋地区原住民 　　（　）白人 4. 您的最高学历是什么（注：在我国使用时还可以增加文盲，小学，初中三个选项） 　　（　）高中　（　）大学　（　）大学毕业　（　）研究生 5. 您的家庭目前年收入是多少（包括所有家庭成员的所有收入，如薪水，投资，工资等。注：在我国使用本表时美金更换为人民币元） 　　（　）0～19 999美金　（　）2 000～39 999美金　（　）40 000～59 999美金 　　（　）60 000～79 999美金　（　）80 000～99 999美金 　　（　）100 000～-149 999美金　（　）150 000美金以上

表 1-8   DC/TMD 症状问卷

DC/TMD Symptom Questionnaire，DC/TMD SQ 　　（注：在我国使用本表时建议增加姓名，性别，年龄，就诊日期，门诊号等项，并增加开头语） 　　说明：除非患者拒绝或者不能合作，调查表每一个项目都应当完成，如不能完成要在检查表上标为SR（subject refuse），并注明原因 　　患者同志，您好，为了全面了解您的颞下颌关节紊乱患病情况，该病对您的影响，以便拟定适合您的具体情况的治疗方案，请您认真如实回答以下所有问题。谢谢您的合作 疼痛 　　1. 您是否曾经在任何一侧的下颌、颞区、耳部或耳前部出现过疼痛 　　　　否（　）　是（　） 　　　　若回答为"否"，请跳至第5题

2. 在多少年前或多少个月前您第一次出现下颌、颞区、耳部或耳前部的疼痛
（　）年　　（　）月

3. 过去30天下面哪一选项与您在下颌、颞区、耳部或耳前部的疼痛最符合
无疼痛（　） 疼痛时有时无 （　） 疼痛总是出现（　）
若回答为"无疼痛"，请跳至第5题

4. 过去30天以下活动能否使您在下颌、颞区、耳部或耳前部的疼痛有所改变
    A. 咀嚼质硬的食物　　　　　　　　　　　　否（　）　是（　）
    B. 张口、向前或向两侧移动下颌　　　　　　否（　）　是（　）
    C. 下颌习惯比如磨牙、紧咬牙或嚼口香糖
                                  否（　）　是（　）
    D. 其他下颌活动比如说话、亲吻或打哈欠　　否（　）　是（　）

头痛

5. 最近30天您是否有过出现在颞区的头痛　　　否（　）　是（　）
若回答为"否"，请跳至第8题

6. 在多少年前或多少个月前您颞区的头痛第一次出现　　（　）年　（　）月

7. 过去30天以下活动能否使您在颞区的头痛有所改变
    A. 咀嚼质硬的食物　　　　　　　　　　　　否（　）　是（　）
    B. 张口、向前或向两侧移动下颌　　　　　　否（　）　是（　）
    C. 下颌习惯比如磨牙、紧咬牙或嚼口香糖　　否（　）　是（　）
    D. 其他下颌活动比如说话、亲吻或打哈欠　　否（　）　是（　）

关节杂音

8. 过去30天下颌在运动或者行使功能时关节是否出现杂音
否（　）　是（　）　右侧（　）　左侧（　）　不确定（　）

关节锁结

9. 您是否曾经出现过哪怕是很短暂的关节锁结导致无法正常张口至最大
否（　）　是（　）　右侧（　）　左侧（　）　不确定（　）
如果您回答为"否"，请跳至13题

10. 您的下颌锁结是否严重到影响张口及进食
否（　）　是（　）　右侧（　）　左侧（　）　不确定（　）

11. 过去30天您发生过锁结导致不能张口至最大（哪怕是非常短暂的），然后锁结消失，又能够正常张口至最大的情况吗
否（　）　是（　）　右侧（　）　左侧（　）　不确定（　）
如果您回答为"否"，请跳至13题。

12. 您的下颌现在是否因锁结或受限导致您无法正常张口至最大
否（　）　是（　）　右侧（　）　左侧（　）　不确定（　）

大张口时关节锁结影响闭口

13. 过去30天当您大张口时下颌是否发生过哪怕是非常短暂的锁结导致您无法从大张口位闭口
否（　）　是（　）　右侧（　）　左侧（　）　不确定（　）
如果您回答为"否"，则已经完成了该问卷

14. 过去30天当您发生锁结时，您是否采取一些措施使下颌闭合，如休息、移动下颌、推下颌或者手法复位等
否（　）　是（　）　右侧（　）　左侧（　）　不确定（　）

表 1-9　DC/TMD 临床检查表格

1a. 疼痛定位（最近 30 天）

右侧	左侧
（　）无　（　）颞肌　（　）其他咀嚼肌 （　）非咀嚼肌结构　（　）咬肌（　）关节区	（　）无　（　）颞肌　（　）其他咀嚼肌 （　）非咀嚼肌结构　（　）咬肌　（　）关节区

1b. 头痛的定位（最近 30 天）

右侧	左侧
（　）无　（　）颞区　（　）其他区域	（　）无　（　）颞区　（　）其他区域

2. 切牙关系

　水平向覆盖（　）无　（　）mm

　垂直向覆𥗨（　）无　（　）mm

　中线偏斜　（　）左偏　（　）右偏　（　）无偏斜（　）偏斜毫米数

3. 张口型

（　）直线　（　）张口时有偏摆但张口末下颌回复到中线位

（　）张口型偏斜：（　）向左　（　）向右

4. 张口运动

A. 无痛最大张口（　）mm

B. 无助力最大张口（　）mm

右侧	有疼痛	有与原来相似的疼痛	有与原来相似的头痛	左侧	有疼痛	有与原来相似的疼痛	有与原来相似的头痛
颞肌	是　否	是　否	是　否	颞肌	是　否	是　否	是　否
咬肌	是　否	是　否		咬肌	是　否	是　否	
关节	是　否	是　否		关节	是　否	是　否	
其他咀嚼肌	是　否	是　否		其他咀嚼肌	是　否	是　否	
非咀嚼肌结构	是　否	是　否		非咀嚼肌结构	是　否	是　否	

C. 助力最大张口（　）mm

右侧	有疼痛	有与原来相似的疼痛	有与原来相似的头痛	左侧	有疼痛	有与原来相似的疼痛	有与原来相似的头痛
颞肌	是　否	是　否	是　否	颞肌	是　否	是　否	是　否
咬肌	是　否	是　否		咬肌	是　否	是　否	
关节	是　否	是　否		关节	是　否	是　否	
其他咀嚼肌	是　否	是　否		其他咀嚼肌	是　否	是　否	
非咀嚼肌结构	是　否	是　否		非咀嚼肌结构	是　否	是　否	

D. 张口时锁结（　）是　（　）否

5. 下颌两侧及前伸运动

　　A. 右偏距离（　）mm

右侧	有疼痛	有与原来相似的疼痛	有与原来相似的头痛	左侧	有疼痛	有与原来相似的疼痛	有与原来相似的头痛
颞肌	是　否	是　否	是　否	颞肌	是　否	是　否	是　否
咬肌	是　否	是　否		咬肌	是　否	是　否	
关节	是　否	是　否		关节	是　否	是　否	
其他咀嚼肌	是　否	是　否		其他咀嚼肌	是　否	是　否	
非咀嚼肌结构	是　否	是　否		非咀嚼肌结构	是　否	是　否	

　　B. 左偏距离（　）mm

右侧	有疼痛	有与原来相似的疼痛	有与原来相似的头痛	左侧	有疼痛	有与原来相似的疼痛	有与原来相似的头痛
颞肌	是　否	是　否	是　否	颞肌	是　否	是　否	是　否
咬肌	是　否	是　否		咬肌	是　否	是　否	
关节	是　否	是　否		关节	是　否	是　否	
其他咀嚼肌	是　否	是　否		其他咀嚼肌	是　否	是　否	
非咀嚼肌结构	是　否	是　否		非咀嚼肌结构	是　否	是　否	

　　C. 前伸距离（　）mm

右侧	有疼痛	有与原来相似的疼痛	有与原来相似的头痛	左侧	有疼痛	有与原来相似的疼痛	有与原来相似的头痛
颞肌	是　否	是　否	是　否	颞肌	是　否	是　否	是　否
咬肌	是　否	是　否		咬肌	是　否	是　否	
关节	是　否	是　否		关节	是　否	是　否	
其他咀嚼肌	是　否	是　否		其他咀嚼肌	是　否	是　否	
非咀嚼肌结构	是　否	是　否		非咀嚼肌结构	是　否	是　否	

6. 张闭口运动中关节杂音

	右侧关节					左侧关节			
	检查者 张口　闭口	患者	弹响时疼痛	与原来相似的疼痛		检查者 张口　闭口	患者	弹响时疼痛	与原来相似的疼痛
弹响	是　否　是　否	是　否	是　否	是　否	弹响	是　否　是　否	是　否	是　否	是　否
摩擦音	是　否　是　否	是　否			摩擦音	是　否　是　否	是　否	是　否	

7. 下颌前伸和两侧运动时关节杂音

右侧关节					左侧关节				
	检查者 张口　闭口	患者	弹响时 疼痛	与原来相 似的疼痛		检查者 张口　闭口	患者	弹响时 疼痛	与原来相 似的疼痛
弹响	是否　是否	是否	是否	是否	弹响	是否　是否	是否	是否	是否
摩擦音	是否　是否	是否			摩擦音	是否　是否	是否		

8. 关节锁结

右侧关节		锁结可回复 患者　检查者		左侧关节		锁结可回复 患者　检查者	
	锁结				锁结		
张口过程中	是否	是否	是否	张口过程中	是否	是否	是否
大张口位	是否	是否	是否	大张口位	是否	是否	是否

9. 触压时肌肉及关节疼痛

右侧					左侧				
咀嚼肌 （压力9.8N）	疼痛	疼痛与原 来相似	头痛与原 来相似	放射性 疼痛	咀嚼肌 （压力9.8N）	疼痛	疼痛与原 来相似	头痛与原 来相似	放射性 疼痛
颞肌（后份）	是否	是否	是否	是否	颞肌（后份）	是否	是否	是否	是否
颞肌（中份）	是否	是否	是否		颞肌（中份）	是否	是否	是否	
颞肌（前份）	是否	是否	是否		颞肌（前份）	是否	是否	是否	
咬肌（上端）	是否	是否		是否	咬肌（上端）	是否	是否		是否
咬肌（体部）	是否	是否		是否	咬肌（体部）	是否	是否		是否
咬肌（下端）	是否	是否		是否	咬肌（下端）	是否	是否		是否

关节	疼痛	疼痛与原 来相似		放射性 疼痛		疼痛	疼痛与原 来相似		放射性 疼痛
外侧	是否	是否		是否	外侧	是否	是否		是否
后侧（压力 4.9N）	是否	是否		是否	后侧（压力 4.9N）	是否	是否		是否

10. 其他咀嚼肌等触压疼痛（压力4.9N）

右侧				左侧			
	疼痛	疼痛与原 来相似	放射性 疼痛		疼痛	疼痛与原 来相似	放射性 疼痛
下颌后区	是否	是否	是否	下颌后区	是否	是否	是否
颌下区	是否	是否	是否	颌下区	是否	是否	是否
翼外肌	是否	是否	是否	翼外肌	是否	是否	是否
颞肌腱	是否	是否	是否	颞肌腱	是否	是否	是否

续表

11. 诊断

疼痛性紊乱	右侧关节紊乱	左侧关节紊乱
（　）无	（　）无	（　）无
（　）肌痛	关节盘移位（选一项）	关节盘移位（选一项）
（　）放射性肌筋膜痛	（　）1. 可复性盘移位	（　）1. 可复性盘移位
	（　）2. 可复性盘移位伴间歇性锁结	（　）2. 可复性盘移位伴间歇性锁结
（　）右侧关节痛	（　）3. 不可复性关节盘移位伴张口受限	（　）3. 不可复性关节盘移位伴张口受限
（　）左侧关节痛	（　）4. 不伴张口受限的不可复性关节盘移位	（　）4. 不伴张口受限的不可复性关节盘移位
	（　）退行性关节疾病	（　）退行性关节疾病
（　）与颞下颌关节紊乱病相关的头痛	（　）半脱位	（　）半脱位

（一）疼痛相关颞下颌关节紊乱病（pain-related TMD）

Ⅰ. 肌痛（myalgia）（ICD-9 729.1；ICD-10 M79.1）　肌痛属肌源性疼痛，该疼痛与下颌运动，下颌行使正常或异常功能有关，并可通过咀嚼肌激发试验（provocation test）诱发。诊断肌痛的标准包括：①病史：下颌、颞区、耳区或耳前区疼痛以及该疼痛随着下颌运动，下颌行使正常或异常功能有相应变化；②检查：临床检查可在颞肌或咬肌区确认疼痛的位置，并至少在一项激发试验即对颞肌和咬肌触压或下颌主动或被动最大张口时，患者报告在颞肌或咬肌区出现与原来相似的疼痛。该诊断标准的敏感度为 0.90，特异度为 0.99。但尚缺乏肌痛源于其他咀嚼肌时用这些指标进行诊断的效能证据。

在 DC/TMD 诊断肌痛时，根据触压试验结果的不同，又可分为三种亚型：

Ⅰa. 局部肌痛（local myalgia）（ICD-9 729.1；ICD-10 M79.1）　肌痛仅局限于触压位点。诊断标准包括：①病史：下颌、颞区、耳区或耳前区疼痛以及该疼痛随着下颌运动，下颌行使正常或异常功能加重；②检查：临床检查能在颞肌或咬肌区确认疼痛位置，对颞肌或咬肌触压时患者报告相似的疼痛，并且患者报告的疼痛仅局限于触压位点。目前尚缺乏此诊断标准的诊断效能证据，也缺乏其他咀嚼肌局部肌痛的诊断效能证据。

Ⅰb. 肌筋膜痛（myofascial pain, ICD-9 729.1；ICD-10 M79.1）　肌痛不仅局限于触压位点，而是向周围扩散但局限于该肌所在区域内。诊断标准包括：①病史：下颌、颞区、耳区或耳前区疼痛以及该疼痛随着下颌运动，下颌行使正常或异常功能时有相应变化；②检查：临床检查能够在颞肌或咬肌区确认疼痛的位置，并且对颞肌或咬肌触压时患者报告与原来相似的疼痛，并且患者报告的疼痛放射至压痛位点以外，但局限于该肌范围内。目前尚缺乏此诊断标准的诊断效能证据，也缺乏其他咀嚼肌的肌筋膜痛的诊断效能证据。

Ⅰc. 放射性肌筋膜痛（myofascial pain with referral）（ICD-9 729.1）　肌源性疼痛不再仅局限于触压的肌范围内。诊断标准包括：①病史：下颌、颞区、耳区或耳前区疼痛，该疼痛随着下颌运动，下颌行使正常或异常功能时有相应变化；②检查：临床检查能确认在颞肌或咬肌区疼痛的位置，对颞肌或咬肌触压时患者报告相似的疼痛，但患者报告的疼痛超出该肌分布区。该诊断标准的敏感度为 0.86,特异度为 0.98,但尚缺乏放射性肌筋膜疼痛源于其他咀嚼肌时用这些指标进行诊断的效能证据。

DC/TMD 中的肌痛在 RDC/TMD 中称为肌紊乱病(muscle disorders),有两个亚型,即肌筋膜痛(myofascial pain)和伴张口受限的肌筋膜痛(myofascial pain with limited opening)。后者在 DC/TMD 中被废除。在病史收集方面,RDC/TMD 仅询问患者过去 1 个月中患者报告在下颌姿势位或行使功能时在下颌、颞部、面部、耳前区、耳内等区域有疼痛,而 DC/TMD 询问患者在过去 30 天颌面部疼痛的基础上还增加了该疼痛从发生到就诊总共经历的时间。在临床检查方面,DC/TMD 和 RDC/TMD 均需检查咀嚼肌触压痛,但 RDC/TMD 需要对颞肌、咬肌、颌后区、颌下区、翼外肌及颞肌腱等共 20 个位点进行检查,而 DC/TMD 仅需对颞肌和咬肌进行触压,对咀嚼肌的检查更加简化。另外,DC/TMD 检查中新加入了确定触压时疼痛的性质是否与主诉疼痛一致,以及触压疼痛发生时是仅限于局部、在该咀嚼肌分布区内还是超出了该咀嚼肌解剖分布区,因而对各亚型的诊断更加准确。

Ⅱ. 关节痛(arthralgia, ICD-9 524.62; ICD-10 M26.62)　关节源性疼痛,该疼痛与下颌运动,下颌行使正常或异常功能有关。并且在对关节激发试验时该疼痛可再度引发。诊断关节痛的标准包括:①病史:下颌、颞区、耳区或耳前区疼痛以及该疼痛随着下颌运动,下颌行使正常或异常功能时加重;②检查:临床检查能够确认关节区疼痛,并且在激发试验中有任何一项为阳性:对髁突外侧极或者髁突外侧极周围触压时、下颌无助力或有助力最大张口、左偏、右偏或者前伸时,患者报告在关节区域出现相似的疼痛。该诊断标准敏感度为 0.89,特异度为 0.98。

该型诊断分类在 RDC/TMD 中属于Ⅲ类关节痛、关节炎、关节病类中的亚类Ⅲa 关节痛,而在 DC/TMD 中则是单独分出的一类。在病史收集方面,RDC/TMD 仅询问患者过去 1 个月中是否有关节区疼痛,而 DC/TMD 收集该诊断病史时还要询问患者过去疼痛的总时间。在临床检查方面,RDC/TMD 对关节的触压部位为髁突外侧极和后附着(外耳道)。而 DC/TMD 检查部位则简化为髁突外侧极及髁突外侧极周围。

Ⅲ. 颞下颌关节紊乱病相关头痛(headache attributed to TMD)(ICD-9 339.89, 748.0; ICD-10 G44.89)　该型头痛继发于疼痛相关的颞下颌关节紊乱病,头痛位于颞区。该型头痛在下颌运动,下颌行使正常或异常功能时加重,可通过咀嚼系统的激发试验诱发。诊断标准包括:①病史:颞区任何形式的头痛以及该头痛随着下颌运动,下颌行使正常或异常功能加重;②检查:临床检查可确认是位于颞区的头痛,在下列激发试验中,如颞肌触压、下颌主动或被动最大张口、左偏、右偏或者前伸下颌时,有任一项引起了颞区出现相似的头痛。该诊断标准敏感度为 0.89,特异度为 0.87。

该型诊断分类在 DC/TMD 是新加入的,在 RDC/TMD 的诊断中并未考虑颞下颌关节紊乱病患者出现头痛的情况。该型的加入使颞下颌关节紊乱病的诊断类型更加全面和丰富。

(二) 关节内颞下颌关节紊乱病(Intra-articular TMD)

该组疾病中,除半脱位仅依赖于病史外,其余均需结合病史及体检进行诊断。

Ⅳa. 可复性关节盘移位(disc displacement with reduction, ICD-9 524.63; ICD-10 M26.63)　可复性关节盘移位属于关节囊内涉及髁突 - 关节盘复合体的生物力学紊乱。在闭口位,关节盘处于髁突顶的前方,当张口时关节盘回复至正常位置。关节盘向内侧或外侧的移位也可能存在，在关节盘回复过程中可出现杂音。在闭口位有锁结从而干扰咀嚼过程时不应诊断为该型。可复性关节盘移位的诊断标准包括：

（1）病史：过去 30 天在下颌运动或行使功能时出现任何形式的关节杂音或者在检查中患者报告了任何形式的关节杂音。

（2）检查：①患者在 3 次重复张闭口运动时中医师至少有 1 次扪诊到关节杂音；②患者在 3 次重复的右偏、左偏或前伸运动中医师至少一次扪诊到关节杂音。该诊断标准在没有影像学检查辅助时敏感度为 0.34，特异度为 0.92。影像学检查是该诊断的金标准。若需要确诊时，应用 MRI 确诊的指标为：①在牙尖交错位，关节盘后带位于髁突顶 11 点 30 分前方，关节盘中间区位于髁突顶前方；②在最大张口位，关节盘中间区位于髁突顶及关节结节之间。

该型诊断分类在 RDC/TMD 中仅需借助临床检查进行诊断。在临床检查方面，RDC/TMD 中关注张口距≥5mm 且闭口时发生的往返弹响，而 DC/TMD 中增加了关节杂音病史作为诊断标准之一，无需关注特殊类型的弹响如往返弹响等。

Ⅳb. 可复性盘移位伴间歇性锁结（disc displacement with reduction with intermittent locking）（ICD-9 524.63；ICD-10 M26.63） 关节囊内涉及髁突 - 关节盘复合体的生物力学紊乱。在闭口位，关节盘位于髁突顶的前方，并且在张口时关节盘可间歇性地回复至正常位置。如张口时关节盘没有回复至正常位置，可发生下颌间歇性张口受限。当张口受限发生时，可能需要辅助措施助患者打开锁结。向内侧或者外侧的盘移位也可能存在，在关节盘复位时出现弹响。可复性盘移位伴间歇性锁结的诊断标准包括：

（1）病史：①过去 30 天在下颌运动或行使功能时出现任何形式的关节杂音或者在检查中患者报告了任何形式的关节杂音；②过去 30 天患者在张口时出现哪怕是极短暂的下颌锁结伴张口受限，然后锁结可自动打开。

（2）检查：①患者在 3 次重复的张闭口运动中医师至少 1 次扪诊到关节杂音；②患者在 3 次重复的右偏、左偏或前伸运动中医师至少一次扪诊到关节杂音。该诊断标准在没有影像学检查辅助时敏感度为 0.38，特异度为 0.98。影像学检查是该诊断的金标准。如果在影像学检查期间没有出现间歇性锁结，那么该型影像学诊断的标准与可复性关节盘移位的标准相同。如果在影像学检查期间出现锁结，其影像学结果可为不可复性盘移位，需要配合临床证实的解除锁结情况才能确诊为该类型。

该型诊断分类在 DC/TMD 中是新加入的，该型的加入使颞下颌关节紊乱病的诊断类型更加全面和丰富。

Ⅳc. 不可复性关节盘移位伴张口受限（disc displacement without reduction with limited opening，ICD-9 524.63 ICD-10 M26.63） 关节囊内涉及髁突 - 关节盘复合体的生物力学紊乱。在闭口位，关节盘位于髁突顶前方，张口时关节盘不可回复至正常位置。向内侧或者外侧的盘移位也可能存在。该亚型为持久性张口受限，不能通过临床医师或者患者自身的手法辅助使之恢复正常。不可复性关节盘移位伴张口受限的诊断标准包括：

（1）病史：下颌锁结，患者持续存在张口受限，由于严重张口受限影响功能如进食等。

（2）检查：患者最大助力张口距（包含上切牙覆盖下切牙距离）<40mm。注意，符合以上诊断标准时，不管有无关节杂音都不影响该亚型的诊断。在没有辅助影像学检时该诊断标准的敏感度为 0.80，特异度为 0.97。影像学检查是该诊断的金标准。MRI 确诊的指标为：

①在牙尖交错位，关节盘后带位于髁突顶 11 点 30 分的前方，关节盘中间带亦位于髁突顶前方；②在最大张口位，关节盘中间带位于髁突顶前方。

在病史收集方面，该型诊断分类在 RDC/TMD 和 DC/TMD 诊断中无差别。在临床检查方面，RDC/TMD 需要更加烦琐的检查，如：①最大无助力张口≤35mm 且最大有助力张口比最大无助力张口增加的距离≤4mm；②向对侧的运动距离<7mm 和／或下颌张口型偏向同侧且不能修正至正常位置，关节无杂音或有关节杂音但不符合可复性盘移位的标准。相比 RDC/TMD，DC/TMD 的诊断标准更为简化。

Ⅳd. 不伴张口受限的不可复性关节盘移位（disc displacement without reduction without limited opening, ICD-9 524.63; ICD-10 M26.63）   关节囊内涉及髁突 - 关节盘复合体的生物力学紊乱。在闭口位，关节盘位于髁突顶前方，张口时关节盘不可回复至正常位置。内侧或外侧盘移位也可能存在。该亚型当前无张口受限。不伴张口受限的不可复性关节盘移位的诊断标准包括：①病史：过去出现过锁结以至于不能总是如愿张口，并且张口受限已经影响到患者进食；②检查：患者最大助力张口距（包含上切牙覆盖下切牙距离）≥40mm。存在关节杂音如张口弹响不能排除该诊断。该诊断标准在没有辅助影像学检查时敏感度为 0.54，特异度为 0.79。影像学检查是该亚型诊断的金标准。通过 MRI 检查确诊时，其指标与不可复性关节盘移位伴张口受限的指标相同。

该型诊断分类在 RDC/TMD 中亦需评估患者相关病史及借助临床检查进行诊断。但 RDC/TMD 需要更加烦琐的检查项目，如：①最大无助力张口距>35mm，最大助力张口距比最大无助力张口距度多出的差值≥5mm；②向对侧运动≥7mm 以及关节杂音不符合可复性盘移位的特点等。

Ⅴ. 退行性关节疾病（degenerative joint disease）（ICD-9 715.18; ICD-10 M19.91

退行性关节疾病属于关节的退行性紊乱病，其特点是关节组织退行性变，伴有髁突和／或关节结节骨质的改变。退行性关节疾病诊断标准包括：①病史：过去 30 天在下颌运动或行使功能时出现任何形式的关节杂音或者在检查中患者报告了任何形式的关节杂音；②检查：至少在下列任何一项下颌运动中如张口、闭口、右偏、左偏或前伸时在关节区扪及摩擦音。该诊断标准在没有辅助影像学检查时敏感度为 0.55，特异度为 0.61。影像学检查是该亚型诊断的金标准。通过进行颞下颌关节 CT 检查时，以下任何一项指标阳性即可确诊：软骨下囊肿、缺损、广泛性硬化或骨赘。需要注意的是骨质磨平和／或皮层硬化不能确诊为退行性关节疾病，因为其可能是正常关节变异、老化或者关节改建形成的，或者仅仅是退行性关节疾病的前驱表现。

该型诊断分类在 RDC/TMD 中被划分为两个亚型：骨关节炎（osteoarthritis）及骨关节病（osteoarthrosis）。在临床诊断方面，RDC/TMD 需要在患者关节扪诊到粗糙摩擦音，而 DC/TMD 则规定只要扪诊到摩擦音即可，不管是粗糙的摩擦音或者是细微摩擦音均可诊断为退行性关节疾病。

Ⅵ. 半脱位（subluxation）（ICD-9 830.1; ICD-10 SO3.OXXA）   半脱位是关节运动过大导致的涉及盘突复合体及关节结节的紊乱病。在张口位，盘突复合体位于关节结节前方，在不借助自己或者医师辅助的情况下无法回复至正常的闭口位。这种半脱位可持续很短时间，也可能持续存在。能够自己恢复的称为半脱位。需要借助医师的帮助来恢复的称为全脱位。这种紊乱也可称为"张口型锁结"。半脱位的诊断标准包括：①病史：过去 30 天在大张口时出现下颌锁结，以至于在自己不采取措施的情况下下颌无法从大张口位闭合；②检查：尽管该型不需要临床检查，但是在临床检查中若出现患者必须自己手法辅助才能使下颌从大张口恢复至正常位置的情况，则可诊断为半脱位。该诊断标准在没有辅助影像学检查仅通过病史诊断时，敏感度为 0.98，特异度为 1.00。当需要通过影像学检查确诊时，其指标为髁突位于关节结节前上方，并且患者无法闭口。

该型诊断分类在 DC/TMD 中是新加入的，从而使颞下颌关节紊乱病的诊断类型更加全面和丰富。

二、DC/TMD 轴 Ⅱ 诊断方法

DC/TMD 开发团队推荐轴 Ⅱ 应用疼痛区域标记图及 8 个具有良好信度、效度和可解释性的量表（表 1-10），来评估颞下颌关节紊乱病患者疼痛状态及疼痛相关心理、行为和社会功能，在流行病学调查及临床环境中，作为筛选工具使用时可应用包含项目较少的部分量表，而在科研条件下可使用包含项目较多的量表。

慢性疼痛分类量表（graded chronic pain scale，GCPS）第 1～3 项用于评估疼痛强度，分别考虑了现在疼痛，最严重疼痛及平均疼痛三种情况。每条目得分数介于 0～10，评估疼痛强度（characteristic pain intensity，GPI）时，需将第 1～3 条目的平均分乘以 10，这 3 个条目不允许资料缺失。第 4 条目为过去半年内失能天数，回答数字不能超过 180 天，如果询问过去 1 个月内失能天数，回答数字不能超过 30 天。第 5～7 项分别考虑了日常活动，社交活动以及工作受到干扰的情况，每项得分数介于 0～10，没有干扰为 0，不能从事任何相关活动为 10。功能干扰分数（interference points）是将第 5～7 项的平均分乘以 10，这 3 项的资料最多可以缺失 1 项，否则该问卷为无效卷。疼痛相关失能分数包含失能天数与功能干扰分数两方面的信息，因此需将二者分别转换为等级资料 0～3，疼痛相关失能分数为二者之和，介于 0～6 分，转换标准详见表 1-12。颞下颌关节紊乱病疼痛相关失能的严重程度可根据疼痛强度和疼痛相关失能分数分为 5 级，其分级标准见表 1-13。

表 1-10　DC/TMD 轴 Ⅱ 推荐应用的量表

评估领域	量表	条目数量	筛选工具	综合性评价工具
疼痛强度	慢性疼痛分类量表（graded chronic pain scale，GCPS）项目 1～3	3	√	√
疼痛位置	疼痛定位图（pain drawing）	1	√	√
躯体功能	慢性疼痛分类量表（Graded chronic pain scale，GCPS）项目 4～7	4	√	√
下颌功能受限	下颌功能受限量表（简化版）（JFLS-8）	8	√	
	下颌功能受限量表（完整版）（JFLS-20）	20		√
心理困扰	患者健康问卷 -4（patient health questionnaire-4，PHQ-4）	4	√	
抑郁	患者健康问卷 -9（patient health questionnaire-9，PHQ-9）	9		√
焦虑	广泛性焦虑障碍量表 -7（generalized anxiety disorder-7，GAD-7）	7		√
躯体症状	患者健康问卷 -15（patient health questionnaire-15，PHQ-15）	15		√
口腔行为异常	口腔行为清单（oral behaviors checklist，OBC）	21	√	√

表 1-11　慢性疼痛分类量表（graded chronic pain scale，GCPS）

> 1. 您如何评价您此时此刻面部疼痛的程度？"0"代表"无疼痛"，"10"代表"痛到极点"（请在数字上画圈）
>
> 　　　　　0　1　2　3　4　5　6　7　8　9　10
> 　　　　无疼痛　　　　　　　　　　　　痛到极点
>
> 2. 在过去的六个月中，您最严重的面部疼痛有几分？（请在数字上画圈）
>
> 　　　　　0　1　2　3　4　5　6　7　8　9　10
> 　　　　无疼痛　　　　　　　　　　　　痛到极点
>
> 3. 在过去的六个月中，平均而言您的面部疼痛有几分（即您通常经历疼痛时的疼痛程度，请在数字上画圈）？
>
> 　　　　　0　1　2　3　4　5　6　7　8　9　10
> 　　　　无疼痛　　　　　　　　　　　　痛到极点
>
> 4. 在过去的六个月中，您因为面部疼痛而无法进行日常活动（工作、上学、家务劳动）的时间大约是多少天？（每天均影响=180）
>
> 　　　　　　　　　　　　　天
>
> 5. 在过去的六个月中，面部疼痛干扰您日常活动的程度有几分？"0"代表"没有干扰"，"10"代表"无法进行任何活动"（请在数字上画圈）
>
> 　　　　　0　1　2　3　4　5　6　7　8　9　10
> 　　　　没有干扰　　　　　　　　　无法进行任何活动
>
> 6. 在过去的六个月中，面部疼痛干扰您参与娱乐、社交和家庭活动的程度有几分？（请在数字上画圈）
>
> 　　　　　0　1　2　3　4　5　6　7　8　9　10
> 　　　　没有干扰　　　　　　　　　无法进行任何活动
>
> 7. 在过去的六个月中，面部疼痛干扰您工作能力（包括家务劳动）的程度有几分？（请在数字上画圈）
>
> 　　　　　0　1　2　3　4　5　6　7　8　9　10
> 　　　　没有干扰　　　　　　　　　无法进行任何活动

表 1-12　GCPS 失能天数及功能干扰分数转换为失能计分的标准

失能分数	失能天数		功能干扰分数
	1个月内	半年内	
0	0～1	0～6	0～29
1	2	7～14	30～49
2	3～5	15～30	50～69
3	6+	31+	70+

注：疼痛相关失能分数为失能天数计分与功能干扰分数计分之和，介于 0～6。

表 1-13　DC/TMD 颞下颌关节紊乱病疼痛相关失能分级标准

失能分级	描述	疼痛强度	疼痛相关失能分数
0	无	0	无
Ⅰ级	轻度疼痛，轻度失能	<50	<3
Ⅱ级	重度疼痛，轻度失能	≥50	<3
Ⅲ级	中度失能	不计	3～4
Ⅳ级	重度失能	不计	5～6

　　用于评估咀嚼、下颌活动及言语情感表达方面受限情况的量表是下颌功能受限量表（jaw functional limitation scale，JFLS），简化版本 JFLS-8 有 8 个条目（表 1-14），是完整版本 JFLS-20（表 1-15）的缩略版，各条目分数均介于 0～10 分，0 分代表无功能限制，10 分代表严重功能限制，总分为阳性条目总分除以阳性条目数的平均分数。该表最多允许 2 项资料缺失，否则为无效卷。JFLS-20 包括咀嚼功能限制、下颌垂直运动限制、言语或非言语交流限制三个纬度。可分别计算三个纬度的总分数，计算方法同前：

　　咀嚼功能限制纬度总分：条目 1～6 中阳性条目总分除以阳性条目数的平均数。该维度 6 个条目中最多允许 2 项资料缺失，否则为无效卷。

　　下颌垂直运动限制纬度总分：条目 7～10 中阳性条目总分除以阳性条目数的平均数，该维度 4 个条目中最多允许 1 项资料缺失，否则为无效卷。

表 1-14　下颌功能受限量表（JFLS-8 缩略版）

请通过圈出数字来回答以下每个问题以表明您的答案。

1. 咀嚼硬物
　　1　2　3　4　5　6　7　8　9　10
　　没有受限　　　　　　　　　极度受限
2. 咀嚼烤制的鸡肉
　　1　2　3　4　5　6　7　8　9　10
　　没有受限　　　　　　　　　极度受限
3. 进食较软、不需要咀嚼的食物
　　1　2　3　4　5　6　7　8　9　10
　　没有受限　　　　　　　　　极度受限
4. 张口用杯子喝水
　　1　2　3　4　5　6　7　8　9　10
　　没有受限　　　　　　　　　极度受限
5. 吞咽
　　1　2　3　4　5　6　7　8　9　10
　　没有受限　　　　　　　　　极度受限
6. 打哈欠
　　1　2　3　4　5　6　7　8　9　10
　　没有受限　　　　　　　　　极度受限
7. 说话
　　1　2　3　4　5　6　7　8　9　10
　　没有受限　　　　　　　　　极度受限
8. 微笑
　　1　2　3　4　5　6　7　8　9　10
　　没有受限　　　　　　　　　极度受限

注：①总分＝所有条目总得分/回答的条目数；②允许没有回答的条目数≤2。

资料来源：

1. Ohrbach R，Larsson P，List T. The jaw functional limitation scale: Development，reliability，and validity of 8-item and 20-item versions. Journal of Orofacial Pain，2008，22（3）：219-230

2. Ohrbach R，Fillingim RB，Mulkey F，et al. Clinical findings and pain symptoms as potential risk factors for chronic TMD: Descriptive data and empirically identified domains from the OPPERA case-control study. J Pain，2011，12（11 suppl）：T27-45

表 1-15　下颌功能受限量表（JFLS-20）

请通过圈出数字来回答以下每个问题以表明您的答案。

条目1-6反映咀嚼功能受限程度（允许没有回答的项目数≤2）

1*. 咀嚼硬物
  1 2 3 4 5 6 7 8 9 10
 没有受限　　　　　　　　　极度受限

2. 咀嚼硬面包
  1 2 3 4 5 6 7 8 9 10
 没有受限　　　　　　　　　极度受限

3*. 咀嚼鸡肉（如烤制）
  1 2 3 4 5 6 7 8 9 10
 没有受限　　　　　　　　　极度受限

4. 咀嚼饼干
  1 2 3 4 5 6 7 8 9 10
 没有受限　　　　　　　　　极度受限

5. 咀嚼较软的食物（如通心粉、水果、煮熟的蔬菜、鱼肉）
  1 2 3 4 5 6 7 8 9 10
 没有受限　　　　　　　　　极度受限

6*. 进食很软不需要咀嚼的食物（如土豆泥、果酱、布丁、糊状食品）
  1 2 3 4 5 6 7 8 9 10
 没有受限　　　　　　　　　极度受限

条目7～10反映下颌垂直运动受限程度（允许没有回答的项目数≤1）

7. 张口咬住一整个苹果
  1 2 3 4 5 6 7 8 9 10
 没有受限　　　　　　　　　极度受限

8. 张口咬三明治
  1 2 3 4 5 6 7 8 9 10
 没有受限　　　　　　　　　极度受限

9. 张口说话
  1 2 3 4 5 6 7 8 9 10
 没有受限　　　　　　　　　极度受限

10*. 张口用杯子喝水
  1 2 3 4 5 6 7 8 9 10
 没有受限　　　　　　　　　极度受限

条目11-20反映语言和非语言交流受限程度（允许没有回答的项目数≤2）

11*. 吞咽
  1 2 3 4 5 6 7 8 9 10
 没有受限　　　　　　　　　极度受限

12*. 打哈欠
  1 2 3 4 5 6 7 8 9 10
 没有受限　　　　　　　　　极度受限

13*. 说话
  1 2 3 4 5 6 7 8 9 10
 没有受限　　　　　　　　　极度受限

续表

14. 唱歌
　　　1　2　3　4　5　6　7　8　9　10
　　　没有受限　　　　　　　　　极度受限

15. 作出高兴的表情
　　　1　2　3　4　5　6　7　8　9　10
　　　没有受限　　　　　　　　　极度受限

16. 作出生气的表情
　　　1　2　3　4　5　6　7　8　9　10
　　　没有受限　　　　　　　　　极度受限

17. 皱眉
　　　1　2　3　4　5　6　7　8　9　10
　　　没有受限　　　　　　　　　极度受限

18. 亲吻
　　　1　2　3　4　5　6　7　8　9　10
　　　没有受限　　　　　　　　　极度受限

19*. 微笑
　　　1　2　3　4　5　6　7　8　9　10
　　　没有受限　　　　　　　　　极度受限

20. 大笑
　　　1　2　3　4　5　6　7　8　9　10
　　　没有受限　　　　　　　　　极度受限

注：带星号（*）的条目为 JFLS-8 简略版条目。

资料来源：

1. Ohrbach R，Larsson P，List T. The jaw functional limitation scale：Development，reliability，and validity of 8-item and 20-item versions. J Orofac Pain，2008，22（3）：219-230

2. Ohrbach R，Fillingim RB，Mulkey F，et al. Clinical findings and pain symptoms as potential risk factors for chronic TMD：Descriptive data and empirically identified domains from the OPPERA case-control study. J Pain，2011，12（11 suppl）：T27-45

言语或非言语交流纬度总分：条目 11～20 中阳性条目总分除以阳性条目数的平均数，该维度 10 个条目中最多允许 2 项资料缺失，否则为无效卷。

对于 20 条目完整版本的下颌功能限制量表，还有另外一种计算总分的方法，是将三个纬度总分之和除以 3。

鉴于下颌功能受限量表评价结果的可靠性，如不同研究中有的使用完整版本，有的使用简化版本，其结果是可以横向比较的。在同一个研究中，建议在基线检查时使用完整版本量表，而在随访中使用简化量表以减少检查时间。

患者健康问卷 -4（patient health questionnaire-4，PHQ-4）（表 1-16）是一个简短的、具有良好信度和效度的筛选性量表，可用于评估临床上患者过去两周因为焦虑和 / 或抑郁导致"心理困扰"的频率。该表共包含两个纬度（焦虑和抑郁），每个纬度 2 个条目，共 4 个条目，每个条目分数介于 0～3 分，该表最多允许 1 项资料缺失，否则为无效卷。如有资料缺失，校正总分为阳性条目得分之和除以阳性条目数再乘以 4，介于 0～12 分。总分 3 分、6 分、9 分时分别是心理轻度心理困扰，中度心理困扰及严重心理困扰的临界值。

表 1-16　患者健康问卷 -4

问题		0	1	2	3
在过去的两周里,您有多少次被以下任何问题困扰?请在单元格中做标记(0~3,0= 从未,1= 有时,2=一半以上时间,3= 几乎每一天)以表明您的答案。					
抑郁(PHQ-2)					
1	做事提不起兴趣或感觉不到乐趣				
2	感觉情绪低落、沮丧或绝望				
焦虑(GAD-2)					
3	感觉紧张、焦虑或不安				
4	无法停止或控制担心				

注:①总分 = 条目总得分 /(4- 缺失条目数)×4(总分 0~12);②心理困扰程度,无心理困扰:0~2;轻度心理困扰:3~5;中度心理困扰:6~8;重度心理困扰:≥9。

资料来源:

1. Kroenke K,Spitzer RL,Williams JB,et al. An ultra-brief screening scale for anxiety and depression:the PHQ-4. Psychosomatics,2009,50(6):613-621

2. Löwe B,Wahl I,Rose M,et al. A 4-item measure of depression and anxiety:Validation and standardization of the Patient Health Questionaire-4(PHQ-4)in the general population. J Affect Disord,2010,122(1-2):86-95

DC/TMD 也包括了对心理功能进行更全面评估的新量表。其中用于评估抑郁情况的是患者健康问卷 -9(patient health questionnaire-9,PHQ-9),目的是了解患者的抑郁状态是否与颞下颌关节紊乱病的迁延不愈有关。该量表共有 9 个条目(表 1-17),每个条目分数介于0~3 分。没有回答的条目数不能超过 3 个,否则为无效卷。如果有资料缺失项,该量表校

表 1-17　患者健康问卷 -9

问题		0	1	2	3
在过去的两周内,您被以下任何问题困扰的频率?请在单元格中做标记(0~3,0= 从未,1= 有时,2= 一半以上时间,3= 几乎每一天)以表明您的答案。					
1	对做事提不起兴趣或乐趣				
2	感觉情绪低落、沮丧或绝望				
3	难以入睡或保持睡眠,或睡得太多				
4	感到疲倦或精力不足				
5	食欲不振或暴饮暴食				
6	对自己感觉较差,或者感觉自己是个失败者,或者让自己或家人失望				
7	难以集中注意力,例如看报纸或看电视				
8	运动或说话太慢以至于其他人注意到;或相反,感觉烦躁或焦躁不安,以至于比平时更频繁地四处走动				
9	认为自己最好死了,或者以某种方式伤害自己				

注①得分 = 条目总得分 /(9- 缺失条目数)×9(总分 0~27);②允许没有回答的条目数≤3;③抑郁程度,无抑郁:0~4;轻度抑郁:5~9;中度抑郁:10~14;中重度抑郁:15~19;严重抑郁:≥20。

资料来源:

1. Kroenke K,Spitzer RL,Williams JB. The PHQ-9:validity of a brief depression severity measure. J Gen Intern Med,2001,16(9):606-613

2. Kroenke K,Strine TW,Spitzer RL,et al. The PHQ-8 as a measure of current depression in the general population.J Affect Disord,2009,114(1-3):163-173

正总分为阳性条目分之和除以阳性条目数再乘以 9，介于 0～27 分。其中 5 分，10 分，15 分和 20 分分别代表轻度抑郁，中度抑郁，中重度抑郁及严重抑郁的临界值。如果考虑到某些患者忌讳提到死亡的字眼，可去掉第 9 项，而只是应用其他 8 个条目进行抑郁状态的评估。

用于评估焦虑的是广泛性焦虑障碍量表 -7（generalized anxiety disorder 7 item scale，GAD-7）（表 1-18），评估患者过去两周出现焦虑心情和行为的频率，目的是了解焦虑状态是否与患者的应激反应及咀嚼系统的异常功能有关。该量表共含 7 个条目，每个条目分数介于 0～3 分。没有回答的条目数不能超过 2 个，否则为无效卷。如果有资料缺失项，该量表校正总分为阳性条目分之和除以阳性条目数再乘以 7，介于 0～21 分。其中 5 分，10 分和 15 分时分别为轻度焦虑，中度焦虑和严重焦虑的临界值。

表 1-18　广泛性焦虑障碍量表 -7

在过去的两周里，您被以下问题困扰的频率？请在单元格中做标记（0～3，0= 从未，1= 有时，2= 一半以上时间，3= 几乎每一天）以表明您的答案。		0	1	2	3
1	感觉紧张、焦虑或不安				
2	无法停止或控制担心				
3	过分担心不同的事情				
4	难以放松				
5	焦躁不安，难以安静				
6	变得容易生气或易怒				
7	感觉害怕，好像会发生什么可怕的事情				

注：①得分 = 条目总得分 /（7- 缺失条目数）×7（总分 0～21）；②允许没有回答的条目数<2；③广泛性焦虑障碍程度，无焦虑：0～4；轻度焦虑：5～9；中度焦虑：10～14；严重焦虑：15～21。

资料来源：

Spitzer RL，Kroenke K，Williams JB，et al. A brief measure for assessing generalized anxiety disorder：the GAD-7. Arch of Inter Med，2006，166（10）：1092-1097

DC/TMD 应用患者健康问卷 -15（patient health questionnaire-15，PHQ-15）（表 1-19）用于评估患者过去四周遭受非特异性躯体症状的程度，包括功能性症状及无法解释的某些症状，共 15 个条目，每个条目分数介于 0～2 分。没有回答的条目数不能超过 5 个，否则为无效卷。如果有资料缺失项，该量表校正总分为阳性条目分之和除以阳性条目数再乘以 15，介于 0～30 分。总分为 5 分，10 分，15 分时分别为轻度躯体症状，中度躯体症状，高度躯体症状的临界值。

评估患者口腔异常行为的是口腔行为清单（oral behaviors checklist，OBC）（表 1-20），用于评估过去一个月患者口腔不良习惯的频率，目的是了解这些异常功能的出现频率是否与引起或加重颞下颌关节紊乱病疼痛有关。该量表分为睡眠时口腔活动和清醒时口腔活动两部分。睡眠时口腔活动部分含 2 个条目，清醒时口腔活动部分含 19 个条目，每个条目介于 0～4 分，计算总分方法有两种。第一种方法为阳性条目分之和，介于 0～84 分，其中总分为

0 意为无口腔不良习惯,1～24 分则为低频口腔不良习惯,25～84 分为高频口腔不良习惯。有作者对颞下颌关节紊乱病患者及从来没有颞下颌关节紊乱病的正常组进行口腔异常行为发生率的比较研究,在 0～16 分时只有正常组分布,患病组与正常组的比例在 17～24 时为 2 比 1,25～62 时为 17 比 1,认为口腔异常行为得分 25～62 时与颞下颌关节紊乱病相关联。第二种计算总分的方法为统计阳性条目的数量,介于 0～21 分,尚缺乏对该总分的临床评价研究。

表 1-19   患者健康问卷 -15

	在过去的四周里,您被以下问题困扰的频率?请在单元格中做标记(0～2,0= 无困扰,1= 有些困扰,2=非常困扰)以表明您的答案。			
	问题	0	1	2
1	胃痛			
2	背痛			
3	手臂、腿或关节疼痛(如膝盖、臀部)			
4	痛经或其他月经问题(仅女性)			
5	头痛			
6	胸痛			
7	头晕			
8	晕厥			
9	感觉心跳加速			
10	呼吸急促			
11	性交疼痛或问题			
12	便秘或腹泻			
13	恶心、胀气或消化不良			
14	感到疲倦或精力不足			
15	睡眠困难			

注:①总分 = 条目总得分 /(15– 缺失条目数)×15(总分 0～30);②允许没有回答的条目数≤5;③躯体症状严重程度,无症状:0～4;轻度躯体症状:5～9;中度躯体症状:10～14;高度躯体症状:≥15。

资料来源:

1. Kroenke K. Physical symptom disorder: a simpler diagnostic category for somatization-spectrum conditions.J Psychosom Res,2006,60(4):335-339

2. Kroenke K,Spitzer RL,Williams JB. The PHQ-15: validity of a new measure for evaluating the severity of somatic symptoms. Psychosom Med,2002,64: 258-266

对颞下颌关节紊乱病患者的双轴诊断和评估,不只是对该病生物学改变的准确判断,更重要的是将患者作为一个整体看待,疼痛不仅是感觉体验,也是情绪体验,疼痛感受受到中枢神经系统多途径调节,充分了解患者的心理状况有助于对患者的心理紊乱初步分类,进行针对性干预,必要时请精神心理疾病专家会诊,提高心理干预疗效,加速康复过程。总之,认知、行为及心理的干预应该作为颞下颌关节紊乱病治疗的不可或缺的重要环节。

表 1-20　口腔行为清单

在过去一个月中,您多久进行一次以下各项活动?如果活动的频率不同,请选择较高的选项。请在单元格中做标记(0~4)以表明您的答案,且不要遗漏(0:从未;1:<1晚/月;2:1~3晚/夜;3:1~3晚/周;4:4~7晚/周)

问题		0	1	2	3	4
睡眠时口腔活动						
1	睡觉时紧咬牙或磨牙					
2	以对下颌施加压力的姿势睡觉(例如俯卧、侧卧)					
清醒时口腔活动						
3	清醒时磨牙					
4	清醒时紧咬牙					
5	未进食时牙齿按压、触摸或保持在一起(即上下牙齿之间的接触)					
6	保持、收紧或紧张肌肉,但没有咬紧或咬合牙齿					
7	使下颌保持在向前或向一侧的位置					
8	用力将舌头抵在牙齿上					
9	将舌头放在牙齿之间					
10	用舌头、脸颊或嘴唇咬、咀嚼或玩耍					
11	将下巴保持在僵硬或紧张的位置,例如撑住下巴					
12	把物体夹在牙齿之间或咬住物体,例如头发、烟斗、铅笔、钢笔、手指、指甲等					
13	咀嚼口香糖					
14	演奏使用嘴巴的乐器(例如木管乐器、铜管乐器、弦乐器)					
15	将手靠在下巴上,例如将下巴放在手中					
16	仅用一侧牙齿咀嚼					
17	两餐之间进食(指需要咀嚼的食物)					
18	长时间说话(例如,教学、销售、客户服务)					
19	唱歌					
20	打哈欠					
21	用头和肩膀夹住电话					

注:口腔不良习惯频率,无口腔不良习惯:0;低频口腔不良习惯:1~24;中高频口腔不良习惯:≥25。

资料来源:

Markiewicz MR,Ohrbach R,McCall WD Jr. Oral Behavior Checklist: Reliability of performance in targented waking-state behaviors. J Orofac Pain,2006,20: 306-316

　　在国内临床及科研中,仍主要使用 RDC/TMD 标准诊断颞下颌关节紊乱病。由于 DC/TMD 标准诊断于 2014 年才正式发表,所以到目前为止尚无中文版本的 DC/TMD 标准诊断。然而,我们相信新的 DC/TMD 诊断标准将会吸引越来越多的中国学者及临床医师在自己的科研及临床实践中了解及使用。

(苏乃川　史宗道)

参 考 文 献

1. 陈伟生，郑有华，吴夏怡，等. RDC/TMD 中文版的建立及其信度和效度评价. 中华口腔医学研究杂志（电子版），2012，6（5）：439-443

2. 陈伟生，郑有华，吴夏怡，等. RDC/TMD 轴Ⅰ分类方法在颞下颌关节紊乱病中的应用. 中华口腔医学研究杂志（电子版），2014，8（1）：37-39

3. 陈伟生，郑有华，林雪峰. 应用 RDC/TMD 评估我国颞下颌关节紊乱病患者轴Ⅱ诊断的研究. 中华口腔医学研究杂志（电子版），2013，7（9）：523-526

4. 邓末宏，龙星，李小丹，等. 声电图在可复性颞下颌关节盘前移位诊断中的临床价值. 中华口腔医学杂志，2006，41（2）：108-110

5. 傅开元. 颞下颌关节紊乱病的 RDC/TMD 标准化诊断（讲座）. 中国口腔医学继续教育杂志，2009，12（2）：55-57

6. 马绪臣，张震康. 颞下颌关节紊乱病双轴诊断的临床意义和规范治疗的必要性. 中华口腔医学杂志，2005，40（5）：353-355

7. 曾祥龙，林久祥，黄金芳，等. 新石器时代人骨颞下颌关节的研究. 人类学学报，1986，5（4）：347-351

8. 张震康，曾祥辉. 颞颌关节功能紊乱征的分类和诊断. 中华医学杂志，1973，53：606-610

9. ADLER E A. Costen's syndrome.Dent J Aust，1951，23（5-6）：253-260

10. ANTOUN J S，THOMSON W M，MERRIMAN T R，et al.Impact of skeletal divergence on oral health-related quality of life and self-reported jaw function. Korean J Orthod，2017，47（3）：186-194

11. CHANTARACHERD P，JOHN M T，HODGES J S，et al.Temporomandibular joint disorders' impact on pain，function，and disability.J Dent Res，2015，94（3 Suppl）：79S-86S

12. DWORKIN S F，LERESCHE L.Research diagnostic criteria for temporomandibular disorders：review，criteria，examinations and specifications，critiq-ue.J Craniomandib Disord，1992，6（4）：301-355

13. FRICTON J R，SCHIFFMAN E L.The craniomandibular index：validity.J Prosthet Dent，1987，58（2）：222-228

14. HARA K，SHINOZAKI T，OKADA-OGAWA A，et al.Headache attributed to temporomandibular disorders and masticatory myofascial pain.J Oral Sci，2016，58（2）：195-204

15. HELKIMO M. Studies on function and dysfunction of the masticatory system. Ⅱ. Index for anamnestic and clinical dysfunction and occlusal state. Sven Tandlak Tidskr，1974，67（2）：101-121

16. LASKIN D M.Etiology of the pain-dysfunction syndrome.J Am Dent Assoc，1969，79（1）：147-153

17. OHRBACH R，LARSSON P，LIST T.The jaw functional limitation scale：development，reliability，and validity of 8-item and 20-item versions.J Orofac Pain，2008，22（3）：219-230

18. SCHIFFMAN E，OHRBACH R，TRUELOVE E，et al.Diagnostic Criteria for Temporomandibular Disorders（DC/TMD）for Clinical and Research Applications：recommendations of the International RDC/TMD Consortium Network* and Orofacial Pain Special Interest Group†.J Oral Facial Pain Headache，2014，28（1）：6-27

19. SCHIFFMAN E，OHRBACH R.Executive summary of the Diagnostic Criteria for Temporomandibular Disorders for clinical and research applications.J Am Dent Assoc，2016，147（6）：438-445

20. WE B. Clinical management of temporomandibular disorders. Year Book medical publishers，1982，51：139

第二章

颞下颌关节紊乱病的影像学检查

第一节　颞下颌关节紊乱病的影像学检查方法

颞下颌关节为左右联动关节，在行使功能时兼有转动和滑动两种运动方式，是人体结构和功能较复杂的关节之一。由于髁突形状和位置的特殊性，若选择的投照方式不正确，常不能清楚地显示颞下颌关节，从而影响疾病的正确诊断。

为了很好地显示颞下颌关节的结构，国内外学者做了大量相关研究工作，尤其是 CBCT 的出现，对于颞下颌关节的骨性结构的判断起着非常重要的作用。影像学检查方法对于颞下颌关节疾病的诊断、治疗具有积极的意义。

一、普通平片

普通平片包括许氏位、经咽侧位、颅底位、后前位（张闭口）、斜侧位、曲面体层片等。不同的投照方法对关节结构的显示各具特点和局限性。

（一）许氏位

许氏位（Schullar's projection）又称为许氏位、颞下颌关节 25° 侧位。最早是用于显示乳突结构，乳突与颞下颌关节相邻，后来这种方法被用于颞下颌关节的投照。由于此种方法简单易行，这个检查方法仍然在临床上使用，但随着 CBCT 的出现，使用频率已经逐渐减少。

投照方法：坐位投照法和俯卧位投照法。拍照时患者头位保持固定，先拍摄一侧颞下颌关节的闭口位，嘱患者继续保持头位不动，移动片盒，嘱患者张口至最大时保持稳定，立即拍摄。然后换另一个片盒，用同法拍摄另外一侧颞下颌关节的闭口位和张口位。这样就获得左右颞下颌关节张闭口位共 4 张影像。

许氏位显示的结构：主要显示颞下颌关节外 1/3 的结构，髁突内侧的影像重叠于下方。图中可显示髁突与关节窝的关系、关节间隙的大小，关节窝、关节结节和髁突骨质的情况，张口时髁突移动的距离。外耳道、颧弓、乳突、蝶窦等也可以观察到（图 2-1）。

（二）颅底位

颅底位不在颞下颌关节的常规检查中使用。由于髁突在关节窝的位置不与冠状面平行，两侧髁突长轴的延长线与枕骨大孔水平线相交为 145°～160°，所以为了准确了解髁突的位置关系，通过颅底位的拍照，获得个性化的髁突长轴的方向和角度，再根据这个角度来校正许氏位的投照，从而获得比较准确的髁突与关节窝的位置关系（图 2-2）。

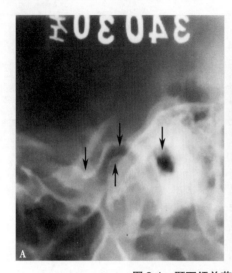
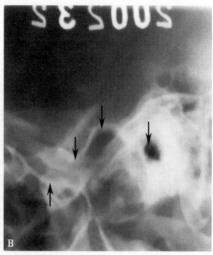

图 2-1   颞下颌关节张闭口位（许氏位）

A. 闭口位   B. 张口位

图中向下的三个箭头由左至右分别指示：关节结节，关节窝，外耳道；向上的箭头指示髁突。

颅底位片显示的结构：颅底位片可以显示双侧髁突结构以及水平轴向，由于成像的原因，髁突顶部的影像与关节窝、乳突等结构重叠，辨认时有一定难度。图中还可显示颧弓、咽腔、气道、下颌骨、翼内外板、枕骨大孔、卵圆孔、棘孔、破裂孔等的位置关系。

（三）曲面体层片

曲面体层片（panoramic）分为上颌牙位、下颌牙位及全口牙位三种，以全口牙位最常用。全口牙位曲面体层片又称全景片。它不仅适用于颌面部外伤、肿瘤、炎症等检查，也可用于颞下颌关节的常规检查。某些曲面体层 X 线片机设计有颞下颌关节的拍照程序，可以检查颞下颌关节的侧位和髁突的冠状位骨质情况以及张闭口位的位置关系，同时可以了解上下颌牙齿及颌骨的情况，有利于对疾病的全面理解，做出符合实际情况的诊断（图 2-3）。

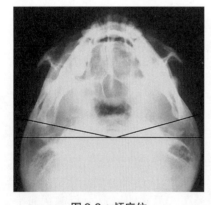

图 2-2   颅底位

两侧髁突长轴的延长线与枕骨大孔水平线相交为 145°～160°。

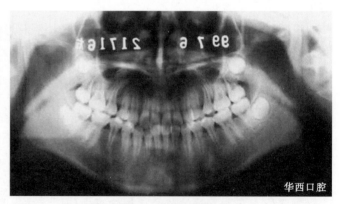

图 2-3   曲面体层片

该 X 线片同时清楚显示上下颌牙齿及颌骨的情况，也可显示双侧颞下颌关节髁突与部分关节窝的骨质情况，髁突与关节窝的关系。

（四）斜侧位

在曲面体层 X 线片机没有出现或没有普及以前，斜侧位是临床上常用的一种方法，可清楚观察到升支部和髁突的骨质情况和相对的位置关系，对髁突骨折和颞下颌关节强直有很好的诊断价值（图2-4）。

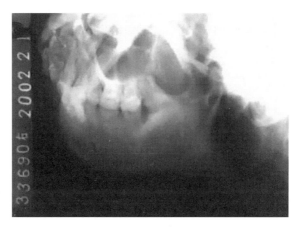

图2-4　下颌斜侧位

主要显示单侧喙突和下颌升支、下颌角及部分下颌骨体的骨质情况，颞下颌关节髁突与部分关节窝的结构，髁突与关节窝的关系。

二、体层摄影

由于平片检查所显示的影像是一个平面重叠影像，对于影像的解释和分析存在一定的分歧。临床上要进一步了解颞下颌关节结构（尤其中 1/3 和内 1/3）时，就需要体层摄影才能完成。体层摄影的基本原理是选定所需要拍摄的部位，在被照物体保持固定的条件下，利用机器所设定的不同旋转方式，模糊掉不需要的层面，而将兴趣区的层面较清楚地显示出来。随着 CBCT 的应用，这种检查方法逐渐被遗忘（图2-5）。

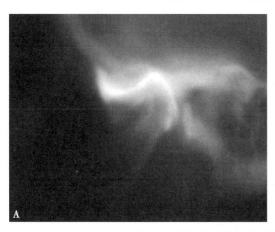
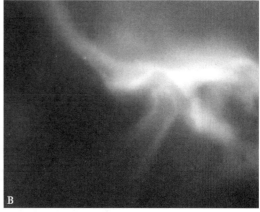

图2-5　颞下颌关节中份普通体层摄影（配合上腔造影）

A. 闭口位　B. 张口位

不可复性关节盘前移位伴盘窝粘连患者，可清晰显示关节骨质情况及该层面真实的关节间隙。

三、CT

CT 的出现促进了医学事业的快速发展，20 世纪 70 年代末期开始应用于颞下颌关节的检查，80～90 年代可以见到大量的相关文献报道。90 年代中期以后，相关的文章逐渐减少，原因是 CT 不能显示关节盘的变化，只能了解关节骨性结构，而且在拍片时需要专用的线圈，其体位的选择也常常影响照片的质量。其诊断的价值只能达到或稍高于普通平片，而照射剂量远远大于普通平片摄影，再加上 MRI 的临床应用，其对软组织的显示功能，尤其是对关节盘的观察和诊断明显好于 CT。本章对 CT 检查颞下颌关节的方法未做叙述。

四、锥形束 CT

锥形束 CT（cone beam CT，CBCT）采用锥形 X 线束和面积探测器，只需围绕受检者旋转 360º，获取容积重建所需数据，即可呈现 TMJ 矢状位、冠状位和水平位 3 个平面的连续影像，并能对 TMJ 进行三维重建，显示任意切面的 TMJ 断面图像。

目前 CBCT 多采用坐位和站立位投照，由旋转部分（球管和探测器）、立柱和座椅构成，外观结构与曲面体层机类似。也有卧位投照者，由机架和扫描床构成，与全身 CT 机类似。各种机型的曝光范围、曝光时间、图像生成时间等参数有所不同。

CBCT 从多层面和多角度观察 TMJ 的骨质改变，相比孤立、静止层面的观察，其诊断准确性提高，显示更为清楚，且诊断 TMJ 骨质改变的观察者间一致性较高。除了用于疾病的诊断，CBCT 还可用于检测 TMJ 各骨性结构的发育、改建情况。

CBCT 显像的辐射剂量相对较少、金属伪影较少、层厚低、设备占地面积小、患者花费较少；但其对软组织没有显像能力，不能单独应用于关节盘及 TMJ 周围软组织的诊断，也许将来通过多种技术的支持，这一缺陷有可能得到弥补。

五、关节造影

（一）关节造影适应证与禁忌证

关节造影可观察关节盘的位置及是否存在关节盘穿孔，其对关节盘穿孔诊断的敏感度高于 MRI。此外 MRI 设备还未广泛普及且受到检查费用相对较高等限制，目前临床上 MRI 尚不能完全替代关节造影。

禁忌证：碘过敏史者、关节局部皮肤有感染者、患有出血性疾病及使用抗凝血药物治疗的患者不宜采用。

（二）关节造影的方法

1. 关节上腔造影

（1）侧位体层片的表现

①闭口位：关节上腔充以致密、阻射 X 线的造影剂，中段造影剂影像较窄，前段造影剂所显示影像为关节上腔的前上隐窝，后段造影剂所显示影像为关节上腔的后上隐窝；下缘自前向后依次为颞前附着、关节盘本体部及颞后附着的上缘影像；关节盘本体部上缘呈中间凹陷而前后带上突的形态；关节盘后带的后缘位于髁突横嵴之上。

②张口位：髁突向前滑动移位于关节结节顶下方或前下方，后上隐窝为造影剂所充填的范围明显扩大，占据关节窝全部空间。造影剂下缘偏前部清楚地显示关节盘体部的上缘

影像，此时关节盘中带恰位于关节结节顶下和髁突横嵴部之间。

（2）前后位体层片的表现：可见造影剂充满上腔，呈圆弧形，内侧造影剂多于外侧，造影剂与髁突之间低密度阴影主要为关节盘所占据的空间，外侧较窄，中部及内侧相对较宽。

（3）许氏位片的表现：①闭口位：上腔造影剂亦显示为"S"形，此为关节上腔外部造影剂的影像，关节上腔中部和内侧的造影剂呈半月形遮盖部分髁突，前上隐窝和后上隐窝的造影剂分布均匀；②张口位：髁突前下移位，关节窝内由造影剂充满，可显示关节上腔中部。

2. 关节下腔造影

侧位体层：①闭口位片上，髁突表面为造影剂所覆盖，髁突凸面造影剂甚薄，在关节窝底与造影剂上缘之间主要为关节盘之低密度影像，在牙尖交错位时关节盘后带后缘与髁突横嵴相对应；②张口位时造影剂自前下隐窝流入后下隐窝，使后下隐窝影像类似半个心脏影。

许氏位：可显示关节总体影像，外侧缘显示最清晰。

侧位体层片可更好显示盘突关系及是否穿孔等。后前位可方便观察关节盘的内外移位。

对于关节盘前移位、关节盘穿孔等常见改变，关节上腔造影和下腔造影均可做出较准确的诊断，而对于关节盘穿孔尤其较小的穿孔，关节下腔造影的敏感度优于上腔造影，但是上腔造影较为简便易行。

3. 关节双重造影　先在关节下腔注入高密度的造影剂，然后将注射针退出至皮下，按照关节上腔造影的方法注入无菌空气，这样就可以显示密度位于空气和高密度的造影剂之间的关节盘影像，显示更清楚，但操作较为烦琐，临床使用较少。

六、磁共振检查

在颞下颌关节矢状位或斜矢状位闭口磁共振 T_1 加权像上，可清晰地显示关节盘本体部呈双凹状低信号结构，位于关节结节后斜面与髁突前斜面之间，盘前、中、后三带清晰。关节盘双板区为高信号结构，位于髁突后上方，其与关节盘后带之间有比较清晰的分界线。正常关节盘位时，该分界线位于髁突顶部约 12 点处。在冠状位或斜冠状位 T_1 加权像上，关节盘呈内厚外薄之形态，位于髁突上方。张口矢状位或斜矢状位 T_1 加权像可清楚地显示关节盘中带与髁突横嵴相对应，低信号的关节盘位于关节结节与髁突之间。此时关节盘的双凹形态更为清晰。除了普通 MRI 之外，功能性动态 MRI 能够捕捉关节在运动中的细微动作，真实反映在张闭口运动中，关节盘的运动和盘髁关系。

不同的影像学检查方法对颞下颌关节结构显示不同，对不同疾病的诊断效率不同。X线能够诊断关节骨质改变和间隙改变：关节 X 线平片仅能反应关节中、外部骨质情况，不能显示关节内 1/3 骨质情况，其诊断特异性高而敏感性低，极易漏诊；CT 或 CBCT 能清晰显示整个关节骨质情况，对关节骨质改变的诊断敏感性达到 0.75，而特异性达到 1.0。关节造影检查对关节盘穿孔的诊断具有优势，检出率 50%，高于 MRI，而 MRI 对关节盘移位诊断具有更高的敏感性。从卫生经济方面考虑，X 线平片和关节造影费用较低，而 CT、CBCT 和 MRI 价格较高。因此综合各种检查的优劣，选择影像学检查方法的原则是，首先选用 X 线平片作为初步筛选，若怀疑关节骨质改变，可进一步选择 CT 或 CBCT 检查，而若怀疑关节盘移位或穿孔，则可选择关节造影或 MRI。综上，由于颞下颌关节结构的复杂性及疾病的多样性，常常需要多种影像学检查方法的配合使用才能达到理想的诊断效果。

第二节　颞下颌关节紊乱病的影像学检查结果判定

一、颞下颌关节的结构特点

颞下颌关节紊乱病的影像学诊断是根据颞下颌关节通过不同拍摄方法得到的影像进行判定，但脱离临床单纯地从影像上来判定疾病的性质是不可取的。例如，在一张普通的X线片上关节骨质出现明显的改变，如果缺乏患者的详细资料，在诊断上就会出现"重建不良""骨关节炎"及"器质性改变"等不同的诊断结果，而这种结论对于临床医师参考价值不大。因此，临床病史及检查的记录应在照片申请单上准确反映。影像学诊断医师应该了解患者的症状和体征，临床医师应该了解影像的制作和诊断方法。采用循证医学的原则，不断总结优质证据，才能提高影像学诊断水平。

1. 关节间隙　X线片上的关节间隙代表关节窝、关节结节和髁突表面覆盖的软骨、关节盘及关节上、下腔隙，而非仅表示关节腔。实际上关节腔仅为一潜在的间隙。正常情况下，髁突位于关节窝的中心，关节前后间隙基本相等，称为髁突中心位。根据许多学者测量的统计学结果，发现关节上间隙稍宽，后间隙次之，前间隙最窄，但相差很小。

2. 关节结节及关节窝　有学者统计关节结节高度约为7mm，斜度约为54°，不同个体之间可有所差异。关节结节后斜面两侧大致对称，为关节功能面。关节结节多为圆弧形突起，关节窝底的骨密质边缘与关节结节相连续。少数人可见颞骨乳突气房发育过度，延伸至关节结节处。有时可造成关节窝骨密质显得很薄或者不连续。

3. 髁突　髁突形态常为直圆形、弯圆形或双斜面形。成人髁突表面围绕致密而又较薄的骨密质，应该是整齐连续不断的，其下方为结构均匀的骨松质纹理。年轻人顶部一般较圆，老年人则较扁平，提示髁突在年龄变化中的退行性改变；有些儿童的髁突在X线片上常显示骨密质不清晰，多为钙化程度不足，不应误认为是病理改变。

4. 关节盘和关节囊　关节盘和关节囊在平片上无法显示，只有通过造影或者MRI才能显示。

二、关节病变的影像学表现

1. 髁突 - 关节窝关系不协调，双侧颞下颌关节形状不对称　髁突 - 关节窝关系不协调是指髁突和关节窝的形状上的改变（图2-6），有三种表现方式：髁突形状正常，关节窝形状较小；髁突形状增大，关节窝形状较小或正常；髁突形状小，关节窝形状较大或正常。

双侧颞下颌关节形状不对称可在关节片上观察到双侧髁突、关节窝、关节结节形状及大小不一致，如图2-7所示，右侧髁突膨大，而左侧髁突较小；右侧关节窝变平，关节结节几乎消失。

2. 关节间隙的改变　关节间隙的改变是指闭口位髁突和关节窝之间的透光区域大小的变化情况。关节间隙发生变化常见的几种情况是：①双侧关节前间隙增宽，后间隙变窄；②双侧关节后间隙增宽，前间隙变窄；③整个关节间隙增宽；④整个关节间隙变窄；⑤一侧的关节前间隙增宽，后间隙变窄；而另外一侧的关节后间隙增宽，前间隙变窄。

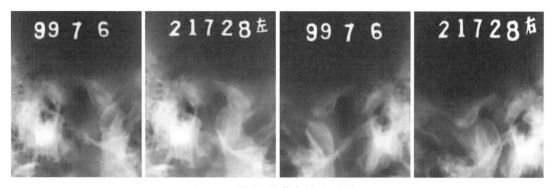

图 2-6　髁突 - 关节窝关系不协调
双侧颞下颌关节髁突形状正常，关节窝形状较小。

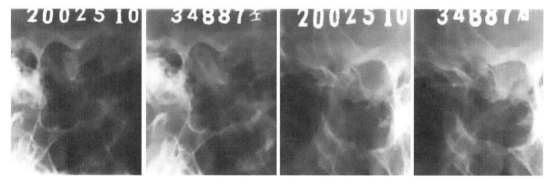

图 2-7　双侧颞下颌关节形状不对称
右侧髁突膨大变形，关节窝变平，关节结节几乎消失；左侧髁突较小如杵状。

3. 关节骨质的改变　在 X 线片上，无论关节骨质在形式上如何改变，都可以归结为骨质的吸收和骨质的增生两大类。囊样改变、凹陷缺损、模糊不清等都可以归结为骨质的吸收，而髁突和关节窝的骨质增厚、骨赘的形成、唇样增生等属于骨质的增生。

4. 髁突运动度的改变　髁突运动度表示张口度的变化，与颞下颌关节紊乱病有密切的关系。张口时髁突位于关节结节下方，通过关节结节最低点的垂线与髁突中心的垂线之间的距离向前不超过 10mm，向后不超过 5mm 均为正常。超出这个范围，可以诊断为髁突运动度的异常（过大或过小）。

5. 关节盘改变　如关节盘前移位在关节上腔造影侧位体层闭口位片上，显示关节盘后带的后缘位于髁突横嵴的前方，呈前移位征象；可复性者张口位片上显示正常的盘突关系，前上隐窝造影剂几乎全部回到后上隐窝。不可复性者在侧位体层张口位片上关节盘仍处于前移位状态，并伴有髁突运动受限，前上隐窝造影剂不能完全恢复到后上隐窝，随着变形的盘上缘滞留于髁突前方。

6. 关节囊改变　关节囊松弛在关节上腔造影片上表现为颞前、颞后附着松弛，延伸变长，造影剂增多。关节囊撕裂常伴随上、下腔穿通发生，在颞下颌关节上腔造影侧位体层张闭口位片上可见有造影剂自关节囊后部溢出并向下流注呈条状高密度影。此种情况要排除因为注射时人为因素造成的关节囊撕裂，因为注入压力过大时造影剂可以外渗。

三、颞下颌关节紊乱病的影像学特点

颞下颌关节紊乱病包括咀嚼肌紊乱疾病、关节结构紊乱疾病、关节炎性疾病（滑膜炎和/或关节囊炎）和骨关节病四类。影像学检查后三者都有诊断或鉴别诊断的意义和价值。

1. 关节结构紊乱　关节结构紊乱主要表现为可复性盘前移位、不可复性盘前移位、盘内移位、外移位及旋转移位等。

（1）可复性盘前移位：在关节造影侧位体层闭口位片上，可见关节盘后带的后缘位于髁突横嵴的前方。张口运动中髁突向前滑动到盘后带时，关节盘向后反跳，继之恢复正常的盘-髁突关系。因而关节造影侧位体层张口位片表现为基本正常的盘-髁关系，前上隐窝造影剂几乎全部回到后上隐窝。关节矢状面闭口位磁共振 T_1 加权像可见关节盘本体部呈低密度影像，位于髁突横嵴前方，关节盘双板区越过髁顶部 12 点的位置，并可见双板区和后带之间的界限较正常图像模糊。张口位图像显示盘-髁突位置恢复正常。关节盘一般无明显形态异常，呈双凹形。关节盘双板区与后带的分界较闭口位清晰。

除了造影和 MRI，X 线许氏位片和 CBCT 也能在一定程度上反映关节盘移位情况，影像表现为：闭口位时，关节窝内髁突位于后上位，关节前、上间隙增宽；张口位时，髁突动度范围正常，位于关节结节前下方。在影像学基础上需要结合临床张口度和弹响情况综合判断。

双关节盘可复性前移位举例：

患者，男，26 岁。

主诉：张口双侧关节弹响 5 年。

临床检查：最大自由张口度 4 指，张口型正常，双侧关节最大张口末期清脆弹响，关节区及咀嚼肌扪诊无异常。口内检查：安氏Ⅲ类，前牙覆𬌗覆盖浅。

影像表现：双侧关节形态基本对称，髁窝关系协调；左侧关节前、上间隙增宽明显，后间隙变窄；右侧关节前间隙稍增宽。双侧关节窝及髁突骨质密度正常，骨皮质光滑，未见增厚或吸收（图 2-8）。

影像学诊断：双侧关节盘前移位。

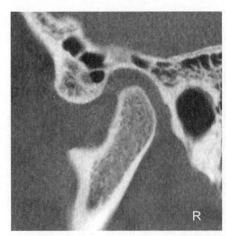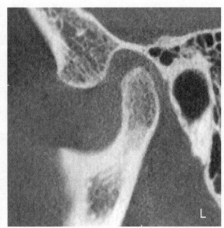

图 2-8　双侧关节盘前移位

（2）不可复性盘前移位：在关节造影及关节矢状面磁共振图像上均显示闭口时，关节盘本体部明显位于髁突横嵴前方，比可复性盘前移位更为明显。张口时关节盘不能恢复正常位置，仍处于前移位状态。在关节造影张口位片上显示前上隐窝造影剂不能完全回到后上隐窝，并常可见关节盘发生变形，类似一肿块压迫造影剂的影像。侧位体层张口位片显示此征最为清楚。在矢状面闭口磁共振 T_1 加权像上，显示低密度的关节盘本体部明显移位于髁突的前方，关节盘双板区影像明显拉长，并移位于髁突顶前方。连续不同程度的张口位图像可显示关节盘双板区逐渐拉伸、变直，但关节盘本体部仍位于髁突顶前方，不能复位，并常发生明显变形。关节盘双板区与后带间的分界远不如正常者清晰。

双关节盘前移位，一侧不可复性盘前移位举例：

患者，男，36 岁。

主诉：左耳前区张口疼痛 2 年，进行性加重 1 个月。

临床检查：张口度 3.5cm，运动试验［左侧推颌（+）］，无弹响，左关节区压痛。

影像学表现：双关节骨结构良好，形态协调。双侧关节上腔造影见造影剂集聚上腔，右侧呈边缘清晰的横"S"形，张口时造影剂回到后隐窝；左侧张口时造影剂未完全回到后隐窝，髁突位于关节结节后下方。左关节盘未完全可复（图 2-9）。

影像学诊断：右关节盘可复性前移位（中度），左关节盘不可复性前移位。

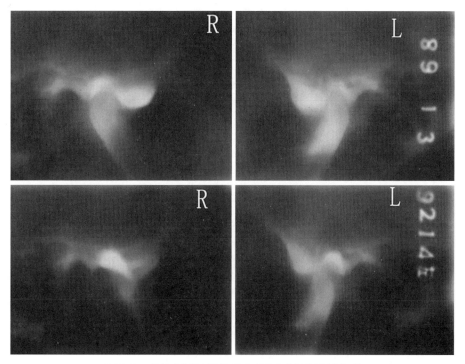

图 2-9　关节盘不可复性前移位（左）上腔造影表现

左侧上腔造影剂闭口位呈横"S"形，前隐窝造影剂过多存留，张口时造影剂未完全回到后隐窝，髁突运动受限，左关节盘不可复性前移位。

患者，男，50 岁。

主诉：左侧张口不利伴疼痛 2 周。

　　临床检查：左侧张口初闭口末弹响，张口度 49mm，张口型左偏，运动试验左侧大张口、前伸、后退及右偏时疼痛。

　　影像学表现：双髁突后移。双上腔造影见造影剂分布不一致，双盘前移，均无穿通，张口时左关节盘不能回复至正常位置，而且髁突后份造影剂的重叠，提示可能有盘穿孔前改变或粘连征。而右关节造影剂完全回到后隐窝（图 2-10）。

　　影像学诊断：左关节盘不可复性前移位，右关节盘可复性前移位。

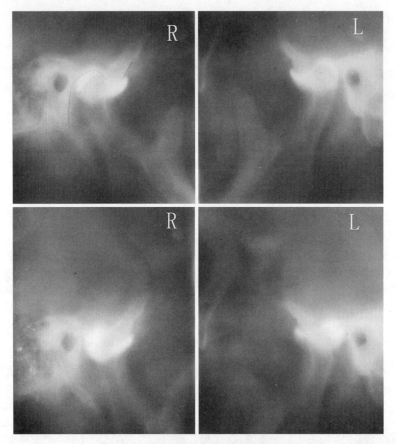

图 2-10　不可复性盘前移位造影表现

双髁突后移，双盘前移，张口时左关节盘不能回复至正常位置，可能有盘穿孔前改变或粘连。

　　关节盘穿孔伴不可复性前移位举例：

　　患者，女，25 岁。

　　主诉：关节反复脱位 4 年，张口受限伴右关节疼痛半月。

　　临床检查：张口型右偏，张口度 2 指，中线稍偏左，右髁突无动度。

　　影像学表现：左髁突前斜面粗糙，有一突起的骨质增生区，关节间隙增宽。右髁突前斜面粗糙，关节动度消失。左关节盘前移位，张口位回复尚可。右关节上下腔同时有造影剂充盈，关节盘前移至髁突前，且挤压变形，张口时动度很小（图 2-11）。

　　影像学诊断：左关节盘不可复性前移位，右关节盘穿孔伴不可复性前移位。

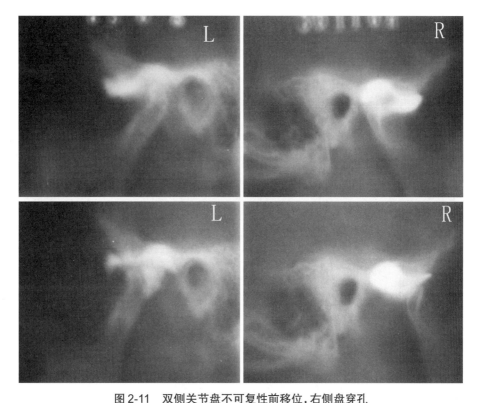

图 2-11　双侧关节盘不可复性前移位,右侧盘穿孔

左髁突前斜面粗糙,骨质增生,关节盘前移,张口位部分回复,右髁突前斜面粗糙,关节盘前移、变形,上下腔同时有造影剂充盈。

（3）关节盘侧方移位:关节盘侧方移位包括关节盘内移位及外移位。在关节上腔造影许氏位闭口片上显示关节外部"S"形造影剂正常形态消失;盘内移位时表现为造影剂明显过度充盈、增宽,盘外移位时表现为受压变薄或中断。在磁共振冠状位或斜冠状位图像上表现为关节盘位于髁突外极的外侧,为盘外移位;如关节盘位于髁突内极的内侧,则为盘内移位。

（4）关节盘旋转移位:关节盘旋转移位即关节盘前端向内、后端向外的旋转移位。在关节上腔造影许氏位闭口片上显示关节上腔"S"形造影剂前部明显聚集,而后部明显变薄,甚至完全消失。在磁共振图像上可分为前内旋转移位和前外旋转移位两种。同一侧关节在闭口矢状位或斜矢状位图像呈现为盘前移位特征,而同时在冠状位图像上呈现为盘内侧移位,即为关节盘前内侧旋转移位;若同时在磁共振冠状位或斜冠状位呈现出盘外侧移位特征,则为关节盘前外侧旋转移位。

关节盘旋转移位举例:

患者,男,42岁。

主诉:张口受限2个月。

临床检查:张口度2指,张口型右偏,安氏Ⅰ类,运动试验[左侧大张口及后退时(+)]。

影像学表现:双关节骨结构良好,髁窝关系协调,髁突位置居中。右关节闭口位造影剂位于前、后隐窝,而中带处基本没有造影剂,关节盘无明显的前移位;左关节闭口位造影剂呈带状,前隐窝没有造影剂聚集。张口时右关节造影剂回到后隐窝,关节盘影不规则,而左关节造影剂基本都回到后隐窝（图2-12）。

影像学诊断：双侧关节盘旋转移位。

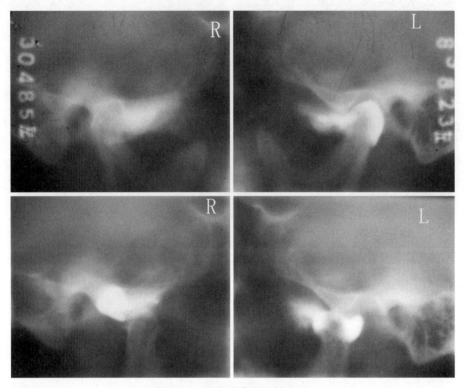

图2-12　双侧关节盘旋转移位

双关节闭口位造影剂位于前、后隐窝，而中带处基本没有造影剂；张口时右关节造影剂回
到后隐窝，关节盘影呈不规则，左关节造影剂大部回到后隐窝，但前隐窝仍有造影剂存留。

关节结构紊乱行关节造影检查时注意事项：

①关节腔内造影剂注入量对于影像的影响：上腔造影时造影剂注入量过多可使张口位时
关节前上隐窝造影剂不能完全回到后上隐窝，而造成前上隐窝内较多的造影剂滞留，易将可复
性盘前移位诊断为不可复性盘前移位。不能简单地将关节前上隐窝是否有造影剂滞留作为最
后诊断依据。上腔造影时造影剂注入量过少时由于充盈状况可能较差而影响对于影像的诊断。

②摄片时间对于关节造影的影响：造影后应该及时进行拍片，耽误的时间过长，会由于
造影剂的吸收对比度下降，而使影像比较模糊，诊断质量受到影响。

③在绞锁这种中间状态时，髁突运动受到了关节盘阻挡，髁突不能顺利前移，显示为不
可复性盘前移位图像。而当患者来回张口或者由于注入造影剂增加了空间使髁突绕过关节
盘，显示为可复性盘前移位。绞锁的出现往往表明患者处于由可复性盘前移位向不可复性
盘前移位过渡的情况。此时应该密切结合临床检查，以做出正确的判断。

盘内（外）移位举例：

患者，女，53岁

主诉：右耳前疼痛2个月。

临床检查：右侧闭口末弹响，右侧大张口后退右偏时疼痛。

影像学表现：右髁突顶及后斜面粗糙，相应关节窝骨白线模糊，右关节后间隙变窄，髁窝关系不协调。右关节上腔造影闭口时造影剂呈线带状，盘形前移，左侧下腔造影盘轻度前移，张口位双盘可大部回复，无穿孔粘连（图2-13）。

影像学诊断：右盘内（外）移位。

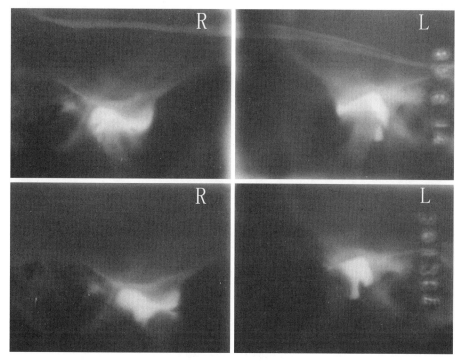

图2-13　盘内（外）移位
右侧关节上腔造影闭口时造影剂呈线带状，双侧髁突顶部造影剂较厚，张口位双盘可大部回复。

关节造影可以对关节盘移位做出正确诊断，且可借助荧光透视屏幕进行动态观察。但是图像仅能显示关节盘的间接图像，还需对患者进行穿刺操作以及X线检查。磁共振检查可获得清晰的关节盘直接图像，且对人体无侵犯性操作，无放射损害，用于关节盘移位的诊断时较关节造影有明确的优越性。但其不能进行动态观察。

2. 关节盘穿孔　关节盘穿孔（disc perforation）多发生于颞下颌关节紊乱病晚期阶段。在张闭口、前伸及侧方运动时，关节内可能出现破碎声，在伴有髁突退行性变时，常可出现关节内摩擦音。关节盘穿孔患者多伴有不同程度的关节盘移位，因而可同时存在关节盘移位的体征及症状。关节盘穿孔的影像学诊断依据为将造影剂注入关节上腔或关节下腔时另一腔同时显影，X线征象表现为上下腔均有造影剂显影，中间隔以低密度关节盘的影像。根据关节盘穿孔具有的典型影像学特征，容易诊断。但需排除因操作者技术不熟练或遇到关节腔内注射困难时反复穿刺致使关节盘双板区受到损伤而造成的上下腔交通假象。造影侧位体层张口位片造影剂分布不规则多系关节盘破裂变形而致。

如果使用数字减影关节造影使造影剂图像更为清晰，因为消除了关节骨性结构及其他颅骨影像的重叠干扰，显示关节盘穿孔更为确切。在矢状位磁共振T$_1$加权像上出现骨-骨直接相对征象，关节盘组织连续性中断，即髁突骨密质板低密度影像与关节窝或关节结节骨密质板低密度影像之间无关节盘组织相分隔,提示关节盘穿孔。

穿孔及骨结构改变举例:

患者,男,50岁。

主诉:张口受限伴疼痛弹响4天。

临床检查:左关节区压痛,张口度2指,张口初闭口末弹响。

影像学表现:髁窝关系明显不协调,左侧为甚,左髁突及关节窝骨质明显改变,右髁突顶呈"鸭舌帽"状。双上腔造影见造影剂形态不规则,盘形前移,造影剂同时充盈于下腔,右关节囊轻度扩张(图2-14)。

影像学诊断:双盘穿孔,骨结构改变,左骨关节炎。

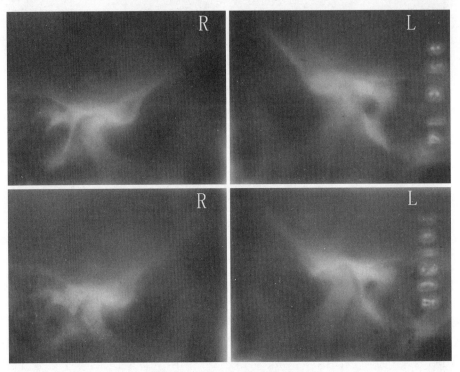

图2-14　双颞下颌关节盘穿孔
左髁突及关节窝骨质明显改变,右髁突顶呈"鸭舌帽"状。双上腔造影见造影剂形态不规则,盘形前移,造影剂同时充盈于下腔。

3. 滑膜炎及关节囊炎　磁共振检查对滑膜炎及关节囊炎的诊断有重要意义。在无关节腔内渗液积聚时,普通X线检查无明显阳性发现。有关节积液时可于许氏位及关节侧位体层片上显示为髁突向前下移位、关节间隙增宽等征象。滑膜炎为关节滑膜衬里的炎症,可伴有粘连、关节盘移位和(或)关节腔内渗出。在T_2加权像上显示关节上、下腔内出现高信号区域,为关节腔内积液的重要征象。而在双板区及关节囊等软组织区域出现高信号时,则提示为滑膜及关节囊炎症。

4. 骨关节病　骨关节病为退行性关节病,可分为原发性和继发性骨关节病两种。原发性骨关节病多发生于老年人,常伴全身的髋、膝、腰椎及末端指趾关节受累,无先天性、创伤性及感染性关节疾病,无活动性、炎性关节病的证据。继发性骨关节病有明确的局部致病因素,如颞下颌关节的局部感染、颞下颌关节结构紊乱疾病、颞下颌关节的直接创伤、先天性髁突发育异常等。

　　骨关节病主要 X 线表现为两种:骨质增生(图 2-15)和骨质吸收、破坏(图 2-16)。其中骨质增生表现为:①髁突骨质增生,可表现为髁突边缘唇样骨质增生,或形成明显的骨赘;②髁突硬化,多表现为髁突前斜面骨密质板增厚、密度增高,亦可表现为髁突散在的、斑点状致密、硬化;③关节结节、关节窝硬化,多表现为关节结节及关节窝骨密质板增厚、密度增高。骨质吸收、破坏表现为:①髁突破坏,可表现为髁突前斜面骨密质模糊不清,边缘不整齐,髁突小凹陷缺损,多发生于前斜面、髁突横嵴处及后斜面以及髁突较广泛破坏等;②髁突磨平、变短小,表现为髁突横嵴及前斜面磨平、成角,髁突变短;③髁突囊样变(图 2-17),多表现为在髁突骨密质板下有较大的囊样改变,周边有清楚的硬化边界。

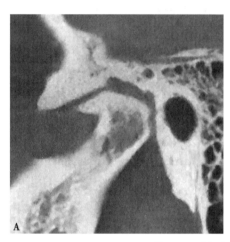 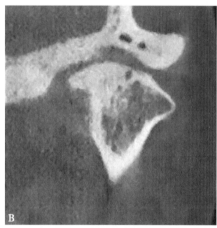

图 2-15　骨质增生 CBCT 表现

A. 矢状位:髁窝关系明显不协调,关节间隙缩窄,髁突前斜面骨质增生呈鸟嘴样,关节结节及关节窝斜面骨质增生不光滑　B. 冠状位:关节间隙变窄,髁突面骨皮质不光滑

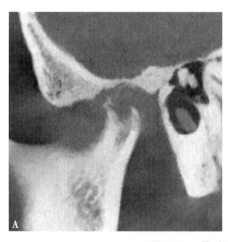 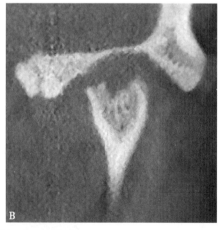

图 2-16　骨质破坏 CBCT 表现

A. 髁窝关系明显不协调,关节前间隙变窄,后上关节后间隙增宽　B. 髁突及关节结节前斜面骨质吸收,凹凸不平

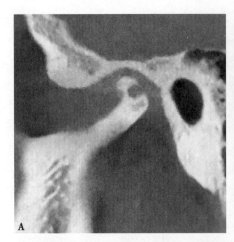
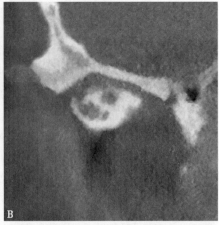

图2-17　髁突囊样变CBCT表现

A. 矢状位：髁窝关系明显不协调，髁突较小，关节前间隙增宽，髁突中后份可见一类圆形囊样变区，髁突及关节结节表面骨皮质不光滑　B. 冠状位：内间隙变窄，髁突内份可见一类圆形囊样变

　　骨质的改变可能会在不同的时期有不同的转变过程，当全身或者局部的状况发生变化时，原来致密的骨质可能会出现吸收，反之原来已经发生吸收的骨质也许会出现增生的可能。

　　骨关节病举例：

　　患者，女，17岁。

　　主诉：右侧颞下颌关节咀嚼不适3个月。

　　临床检查：扣诊（-），最大自由张口度45mm，下颌运动范围基本正常，张口型不偏，无弹响。口内检查：安氏Ⅱ类，前牙深覆𬌗，覆盖5mm。

　　影像表现：双侧髁突形态不对称，髁窝关系协调。右侧髁突表面骨皮质粗糙，不光滑，关节窝骨质连续，左侧髁突及关节窝骨质连续（图2-18）。

　　影像学诊断：右关节骨关节炎。

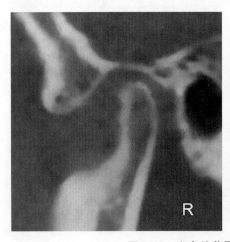
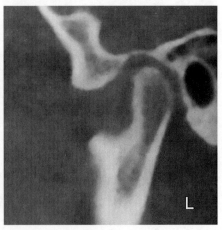

图2-18　左右关节骨关节炎CBCT影像

患者,男,12岁。

主诉:右侧关节区疼痛伴弹响3年余,家族有痛风病史。

临床检查:最大自由张口度:3指,功能运动不受限,双侧关节动度不一致,右侧略滞后,张口型左偏。右颞下颌关节张口末期、闭口初期有清脆实响。左关节囊外侧、咬肌深份、颞肌前份、颞肌中份、颞肌后份、翼内肌,右关节囊外侧、关节囊后份(经外耳道)、颞肌前份、颞肌中份、颞肌后份、翼内肌压痛(±)。口内检查:左侧磨牙安氏Ⅱ类、右侧磨牙安氏Ⅰ类、前牙深覆盖,13、43无咬合接触,22腭侧倾斜与下颌前牙有咬合接触,下颌中线左偏约2mm。

影像学检查:全景片显示双侧髁突形态不对称,右髁突较小(图2-19);右关节CBCT显示前间隙增宽,髁突及关节窝骨质改变明显:右髁突前斜面骨质吸收变凹,关节窝前斜面骨质增生,不光滑(图2-20)。

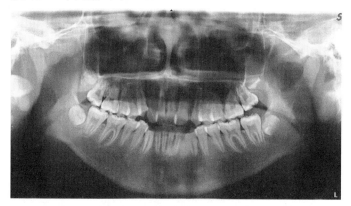

图2-19 全景片显示双侧髁突形态不对称,右髁突较小

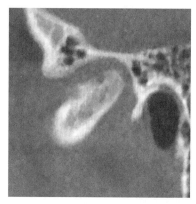

图2-20 右关节CBCT影像

患者经过自行右关节局部理疗,药物治疗(盐酸氨基葡萄糖)及风湿免疫科会诊治疗后3个月复诊。

临床检查:张口度:最大自由张口度三指,各向运动未见明显受限,张口型左偏。弹响:未扪及;颞下颌关节区和咀嚼肌扪诊:右侧关节活动度较小,双侧关节区、咬肌深层压痛(+)。口内检查同前。

影像学检查:右关节CBCT显示前间隙增宽,后间隙变窄,髁突骨质改变明显,髁突前斜面增生,骨皮质粗糙,前缘变尖,呈"鸭舌帽"状改变,关节窝骨质连续(图2-21)。

影像学诊断:右关节骨关节炎,关节盘前移位。

患者,女,52岁。

主诉:右侧关节弹响,下颌运动痛2个月。

临床检查:最大张口度37mm,前伸4mm,左偏5mm,右偏5mm,运动试验(+),前牙覆𬌗覆盖2mm。

影像学检查:右关节后间隙变窄,髁突顶部骨皮质吸收变平,前缘骨质呈唇样增生,关节窝骨皮质增厚、硬化,髁突及关节窝骨皮质粗糙;左关节前间隙增生呈"鸭舌帽"状改变,关节窝骨皮质增厚、硬化,边缘呈"波浪状"改变(图2-22)。

影像学诊断:双关节骨关节炎,关节盘移位。

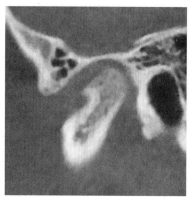

图2-21 右关节CBCT影像

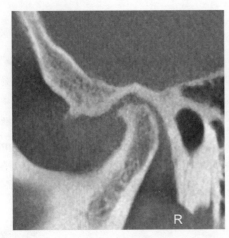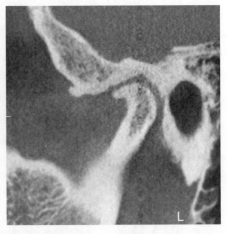

图 2-22　左右关节 CBCT 影像

5. 颞下颌关节脱位　颞下颌关节脱位是指髁突受到外力和肌肉的异常作用力而脱离正常位置,髁突与关节窝关节面失去对合关系,并且不能自行复位的情况。前脱位一般根据临床病史及检查即可确定诊断,不必一定作 X 线检查。在临床诊断有困难时,或观察髁突脱出的位置时,可以拍摄许氏位片。可见髁突脱出至关节结节的前上方,不能复位(图2-23)。后方脱位、上方脱位及侧方脱位可根据许氏位、下颌后前位片髁突脱出的方向确定。必要时可拍摄关节曲面体层片或进行 CT 检查(图 2-24)。

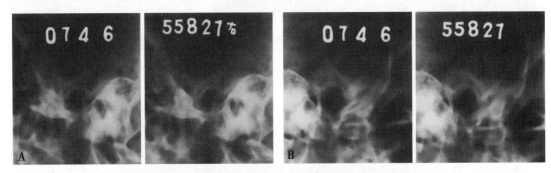

图 2-23　颞下颌关节许氏位片

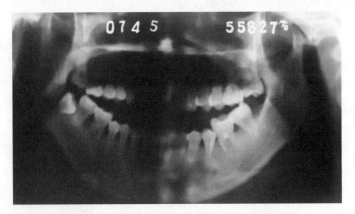

图 2-24　颞下颌关节脱位曲面体层 X 线片影像
双侧髁突脱出至关节结节的前上方,不能复位。

双侧颞下颌关节脱位举例：

患者，女，69岁。

主诉：双侧关节习惯性脱位7个月，加重40天。

现病史：患者7个月前出现双侧关节习惯性脱位，可自行复位。40天前双侧关节再次出现脱位，不能复位，感双侧面部疼痛，逐渐加重，咀嚼困难，左侧明显。

临床检查：最大自由张口度50mm，张口型正常，无弹响，运动试验：双侧关节前伸（+），向左（+），向右（+）。左颞肌前份疼痛、肿胀，双侧关节区凹陷。

影像表现：上下牙无咬合，双侧关节窝空虚，髁突位于关节结节前上方。口内可见咬合垫（图2-25）。

影像学诊断：双侧关节陈旧性脱位。

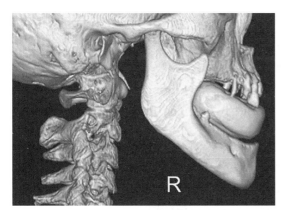 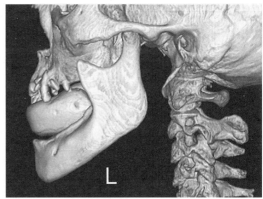

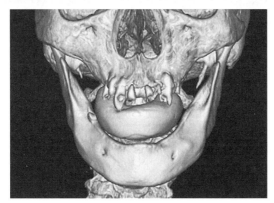

图2-25 颞下颌关节脱位

四、颞下颌关节紊乱病影像学诊断的临床评价

1. 影像学诊断与临床表现的比较 颞下颌关节是一双侧联动关节，在其功能运动中，一侧关节必定影响另一侧关节。在临床上常可见到颞下颌关节紊乱患者症状和体征并不完全一致，此外，无症状侧关节照片常显示异常，而症状侧也可显示正常。这说明，仅仅根据患者主诉和体征不能真实地反映双侧关节情况，仅对症状侧关节进行影像学检查也可能会失去某些重要资料而不能做出全面、准确的诊断，从而影响治疗效果。

作者曾对仅有单侧颞下颌关节症状的 42 例患者作双侧关节造影检查,并对症状、体征和造影结果之间的关系进行对照分析,下面将详述研究结果。

(1)症状与体征的不一致性:主诉是患者就诊时的主要症状,也是患者所期望解决的问题。但是由于个体差异,对于疼痛和其他不适的感受性不相同。因此,主诉是一个不稳定因素。

本研究发现在 42 例患者中主观症状和临床体征之间存在很大的差别。患者主诉有关节疼痛者 28 例,但临床检查疼痛症状者仅 15 例,没有检查出疼痛的有 13 例;主诉关节弹响 30 例,其中临床体征有弹响 26 例,符合率相对较高,但无症状侧有 16 个弹响。说明患者主观症状存在一定的不稳定性,或者是临床检查中存在偏差。因此,作双侧关节造影检查是必要的。

(2)影像学检查与临床检查的不一致性:该研究中,症状侧 42 个关节有 3 个造影表现为正常,39 个关节内紊乱;无症状侧 42 个中,6 个表现为正常,36 个有关节内紊乱。由此可见在无症状侧关节内紊乱的发生率是相当高的,如仅做有症状侧关节造影,忽略了对侧关节病变的可能性,会失掉许多重要信息,因此双侧关节造影十分必要。Kozeniauskas 等对 20 例患者作双侧关节造影,发现症状侧与无症状侧关节内紊乱率几乎是一样的,Ericson 和 Lundberg 通过平片研究,证实在无症状侧关节有骨质改变,与本研究结论一致。在实际工作中也常可见到这种情况。

2. 不同影像学方法的诊断评价

(1)对骨质改变的诊断评价:TMJ 的疾病往往伴有骨质改变。

CBCT 可以从 3 个维度对 TMJ 的骨性结构进行观察,避免了二维图像上其他结构与关节骨结构影像的重叠。Honda 等(2001)对 3 名 TMD 患者(TMJ 外伤、疼痛及功能障碍、纤维性关节强直)使用 CBCT、下颌全景、多轨迹断层片以及传统 CT 进行诊断并比较,结果 CBCT 对 TMJ 的显像质量优于下颌全景、多轨迹断层片,与传统 CT 无明显差别。Honey 等(2007)采用 CBCT(静止观察若干断面及连续观察各个层面)、多轨迹断层片和下颌全景片对 19 例正常髁突和 18 例外侧极有 5～10mm 皮层缺损的髁突标本进行检查,并采用 ROC 曲线下面积评价各方法的诊断准确性,结果 CBCT 连续观察各个层面(0.95±0.05)的诊断准确性明显高于仅观察静止层面(0.77±0.17),并优于全景片(0.64±0.11)及多轨迹断层片(0.58±0.15)。孟娟红等(2007)对 350 例(511 侧)TMD 患者应用 CBCT 与传统平片检查关节骨病变,并以 CBCT 的诊断为"金标准",结果经咽侧位敏感度 96.97%、特异度 90.24%,曲面断层敏感度 86.3%、特异度 97.75%,准确性差异不大,但均好于许氏位。Honda 等(2006)用 CBCT 和螺旋 CT 共同检查 21 具尸体的 TMJ 是否有皮层缺损或骨赘生,并与肉眼检查结果相对照,前者敏感度为 0.80,后者为 0.70,特异度均为 1.0。Katakami 等(2008)则认为 CBCT 和螺旋 CT 均可清楚显示髁突骨质缺损且好于断层片,而螺旋 CT 在诊断髁突骨赘形成方面不如 CBCT。曹均凯等(2009)研究表明 CBCT 与螺旋 CT 二者重建的解剖形态影像基本一致,均可较清晰再现颞下颌关节结构形态及相对位置关系。因此 CBCT 在 TMJ 骨质改变的诊断中明显好于传统平片,但与螺旋 CT 比较是否有优势尚有争议。

在诊断的可靠性方面,CBCT 能从多个层面和多个角度观察 TMJ 的骨质改变,相比孤立、静止层面的观察其诊断准确性大约可提高 20%,其诊断 TMJ 骨质改变的观察者间的一致性较高,检查重复性好,结果值得信赖。而 Butzke 等(2010)令 9 名经验丰富并经过训练的研究员独立对 30 份 TMJ 的磁共振检查前后 2 次进行分析，结果发现观察者间一致性以及观察者前后一致性均较差。

（2）对关节间隙改变的诊断评价：关节造影被广泛用于关节盘位置和形态的显示，常结合许氏位，但其二维重叠的图像使其对 TMJ 盘位的准确判断有一定困难。但 CBCT 可多角度、多层面观察 TMJ 关节盘的改变。赵燕平等（2003）对 109 例盘移位的患者进行了关节上腔造影检查后认为：CBCT 关节造影可同时多层面显示关节盘，尤其是对关节盘侧向移位、旋转移位以及穿孔等的诊断明显优于常规关节造影。Honda 等（2004）研究发现对碘过敏的患者行关节无菌空气双重造影 CBCT 检查，也有一定临床价值。

关节造影检查毕竟是有创性检查，因此有学者试图通过观察 TMJ 间隙的改变来估计关节盘和髁突的位置，然而对此尚存在较大争议。Grifith（1983）、马绪臣（2008）等认为健康人群中髁突位置存有变异，普通平片投照角度存在误差，可靠性差，因此髁突在关节窝中的位置变化不能作为 TMD 的诊断依据。王瑞永等（2007）对 50 例健康成年人 TMJ 前后间隙以及髁突位置的检查后认为：健康成年人髁突位置基本为中性。曹均凯等（2008）测量了 54 例正常人关节间隙 CBCT 结果后认为：髁突位置无侧别及性别差异。Major 等（2002）应用 MRI 对 175 例 335 侧青少年 TMJ 进行检查时发现：关节盘的移位和关节间隙的改变有明显的关系，通过测量 TMJ 间隙或髁突位置的改变来推断关节盘的位置有一定的可行性。

但是，在无 TMD 症状的人群中，约有 30% 存在关节盘前移位，称隐匿性前移位。因此，在测量正常关节间隙时，先采用有效的方法确认无症状受试者其关节盘亦处于正常位置是十分必要的。但目前研究中尚缺乏该项内容。此外，诊断性研究的报告质量有待提高，具体可查阅相关清单（如 STARD、QUADAS 等）及参见相关研究。

（刘媛媛　王　虎）

参 考 文 献

1. 曹均凯，王照五，刘洪臣，等. 54 例正常人双侧颞下颌关节 CBCT 测量值分析. 口腔颌面修复学杂志，2008，9（4）：291-294

2. 傅开元，张万林，柳登高，等. 应用锥形束 CT 诊断颞下颌关节骨关节病的探讨. 中华口腔医学杂志，2007，42（7）：417-420

3. 李春洁，王虎. 锥形束 CT 在颞下颌关节疾病诊断和治疗中的应用. 国际口腔医学杂志，2011，38（1）：91-94

4. 王瑞永，马绪臣，张万林，等. 健康成年人颞下颌关节间隙锥形束计算机体层摄影术测量分析. 北京大学学报：医学版，2007，39（5）：503-506

5. 项露赛，许跃，吴斯媛，等. 健康成年人颞下颌关节上腔造影螺旋 CT 扫描图像分析. 中华口腔医学研究杂志电子版，2010，4（5）：45-48

6. 许新明，林婉韶. 颞颌关节曲面断层摄影与颞颌关节侧位摄影技术的对比研究. 现代医用影像学，2012，2（21）：115-116

7. 鄢荣曾，杨成，袁红梅，等. 3T 磁共振成像显示颞下颌关节盘的技术研究. 华西口腔医学杂志，2010，28（6）：619-622

8. 张娟，马绪臣，金真，等. 无症状志愿者颞下颌关节盘位置的磁共振观察. 中华口腔医学杂志，2009，44（10）：598-600

9. 张伟华，余丽霞，王晓冬，等. 颞下颌关节紊乱病患者口腔不良习惯与髁突骨质改变相关性的影像学研究. 广东牙病防治，2012，20（2）：70-74

10. BOEDDINGHAUS R，WHYTE A. Current concepts in maxillofacial imaging. European journal of radiology，2008，66（3）：396-418

11. BROOKS S L，BRAND J W，GIBBA S J，et al. Imaging of the temporomandibular joint: a position paper of the American Academy of Oral and Maxillofacial Radiology. Oral Surgery，Oral Medicine，Oral Pathology，Oral Radiology，and Endodontology，1997，83（5）：609-618

12. BUTZKE K，CHAVES K B，DA SILVEIRA H D，et al. Evaluation of the reproducibility in the interpretation of magnetic resonance images of the temporomandibular joint. Dentomaxillofacial Radiology，2010，39（3）：157-161

13. CROW H，PARKS E，CAMPBELL J，et al. The utility of panoramic radiography in temporomandibular joint assessment. Dentomaxillofacial Radiology，2005，34（2）：91-95

14. DRACE J E，ENZMANN D. Defining the normal temporomandibular joint: closed-，partially open-，and open-mouth MR imaging of asymptomatic subjects. Radiology，1990，177（1）：67-71

15. HILGERS M L，SCARFE W C，SCHEETZ J P，et al. Accuracy of linear temporomandibular joint measurements with cone beam computed tomography and digital cephalometric radiography. American Journal of Orthodontics and Dentofacial Orthopedics，2005，128（6）：803-811

16. HONDA K，ARAI Y，KASHIMA M，et al. Evaluation of the usefulness of the limited cone-beam CT（3DX）in the assessment of the thickness of the roof of the glenoid fossa of the temporomandibular joint. Dentomaxillofacial Radiology，2004，33（6）：391-395

17. HONDA K，LARHEIM T，MARUHASHI K，et al. Osseous abnormalities of the mandibular condyle: diagnostic reliability of cone beam computed tomography compared with helical computed tomography based on an autopsy material. Dentomaxillofacial Radiology，2006，35（3）：152-157

18. HONDA K，LARHEIMB T A，JOHANNESSENB S，et al. Ortho cubic super-high resolution computed tomography: a new radiographic technique with application to the temporomandibular joint. Oral Surgery，Oral Medicine，Oral Pathology，Oral Radiology，and Endodontology，2001，91（2）：239-243

19. HONDA K，MATUMOTO K，KASHIMA M，et al. Single air contrast arthrography for temporomandibular joint disorder using limited cone beam computed tomography for dental use. Dentomaxillofacial Radiology，2004，33（4）：271-273

20. HONEY O B，SCARFE W C，HILGERS M J，et al. Accuracy of cone-beam computed tomography imaging of the temporomandibular joint: comparisons with panoramic radiology and linear tomography. American Journal of Orthodontics and Dentofacial Orthopedics，2007，132（4）：429-438

21. KATZBERG R W. Perspectives on the Influence of "Arthrotomography of the Temporomandibular Joint". American Journal of Roentgenology，2007，188（6）：1553-1554

22. KATZBERG R W，BESSETTE R W，TALLENTS R H，et al. Normal and abnormal temporomandibular joint: MR imaging with surface coil. Radiology，1986，158（1）：183-189

23. KIJIMA N，HONDA K，KUROKI Y，et al. Relationship between patient characteristics，mandibular head morphology and thickness of the roof of the glenoid fossa in symptomatic temporomandibular joints. Dentomaxillofacial Radiology，2007，36（5）：277-281

24. KIRCOS L T, ORTENDAHL D A, MARK A S, et al. Magnetic resonance imaging of the TMJ disc in asymptomatic volunteers. Journal of oral and maxillofacial surgery, 1987, 45 (10): 852-854

25. KLUEPPEL L E, OLATE S, SERENA-GOME E, et al. Efficacy of eminectomy in the treatment of prolonged mandibular dislocation. Medicina oral, patología oral y cirugía bucal, 2010, 15 (6): e891-e894

26. LEWIS E L, DOLWICK M F, ABRAMOWICZ S, et al. Contemporary imaging of the temporomandibular joint. Dental Clinics of North America, 2008, 52 (4): 875-890

27. MAJOR P W, KINNIBURGH R D, NEBBE B, et al. Tomographic assessment of temporomandibular joint osseous articular surface contour and spatial relationships associated with disc displacement and disc length. American Journal of Orthodontics and Dentofacial Orthopedics, 2002, 121 (2): 152-161

28. MELIS M, SECCI S, CENEVIZ C. Use of ultrasonography for the diagnosis of temporomandibular joint disorders: A review. Am J Dent, 2007, 20 (2): 73-78

29. MISCH K A, YI E S, SARMENT D P. Accuracy of cone beam computed tomography for periodontal defect measurements. Journal of periodontology, 2006, 77 (7): 1261-1266

30. RODA R P, Fernández J M D, Bazán S H, et al. A review of temporomandibular joint disease (TMJD). Part II: Clinical and radiological semiology. Morbidity processes. Med Oral Patol Oral Cir Bucal, 2008, 13 (2): 102-109

31. TSIKLAKIS K, SYRIOPOULOS K, STAMATAKIS H. Radiographic examination of the temporomandibular joint using cone beam computed tomography. Dentomaxillofacial Radiology, 2004, 33 (3): 196-201

32. TVRDY P. Methods of imaging in the diagnosis of temporomandibular joint disorders. BIOMEDICAL PAPERS-PALACKY UNIVERSITY IN OLOMOUC, 2007, 151 (1): 133-136

第三章

颞下颌关节紊乱病的殆治疗

在颞下颌关节紊乱病（TMD）的临床治疗过程中我们发现，完善的临床检查、诊断以及适当的治疗，去除一些明显引起口颌系统紊乱的殆因素，能够有效地缓解部分患者的 TMD 症状。本章将介绍咬合治疗（即殆治疗）的常用方法及其临床治疗效果的评价。

第一节　颞下颌关节紊乱病的殆治疗方法

虽然目前关于 TMD 的殆治疗方法争议很大，但是比较统一的认识是治疗应该尽可能保守，从可逆性的操作再逐步转变为不可逆的操作。临床工作中发现，在进行全面的诊断分析以后，TMD 患者的急性症状缓解，可以通过改变咬合状态来缓解甚至治疗关节病。

通过改变患者的咬合接触状态以及颌位来改善咀嚼系统的美观和功能，这类治疗方法统称为殆治疗。有咬合板治疗、调殆、修复治疗、正畸治疗等。颞下颌关节紊乱病治疗中对咬合状态的调整，应遵循正确治疗程序，即由简到繁、由可逆到不可逆，由保守到非保守的循序渐进过程，不能随意地、盲目地改变患者的咬合状态。本章主要介绍咬合板和调殆治疗。

一、咬合板治疗

咬合板（splint）又称殆夹板、殆护板、殆垫、口腔矫治器等，是一种可摘矫治器，用硬质树脂或软弹性树脂材料制作，覆盖在牙弓殆面和切缘表面。

（一）咬合板的作用及其机制

1. 咬合板的作用机理　咬合板的作用机理尚不明确，目前一般认为咬合板可以通过以下几种方式改善临床症状：

（1）调整下颌对上颌的不正常位置关系，将原来存在于肌内的不良习惯记忆型抹掉，重新建立符合肌生理状态的下颌闭合型，同时，通过增强张口反射，使降颌肌群活跃而升颌肌群松弛，改善咀嚼肌的功能状态达到治疗目的。

（2）直接或间接暂时性调节并稳定下颌和髁突在关节窝中的位置：戴入咬合板后，下颌髁突可发生前下移位，关节后间隙和上间隙增宽，减轻了髁突对关节后部软组织的压力；同时，使关节的负荷减小，关节内压下降，有利于改善颞下颌关节的内环境，维持关节位置的稳定。

（3）抑制紧咬牙和夜磨牙等副功能运动。

（4）有利于保护牙齿和牙周组织免受异常殆力的损害。

（5）前牙松弛咬合板有一定的矫治深覆𬌗的作用。

（6）可恢复适当的垂直距离和前牙切导关系，作为咬合重建前有效的评价手段。

2. 咬合板的作用

（1）生物机械调节作用：咬合板具有特定的𬌗面形态、一定的厚度、可提供生物杠杆支点，可诱导下颌进入预期的治疗性颌位。X 线研究观察到咬合板戴入后髁突在关节窝中的位置立即出现变化，表明具有机械性调节作用，通过诱导髁突移位，使颞下颌关节结构趋于协调，从而改善临床症状。另外咬合板通过增加垂直距离拉伸咀嚼肌，可缓解肌疲劳，有临床治疗意义。

（2）肌肉 - 神经反射性调控作用：牙周膜中含有丰富的本体感受器，戴入咬合板可反馈调节下颌的位置及关节的功能状态，并且方便易行。特别是稳定咬合板，其平滑的咬合面能消除牙尖斜面对颌位的机械性导向作用，均匀广泛的咬合接触能消除因𬌗干扰形成的异常传入冲动，从而去除异常的肌肉电活动。肌电图研究表明，戴用咬合板后患者咀嚼肌姿势位肌电活动幅度显著下降，静息期出现频度降低且持续时间缩短，双侧同名肌的活动趋向对称平衡，这些客观指标均表明咀嚼肌功能改善。而肌功能的改善对调节关节结构、合理分配关节内应力亦是极为有利的。

（3）安慰剂作用：Green 等（1972）使用不覆盖𬌗面的咬合板治疗一组颌面部肌肉疼痛的患者，40% 的患者症状得到缓解，这种治疗作用通过神经 - 肌肉反馈调节机制对相关肌肉的功能产生影响，因此通过心理安慰减轻或消除患者的精神心理压力，促进病变组织的康复，起着重要的治疗作用。但也有学者认为，戴入咬合板后口颌系统症状的改善是由于安慰剂效应及症状随时间而自然回归的结果。

（4）自我感知作用：使用咬合板后，会使患者更加意识到正常和异常功能运动，主动避免某些引起功能紊乱的因素而达到治疗作用。

（二）咬合板的类型及适应证

咬合板治疗是否有效的关键在于根据不同的病情选择不同的咬合板，根据戴用时间的长短，可将咬合板分为诊断性咬合板、暂时性咬合板和永久性咬合板；根据治疗作用的不同可将其分为松弛咬合板、稳定咬合板、再定位咬合板、枢轴咬合板、𬌗调位性咬合板、软弹性咬合板、流体静力咬合板、NIT-tss 咬合板等，前三者临床常用。每种类型的咬合板都是针对某种特定的致病危险因素，一种咬合板不可能对所有的颞下颌关节紊乱病都有效，选择咬合板前应充分考虑患者的个体差异。

1. 稳定咬合板（stabilization splint）　稳定咬合板覆盖全牙弓，咬合面平坦，应保持对颌牙与之呈点状均匀接触，以便于调整颌位，去除或减轻𬌗与颌位之间的不稳定性因素，便于髁突与关节窝确定稳定的关系。可用于上颌或下颌，上颌多用。

上颌稳定咬合板固位和稳定效果好，可以有效地改善𬌗平面的倾斜度；同时，可以在咬合板上制作个性化的上颌切牙、尖牙舌侧形态，以达到良好的前伸、侧方运动引导，使髁突处于最稳定的肌骨稳定位，有效缓解 TMD 症状；下颌稳定咬合板对发音和美观影响较小，但是不利于建立有效的功能运动引导，对于整个口颌系统功能的改善效果不如上颌咬合板。

适应证：稳定咬合板通常用于治疗肌功能亢进、肌痉挛以及颌位关系的调整；减少副功能活动如紧咬牙与夜磨牙等对牙、咀嚼肌及关节的损伤；缓解局限性肌痛或慢性中枢介导性肌炎；促进外伤后盘后组织炎症的愈合。

制作要求：咬合板必须与所覆盖的牙尖具有良好的吻合，稳定和固位效果良好；在正中关系时，要求对颌后牙所有的支持尖与咬合板平面保持广泛的、均匀点状接触关系，前牙轻接触；前伸运动中，切牙与咬合板均匀接触，切导不宜过大；侧方运动中，只有尖牙同咬合板保持接触关系，形成尖牙导；后牙仅在正中关系时与咬合板接触；咬合板𬌗面应尽可能平坦，与第一磨牙中央窝区分开达2mm，没有明显的牙尖锁结关系，没有很明显的对颌牙咬合印迹；咬合板要高度抛光，避免刺激邻近的软组织，有时应注意美观效果，因为舒适美观等因素有利于患者使用过程中合作（图3-1）。

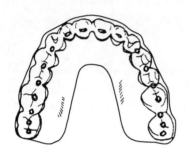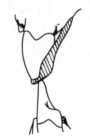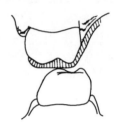

图3-1　稳定咬合板示意图

临床应用要点：戴用咬合板的初期会出现咀嚼困难，唾液增多，发音改变等现象，适应一段时间即可。进食后应取下及时清洗，保持好咬合板的清洁卫生。

根据治疗的紊乱类型指导患者使用，肌源性疼痛、磨牙症患者主要在夜间戴用；盘后组织炎症、关节内功能紊乱及咬合重建过渡治疗的患者应持续使用。如果使用咬合板后疼痛加重，应停止使用并进行重新评价和修正。

2～7天后应进行第一次复诊，重新检查咬合接触点。待肌松弛和症状减轻，调节咬合板使髁突处于最适功能位。在随后的复诊中，应检查肌和关节症状是否消除。如果戴用咬合板后症状减轻或消除，说明诊断正确，治疗成功，否则，应重新检查接触点及咬合板的适合性。如果接触点是正确的，则应考虑原始诊断可能存在一定的问题，因为对继发性肌源性疼痛的治疗只有在原发性疼痛问题解决以后才会有效。

症状消除后应逐渐降低咬合板的𬌗高度，直至𬌗面磨穿，求得治疗性颌位，在此基础上可考虑调改天然牙，使肌位与牙位保持一致。

稳定咬合板治疗的期限一般不超过6个月，若过期仍然无效者应考虑有器质性病变存在，改用其他方法治疗。

2. 再定位咬合板（repositioning splint）　再定位咬合板又称为前位咬合板（anterior positioning appliance），是指在治疗的初始就确定上下颌之间的咬合关系并且在咬合板上有稳定、唯一的尖窝锁结关系，其覆盖全牙列，多用于上颌，可调节下颌的位置。其目的是消除异常的咬合接触状态，调整下颌到目前认为的正确的正中关系位置上，从而使下颌位于关节弹响减轻或消失的位置，重建更适宜的关节盘 - 髁突位置关系。随着盘后组织适应，应逐步调磨咬合板甚至需要评估下颌位置后重新制作咬合板，使髁突获得肌骨稳定位，使已产生适应改建的颞下颌关节逐步恢复正常功能。

适应证：治疗盘 - 突关系紊乱（如关节弹响、关节绞锁），对滑膜炎等盘后组织的炎症也有一定疗效，是咬合重建前的一步常规操作。

制作要求：咬合板必须与所覆盖的牙齿间具有良好的吻合，稳定和固位，在已建立的颌位上，对颌所有后牙必须与咬合板呈紧密均匀的尖窝锁结接触；当下颌做自由张闭口、前伸侧方运动时，形成有效的前牙引导，后牙无明显咬合干扰。咬合板要高度抛光，避免刺激邻近的软组织（图3-2）。

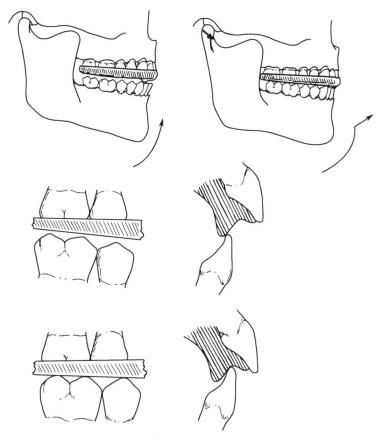

图3-2 再定位咬合板示意图

临床应用要点：咬合板在夜间戴用可以有效控制下颌髁突向后压迫关节后区，如果白天出现疼痛情况，也可以暂时停止使用再定位咬合板，一旦疼痛消失，应该及时在夜间使用。组织适应或症状缓解后应逐步磨除引导区，调改成稳定咬合板，降低咬合面，必要时调改天然牙。若颌位变化较大，调殆不能解决问题时，应考虑做咬合重建治疗。一般而言，再定位咬合板使用6个月以上症状无改善者应考虑采用其他方法进行治疗。

3. 松弛咬合板（relaxation splint） 松弛咬合板也称前牙平面咬合板（anterior bite plate），类似Hawley保持器，适用于上颌，前牙区有宽3～4mm的殆平面，要求咬合板的殆面只与下颌前牙呈点状接触，而后牙不接触，可使牙周膜感受器所受到的病理性传入冲动被中断，下颌的位置得以重新调整。同时松弛咬合板可增强张口反射，使升颌肌群松弛，借以消除殆因素对咀嚼系统功能的影响。

松弛咬合板主要用于咬合与颌位关系不稳定、咬合状态的突然改变造成的肌功能紊乱，如张口受限、咀嚼肌痉挛、咀嚼肌震颤及下颌偏位等的治疗；也可用于副功能运动活跃，如紧咬牙、夜磨牙的患者。伴有深覆𬌗者更为适宜，如有需要移动的牙，可加矫治附件，如前牙为内倾性深覆𬌗，可在靠组织面加设双曲舌簧，使上前牙唇向倾斜移动，加大覆盖，解除下颌前伸运动障碍（图3-3）。

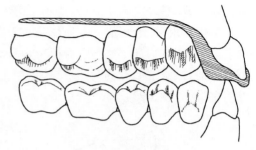

图3-3　松弛咬合板示意图

松弛咬合板的戴用时间不宜过久，一般不超过3个月，否则会造成后牙过度萌出，前牙开𬌗。必须密切监测治疗进程，尽可能短期使用。如果稳定咬合板能够达到同样效果，应首选稳定咬合板治疗。

4. 后牙咬合板（posterior bite plate）　后牙咬合板通常制作在下颌后牙区，咬合板覆盖后牙，通过舌杆相连，使上颌后牙与咬合板保持稳定的咬合接触。治疗目的是改变颞下颌关节紊乱患者的垂直距离和下颌位置。主要用于治疗垂直距离过低，Spee曲线过陡以及个别需要下颌大量前伸的患者。

由于后牙咬合板会造成前牙的过度萌出及后牙的压入移动致后牙开𬌗，使用时间一般不超过半年。一般不主张长期使用，症状改善后应及时采用可摘义齿或者固定义齿进行咬合重建。

5. 枢轴咬合板（pivot splint）　枢轴咬合板覆盖全牙弓，但只在枢轴点上有咬合接触关系。枢轴点的位置应该尽可能建立在最后磨牙上，单侧或双侧，在前牙闭合时在颏部产生向上的牵引力，通过枢轴点使髁突向下旋转。枢轴咬合板的作用在于减轻关节内压及关节面的负荷，但是如果作用力点离枢轴太近，枢轴效应将不明显。枢轴咬合板主要用于对骨关节炎的对症治疗，也适用于不可复性盘移位伴有张口或闭口绞锁症状的患者。单侧枢轴咬合板主要用于急性单侧不可复性盘移位的患者，将枢轴点放在患侧第二磨牙区，下颌闭合时将增大支点侧颞下颌关节窝与髁突之间的距离，有利于关节盘的复位（图3-4）。

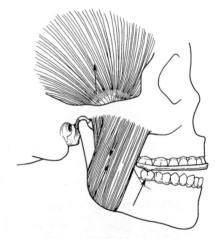

图3-4　枢轴咬合板示意图

枢轴咬合板应全天戴用，配合颏兜牵引，半流质饮食，使用期限一般不超过一周。如使用时间过长，可损伤轴点对应的对颌牙及牙周组织，还可能造成前牙的过萌及后牙的压入移动。

6. 软咬合板或弹性咬合板（soft or resilient splint）　软咬合板或弹性咬合板是用富有弹性和韧性的弹性义齿材料在真空压膜机上制作而成，通常覆盖上颌牙列，目的是要达到与对颌牙均匀同时接触。硬塑料咬合板无弹性，夜磨牙或紧咬牙者戴用时可因用力过度而损伤基牙、对颌牙及牙周组织，可增加颌间距离；青春发育期的青少年使用硬树脂咬合板，可能会影响牙颌的发育。而软弹性咬合板可使过大的𬌗力得以缓冲、释放，牙体、牙周组织的应力降低，从而保护牙齿和牙周组织，可减轻并分散副功能运动对咀嚼系统的损害。

软弹性咬合板可作为牙弓易受伤人群如拳击运动员的口腔组织防护垫；也可用于紧咬牙、夜磨牙等患者的治疗；慢性上颌窦炎反复发作的患者部分后牙牙根延伸入上颌窦内，使后牙牙根对咬合力极敏感，出现牙齿过敏、头痛的症状，对此软弹性咬合板也有一定的效果。但 Okeson 等（1987）等研究表明软弹性咬合板对颞下颌关节紊乱患者症状的减轻或消除效果比硬树脂咬合板差，其疗效还需更多研究证实。

软弹性咬合板制作方法简单，成本低，配戴舒适，可长期使用。但不易调改，要达到咬合的均匀接触比较困难。

7. 殆调位性咬合板（occlusal level adjusting splint） 殆调位性咬合板主要用于颌位调整后的咬合重建或者作为咬合重建前肌关节适应性能力判断试验的依据。特别适用于咬合距离过低而需要升高颌间距离做咬合重建的患者。上下颌都适用，制作方法与稳定咬合板相同，但殆面有适当的尖窝咬合关系。使用咬合板后逐渐调改其高度直至症状消失，一般需要 1～3 个月的时间，确定患者感到最舒适的颌位，依此时的颌间高度和水平关系作为患者恒久殆重建的依据。

8. 流体静力咬合板（hydrostatic splint） 流体静力咬合板属于部分牙列殆咬合垫，其结构类似于"水床"，外部由薄而光滑可屈的材料形成囊状，囊内充满液体，左右两侧较宽，置于上下两侧后牙之间，中间通过狭长的细部连接，戴入后通过囊内液体的自由流动达到上下后牙与殆垫之间的均匀咬合关系，可消除殆干扰，并在上下前牙之间形成 1～2mm 的间隙（图 3-5）。流体静力咬合板适用于治疗 TMD 中顽固的肌筋膜疼痛症状，辅助调殆治疗和硬质树脂咬合板的制作。

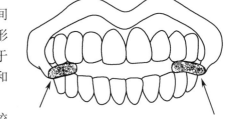

图 3-5　流体静力咬合板示意图

9. Michigan 咬合板　Michigan 咬合板是稳定咬合板的改进型，其在尖牙牙尖顶接触点的前外方形成丘状尖导，使非正中咬合运动中，仅尖牙与咬合板接触，余牙均无接触，形成类似天然牙的"尖牙保护殆"。Michigan 咬合板适用于诊治 TMD，能有效改善可复性关节盘前移位患者的临床症状，如缓解弹响，降低肌压痛指数，恢复盘突关系等。

10. NTI-tss 咬合板（nociceptive trigeminal inhibition tension suppression system splint，NTI-tss splint） NTI-tss 咬合板仍属于部分牙列咬合板，其特点是仅覆盖上颌两中切牙，下方的突起与下颌切牙接触，接触部分近远中径约 3mm。戴入后其余上下牙齿均无接触，它类似于松弛咬合板戴入后，上下后牙均脱离咬合接触，消除殆干扰。NTI-tss 咬合板能缓解肌紧张，改善与 TMD 相关的疼痛和头痛，并增加张口度，同时具有异物感小，美观舒适的特点。目前在瑞典等欧洲国家已广泛应用于临床。但其疗效和副反应尚需进一步观察，同时由于体积较小，夜间佩戴是需用线绳固定以防误吞。

二、调殆

调殆（occlusal equilibration）又称为选磨（selective grinding），是一种直接的、不可逆性改变咬合状态的方法。通过调磨妨碍咬合关系的牙尖、斜面和窝沟，建立稳定的正中止接触及功能运动时的平衡殆，以恢复良好的咬合功能，纠正因异常咬合力导致的口颌系统功能紊乱。

1. 适应证　调𬌗适用于有确切证据表明颞下颌关节紊乱病是由咬合因素引起，且通过调𬌗能够改变局部咬合受力情况者。如患者的 TMD 是由深覆𬌗、开𬌗、反𬌗、锁𬌗等错𬌗畸形造成，那么则不能通过调𬌗解决，绝大多数情况下需要通过正畸治疗改善咬合状态。

2. 治疗目标　调𬌗应达到以下目标：①使𬌗接触在各个斜面上产生的咬合力为轴向或者接近轴向；②使 ICP 有最广泛、均匀、稳定的正中止接触；③存在稳定的正中关系，有一致或者协调的正中关系与 ICP 接触关系；④肌接触位（muscular contact position, MCP）与 ICP 一致，咬合与肌、颞下颌关节功能协调，无异常的肌紧张、夜磨牙、紧咬牙等引起的不适或疼痛；⑤消除因咬合形态不良对软组织的刺激、在咀嚼中发生咬唇、颊、舌，以及食物嵌塞的现象；⑥巩固正畸、修复和咬合板治疗的效果，或为修复、正畸治疗创造条件（图 3-6）。

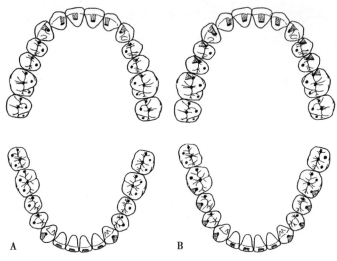

图 3-6　调𬌗后的理想状态

A. 尖牙保护𬌗　B. 组牙功能𬌗

3. 调𬌗步骤

（1）准确调𬌗的关键步骤是在生理状态下准确地将咬合的早接触点和干扰点定位。只有在咀嚼肌恢复生理状态时才可达到肌位与牙尖交错位基本一致。因此应首先检查患者的肌功能状况，明确无明显的肌功能紊乱症状，或经过咬合板等治疗后，咀嚼系统功能紊乱的症状已减轻或者已经消除才进行调𬌗治疗；向患者解释调𬌗的必要性和步骤，取得患者同意，在患者身心放松的情况下进行操作；训练患者的正中咬合和后退、前伸、侧方运动；操作中保持患者头直立位。

（2）对于比较复杂的病例，应该通过面弓转移颌位关系，在𬌗架上进行诊断性调𬌗以确定调𬌗的部位、调磨量以及调𬌗后的效果以后才能在患者的口内进行操作。

（3）检查 CR 早接触点并调改，以达到稳定的 CR 以及协调的 CR 与 ICP 的关系。

（4）检查 ICP 早接触点，MCP 与 ICP 不一致者，可通过调𬌗使二者趋于一致并达到稳定。

（5）对磨耗不均的个别牙牙尖、嵴、斜面作初步调𬌗，包括开沟、修圆、磨尖三项内容。

（6）检查非正中𬌗（前伸、侧方𬌗）干扰点并调改。

（7）确认各种颌位的殆接触障碍均已消除，抛光调磨过的硬组织。

4. 早接触和殆干扰的调改方法

（1）早接触点的调改：早接触在前牙区及后牙区均可发生。在肌功能正常的情况下，嘱患者先轻咬至 MCP，再重咬至 ICP，若两者颌位明显不一致，则表示有殆早接触存在。观察下颌偏移情况，判断咬合干扰点位于哪一侧。也可用蜡片确定有早接触的牙齿，然后用脱色纸置于有早接触点的牙上，先轻咬再重咬，即可显示早接触点的部位。如果在非正中运动时（前伸和侧方运动）都无接触，则调改牙窝和斜面；如果非正中运动时有接触，则应调改牙尖顶端，降低牙尖的高度（图 3-7）。

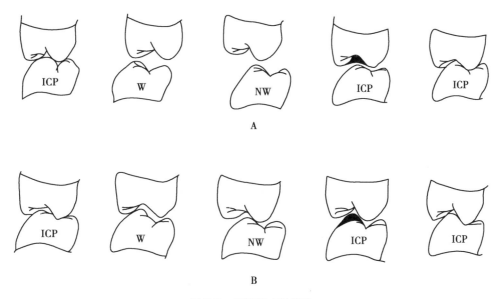

图 3-7　早接触点的调改

A. 工作侧和非工作侧运动时都无接触，调改牙窝　B. 工作侧和非工作侧运动时都有接触，调改牙尖。
W：工作侧运动；NW：非工作侧运动。

（2）后退咬合干扰的调改：后退咬合干扰的调改在于形成稳定的 RCP 与协调的 RCP-ICP 接触关系（具有长正中）。颞下颌关节紊乱患者常在后退接触位存在不稳定的咬合接触，如单侧后牙接触或是斜面上的不稳定 RCP 接触，可产生向牙尖交错位的滑动。

调殆时用双手扶持法对 RCP 进行定位，将上下牙齿轻微接触在一起，患者察觉到首先接触的牙齿。然后将咬合纸放在首先有牙接触的一侧，引导下颌在 RCP 做轻微的叩齿运动。判定接触区，消除不协调的后退接触滑动使 RCP 稳定，一般将不稳定的斜面调改为尖顶 - 卵圆窝接触方式，扩宽的卵圆窝可使对颌牙尖顶具有一定范围的运动自由，这样既能构成长正中又能使殆力更趋轴向。注意上下颌牙齿的颊舌向位置关系不能改变。

（3）侧方殆干扰的调改：下颌进行侧方运动时，以建立尖牙保护殆为最理想的建殆方式，即工作侧只有尖牙保持接触而非工作侧没有牙齿接触。由于尖牙的解剖形态使其能够承担比较大的侧方引导力；同时，由于其距铰链轴较远，所以该种引导方式在咀嚼时会构成三类杠杆原理，能够抵御较大的咀嚼力。但是，如果尖牙的侧方引导不足，则需要建立组牙功能殆。组牙功能殆指的是下颌在进行侧方运动时，工作侧以上下颌后牙的颊尖进行引导

（一般以前磨牙的颊尖作为引导，有时候也包括到上颌第一磨牙的近中颊尖），工作侧的腭尖以及非工作侧无咬合接触，该种引导方式虽然会减轻个别牙的负担，但是由于其距铰链轴较近，对整个口颌系统的负担较大。

①工作侧𬌗干扰的调改：原则上，在去除侧方运动干扰点时，不应该破坏正中咬合点。𬌗在功能运动范围内，工作侧若出现个别点的接触，一般位于支持尖的外斜面和引导尖的内斜面（图3-8），可先调改引导尖的内斜面。磨改时只能磨改斜面，不磨牙尖顶。

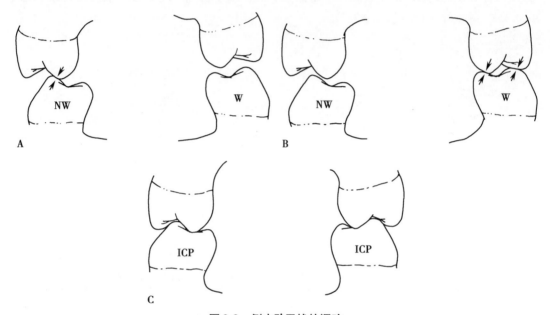

图3-8　侧方𬌗干扰的调改
A. 非工作侧𬌗干扰　B. 工作侧𬌗干扰　C. 牙尖交错位
W：工作侧；NW：非工作侧。

②非工作侧𬌗干扰的调改：用持针器将牙线做成圈形，套在一侧下颌磨牙区，嘱患者闭口，咬至 ICP，在保持牙不脱离接触的情况下向对侧移动至颊尖相对。牵拉牙线，若牙线不能自由拉出，则表示非工作侧有𬌗干扰存在，可观察到𬌗干扰所在的牙位。用脱色纸置于咬合干扰区，同法移动下颌，即可显示咬合干扰点的部位。通常位于支持尖内侧斜面（上颌后牙舌尖的颊斜面和下颌后牙颊尖的舌斜面）上（图3-8）。用小轮形石磨改所显示的高点，上下牙均可调改，直至非工作侧无牙接触或者轻接触为止。

（4）前伸咬合干扰的调改

①前伸前牙𬌗干扰的调改：嘱患者咬至上下切牙切缘相对，若有个别前牙早接触而其余牙无接触，则应磨改个别牙，一般调改下颌牙的唇面或上颌牙的舌面，直至下颌前伸时保持前牙均匀接触，注意不能磨改 ICP 时的接触关系。下颌前伸到前牙在切缘相对时若个别点不接触，应视为前伸𬌗前牙接触不全，应考虑调𬌗。

②前伸𬌗后牙𬌗干扰的调改：前伸𬌗时后牙应该无接触，若后牙有𬌗接触，则为后牙𬌗干扰，一般多位于第二、第三磨牙上。用检查非工作侧𬌗干扰的方法检查前伸𬌗后牙𬌗干扰，若牙线不能自由拉出，则表示有后牙𬌗干扰存在。用脱色纸置于𬌗干扰区，标记𬌗干扰

点的部位。磨改所显示的干扰点，直至前伸𬌗时后牙无接触或者轻接触为止。

5．调𬌗的注意事项

（1）调𬌗一定要有明确的指征，在调𬌗之前，必须能明确地回答以下几个问题，即调𬌗能否：①消除早接触和𬌗干扰；②达到持久稳定的𬌗关系；③有利于下颌的各向功能运动；④增进咀嚼系统的功能。

（2）如果估计𬌗紊乱情况复杂，调𬌗治疗难度大时，可以取研究模型，转移颌位关系至𬌗架上进行咬合分析。

（3）调𬌗的范围应尽可能局限在牙釉质范围内，当牙齿错位太严重而需要大量磨除牙体硬组织才能达到治疗目标时，最好采用修复与正畸治疗措施。

（4）注意调𬌗操作的顺序：先调磨明显不协调的一侧；先调磨引导尖，再调磨支持尖；先调磨窝底，再调磨牙尖顶。

（5）从技术的角度来说，调𬌗是一个困难和烦琐的过程，错误的调𬌗可加重𬌗紊乱，导致或加重咀嚼系统的功能异常。操作者要全神贯注，保持调𬌗的精确性，同时要取得患者的理解和配合，在平和的状态下进行调𬌗的操作，患者正确控制肌的活动，仔细控制下颌的位置和牙齿的接触关系。

（6）注意调𬌗应少量多次进行，勿使调𬌗后咬合力偏离轴向，切勿降低咬合垂直高度，不能减少咀嚼面积。

第二节　颞下颌关节紊乱病𬌗治疗效果的评价

咬合障碍或𬌗因素是否是颞下颌关节紊乱病的病因之一，还是颞下颌关节紊乱病导致了𬌗的改变，目前还有争议。尽管有关文献报道𬌗治疗改善颞下颌关节紊乱病症状效果良好，但由于评价咬合治疗研究的方法学缺陷，如未进行随机对照研究，未采用盲法，样本含量及随访时间不足，结果评价标准不一致等原因，其效果尚需进一步的证据支持。

一、咬合板治疗效果评价

对多数颞下颌关节紊乱病患者来说，最初的治疗应该是可逆的、无损伤性的，咬合板能暂时改善咀嚼系统的功能状态，没有不可逆后果，因此可作为暂时性和长期性治疗使用。

（一）影响咬合板疗效的因素

咬合板治疗的成功与否与多种因素有关，特别是以下几方面因素。

1．咬合板的制作时机　对于不同的患者、不同的病情以及不同的治疗计划而言，咬合板的制作时机可能有所差别；但是一般主张咬合板应该在 TMD 的急性症状被控制以后再进行制作。

2．咬合板的类型　没有一种咬合板能治疗所有的颞下颌关节紊乱病。应该详细地询问病史，仔细检查，正确诊断，根据不同的治疗目的和需要选择适宜的咬合板，并按照一定的治疗程序进行治疗。在治疗初期，一般以调整颌位为主，故应选用𬌗面光滑平坦的稳定咬合板、流体静力咬合板和松弛咬合板，消除𬌗干扰，保证下颌运动自如，便于颌位的调整。治疗中后期，在确定了治疗性颌位以后，应及时选用具有尖窝关系的咬合板如𬌗调位性咬合板等，以保持和巩固疗效。

3. 咬合板的制作和使用　一旦选择了合适的咬合板类型，必须按照一定的要求制作和调整，以便提供精确的咬合接触关系，成功建立咬合板与软组织之间的协调关系。不适当地调整咬合板，会降低治疗效果，应尽量避免。采用再定位咬合板和殆调位性咬合板治疗时，应特别注意因颌位改变带来的反应，如咀嚼肌的反应、盘突位置关系的改变等，应根据不同的反应进行相应的咬合板调整。

应根据治疗要求确定咬合板使用的时间，有些咬合板需要全天使用，有些则不需要；有些需要长期使用，而有些只能使用很短的时间。对咬合板戴用时间把握不当，有时会造成较为严重的并发症，出现新的殆紊乱。此外在使用期间，应仔细检查患者对治疗的反应，及时进行调整。

4. 患者的合作　由于咬合板治疗是可逆的，只有当患者戴用时才会起作用。必须指导患者合理使用。对治疗无反应的患者，除了考虑适应证、咬合板制作调整等治疗手段问题，还应该考虑其对咬合板治疗的依从性问题。

（二）咬合板治疗效果的评价

1. 对疼痛的疗效　很多临床研究指出咬合板治疗能缓解或消除颞下颌关节紊乱患者的疼痛，这与咬合板调位减压作用相一致。Okeson 等（1987）把 24 例因颌面部疼痛寻求治疗的患者分成两组，每组 12 例，治疗前通过触诊等临床检查，确定每位患者翼内肌、颞肌、咬肌等和颞下颌关节的疼痛分值，两组患者分别给予咬合板治疗和放松引导疗法，4～6 周后评价治疗效果。结果为：咬合板治疗组平均疼痛分值从 12.9 降至 2.4，有统计学差异；而放松引导组从 9.6 降为 7.8，无统计学差异。Santacatterina 等（1998）的系统评价和 Meta 分析共纳入 6 篇采用咬合板治疗可复性关节盘移位的 6 篇随机对照试验（共 212 例受试者），发现再定位咬合板对关节弹响及疼痛更为有效，但该系统评价纳入的原始研究存在受试者异质性、结局测量方式不明且其中 3 篇并非随机对照试验等方法学缺点。Raphael 等（2001）对 63 例伴有面肌痛的颞下颌关节紊乱病女性患者进行为期 6 周的随机对照研究，发现稳定咬合板对患者肌源性疼痛的缓解明显优于松弛咬合板。程蕙娟等（2002）对戴用咬合板前后咀嚼肌肌电的比较认为松弛夹板与稳定夹板均有松弛咀嚼肌的作用。Türp 等（2004）的系统评价共纳入 9 篇治疗组采用咬合板，对照组采用其他治疗方法或空白对照治疗肌痛的随机对照试验（共 482 例受试者），认为基于现有的证据，稳定咬合板治疗有助于大多数咀嚼肌疼痛患者，但未优于软性咬合板、再定位咬合板及针灸等其他疗法。孙梅等（2007）将自愿参加试验的 36 名 TMD 患者，随机分成治疗组（戴稳定咬合板）和对照组（未戴咬合板）（组间无差异），观察十周后，用 Fricton TMD 紊乱指数评分方法进行比较，结果治疗组患者肌压痛指数、关节压痛分值的减少程度与对照组有统计学差异。陈玉琴等（2008）采用稳定性或再定位咬合板治疗 71 例 TMD 患者，结果表明治疗后的疼痛和张口受限缓解率达 100%；关节弹响 41 例中 18 例弹响消失，16 例减轻。Stapelman 等（2008）的系统评价纳入 5 篇采用 NTI-tss 咬合板治疗伴有磨牙及偏头痛的 TMD 患者的随机对照试验（共 190 例受试者），认为 NTI-tss 咬合板对磨牙症及 TMD 均有较好的疗效，但为避免不良反应，应选择依从性好的患者。

2. 对关节弹响的疗效　史宗道等（1999）在查阅了 1981—1997 年中文期刊后认为，咬合板在颞下颌关节疾病治疗中具有一定治疗价值，一些国内学者的病例采集与追踪观察也表明咬合板对可复性盘前移位及不可复性盘前移位具有较好的治疗效果。陈慧敏等（2006）

通过文献研究，得出再定位咬合板可以快速有效地减轻疼痛症状，短期内亦可有效消除关节弹响，改善关节功能，但长期效果欠佳，可通过牙齿的自我调整或修复、正畸等方法来稳定新的咬合关系。吉利等（2008）用稳定咬合板治疗 66 例和再定位咬合板治疗 29 例不可复性盘移位患者，结果 95 例中 69 例弹响消失（72.63%），弹响减轻 17 例，总有效率达 90.5%，疼痛消失率达 82.96%，患者认为治疗有效 87 人，治疗无效 8 人，没有患者抱怨症状比以前加重，治疗的有效率为 91.5%，证明两种咬合板治疗盘前移位均有效，且用稳定咬合板无法消除的弹响用再定位咬合板可达到很好的治疗效果。国内外（Gavish 等，2002）多个临床对照试验也发现咬合板有利于降低咀嚼肌的肌电活动并使两侧趋于平衡，同时可减轻颞下颌关节紊乱患者的临床症状和体征，因此咬合板可作为治疗 TMD 的有效手段。

Beard 等通过比较受试患者使用咬合板后的下颌运动轨迹图，得出如下结论：①咬合板治疗能减轻颞下颌关节紊乱病患者的肌功能失调，使之趋于协调；②停止使用咬合板后所有患者均有程度不等的原有症状再现；③治疗前严重肌功能紊乱的患者需要更长时间咬合板治疗；④颞下颌关节紊乱病病史越长者所需使用咬合板时间越长；⑤单纯使用咬合板治疗颞下颌关节紊乱病的肌功能不良并不足以维持肌功能协调。

然而，也有学者对咬合板的临床疗效提出质疑。Tallents 等（1986）对 51 例颞下颌关节弹响及疼痛症状患者使用再定位咬合板治疗，有 2 例使用调位咬合板 6 个月后由可复性盘前移位发展为关节绞锁，另外 4 例虽然弹响消失，但疼痛没有减轻，此 6 例患者（12%）最后需要外科手术纠正关节盘错位。Alvarez-Arenal 等（2002）对 24 例有颞下颌关节紊乱病症状患者的治疗显示：咬合板治疗并未明显改善该病的症状。Eberhard（2002）等观察咬合板治疗前后颞下颌关节的磁共振图像，得出结论：咬合板对盘髁关系无明显改善。有研究结果显示：使用不覆盖殆面咬合板后，40% 的患者症状得到缓解，说明心理安慰起着重要的作用，良好的医患关系、合理的问题解释以及向患者确保咬合板的有效作用均可减轻或消除患者的精神心理压力，从而起到安慰性治疗的作用。Al-Ani 等（2004）的系统评价共纳入 12 篇治疗组采用咬合板，对照组采用其他治疗法、安慰剂或空白对照治疗颌面部疼痛的随机对照试验（共 496 例受试者），发现在疼痛减轻、下颌运动度方面，咬合板的疗效与其他治疗法、安慰剂一样，稍优于不治疗者，该系统评价纳入的原始研究样本量较小、受试者存在异质性、随访较短且纳入排除标准及诊断标准未明确。Forssell 等（2004）的系统评价共纳入 20 篇治疗组采用咬合板或调殆，对照组采用其他治疗方法或安慰剂或空白对照治疗 TMD 患者的随机对照试验（共 1 138 例受试者），未发现咬合板治疗对疼痛的缓解或消失有确切的效果，但该系统评价纳入的研究样本量不大，多未采用盲法且结局指标的测量存在异质性。Fricton 等（2006）系统评价纳入 39 篇治疗组采用稳定咬合板或前牙咬合板，对照组采用安慰剂或其他方法治疗 TMD 患者的随机对照试验，认为稳定咬合板、前牙咬合板与理疗、针灸、运动训练对减轻疼痛的短期效果没有差别，而运动训练的长期效果优于咬合板治疗。SBU 等（2006）对治疗组采用稳定咬合板或调殆，对照组采用安慰剂、不治疗或其他方法治疗 TMD 患者的 3 篇系统评价及 3 篇随机对照试验（共 2 299 例受试者）进行分析，认为咬合板对疼痛减轻的疗效优于不治疗者，与其他治疗方法疗效相似，与安慰剂的疗效对比存在争议。Manzione 等学者对 56 例 TMJ 疼痛和功能不良的患者咬合板治疗后进行关节 X 线片分析评价，发现 26 例患者咬合板治疗无效，其中 3 例患者关节盘前移位进一步加重，出现关节绞锁，1 例除关节绞锁外合并关节盘穿孔。因此这些研究认为咬合板的治疗效果并非总是乐观的，且可能成为促进疾病发展的因素之一。调位咬合板使用不当可使症状加重，病变进一步发展。

二、调𬌗治疗效果评价

调𬌗是由 Ramfroid 和 Ash 于 1966 年最早提出的。通过调磨去除𬌗障碍、消除𬌗创伤，恢复𬌗的稳定性。黎腾聪等（2000）将 21 例 TMD 伴慢性口颌面痛患者随机分为治疗组 10 例和对照组 11 例，治疗组进行调𬌗治疗，以建立稳定的咬合接触，对照组模拟调𬌗，检查治疗前后即刻和治疗一个月时疼痛指数（VAS）、张口度及咬合力水平，结果显示治疗组 VAS 降低（$P=0.000$），张口度增加（$P=0.008$），咬合力亦增加（$P=0.050$），与对照组相差显著，对照组治疗前后无差异。Forssell 等（2004）报告临床对照试验也发现调𬌗能有效地降低紧张性头痛和联合性头痛的疼痛程度和发作频率。侯潇等（2008）随机选择 10 例 TMD 患者，对其治疗前后行𬌗接触及临床症状分析，调𬌗后 3 个月多数患者的颌面肌酸痛、无力、关节弹响、张口型异常等症状缓解或消失。调𬌗是治疗 TMD 的一种有效方法；咬合力计能客观、真实、准确地反映出咬合接触点的详情。虽然调𬌗对慢性头痛、肩部痛的短期疗效不明显，但 1 年和 5 年的随访观察发现调𬌗组比给予物理疗法的对照组疼痛明显减轻。

但也有不少学者认为调𬌗不能用于颞下颌关节紊乱病的治疗，其依据包括：①调𬌗的不可逆性和破坏性；②在颞下颌关节紊乱病中，缺乏证据证明𬌗因素作为病因存在；③已报道可逆性治疗方法有好的短期疗效；④某些颞下颌关节紊乱病症状自愈的可能性大。

Koh 和 Robinson 在 2002 年对"调𬌗能否治疗或预防颞下颌关节紊乱病"作了系统评价，对调𬌗在 TMD 治疗和预防中的作用提出质疑。他们分别对 Cochrane library（至 2002）、MEDLINE（1966—2002）、EMBASE（1980—2002）中有关成人颞下颌关节紊乱病调𬌗治疗的随机或随机对照研究进行了系统评价，统计分析结果显示：在治疗组和对照组，调𬌗对颞下颌关节紊乱病的预防及症状的减轻两组间无显著性差异，没有证据显示调𬌗可以减轻和预防颞下颌关节紊乱病，调𬌗不能作为治疗和预防颞下颌关节紊乱病的首选方法。Forssell 等（2004）对采用调𬌗治疗 TMD 患者的随机对照试验（共 20 篇，共 1 138 例受试者）进行系统评价，也发现没有证据支持调𬌗治疗的效果，相同的结论也由 SBU 等（2006）对采用调𬌗治疗 TMD 患者的 3 篇系统评价及 3 篇随机对照试验（共 2 299 例受试者）分析得到。

𬌗紊乱在人群中普遍存在，但并非所有𬌗紊乱都需要调改，而是那些由于产生不正常𬌗力，引起了组织损伤，包括造成牙周损伤、肌功能异常、颞下颌关节紊乱病等的早接触和𬌗干扰，需要进行处理。有早接触或者𬌗干扰而无组织损伤者，说明𬌗与各组织之间存在着代偿性反应和适应关系，不属于𬌗处理的范围。对咬合的处理应更注重患者对早接触或者𬌗干扰的反应或者适应，不主张预防性调𬌗。文献报道显示，常规正畸治疗颞下颌关节紊乱病的效果非常有限，一般来说，正畸治疗不会增加或降低颞下颌关节紊乱病症状的发生率，也没有显示通过正畸治疗恢复良好的咬合能预防颞下颌关节紊乱病。

对于调𬌗治疗在颞下颌关节紊乱病治疗中的应用，有以下共识：①在肌功能和颞下颌关节紊乱未加处理以前，不能随意调𬌗，只有经过治疗、肌肉症状消除后，才能看到咬合的真实情况；②经检查确定𬌗干扰部位，再进行准确的调𬌗。

（易新竹　刘来奎　李晓箐　刘　洋　兰婷婷）

参 考 文 献

1. 陈慧敏，傅开元. 再定位咬垫治疗关节盘前移位相关文献回顾. 口腔颌面修复学杂志，2006，7（4）：299-301

2. 陈玉琴，程惠娟，钱海馨. 咬垫治疗青少年颞下颌关节紊乱病的临床疗效分析. 口腔颌面修复学杂志，2008，9（2）：141-143

3. 程蕙娟，张富强. 流体静力咬垫与 NTI-tss 咬垫的研究进展. 国际口腔医学杂志，ISTIC. 2008，35（1）：80-82

4. 程蕙娟，张富强，叶少波. 松弛性及稳定性咬垫对咀嚼肌肌电影响的探讨. 上海口腔医学，2002，11（1）：22-24

5. 侯潇，汲平，马慧芬，等. 利用咬合力计指导调咬治疗颞下颌关节紊乱病. 口腔颌面修复学杂志，2008，9（1）：54-57

6. 吉利，龙星，贺红. 咬合板治疗颞下颌关节盘移位的疗效评价. 口腔医学研究，2008，24（1）：78-81

7. 李健浇，傅开元，马每兰. 颞下颌关节紊乱病的咬合治疗. 口腔颌面修复学杂志，2001，2（3）：187-189

8. 林旭，袁安娜. 146 例颞下颌关节盘前移位的咬合板治疗观察. 福建医药杂志，2001，23（6）：72-73

9. 刘子军，王惠芸，卜维亚. 调位咬板治疗颞下颌关节内结构紊乱的观察. 中华口腔医学杂志，1989，24（2）：91-94

10. 史宗道，张志纯，杨锋. 对 1981～1997 年中文期刊中颞颌关节疾病治疗文献的评价. 实用口腔医学杂志，1999，15（1）：306-308

11. 孙梅，王景云，刘红. 稳定咬合板短期治疗颞下颌关节紊乱病的临床疗效观察. 实用口腔医学杂志，2007，23（2）：295-296

12. 温映萍，邱伟平，江惠珍. 升高咬合在临床中的应用. 广东牙病防治. 2001，9（2）：140-141

13. 周小陆，储嘉琪，骆小平，等. 流体静力咬垫在 TMD 诊断和治疗中的应用. 临床口腔医学杂志，2003，19（8）：479-490

14. ALVAREZ-ARENAL A，JUNQUERA L，FERNANDEZ J，et al. Effect of occlusal splint and transcutaneous electric nerve stimulation on the signs and symptoms of temporomandibular disorders in patients with bruxism. Journal of oral rehabilitation，2002，29（9）：858-863

15. BERTRAM S，RUDISCH A，BODNER G，et al. The short-term effect of stabilization-type splints on the local asymmetry of masseter muscle sites. Journal of oral rehabilitation，2001，28（12）：1139-1143

16. DWORKIN SF，HUGGINS KH，WILSON L，et al. A randomized clinical trial using research diagnostic criteria for temporomandibular disorders-axis Ⅱ to target clinic cases for a tailored self-care TMD treatment program. Journal of orofacial pain，2002，16（1）：48-63

17. DYLINA T J. A common-sense approach to splint therapy. The Journal of Prosthetic Dentistry，2001，86（5）：539-545

18. EBERHARD D，BANTLEON H P，STEGER W.The efficacy of anterior repositioning splint therapy studied by magnetic resonance imaging. The European Journal of Orthodontics，2002，24（4）：343-352

19. EKBER E，NILNER M. A 6-and 12-month follow-up of appliance therapy in TMD patients：a follow-up of a controlled trial. The International journal of prosthodontics，2002，15（6）：564-570

20. EKBERG E，VALLON D，NILNER M. Treatment outcome of headache after occlusal appliance therapy in a

randomised controlled trial among patients with temporomandibular disorders of mainly arthrogenous origin. Swedish dental journal, 2002, 26(3): 115-124

21. EKBERG E, VALLON D, NILNER M. The efficacy of appliance therapy in patients with temporomandibular disorders of mainly myogenous origin. A randomized, controlled, short-term trial. Journal of orofacial pain, 2003, 17(2): 133-139

22. FERRARIO V, SFORZA C, TARTAGLIA G, et al. Immediate effect of a stabilization splint on masticatory muscle activity in temporomandibular disorder patients. Journal of oral rehabilitation, 2002, 29(9): 810-815

23. FORSSELL H, KALSO E, KALSO E. Application of principles of evidence-based medicine to occlusal treatment for temporomandibular disorders: are there lessons to be learned. J Orofac Pain, 2004, 18(1): 9-22

24. FU A S, MEHTA N R, FORGIONE A G, et al. Maxillomandibular relationship in TMD patients before and after short-term flat plane bite plate therapy. Cranio, 2003, 21(3): 172-179

25. FUJII T. Occlusal conditions just after the relief of temporomandibular joint and masticatory muscle pain. Journal of oral rehabilitation, 2002, 29(4): 323-329

26. GAVISH A, WINOCUR E, VENTURA Y, et al. Effect of stabilization splint therapy on pain during chewing in patients suffering from myofascial pain. Journal of oral rehabilitation, 2002, 29(12): 1181-1186

27. GREENE C S, LASKIN D. Splint therapy for the myofascial paindysfunction(MPD)syndrome: a comparative study. The Journal of the American Dental Association, 1972, 84(3): 624-628

28. HAGAG G, YOSHIDA K, MIURA H. Occlusion, prosthodontic treatment, and temporomandibular disorders: a review.Journal of medical and dental sciences, 2000, 47(1): 61-66

29. HERSEK N, CANAY Ş, CANER B, et al. Bone SPECT imaging of patients with internal derangement of temporomandibular joint before and after splint therapy. Oral Surgery, Oral Medicine, Oral Pathology, Oral Radiology, and Endodontology, 2002, 94(5): 576-580

30. HIYAMA S, ONO T, ISHIWATA Y, et al. First night effect of an interocclusal appliance on nocturnal masticatory muscle activity. Journal of oral rehabilitation, 2003, 30(2): 139-145

31. KOH H, ROBINSON P. Occlusal adjustment for treating and preventing temporomandibular joint disorders. Cochrane Database Syst Rev, 2003, 1(CD003812):

32. KUTTILA M, BELL Y L, SAVOLAINEN-NIEMI E, et al. Efficiency of occlusal appliance therapy in secondary otalgia and temporomandibular disorders. Acta Odontologica, 2002, 60(4): 248-254

33. MAGNUSSON T, ADIELS A M, NILSSON H L, et al. Treatment effect on signs and symptoms of temporomandibular disorders: Comparison between stabilisation splint and a new type of splint(NTI). A pilot study. Swedish dental journal, 2004, 28(1): 11-20

34. MURAKAMI K, KANESHITA S, KANOH C, et al. Ten-year outcome of nonsurgical treatment for the internal derangement of the temporomandibular joint with closed lock. Oral Surgery, Oral Medicine, Oral Pathology, Oral Radiology, and Endodontology, 2002, 94(5): 572-575

35. OKESIN J. The effects of hard and soft occlusal splints on nocturnal bruxism. The Journal of the American Dental Association, 1987, 114(6): 788-791

36. RAPHAEL K G, MARBACH J J. Widespread pain and the effectiveness of oral splints in myofascial face pain. The Journal of the American Dental Association, 2001, 132(3): 305-316

37. RIVERA-MORALES W. Direct-indirect heat-cured occlusal splint fabrication for a patient with limited

mouth opening. Compendium of continuing education in dentistry，2000，21（2）：127-132

38. RIZZATTI-BARBOSA C M，MARTINELLI D A，AMBROSANO G，et al. Therapeutic response of benzodiazepine，orphenadrine citrate and occlusal splint association in TMD pain. Cranio：the journal of craniomandibular practice，2003，21（2）：116-120

39. SINDELAR B J，EDWARDS S，HERRING S W. Morphologic changes in the TMJ following splint wear. The Anatomical Record，2002，266（3）：167-176

40. STIESCH-SCHOLZ M，TSCHERNITSCHEK H，ROSSBACH A. Early begin of splint therapy improves treatment outcome in patients with temporomandibular joint disk displacement without reduction. Clinical oral investigations，2002，6（2）：119-123

41. TALLENTS R H，KATZBERG R W，MACHER D J，et al. Arthrographically assisted splint therapy：a 6-month follow-up. The Journal of Prosthetic Dentistry，1986，56（2）：224-225

42. Türp J，KOMINE F，HUGGER A. Efficacy of stabilization splints for the management of patients with masticatory muscle pain：a qualitative systematic review. Clinical oral investigations，2004，8（4）：179-195

43. WAHLUND K. Temporomandibular disorders in adolescents. Epidemiological and methodological studies and a randomized controlled trial. Swedish dental journal. Supplement，2003，164：inside front cover，2-64

44. WAHLUND K，LIST T，LARSSON B. Treatment of temporomandibular disorders among adolescents：a comparison between occlusal appliance，relaxation training，and brief information. Acta Odontologica，2003，61（4）：203-211

45. Ž ALAJBEG I，Valentić-Peruzović M，ALAJBEG I，et al. Influence of occlusal stabilization splint on the asymmetric activity of masticatory muscles in patients with temporomandibular dysfunction. Collegium antropologicum，2003，27（1）：361-371

第四章

颞下颌关节紊乱病与口腔修复治疗

口腔修复（prosthodontic）采用符合生理的方法修复口腔及颌面部各种缺损并恢复其相应生理功能，预防或治疗口颌系统疾病，是以基础医学、口腔临床医学、循证医学、材料学、工艺学、生物力学、工程技术学以及美学等为基础的临床科学。

在颞下颌关节紊乱病致病危险因素中，咬合因素是重要的可疑危险因素。组织对不良咬合受力有一定耐受能力和适应能力，超过此能力即可产生病理性反应或损伤，咬合不良可能导致咀嚼肌及颞下颌关节的功能乃至形态的改变。因此，牙体、牙列缺损的修复问题应当引起重视，并按拾学原则进行处理，使咬合重建适应个体的颅颌系统，发挥其最大功能。

颞下颌关节紊乱患者面临的修复学问题主要有：咬合调整，牙体缺损或畸形的修复治疗，牙列缺失的修复治疗，低咬合磨损的修复，各类颌面先天畸形、后天缺损或异常的修复治疗。

影响颞下颌关节紊乱患者修复治疗的因素有：颞下颌关节紊乱病的严重程度、社会经济地位、心理状况、对口腔卫生与口腔修复的认知和重视、对修复的期望值和依从性，治疗者的经验、技能和选择治疗方法的偏好，材料的性能和制作工艺水平等。

颞下颌关节紊乱患者修复治疗是为了改善或恢复受损的咀嚼功能，防止咬合不良对咀嚼系统的进一步损伤，改进受损的美学状况，改善发音，满足患者的要求。但义齿等修复体毕竟属于生物假体，恢复机体的生理功能有一定难度，需要患者的合作，且需要一定的适应过程。应如实告知患者，获得其理解，增强其依从性。

第一节　牙体、牙列缺损及牙列缺失的影响

1. 天然牙列的拾接触　ICP 时，上下颌牙多点广泛均匀接触，后牙接触紧密，前牙轻接触或不接触，磨牙的接触点多于前磨牙。从上下颌牙成对接触的情况来看，在颊舌向，应具有三个稳定接触点；在近远中向，应具有闭合的中止点和平衡点的稳定接触。

2. 牙体、牙列缺损及牙列缺失对颞下颌关节紊乱的影响

（1）牙体缺损：牙体缺损（tooth defect）是指由于各种原因引起的牙体硬组织不同程度的外形和结构的破坏和异常，表现为牙体失去了正常的生理解剖外形，造成正常牙体形态、咬合及邻接关系的破坏。根据牙体缺损的程度、范围以及数目的不同，临床可产生不同程度的牙体、牙周、牙髓反应；如果牙体缺损引起了咬合接触点的变化、垂直距离的改变、咬合关系的紊乱等，会增加整个口颌系统的负担，继而易产生 TMD。在牙体缺损中有一特殊类型，即牙磨损。目前关于牙磨损的发病机制多样，其临床的治疗效果差异性大；但是，在 2017 年最新发表的关于牙磨损机制的文章中认为，临床上的各种类型的磨损如前牙磨损、后牙磨损或

者全牙列均匀磨损,是由其生长发育所决定的,咬合与关节之间的不协调发挥着重要的作用。因此,口颌系统功能紊乱会导致牙磨损,而牙磨损会使咬合关系发生进一步变化,咬合曲线变得更不规则,垂直距离丧失,肌功能状态进一步恶化,从而使口颌系统功能紊乱程度加重。

(2)牙列缺损:牙列缺损是指部分牙齿缺失导致的牙列不完整。一侧牙缺失,可能形成偏侧咀嚼习惯;双侧后牙缺失,可导致髁突后移,对盘后区组织形成压迫性损伤,出现关节区疼痛;多数牙缺失,余留牙可发生倾斜、移位、对颌牙伸长,引起𬌗干扰,颌位不稳定甚至完全改变,严重影响肌肉和颞下颌关节的功能。

(3)牙列缺失:牙列缺失是指各种原因导致的上颌和/或下颌牙列全部缺失,牙列缺失后的颌骨又称为无牙颌(edentulous jaw)。当牙列缺失后,上下颌会丧失原本稳定的咬合接触状态,咀嚼食物时下颌向前向上,使上下颌牙槽嵴前端接触,以代偿前牙咬切食物的功能。颞下颌关节丧失正常的解剖支持,下颌向前向上移动引起髁突磨损、前移和关节囊松弛,并可能导致下颌习惯性前伸,咀嚼肌功能改变,不易退至其缺牙前的ICP位。制作全口义齿时,常需要经过训练,才能获得正确的水平和垂直颌位关系。

第二节　常规修复前的检查与准备

1.口腔检查　口腔常规修复前,要了解患者的全身健康情况、失牙的原因和时间,修复史及其效果。

(1)观察面部外形及表情:面部器官是否对称、协调,表情是否自然,唇齿关系是否正常;当进行前牙修复时,尤其注意患者的上颌中线与面中线的关系以及微笑时笑线的位置。

(2)检查有无颞下颌关节紊乱病症状:应该根据患者的情况进行相应的临床检查、影像学检查以及相关的仪器专项检查。临床检查应该包括颅颌面肌肉的触诊、颞下颌关节运动度的检查如张口型有无偏斜、关节活动是否协调、有无弹响、绞锁、疼痛或受限的情况,必要时进行影像学检查如关节CT、磁共振等以判断关节结构关系有无异常;对于一些情况比较复杂的患者,我们还需要进行相关的仪器检查以判断肌肉、下颌的功能状态。

(3)详细检查失牙部位、失牙间隙的情况:𬌗龈距离大小、牙槽嵴的形状和丰满度,有无骨尖、骨嵴、倒凹,有无压痛。

(4)余留牙的牙体和牙周健康状况:应该对余留牙的𬌗面磨耗情况、𬌗面形态以及牙髓牙周情况做一全面评估分析;往往需拍X线片以查明病损情况,余留牙若有牙体、牙周病变,应先做治疗或拔除。

(5)纵𬌗曲线、横𬌗曲线及咬合情况:检查牙弓形态、大小是否异常,上下颌牙弓是否匹配,牙弓与面部是否协调;上下颌纵𬌗曲线曲度大小是否正常,左右两侧是否对称,横𬌗曲线前后是否协调;正常情况下,ICP与RCP两者协调,ICP接触良好、均匀、稳定,前伸𬌗、侧方𬌗工作侧与非工作侧均无咬合干扰。

(6)其他需要检查的口腔情况:口腔黏膜的厚薄和移动性,唾液的质与分泌量,食物癖好及饮食习惯,发音情况等。口腔副功能运动:是否有夜磨牙、紧咬牙及其他不良习惯。

(7)对已有修复体的检查:应检查其设计是否合理,固位、稳定是否良好,对邻近的软组织有无不良刺激和损伤,有无义齿性口炎等。

(8)𬌗架检查:对失牙情况比较复杂的患者,需要取研究模型,应用𬌗架确定上下颌牙齿的咬合关系,上下颌牙槽嵴的相互关系,有无安放𬌗支托和卡环的间隙,颌间距离的大小,覆𬌗、覆盖程度等。

2. 修复前的准备　临床检查后要做出诊断和治疗计划,进行修复前的口腔处理,为义齿修复创造必要的和有利的条件。

(1)余留牙的准备:①罹患冠心病、糖尿病等全身健康状况较差,颌骨位置关系不正常,牙槽嵴吸收较多的患者,应尽量保留余留牙,避免形成游离端缺损,先制作可摘局部义齿,为将来过渡到全口义齿时能更快适应创造条件;②拆除口内不良修复体(如冠、固定义齿),并根据牙齿和软组织情况分别给予处理;③余留牙中的乳牙、畸形牙、错位牙,凡对义齿修复不利者可以拔除,否则可以保留,拟选作基牙者应调整其形态或用人造冠恢复形态,或截去牙冠保留牙根,用作覆盖基牙;④基牙有牙体病、牙髓病、牙周病者应先治疗,去除牙石、控制牙周炎症,行牙体、牙髓病治疗,不宜充填者,需做嵌体或人造冠修复,再制作可摘局部义齿修复;⑤有保留价值的松动牙要进行系统的牙周治疗,调𬌗去除𬌗创伤,改变冠根比例或用夹板固定;⑥余留牙有过高、过锐的牙尖和边缘嵴时,应进行咬合调整以消除早接触和𬌗干扰,调整𬌗平面和𬌗曲线;⑦余留牙错位者,必要时采用正畸方法矫治、关闭牙间隙,为修复创造有利条件。

(2)缺牙间隙的准备:①缺牙区的骨尖,游离骨片应手术去除;②对过度伸长的牙应磨短或采用正畸的方法进行微小牙移动以压低该牙齿,必要时先去髓进行牙髓治疗后再大量磨改;无保留价值者应拔除。失牙区对颌低位牙应恢复咬合,改善𬌗平面、𬌗曲线;③缺隙两端牙齿倾斜移位,邻面倒凹过大,应减小其倒凹以利义齿就位,避免人工牙和天然牙之间出现过大间隙而嵌塞食物和影响外观;④系带附着接近牙槽嵴顶,不利于基托边缘伸展和排牙者,应做手术矫治。

(3)颌骨的准备:牙槽嵴有骨尖、骨嵴、骨突形成软组织倒凹,上颌结节过大形成骨突、下垂伴明显倒凹者,下颌隆突形成伴明显倒凹者,均可做牙槽骨整形术。如牙槽嵴呈刀状或吸收变平者,可做牙槽嵴加高术。

(4)软组织处理:口腔如有炎症、溃疡、增生物、肿瘤及其他黏膜病,应经过治疗后再做义齿修复。

第三节　颞下颌关节紊乱患者的咬合重建

咬合重建在正畸、修复或者全科治疗中都有其特定的意义,这里的咬合重建指的是狭义的修复学概念。咬合重建即𬌗重建,是指用修复的方法对患者所存在的不良的牙列咬合状态进行改造和重新建立的过程,包括颌位的改正、全牙弓𬌗面的再造、合适垂直距离的恢复以及正确的𬌗关系重建等问题,使之适合颞颌关节及颌面肌肉的解剖生理,从而消除因𬌗异常而引起的口颌系统紊乱,恢复其正常功能。

1. 适应证

(1)牙齿重度磨耗,𬌗面形态破坏,颌间垂直距离降低,导致肌功能紊乱者。

(2)咬合关系紊乱者。

(3)咬合板治疗后,颌位改变较大且不能用调𬌗解决者。

(4)偏侧咀嚼引起的双侧咬合不平衡者。

(5)咬合紊乱不能用调𬌗解决者。

2. 禁忌证　进行性牙周病、龋病且未治疗者;精神、心理障碍不能合作者;关节、肌肉疼痛和下颌运动受限等急性症状未得到控制者；无法确立稳定的颌位者；不良习惯、磨牙症未得到有效控制者。

3. 颞下颌关节紊乱病患者咬合重建的时机　颞下颌关节紊乱病患者，特别是失牙较多的患者，不要急于咬合重建。应首先治疗颞下颌关节紊乱病的急性症状，可采用理疗、咬合板、关节内药物注射、全身用药等综合处理，待关节症状明显减轻，肌肉疼痛基本消失，下颌的功能运动范围增加，调节咬合板取得稳定可重复的颌位后方可进行。

4. 颞下颌关节紊乱病患者咬合重建的设计　对于患有颞下颌关节紊乱病需要进行咬合重建者，往往提示该患者的咬合状态在颞下颌关节病的发生发展中具有重要影响，所以对该类患者的咬合重建一定要小心，即使是单颗牙的修复也应该有整体设计的观念。在临床中，一定要进行正确诊断分析，找到患者适宜的正中关系并且经咬合板治疗有效后，才可进行修复。其设计应达到以下目标：①有正确的垂直距离；②建立正确的𬌗平面位置；③恢复适当的𬌗曲度；④保持生理𬌗间隙；⑤建立正确的切导；⑥恢复正中关系(CR)；⑦肌位、牙位一致。

结合 Parker(1993)提出的评价颞下颌关节紊乱病患者现有的𬌗型是否是生理性的标准，我们认为以下标准可作为全牙列的咬合重建评价的参考：①下颌是否容易进入正中关系𬌗(CRO)，患者是否感觉现有𬌗型舒适；②牙尖交错位(intercuspal position, ICP)位于 CR 前 0.5mm 范围内；③息止𬌗间隙 1~4mm 范围内；④发 /S/ 音时，下颌切牙切缘位于上颌切牙切缘舌侧下约 1mm 处；⑤面部各部分比例关系适当；⑥面部表情自然；⑦无原发性𬌗创伤表现；⑧升颌肌群、翼外肌和颞下颌关节无触痛；⑨无下颌运动受限。

对于复杂的全牙列的咬合重建，可先期制作诊断性咬合板，经 3~6 个月𬌗调整，对颌位及颞下颌关节紊乱病状况进行再评价，最后制作永久性修复体。

5. 永久性修复体的类型

(1) 活动式修复体：主要是𬌗垫式义齿，包括：①树脂𬌗垫义齿：价廉，制作方便，易于调改，但强度不够；②钴铬合金支架𬌗垫义齿：强度高，但不易调改；③纯钛及钛合金支架𬌗垫义齿：生物相容性好，强度高，综合性能优良，值得推广。

(2) 固定式修复体：①树脂嵌体：美观，价廉，操作方便，但强度不够；②钴铬合金高嵌体与冠：强度高，但不易调改，可能磨损对颌天然牙；③纯钛及钛合金冠：生物相容性好，力学性能优良，值得推广；④金、钯合金冠：生物相容性好，金瓷结合强，美观，但价格昂贵；⑤烤瓷熔附金属全冠：大众化；⑥全瓷冠：美观，但脆性大；⑦粘接桥：磨除牙体组织相对少，但粘接强度有待提高。

(3) 其他附着体：如固定、活动联合桥。

6. 颞下颌关节紊乱病患者修复治疗及咬合重建中应注意的问题

(1) 修复治疗开始之前，一定是经过完善的诊断分析设计并且确认在该位置建𬌗不加重患者的颞下颌关节病的进展。

(2) 修复治疗过程中，应该针对患者可能出现的问题进行相关的理疗、药物、行为等综合治疗，同时应该反复确认并且保持治疗颌位的正确性和唯一性，使 CR-CO 协调。

(3) 应该对全牙列进行仔细完善的调𬌗处理，形成稳定、均匀的正中咬合接触且形成有效的前牙引导，功能运动时没有后牙咬合干扰。

(4) 应该对修复体进行完善抛光。

(5) 避免过分牵拉关节和肌肉。

要获得一副良好的修复体，从检查、诊断，到设计、制作，以及试戴、调整，是一个系统工程，每一步都非常重要，都须精心、细致操作，才能保证修复质量，取得良好的修复效果。

（康　宏　包广洁　兰婷婷　刘　洋）

参 考 文 献

1. 宫苹. 种植义齿修复设计. 成都: 四川大学出版社, 2004: 82-104

2. 王惠芸. 𬌗学. 北京: 人民卫生出版社, 2001

3. 徐君伍. 口腔修复学. 第3版. 北京: 人民卫生出版社, 2001

4. 赵依民. 口腔修复学. 第7版. 北京: 人民卫生出版社, 2013

5. ASH M M. Occlusion: reflections on science and clinical reality[J]. The Journal of Prosthetic Dentistry, 2003, 90(4): 373-384

6. CARLSSON G E. Some dogmas related to prosthodontics, temporomandibular disorders and occlusion. Acta Odontologica Scandinavica, 2010, 68(6): 313-322

7. CIANCAGLINI R, GHERLONE E F, RADAELLI G. Unilateral temporomandibular disorder and asymmetry of occlusal contacts. The Journal of Prosthetic Dentistry, 2003, 89(2): 180-185

8. FALK H, LAURELL L, LUNDGREN D. Occlusal force pattern in dentitions with mandibular implant-supported fixed cantilever prostheses ccluded with complete dentures. Int J Oral Maxillofac Implants, 1989, 4(1): 55-62

9. FLANAGAN D. An overview of complete artificial fixed dentition supported by endosseous implants. Artif Organs, 2005, 29(1): 73-81

10. GARCIA L T, OESTERLE L J. Natural tooth intrusion phenomenon with implants: a survey. Int J Oral Maxillofac Implants, 1998, 13(2): 227-231

11. JIVRAJ S, CHEE W. Transitioning patients from teeth to implants. Br Dent J, 2006, 201(11): 699-708

12. KIM Y, OH T J, MISCH C E, et al. Occlusal considerations in implant therapy: clinical guidelines with biomechanical rationale. Clin Oral Implants Res, 2005, 16(1): 26-35

13. LUNDGREN D, LAURELL L, FALK H, et al. Occlusal force pattern during mastication in dentitions with mandibular fixed partial dentures supported on osseointegrated implants. J Prosthet Dent, 1987, 8(2): 197-203

14. MISCH C E. Clinical indications for altering vertical dimension of occlusion. Objective vs subjective methods for determining vertical dimension of occlusion. Quintessence international (Berlin, Germany: 1985), 2000, 31(4): 280-282

15. MISCH C E. Dental Implant Prosthetics. St. Louis, MO., Mosby, 2005: 472-510

16. MIYATA T, KOBAYASHI Y, ARAKI H, et al. The influence of controlled occlusal overload on peri-implant tissue. part 4: a histologic study in monkeys. Int J Oral Maxillofac Implants, 2002, 17(3): 384-390

17. PARKER M. The significance of occlusion in restorative dentistry. Dental Clinics of North America, 1993, 37(3): 341-351

18. PEIKIE D F. Esthetic and functional considerations for implant restoration of the partially edentulous patient. J Prosthet Dent, 1993, 70(5): 433-437

19. SAMMARTINO G, MARENZI G, DI LAURO A E, et al. Aesthetics in oral implantology: biological, clinical, surgical, andprosthetic aspects. Implant Dent, 2007, 16(1): 54-65

20. TÜRP J C, STRUB J R. Prosthetic rehabilitation in patients with temporomandibular disorders. The Journal of Prosthetic Dentistry 1996, 76(4): 418-423

21. WISKOTT H, BELSER U C. A rationale for a simplified occlusal design in restorative dentistry: historical review and clinical guidelines. The Journal of Prosthetic Dentistry, 1995, 73(2): 169-183

第五章

颞下颌关节紊乱病与正畸治疗

第一节　正畸治疗与颞下颌关节紊乱病的关系

正畸治疗和颞下颌关节紊乱病是目前许多正畸医师和其他口腔医师都十分关注的问题。TMD 是一种涉及多种直接和间接因素的综合征，临床医师及学者对 TMD 的病因和病理生理机制仍缺乏深入的认识。这些因素中错𬌗畸形（malocclusion）常被认为是与 TMD 相关的一种主要病因，而正畸治疗（orthodontic treatment）是治疗错𬌗畸形的有效方法，但在 80 年代中期以前，正畸医师只是粗略地对颞下颌关节（temporomandibular joint，TMJ）进行检查，关于正畸治疗和 TMD 的文章和书籍也不多。近十几年来，随着美学意识的提升，寻求正畸治疗的人越来越多，然而正畸治疗后出现 TMD 所导致的诉讼案件也不断增加，因此 TMD 与正畸治疗的关系开始受到更多重视：1987 年后，美国正畸协会针对正畸治疗和 TMD 患病率关系的研究给予了更多的资助以实施研究计划，我国 90 年代后的个别正畸专业书籍也添加了相关章节，对该问题进行了论述。

目前正畸治疗与颞下颌关节紊乱病症状及体征的关系在口腔医学领域仍然颇有争议。本章节批判性地回顾它们之间相关联的潜在证据，希望有助于临床实践以及医学研究。

（一）正畸治疗与颞下颌关节紊乱病的发生无关

根据 McNamara 等（1997）的研究，正畸治疗与 TMD 的关系可以概括为：

1. 健康的个体可以出现 TMD 的症状和体征。

2. 在正畸治疗的过程中有可能会出现 TMD，但 TMD 并非正畸治疗所引起。

3. 青少年时期的正畸治疗不能降低发生 TMD 的危险性。

4. 目前并没有证据表明，不同类型的正畸治疗方法会提高患者对 TMD 的易感性，拔牙矫治不会增加 TMD 发生的危险性。

5. 正畸治疗的目标是建立稳定的咬合，出现 TMD 并不代表正畸治疗的失败。

6. 没有证据表明正畸治疗能预防 TMD。

虽然这些陈述是在十几年前发表的，但根据目前的知识，尽管研究方法不同，大量文献都提示正畸治疗与 TMD 的发生无关，McNamara 等人陈述的观点仍然有效。

Helm 等（1989）报告一项长期追踪研究的结果，观察了从青少年（13～19 岁）至青年（33～39 岁）后关节功能紊乱的变化。结果发现：错𬌗的类型与关节功能紊乱无关，青少年时期的正畸治疗对成年后关节症状没有改善作用。本研究失访率高达 32.8%（治疗初期 1 252 人，10 年回访 841 人），可能影响其结论的真实性。

Wadhwa 等（1993）进行病例对照研究，选择正常𬌗组 30 例，年龄平均 20.9 岁；错𬌗未治疗组 41 例，平均年龄 16.9 岁；正畸治疗组 31 例，平均年龄 19.58 岁。评价指标为 Helkimo 指数。结果发现：正常𬌗组颞下颌关节紊乱病的症状少，但三组间比较无差异；正常𬌗组与错𬌗未治疗组间临床疼痛指数有差异，作者分析精神压力是造成肌肉疼痛的主要原因。

Arat 等（2003）进行了非随机对照研究，其中Ⅲ类（颏兜）治疗组，平均年龄 18.4 岁；Ⅲ类未治疗组，平均年龄 15.5 岁；正常对照组，平均年龄 19.2 岁。结果发现：使用颏兜治疗Ⅲ类错𬌗不是诱发颞下颌关节紊乱病的危险因素。

Luther 等（2007）研究认为无论是静态还是动态的咬合因素都不能被认为是引起 TMD 的原因，发现 TMD 不能与任何特定类型错𬌗畸形相关；Macfarlane 等（2009）进行了一项持续 20 年的关于正畸治疗与 TMD 之间关系的队列纵向研究，得出结论：正畸治疗既不会导致也不能预防 TMD，成年期 TMD 仅有的预后影响因素为性别以及青少年时期是否患有 TMD。

王璟等（2009）复习文献后也发现，绝大多数研究表明正畸治疗与 TMD 的发生无关，拔牙与否对于颞下颌关节以及肌肉功能状态无明显影响。

Kim 和 Graber 等（2002）报道了一篇正畸治疗与颞下颌关节紊乱病患病率关系的系统评价，电子检索 Medline 数据库（1966—2000 年 9 月）及手工检索得到 930 篇文献，最后筛选并纳入 31 篇（18 篇为横断面研究，13 篇为纵向研究）。在这 31 篇文章中，颞下颌关节紊乱病相关症状、体征、Helkimo 指数等指标均存在明显的异质性，无法合并数据进行 Meta 分析，因此仅对这些文章进行了定性合并和简单描述。这主要与颞下颌关节紊乱病没有统一的诊断标准、研究方法不同、临床检查结果一致性不佳以及与被查者的精神心理因素变异大有关。尽管由于严重的异质性没有统计学上的数据，但在 38 项研究中发现了一致的结果：没有研究表明传统的正畸治疗（固定矫治器，颏兜，Herbst 矫治器，Bionator 矫治器，Ⅱ类牵引器等）增加 TMD 的患病率，轻度症状除外（轻度叩痛、触痛）。仅 1 篇横断面研究（Janson，1981）报告拔牙治疗增加了颞下颌关节紊乱病的患病率；评估关节弹响和咀嚼肌压痛的报道可信度低。31 篇文章中只有一篇为随机对照试验（Keling，1995），11 篇文章未设对照组，多数作者未提及如何控制偏倚。6 篇纵向追踪研究未报道失访人数，另外 7 篇纵向研究的失访率多大于 20%。因此这些研究结论的真实性受到了影响。该系统评价由于现有的研究资料不充分，正畸治疗与颞下颌关节紊乱病的关系尚不能阐明，但提示传统的正畸治疗并不增加其患病率。今后迫切需要建立可靠、有效的颞下颌关节紊乱病诊断分类系统，以便对正畸治疗与 TMD 的关系做进一步探讨。

（二）正畸治疗与颞下颌关节紊乱病的发生可能有关

另一些学者研究发现，正畸治疗与 TMD 存在微弱的因果关系，并不是引起 TMD 的必要因素，但可能是颞下颌关节紊乱病发生中的有益或危险因素。

王生等（2007）设计了正畸组、错𬌗组和正常组的调查表，并建立相应的数据库，对 173 名已行正畸治疗者、95 名有错𬌗畸形但未行正畸治疗者和 32 名正常人对照进行 TMD 症状、体征及相关情况的问卷调查和专科检查，所得结果用基于 Helkimo 指数改良设计的数据库进行分析。结果显示，正畸组和错𬌗组在主诉症状指数、临床症状指数和咬合指数的分布上存在显著差异，正畸组和正常组在主诉症状指数和临床症状指数的分布上有显著差异，但在咬合指数的分布上无显著差异。提示正畸治疗后患者在一定时期内易出现 TMD 的症状和体征。

Slade 等（2008）回顾了与 TMD 病因相关的流行病学调查研究概念和实验设计要求，探讨正畸治疗、遗传因素与 TMD 危险因素之间的关系。该研究采用 186 名女性的前瞻性队列研究，结果显示，有正畸治疗史的患者发生 TMD 的危险性高于无正畸治疗史的患者，且两者差异有统计学意义。

　　Michelotti 等（2010）分别以"Orthodontics And TMD""Orthodontics And occlusion And TMD""Orthodontics And occlusion And TMD And Meta-analysis"为关键词在 PubMed 数据库中检索，最终筛选并纳入了 24 篇文献，并对纳入文献的结论进行罗列，指出：尽管大多数研究不支持正畸治疗与颞下颌关节紊乱之间存在相关性，但必须强调的是由于 TMD 的病因不明，其诊断上缺乏统一的、能广泛应用的标准，研究方法上又存在多样性，而且缺乏流行病学调查研究的支持，因此从循证医学的角度对正畸治疗与 TMD 两者之间的关系很难得出明确的结论。期待未来能建立真实、可靠、统一且有效的 TMD 诊断分类体系，便于研究分析，以期能对正畸治疗与 TMD 两者之间的关系进行更深层次的研究。

第二节　颞下颌关节紊乱病的正畸治疗

　　目前，虽然还不能证实正畸治疗能否改善颞下颌关节紊乱病的症状及体征，但不能排除某些类型的错𬌗可能是颞下颌关节紊乱病的危险因素，因此临床仍然有必要对伴有明显错𬌗因素的颞下颌关节紊乱病患者进行正畸矫治，去除错𬌗因素，恢复正常的咬合接触及生理性𬌗运动，促进神经肌肉协调。

　　1. 颞下颌关节紊乱病患者进行正畸治疗的适应证

　　（1）有明显的病理性𬌗因素存在：如错𬌗、𬌗干扰、𬌗不稳定、𬌗的异常磨耗等。

　　（2）颞下颌关节紊乱病处于功能紊乱期。

　　（3）颞下颌关节紊乱病处于关节结构紊乱期，如早期盘突关系失调，正畸治疗可解除症状。

　　2. 禁忌证

　　（1）下颌运动受限者不能做正畸治疗。

　　（2）严重关节器质性病变者不能做正畸治疗。

　　3. 正畸治疗的目标及原则

　　（1）通过错𬌗畸形的正畸治疗，去除病理性𬌗因素，恢复个体的生理性咬合，达到解除关节疼痛、弹响及下颌运动异常的目的。牙列的美观放在次要位置考虑。

　　（2）矫治后的𬌗必须与关节及相关肌肉协调适应。患者闭口至牙尖交错位时，髁突应位于最后最上位，后牙均匀接触，前牙轻接触，肌肉活动度较低。侧方𬌗时，由尖牙诱导，对侧无𬌗接触；前伸𬌗时，由切牙诱导，后牙无接触。

　　（3）避免关节及其他组织进一步损伤。正畸治疗过程中应采用轻力及间歇力，避免使用重力，如下颌矫形力、长时间的Ⅲ类牵引力，这些力量可导致下颌髁突脱离正常的位置，向上、向后移位，压迫双板区，改变盘突关系，加重关节病变及关节症状。

　　（4）强调患者的心理调节及疾病相关知识的教育。在正畸治疗前、治疗中及治疗后，应始终对患者进行颞下颌关节紊乱病相关知识的宣教，教会患者一些自我放松和松弛肌肉的方法。

　　4. 颞下颌关节紊乱病正畸治疗常用的方法　　不同患者寻求正畸治疗的动机不一样，只有认真收集各种临床资料，才能真正了解患者的需求，制定合适的治疗计划，选择适宜的矫治方法。一般来说，临床上患者可能有三种要求：只要求解决关节问题，只要求解决错𬌗问题，或者二者都要求解决。

　　如果伴有颞下颌关节紊乱病的错𬌗患者只要求解决错𬌗及美观问题，那么首先要满足其正畸的需求,但同时注意建立功能性咬合,使𬌗、肌肉、关节协调稳定。

如患者只想治疗颞下颌关节紊乱病的症状,临床医师必须先确定是否有必要作正畸治疗。因为适应证选择不当,治疗将徒劳无益。由于错𬌗及其严重程度与颞下颌关节紊乱病症状及体征相关的证据尚不充分,对伴有错𬌗畸形的颞下颌关节紊乱病患者,在无法明确其症状是否由错𬌗引起的情况下,使用咬合板进行诊断性治疗是一个稳妥而有效的手段。如果患者使用咬合板后,关节症状并未改善,则不需进行正畸治疗,这类患者的关节症状与错𬌗无关。而当患者使用咬合板后,关节症状得到改善,则错𬌗可能是引起关节症状的潜在因素。

正畸治疗时可以使用活动矫治器、功能矫治器及固定矫治器。对于明显因个别牙错位而引起关节症状的患者,可使用简单的活动矫治器,必要时可附带𬌗板,在短期内解除个别牙的错位。处于生长发育期的青少年,除牙齿错位外,同时伴有下颌位置及关节位置不调,如下颌后缩、偏颌等,可采用功能矫治器,重建下颌及髁突的位置,使治疗后患者的关节、肌肉及颌位协调稳定。但成人由于颞下颌关节的生长改建基本停止或极其缓慢,一般不使用功能矫治器治疗。对于需要全面调整牙列及咬合关系的患者,更多的是采用固定矫治器治疗。

正畸治疗期间,患者应少咀嚼硬物及韧性食物,使关节负荷下降,症状得到缓解,但这并不表明正畸治疗已经有效。只有在治疗结束时建立了一个符合生理需求的口颌系统,并能稳定运行,才算治疗成功。

5. TMD 患者正畸治疗中需注意的问题

(1) 矫治计划应简明,以恢复关节的健康,减轻关节症状为重点。

(2) 施力宜轻,少用Ⅲ类牵引力,避免使用下颌矫形力,如头帽颏兜抑制下颌生长。

(3) 患者关节症状在正畸治疗中如加重,可暂停正畸治疗,等待其休息恢复,同时辅助热敷及理疗。肌肉疼痛明显者,可服用止痛药。

(4) 注意解除𬌗干扰,防止牙移动过程中产生新的𬌗干扰。

(5) 建立正常的前牙覆𬌗覆盖、前后牙倾斜度及转矩角度,取得稳定协调的牙尖交错位,正常的前伸𬌗及侧方𬌗。

第三节   正畸治疗后颞下颌关节的改建

(一)矫形治疗(orthopedic therapy)引起动物的颞下颌关节改建(temporomandibular joint remodelling)

1. 功能矫形前伸下颌后颞下颌关节及咀嚼肌的改建   人类多数关节都会发生改建过程,颞下颌关节可能也会对功能矫治器产生适应性改建。动物实验研究发现,功能矫形前伸下颌后,髁突、下颌体、下颌支、关节盘、关节窝及口颌系统的肌肉发生了相应的变化,以适应新的下颌位置。

功能矫形前伸下颌后,髁突软骨明显增厚,以髁突中后份变化明显。细胞功能活跃,合成大量细胞基质,通过钙沉积而形成新骨。许多激素和生长因子参与了这一过程,如生长激素(GH)、胰岛素(Insulin)、雌激素、PGE_2、IGF-I、睾酮、甲状腺素、甲状旁腺素、TGF-β 等。髁突前份近颈部受压,产生大量破骨细胞,发生骨吸收,使髁突前份发生适应性改建,适应髁突新的功能位置。下颌骨综合长度增加,下颌支前缘骨吸收,后缘骨沉积,下颌支相对下颌体向后下旋转生长。关节盘纵向胶原纤维变粗大,后带内细胞 DNA 合成增加。关节窝前壁受压，发生骨吸收，而后壁有明显新骨形成，与髁突的改建相适应。功能矫形前伸下颌后，翼外肌及浅层嚼肌的功能活动增强。矫形治疗结束后，肌肉的肌电活动逐渐恢复正常。

2. 下颌后牵引引起的颞下颌关节变化　使用颏兜后牵引抑制下颌生长，髁突的位置发生改变，发生层细胞受到压力，细胞层厚度减小，细胞增殖活性降低，髁突软骨生长受到抑制，下颌骨后下旋转，生长受限。

（二）临床矫形治疗是否能引起人的颞下颌关节改建

以上研究结果为动物实验结论，由于人和动物差异较大，上述结论能否推广用于人体，尚不能肯定。以往的一些临床研究发现功能矫形前伸下颌可取得良好的临床效果；而使用颏兜后牵引下颌，抑制下颌骨生长的疗效却并不理想。但是这些研究大部分没有贯彻随机、对照及盲法等原则，近年来学者们都在积极尝试完善相关问题。

Zurfluh 等（2015）关于颏兜对 TMJ 形态学和 TMD 症状的影响进行了系统评价，确定了检索词，电子检索数据库 Medline，Embase，Cochrane 口腔健康组试验登记册和 Central，按纳入和排除标准筛选并纳入了 12 篇文献（8 篇前瞻性研究，4 篇回顾性研究），从现有的中低等级的证据推断：①颏兜治疗可导致Ⅲ类错𬌗患者颅面部的改变；②颏兜治疗会影响髁突形态；③颏兜治疗不是 TMD 的危险因素。

Ivorra-Carbonell 等（2016）报道了一篇关于功能性下颌前移矫治器对颞下颌关节影响的系统评价。该研究根据 PRISMA 系统评价制作的基本规范，确定了检索词，电子检索 Pubmed，Scopus，Cochrane 图书馆和 Embase 数据库（截至 2015 年 7 月前），按纳入和排除标准筛选并纳入了 29 篇文献，评价了纳入的文献质量后排除了低质量的 8 篇，最后总结剩余 21 篇中高等级的证据得出运用功能性下颌前移矫治器治疗后：①髁突发生了适应性改建，处于一个更靠前的位置和关节窝发生适应性的形态改变；②健康患者中没有出现不良 TMJ 反应，并且可能改善最初出现的关节盘移位。

（三）临床科研中需求证的问题

对于正畸治疗与颞下颌关节紊乱病的关系，虽然目前尚无较好的临床证据予以说明，但是近年来随着计算机和网络技术的发展、大数据的出现与实时共享以及大量新方法如网状 Meta 分析、贝叶斯 Meta 分析、前瞻性系统评价方法学的产生，循证医学的发展注入了新力量，学者们也越来越注重高质量的临床研究，相信不久的未来将能明确解答以下问题，帮助口腔医师在临床实践中做出适当的选择，更加准确、有效地诊断和治疗该类患者：①错𬌗畸形中颞下颌关节紊乱病的患病率与一般人群中该病的患病率有无差别；②哪些错𬌗（如前牙反𬌗，前牙开𬌗，后牙反𬌗，后牙锁𬌗，内倾型深覆𬌗，个别牙伸长）更易引起颞下颌关节紊乱病；③拔牙治疗与非拔牙治疗出现关节问题的比例是否相同；④青少年患者与成人患者正畸治疗中出现关节症状的比例；⑤固定矫治器与功能矫形治疗Ⅱ类下颌后缩者可能出现的关节问题；⑥Ⅱ类与Ⅲ类错𬌗患者关节问题的比较；⑦正畸治疗中关节适应的限度等。

（黄　宁）

参 考 文 献

1. 陈辉，孙涛. 两组成人正畸患者颞下颌关节紊乱表现的对比研究. 北京口腔医学，2001，9（2）：75-78

2. 丁寅. 正畸治疗中颞下颌关节紊乱病风险及其防治策略. 中国实用口腔科杂志，2013，6（05）：257-260

3. 戴娟，段银钟. Herbst 矫治器治疗与颞下颌关节改建. 国外医学：口腔医学分册，2001，28（5）：313-315

4. 邓雨荫，傅民魁. 少年儿童颞下颌关节紊乱综合征患者正畸治疗后𬌗接触点变化的研究. 中华口腔医学杂志，1994，29（1）：20-23

5. 段小红，朱燕梅. 正畸治疗和颞下颌关节紊乱. 口腔医学纵横，1999，15（3）：180-183

6. 段银钟，林珠. 口腔正畸生物学. 西安：世界图书出版公司，1994

7. 傅民魁. 口腔正畸学. 第4版. 北京：人民卫生出版社，2003

8. 胡敏，毕长青. 安氏Ⅲ类错𬌗正畸前后颞下颌关节形态变化的研究. 现代口腔医学杂志，2000，14（5）：317-319

9. 骆鹏. 颞下颌关节病患者的正畸治疗. 中外健康文摘，2014，（19）：282-282

10. 雷勇华. 正畸治疗与颞下颌关节杂音关系的临床研究. 湖南医科大学学报，2001，2（6）：561-562

11. 李诗佩，陈展鸿. 280例青少年颞颌关节紊乱综合征的错𬌗类型分析. 口腔医学，1996，16（1）：21-22

12. 罗颂椒. 当代实用口腔正畸技术与理论. 北京：北京医科大学中国协和医科大学联合出版社，1996

13. 史宗道. 循证口腔医学. 北京：人民卫生出版社，2003

14. 王璟，王晟，赖文莉. 正畸治疗与颞下颌关节紊乱病关系的研究进展. 国际口腔医学杂志，2009，36（1）：38-40

15. 张雪明. 正畸治疗和颞下颌关节紊乱综合征关系的研究进展. 国外医学：口腔医学分册，1994，21（6）：325-328

16. 赵美英，罗颂椒，陈扬熙. 牙颌面畸形功能矫形. 北京：人民卫生出版社，2000

17. 赵燕平，马绪臣. 435例正畸患者颞下颌关节紊乱病发病情况分析. 现代口腔医学杂志，2002，16（4）：326-328

18. 周志迎，林巍. 正畸矫治和颞下颌关节紊乱病的关系. 口腔颌面修复学杂志，2002，3（2）：124-126

19. AL-SALEH M A，ALSUFYANI N，FLORES-MIR C，et al.Changes in temporomandibular joint morphology in class Ⅱ patients treated with fixed mandibular repositioning and evaluated through 3D imaging：a systematic review.Orthod Craniofac Res，2015，18（4）：185-201

20. ARAT Z M，AKCAM M O，GöKALP H.Long-term effects of chin-cap therapy on the temporomandibular joints.Eur J Orthod，2003，25（5）：471-475

21. CONTI A，FREITAS M，CONTI P，et al.Relationship between signs and symptoms of temporomandibular disorders and orthodontic treatment：a cross-sectional study.Angle Orthod，2003，73（4）：411-417

22. DAVIDOVITCH M，ISAACSON R.The role of the orthodontics in the treatment of temporomandibular disorders.Oral Maxillofac Surg Clin North Am，1995，7：141-148

23. DEGUCHI T，UEMATSU S，KAWAHARA Y，et al.Clinical evaluation of temporomandibular joint disorders （TMD）in patients treated with chin cup.Angle Orthod，1998，68（1）：91-94

24. DIBBETS J，VAN DER WEELE L T.Long-term effects of orthodontic treatment，including extraction，on signs and symptoms attributed to CMD.Eur J Orthod，1992，14（1）：16-20

25. MCNAMARA I，MAGNUSSON T，CARLSSON G E.A 20-year follow-up of signs and symptoms of temporomandibular disorders and malocclusions in subjects with and without orthodontic treatment in childhood.Angle Orthod，2003，73（2）：109-115

26. MCNAMARA I，RöNNERMAN A.Temporomandibular disorders in the active phase of orthodontic treatment.J Oral Rehabil，1995，22（8）：613-618

27. EGERMARK I，THILANDER B.Craniomandibular disorders with special reference to orthodontic treatment：an evaluation from childhood to adulthood.Am J Orthod Dentofacial Orthop，1992，101（1）：28-34

28. GREBER T，VANARSDA R L. 口腔正畸学——现代原理与技术. 徐芸，主译. 天津：天津科技翻译出版公司，1996

29. GREENE C S.Orthodontics and temporomandibular disorders.Dent Clin North Am，1988，32（3）：529-538

30. HENRIKSON T，NILNER M.Temporomandibular disorders，occlusion and orthodontic treatment.J Orthod，2003，30（2）：129-137

31. HENRIKSON T，NILNER M，KUROL J.Symptoms and signs of temporomandibular disorders before，during and after orthodontic treatment.Swed Dent J，1998，23（5-6）：193-207

32. IVORRA-CARBONELL L，MONTIEL-COMPANY J M，ALMERICH-SILLA J M，et al.Impact of functional mandibular advancement appliances on the temporomandibular joint-a systematic review.Med Oral Patol Oral Cir Bucal，2016，21（5）：65-572

33. KIM M R，GRABER T M，VIANA M A.Orthodontics and temporomandibular disorder：a meta-analysi.Am J Orthod Dentofacial Orthop，2002，121（5）：438-446

34. .LUTHER F.Orthodontics and the temporomandibular joint：where are we now? Part 1.Orthodontic treatment and temporomandibular disorders.Angle Orthod，1998，68（4）：295-304

35. LUTHER F.TMD and occlusion part Ⅱ.Damned if we don't?Functional occlusal problems：TMDepidemiology in a wider context.Br Dent J，2007，13：210-216

36. MACFARLANE T，KENEALY P，KINGDOM A，et al.Twenty-year cohort study of health gain from orthodontic treatment：temporomandibular disorders.Am J Orthod Dentofacial Orthop，2009，135：692

37. MCNAMARA J R J，TüRP J.Orthodontic treatment and temporomandibular disorders：is there a relationship? Part 1：Clinical studies.J Orofac Pain，1996，58（2）：74-89

38. MCNAMARA J R J.Orthodontic treatment and temporomandibular disorders.Oral Surg Oral Med Oral Pathol Oral Radiol Endod，1997，83（1）：107-117

39. MCNAMARA J R J，SELIGMAN DA，OKESON JP.Occlusion，orthodontic treatment and temporomandibular disorders：a review.J Orofac Pain，1995，9（1）：73-90

40. MITCHELL L.An introduction to orthodontics.2nd edition.Oxford University Press，2002

41. MICHELOTTI A，IODICE G.The role of orthodontics in temporomandibular disorders.J Oral Rehabil，2010，37（6）：411-429

42. MOHLIN B，AXELSSON S，PAULIN G，et al.TMD in relation to malocclusion and orthodontic treatment：A systematic review.Angle Orthod，2007，77（3）：542-548

43. PILLEY J，MOHLIN B，SHAW W，et al.A survey of craniomandibular disorders in 800 15-year-olds.A follow-up study of children with malocclusion.Eur J Orthod，1992，14（2）：152-161

44. RENDELLN J K，OHRBACH L A，GAY T.Orthodontic treatment and temporomandibular joint disorders.Am J Orthod Dentofacial Orthop，1992，101（1）：84-87

45. REY D，OBERTI G，BACCETTI T.Evaluation of temporomandibular disorders in Class Ⅲ patients treated with mandibular cervical headgear and fixed appliance.Am J Orthod Dentofacial Orthop，2008，133（3）：379-438

46. REYNDERS R M.Orthodontics and temporomandibular disorders：a review of the literature（1966-1988）.Am J Orthod Dentofacial Orthop，1990，97（6）：463-471

47. SADOWSKY C.The risk of orthodontic treatment for producing temporomandibular mandibular disorders：a literature overview.Am J Orthod Dentofacial Orthop，1992，101（1）：79-83

48. SLADE G D，DIATCHENKO L，OHRBACH R，et al.Orthodontic treatment，genetic factors and risk of temporomandibular disorder.Semin Orthod，2008，14（2）：146-156

49. XIE，Q，LI X，XU X.The difficult relationship between occlusal interferences and temporomandibular disorder-insights from animal and human experimental studies. J Oral Rehabil，2013，40（4）：279-295

50. ZURFLUH M A，KLOUKOS D，PATCAS R，et al.Effect of chin-cup treatment on the temporomandibular joint：a systematic review.Eur J Orthod，2015，37（3）：314-324

第六章

颞下颌关节紊乱病与正颌外科手术治疗

口颌系统由牙齿、颌骨、颞下颌关节、附着于颌骨的肌肉及其他颌周软组织组成，是一个由中枢及周围神经控制的统一系统，其中颞下颌关节与𬌗是口颌系统的中心环节。颞下颌关节具有精密细致的解剖结构和协调统一的功能机制，任何微小的改变都有可能产生一定的功能异常，同时又具有一定的适应性，在不超过其代偿能力的前提下，可能通过适应性改建来达到新的平衡，继续发挥正常功能。

正颌外科手术（orthognathic surgery）改变了原有的颌骨解剖结构和咬合关系，势必会影响到口颌系统的结构和功能。正颌外科手术对颞下颌关节可能带来负面影响，处理不当可能导致患者发生颞下颌关节紊乱病。另外，正颌外科对颞下颌关节强直患者的治疗可解决张口问题，还可矫正由于强直带来的牙颌面畸形及咬合错乱，提高患者的生存质量，临床实践中还发现某些正颌外科手术，如经口内入路下颌支垂直骨切开术（intraoral vertical ramus osteotomy，IVRO）对部分颞下颌关节紊乱病患者具有潜在的治疗作用。因此，有必要深入探讨两者关系及正颌外科手术在颞下颌关节疾病治疗中的应用。

第一节　正颌外科手术与颞下颌关节

现代下颌骨的正颌外科手术一般在升支部施行，由于下颌骨连续性中断以及切开后牙-骨段的移动，特别是近心骨段的移位和肌肉牵拉，不可避免地将引起髁突位置的变化，打破整个口颌系统原有结构关系的动态平衡。颞下颌关节结构改变尤其是髁突位置改变是术后复发的主要因素之一，因此避免或减少髁突移位，建立良好的关节结构是防止复发、保证正颌外科术后稳定性的重要条件。

一、正颌外科手术对髁突的影响

不正常的髁突位置是颞下颌关节紊乱病的一个重要病因，髁突位置改变尤其是髁突下垂（condylar sag）可能是术后复发的主要因素之一。另外，术后𬌗关系的改变、关节负荷的变化、手术的创伤等因素对颞下颌关节的影响也不容忽视。

（一）髁突移位

1. 原因

（1）全麻状态：正颌外科手术通常在全麻下进行，患者取仰卧位，麻醉过程中常规应用肌松剂。清醒状态下，颌周肌张力在维持颞下颌关节正常结构中起重要作用。全麻过程中，肌松剂使颌周肌松弛，肌张力降低，由于重力作用，髁突向下后移位。McMillen（1972）研究表明：全麻状态下，当用手托起双侧下颌角，髁突向后移位平均为0.31mm；而未托起下颌角时，髁突向下后移位明显，平均为2.43mm。手术中为了减小或避免髁突移位，减少术后复发，常采用手法使髁突复位，此时，应注意由于肌张力降低，髁突比清醒状态下更易推动。术后过度后上移位的髁突可能发生退行性变，从而引起颞下颌关节紊乱病。

（2）手术方式：下颌骨形态为马蹄形，正颌外科手术在下颌升支部行骨切开并移动，无论是远心骨段向前、向后移动还是旋转，均有可能引起近心骨段的移位，从而影响髁突在关节窝中的位置、方向以及两侧髁突间的距离。

上颌骨正颌外科手术的截骨或植骨涉及垂直方向上的变化时，下颌骨会自动旋转，髁突的位置也会发生变化。

（3）固定方式：近年来，坚固内固定（rigid internal fixation，RIF）技术被广泛用于正颌外科手术，逐渐取代了以往的钢丝内固定。由于RIF技术的应用及固定装置的不断改进，大大提高了就位骨段固定后的稳定性，促进了骨切开部位的愈合，增强了抵抗外力牵拉的作用，显著地缩短了术后颌间固定的时间，有利于患者早期张口、进食和康复，并显著地减少了由于骨段移位引起的术后复发。然而，用钢丝固定时骨段间有一定活动度，髁突可自行调整至原来的关节窝—关节盘—髁突关系，坚固内固定时却常常引起髁突移位，并且由于坚固内固定后缺乏活动性，移位的髁突有可能导致颞下颌关节紊乱病的发生。

上颌行骨切开术后，通常用微型螺钉夹板固定，一般不会引起明显的髁突移位。

2. 不同正颌外科术式引起的髁突移位

（1）经口内下颌升支斜行（垂直）骨切开（intraoral oblique/vertical ramus osteotomy，IO/VRO）：术后髁突移位的研究结果比较一致。Wisth（1975）通过关节许氏位X线片的测量发现，下颌升支斜行骨切开术后6周，髁突向前下移位约1mm，术后1年有少许复位。Sund等（1983）采用定位后前位投照、定位颅底投照以及关节矢状面断层X线片对手术前后的关节位置进行了三维测量，发现在矢状平面上髁突向前下方向移位，在冠状平面上髁突内侧份向上旋转，而在水平面上则是髁突向前或向后方向的旋转；术后18个月这种空间位移均基本复原。Tornes等（1990）研究发现术后1年髁突仍处于向下方约0.2mm，向前方约0.9mm的位置。Sanroman采用CT和MRI在横切面、矢状面及冠状面上对髁突各标志点进行测量，发现在横切面上髁突有轻微外旋、在矢状面上轻度向下移位，在冠状面上向前移位。以上变化在术后一年均基本复原。

从生物学和临床角度评价正颌外科术式对髁突位置的影响，IO/VRO是一种较好的术式。合并颞下颌关节紊乱病的患者更适于选择此术式。但如果手术操作不准确、近心骨段过小、剥离近心骨段附着的翼内肌及内侧骨膜过多，可造成近心骨段向前上旋转或髁突下垂等移位。

（2）下颌升支矢状骨劈开（sagittal split ramus osteotomy，SSRO）：术后髁突位置改变的观察结果并不一致，有50%~100%的髁突发生了移位，约7%~20%因髁突移位而引起颞下颌关节紊乱病症状以及畸形复发。SSRO所致的髁突移位在移动方向和移动距离上各学者观察的结果也有较大差异。O'Ryan等（1983）发现术后髁突有35%向前方移位，65%向后方移位，无一例位于关节窝中份，同时髁突动度有所下降。而Hackney等（1989）报告髁突位于原位，手术没有导致髁突位置发生改变。

SSRO引起的髁突移位有多种因素需要考量。下颌骨的形态为弓形，前面窄后面宽。进行矢状骨劈开时，从几何学原理来分析，下列现象应该成立：①矢状劈开并前移下颌骨将增加髁突间的宽度（两侧髁突内极间的距离），后退下颌骨将减小髁突间宽度；②前移或后退下颌骨都将引起髁突旋转，从而改变髁突间角度（两侧髁突长轴近心端延长线的交角）；③下颌骨移动量越大，髁突间宽度及髁突间角度变化也越大。尸体标本上进行的实验证实了上述现象。

SSRO 术中，骨切开面与远心骨段前移或后退的轴线并不平行，通常情况下，当远心骨段前移时，近、远心骨段在骨切开面的前部出现一个由后向前递增的间隙；而当远心骨段后移时，近、远心骨段骨切开面的后部会出现一个由前向后递增的间隙。而用于临时固定的持骨钳以及固定后的螺钉都将使近、远心骨段贴紧，从而引起近心骨段相应的旋转移位，前移时近心骨段向外侧移位，髁突间宽度和髁突间角度增大；后移时近心骨段向内侧移位，髁突间宽度和髁突间角度减小，都有可能导致颞下颌关节紊乱病。而当用钢丝或小夹板进行单皮质骨间内固定时，此种影响将较轻微。

SSRO 术后髁突移位不仅受手术操作、固定方式、麻醉状态下髁突是否进行复位、颌周肌张力改变等因素影响，还受颌周结缔组织及骨膜张力的影响。下颌前移或后移时，颌周结缔组织与骨膜将产生张力，采用坚固内固定后此张力传递至髁突，从而引起髁突移位，有可能引起颞下颌关节紊乱病。

（3）上颌 Le Fort I 型骨切开术引起的髁突移位：上颌 Le Fort I 型骨切开（Le Fort I osteotomy）术后，当仅在前后向移动上颌骨时，一般较少引起髁突移位；当在垂直方向移动上颌骨进行截骨或植骨时，下颌骨连同髁突随上颌移动而发生旋转。上颌骨垂直向移动的术式常见于长面综合征及短面综合征。Otterloo 对 16 例长面综合征患者进行 Le Fort I 型骨切开并上移上颌骨，用钢丝行骨内固定，颌间结扎 4 周，术后随访 6 年。结果发现 3 例存在颞下颌关节紊乱病症状，如弹响、张口度减小和关节区疼痛，但其中 1 例术前即存在颞下颌关节紊乱病症状。影像学检查显示 2 例高下颌平面角患者术后有髁突形态改变，前斜面变平，后面高前面低，表明髁突前面发生了吸收。其他一些学者也报道高下颌平面角患者在正颌术后髁突有吸收倾向。

行 Le Fort I 型骨切开并上移上颌骨，下颌骨将自动旋转，髁突可能向后移位压迫盘后区，从而引起颞下颌关节紊乱病。O'Ryan 和 Epker 报告上述手术后，影像学显示 60% 的患者髁突向后移位。导致髁突后移的原因可能是：①部分上颌骨垂直向发育过度的患者，牙尖交错位处于不稳定状态，下颌及髁突处于前位。术中髁突随下颌旋转回到牙尖交错位，因而影像学检查显示术后与术前对比髁突向后移位；②上颌上移，下颌随之旋转，髁突绕自身长轴旋转表现为髁突后移，此后移表现与上颌上移的距离相关；③术中患者处于仰卧位，并在全麻状态下肌张力下降等原因都可能导致髁突后移位。

（二）髁突吸收

髁突吸收是正颌术后常见的关节改变，与正颌术后复发和颞下颌关节紊乱病密切相关，所以正颌外科术后髁突吸收的发生及病因研究引起了学者和临床医师的广泛关注。

DeClercq 等（1993）观察到 29 例高下颌角下颌后缩畸形（high-angle mandibular retrognathism）的患者，行双侧 SSRO 前徙术后，7 例髁突发生了明显吸收。髁突吸收可能是正颌术后关节负荷增加的结果，手术造成的关节盘前移位、关节盘粘连及术后的张口受限也是导致髁突吸收可能的因素，髁突吸收与手术的固定类型无关，与手术前后关节功能紊乱症状也无明显关系。髁突吸收是多种因素作用的结果，手术中应尽量使髁突复位，防止近心骨段旋转,恢复盘突关系,以防止髁突吸收。

二、正颌外科手术对颞下颌关节的影响

(一)正颌外科手术致髁突位置改变对颞下颌关节的影响

近年来关于正颌外科手术对髁突位置影响的研究较多,发现髁突可能向不同方向移位,但多数未能证实移位与临床症状的关系。但这并不能否定髁突移位与关节功能以及手术效果可能的关联。

Nishimura 等(1997)研究发现:下颌升支矢状劈开术的患者术后绝大多数髁突角增大,表明髁突向内旋转,而对张口度无明显影响。Ellis 和 Hinton(1991)研究了下颌前移后不同固定方式对颞下颌关节的影响,发现颌间固定组髁突有向前移位的倾向,而坚固内固定组髁突有向后移位的倾向。髁突水平位置的改变与髁突后部软骨厚度存在明显相关性,提示髁突位置的改变可能导致关节改建。因此,学者们通过改进手术方法或设计髁突定位装置,以求稳定髁突,达到良好的手术效果。

(二)正颌外科手术致𬌗关系改变对颞下颌关节的影响

Wish 的研究显示:错𬌗患者𬌗接触(occlusal contact)减少,并且常常伴有𬌗干扰。Ingerval 报道:大多数牙颌面畸形患者𬌗力降低,比正常𬌗关系的人群需要更多的咀嚼次数来嚼碎食物。他们的研究都表明正颌外科手术后患者𬌗接触数目及强度增加。

正颌外科手术矫正了颌骨畸形,建立了正常的上、下颌骨关系,上下颌牙弓不调也随之得以纠正,加之术前、术后正畸排齐了牙列、整平了牙弓、去除了代偿,所以术后𬌗接触数目增加,使牙齿、牙槽骨及颌骨处于和谐状态,改变了感觉的本体感受传入信号,使得𬌗接触强度增加。𬌗接触数目及强度增加并不意味着𬌗力一定增加,正颌外科手术后短期内患者𬌗力常常下降,除了手术创伤、颌间结扎限制了功能及患者术后不敢大张口等原因外,正颌外科手术改变了颌骨的位置,也改变了颌周肌群的位置和肌长度,影响神经肌肉功能。患者应进行积极的术后训练,尽早完成肌功能的适应性调整。

三、颞下颌关节的结构改变与正颌外科术后复发

正颌外科术后复发直接影响手术效果,是一个重要的术后并发症。Will 研究发现:41例双侧矢状骨切开术后14例出现了复发。

Hall(1991)发现髁突内脱位与复发相关,提出了髁突下垂(sag)导致术后复发的观点。More 认为髁突移位和吸收是正颌外科手术引起颞下颌关节改变并导致术后复发的主要机制。Arnett 详细论述了 SSRO 术后复发的机制,其中颞下颌关节是产生复发的重要解剖基础,髁突下垂、受压和形态改变都可能会导致复发。手术完成时非接触性下垂的髁突由于下颌周围软组织的张力可以逐渐回到术前位置,造成早期复发。在手术过程中如果将髁突固定于较后的位置,会对髁突后方产生压力,髁突受压而吸收改建,产生形态改变,髁突向后上移位,导致复发,此种复发则发生于术后较长时间。坚固内固定过程中对髁突产生的扭力也可能使髁突受压、吸收、改建,最终导致复发。

正颌外科术后复发的因素还有很多,如术中下颌前移过多,过高的下颌平面角,固定方式,外科技术等,但上述因素往往最终都是通过影响髁突的位置或髁突吸收等导致复发。表明颞下颌关节与正颌外科手术术后复发关系密切,关节的变化会影响手术效果。

第二节　正颌外科手术与颞下颌关节紊乱病

很多学者从不同角度对正颌外科术后颞下颌关节的变化进行了研究,但是引起颞下颌关节结构或功能紊乱的原因十分复杂,再引入正颌外科手术这样一个涉及面非常广泛的范畴,使得研究它们之间的关系非常困难,有些结果是一致的,而有些结果差异较大甚至相反。

一、需正颌外科手术的患者颞下颌关节紊乱病患病率情况

由于调查方法和纳入标准的不一致,加之调查对象在种族、社会背景、年龄组成及评估方法的差异,有关颞下颌关节紊乱病患病率的报道很不一致。

Dervis 等(2002)研究中正颌术前患者的 TMD 患病率为 60%,低于 Schneider 等(1991)的 80% 和 Link 等(1992)的 97%,与 White 等(1992)的 49.3%、Onizava 等(1995)的 66.7%、Panula 等(2000)的 73.3% 相近,高于 Kerstens 等(1989)的 16.2%、Scherlinck 等(1994)的 45.6%、DeClercq 等(1995)的 26.5% 及 Westermark 等(2001)的 43%。

Onizawa 等(1995)在精心选择了对照组后得出结论,牙颌面畸形患者与无牙颌面畸形人群的颞下颌关节紊乱病患病率无差异,错𬌗并不是导致该病的主要病因。而 Abrahamsson 等(2009)连续纳入 121 例将行正颌外科手术的患者,并与 56 例按年龄、性别配对的无需正颌或正畸治疗的患者(轻微或无错𬌗畸形)进行对比,发现正颌术前的患者主诉关节区不适更为严重,关节区和 / 或咀嚼肌疼痛者以及咀嚼无力、弹响者更多;临床检查发现,肌压痛及关节区压痛、弹响、下颌张闭口偏移等体征在正颌术前患者中更为常见。因此,Abrahamsson 得出,根据 RDC/TMD 双轴诊断标准,需行正颌外科手术的患者的 TMD 患病率较对照组高。

二、正颌外科手术治疗颞下颌关节紊乱病

关于对正颌术后 TMD 症状改善、恶化或不变的各研究报告不同,因此正颌外科手术对 TMJ 的影响尚未确定。White 等(1992)、De Clercq 等(1995)、Panula 等(2000)、Westermark 等(2001)研究发现正颌术后咬合稳定性提高或情绪压力减小,认为正颌外科手术有助于 TMD 的治疗,但 Onizava 等(1995)、Aghabeigi 等(2001)研究发现正颌外科手术对 TMD 症状改善无效,Hori 等(1999)发现正颌术后 TMD 症状恶化。

Magnusson 等(1990)对 20 例牙颌面畸形患者进行了正颌外科手术前后颞下颌关节紊乱病症状和体征的观察,记录其术前、术后拆除颌间固定后 1 周、术后 6 个月及 1～2.5 年时的症状和体征,发现术后疼痛频率减低,患者症状指数(Ai)下降,临床检查功能紊乱指数(Di)也下降,认为外科矫治牙颌面畸形不仅对美观及𬌗关系有利,对关节疼痛功能紊乱症状也有改善。

Dervis 等(2002)纳入错𬌗畸形接受正颌外科手术的患者和健康志愿者各 50 例,两组 TMD 症状、年龄和性别基线平衡,且术前 TMD 症状与错𬌗畸形类型无关。拆除颌间固定 1 周后患者张口度大大减小,与 Buckley 等(1989)、Magnusson 等(1990)、Panula 等(2000)研究结果相同,2 年后随访张口度恢复正常;咀嚼肌疼痛加重,但 1 年后、2 年后改善,这可能与咀嚼肌适应性改建在短期内未完成有关。此外,随访 2 年后,有 7 名患者术后张口度小于 40mm,4 名患者报告头痛消失,4 名患者报告头痛频率明显下降,但 2 名患者术后出现头痛,5 名患者出现了 TMD 症状。因而该研究认为,治疗牙颌面畸形的正颌外科手术有助于 TMJ 疼痛及功能紊乱的

改善,但不一定全部病例均能改善,且部分病例术后 TMD 症状加重或出现 TMD 症状。

Onizawa 等(1995)对 30 例正颌外科手术患者术前、术后 3 个月和 6 个月时的颞下颌关节紊乱病症状进行了比较,发现一半以上的患者术后关节弹响、张口偏斜、关节区及咀嚼肌压痛症状均无改变,每次检查时,都是有些患者的颞下颌关节紊乱病症状减轻,有些症状加重,结果很不一致。

Al-Riyami 等(2009)通过系统评价发现:术前伴发颞下颌关节紊乱病的患者,正颌术后相当数量患者的关节症状、体征减缓或消失,仅有少数患者的关节症状、体征恶化;术前关节功能状态良好者,大多数术后未发生关节问题,但也有少数术后出现了颞下颌关节紊乱病;因此不提倡使用正颌外科手术治疗 TMD,但牙颌面畸形合并 TMD 者可进行正颌外科手术以改善 TMD 症状体征。

虽然某些牙颌面畸形的患者在正颌外科手术后有可能发生颞下颌关节紊乱病,但将正颌外科手术作为治疗该病的手段,也取得了一定效果。

(一) 闭合式髁突切开术

1928 年 Kostecka 用线锯行闭合式髁突切开术(closed condylotomy)矫治下颌前突畸形。经过 12 周颌间结扎后,大多数患者颞下颌关节疼痛和功能紊乱明显好转。Cambell 等发现:髁突颈骨折后,部分患者原有的颞下颌关节紊乱病症状消失。上述事实表明:髁突切开术对治疗颞下颌关节紊乱病可能有效。由此,Cambell 应用髁突切开术治疗了 80 余例颞下颌关节紊乱病患者,其中 72 例效果良好。他推测此术式的机理:患者多由于翼外肌上头牵拉导致关节盘前下移位而导致颞下颌关节紊乱病,髁突切开后翼外肌下头向同一方向牵拉髁突,使之也发生前下移位,结果髁突与关节盘关系得以重建,并使关节腔增大,症状消失。其他学者采用闭合式髁突切开术也获得了较好的临床效果,认为该术式是一种功能性手术。但闭合式髁突切开术容易损伤面神经,缺乏对骨段及咬合关系的控制。

(二) 下颌支垂直骨切开术

Bell 等在临床实践中观察到患者经口内入路行下颌支垂直骨切开术(IVRO)后,即使不进行康复训练,下颌活动度也不会减小。而术前合并颞下颌关节紊乱病症状者,术后关节功能改善,症状消失。而下颌升支矢状骨劈开术(SSRO)后常常有下颌活动受限,对此 Bell 与 Yamaguchi(1991)对 9 例有可复性关节盘前移位并伴发关节疼痛、功能紊乱的患者进行前瞻性研究,行口内升支垂直骨切开术后全部患者症状均明显减轻或完全消失,髁突稳定位于前下位置,动度超过术前。他们认为手术成功的原因是 IVRO 重建了良好的关节盘-髁突关系,使之能适应颞下颌关节的生理功能。

1. IVRO 治疗颞下颌关节紊乱病的原理　　IVRO 治疗或缓解颞下颌关节紊乱病症状的机制尚未完全阐明。IVRO 手术过程中剥离了部分咬肌和翼内肌,下颌升支垂直骨切开后,近心骨段受到向上牵拉的肌肉力量减弱。在翼外肌牵拉作用下,近心骨段连同髁突向前下移位,有助于关节盘前移位患者恢复正常的关节盘-髁突关系。另外,由于髁突前下移位引起关节腔增大,关节内压力减小亦有利于治愈或缓解颞下颌关节紊乱病症状。

对伴下颌前突的患者,手术矫正了异常的上、下颌骨位置关系,改善了咬合状况及功能,减少了错𬌗畸形对下颌运动的干扰。通过手术及术后的康复训练治疗,重新建立了符合生物力学平衡的健康的口颌系统,也是其颞下颌关节紊乱病症状缓解的原因。也有人认为这种症状的缓解与术后面形改观和心理状态改善有关。

2. IVRO 适应证与禁忌证

（1）适应证：①颞下颌关节可复性关节盘前移位伴疼痛症状患者；②需要行升支骨切开后退术矫治下颌前突，伴有颞下颌关节紊乱病症状的牙颌面畸形患者；③需要行升支骨切开旋转后退术矫治前突性偏颌畸形的牙颌面畸形患者。

（2）禁忌证：①无牙颌患者行下颌升支垂直骨切开术后不能作颌间固定；②需要前移下颌的牙颌面畸形。

3. IVRO 手术要点　仅有颞下颌关节紊乱病症状，不伴下颌前突的患者，行 IVRO 时下颌远心骨段没有后退，近心骨段不重叠于远心骨段外侧，可以用球钻在近心骨段作适当修整，利于近、远心骨段较好地贴合。有颞下颌关节紊乱病症状并伴下颌前突的患者，行 IVRO 时需要将下颌远心骨段后退，并使近心骨段重叠于远心骨段外侧，对近心骨段的翼外肌附着作适当剥离，有利于盘突关系的调整和重建。

4. 术后康复训练　IVRO 术后需要进行颌间结扎，一般结扎不少于 6~8 周方能确保骨段愈合并建立稳定的𬌗关系。但过长的颌间结扎会导致术后张口度减小，也有可能引起颞下颌关节退行性变。因此用于治疗颞下颌关节紊乱病的 IVRO 在 3~4 周后即可拆除颌间结扎逐渐进行张口训练和肌功能训练，以恢复颞下颌关节的正常功能。

三、常用正颌外科手术与术后发生颞下颌关节紊乱病风险的最新系统评价结果

正颌外科手术是否导致 TMD，还是对 TMD 有改善或治疗作用，历年来为同行广泛关注，各国学者进行了独立研究，发表了大量的学术论文，但结论和观点不一致甚至相互矛盾。对于原已存在 TMD，正颌外科治疗是有利还是有弊，Moraissi 联名 Laskin，Ellis 等知名学者于 2017 年 9 月在 J Oral Maxillofac Surg 发表系统评价对此进行了深入探讨，作者对 1980 年到 2016 年共 36 年间发表的文献进行了检索，共检出相关文献 1 135 篇，其中满足纳入标准的共有 29 个研究，涉及病例数 5 029 例。随访期 6 个月~6.3 年。对不同错𬌗畸形病例接受不同术式后发生 TMD 的风险进行了 Meta 分析，仅涉及单个研究的直接报告其结果。

1. 下颌后缩组　下颌后缩组共纳入 12 个相关研究，1 527 个病例，对这 12 个研究合并进行 meta 分析的结果显示，正颌外科手术后罹患 TMD 风险与术前相比有显著降低（$RR=0.724$，$95\%CI\ 0.531—0.986$，$P=0.04$）。由于研究间存在异质性，采用了随机效应模型对合并总体效应及亚组效应进行 Meta 分析。以下按照正颌外科手术方式的不同分别进行亚组 Meta 分析。

BSSO：在 10 个相关研究中，1 482 个病例接受 BSSO（bilateral saggital split ostotomy）前徙下颌，Meta 分析结果显示术后 TMD 患病风险显著减低（$RR=0.592$，$95\%CI\ 0.392—0.899$，$P=0.014$）。

双颌手术（上颌 Lefort I + 下颌 BSSO）：接受双颌手术（上颌 Lefort I + 下颌 BSSO）的有 45 个病例涉及 2 个研究，meta 分析结果显示手术后罹患 TMD 风险与术前相比较没有明显差异（$RR=0.936$，$95\%CI\ 0.87—1.494$，$P=0.783$）。

2. 下颌前突组　下颌前突组共纳入 8 个研究，1 116 个病例，对这 8 个研究合并进行 Meta 分析的结果显示，正颌外科手术后罹患 TMD 风险与术前相比有显著降低（$RR=0.633$，$95\%CI\ 0.539—0.734$，$P=0.001$）。由于研究间存在异质性，对合并总体效应及亚组效应均采用随机效应模型进行 Meta 分析。以下按照正颌外科手术方式的不同分别进行亚组 Meta 分析或单个研究的直接报告其结果。

BSSO：在 2 个相关研究中，198 个病例接受 BSSO（bilateral saggital split ostotomy）后徙下颌，

手术后罹患 TMD 风险与术前相比较没有明显差异（*RR*=0.465，95%*CI* 0.063—3.442，*P* = 0.452）。

双颌手术 BSSO 及 Le Fort I：在 4 个相关研究中，196 个病例接受双颌手术 BSSO 及 Le Fort I 以后徙下颌及上颌骨，手术后罹患 TMD 风险与术前相比有显著降低（*RR*=0.550，95%*CI* 0.380—0.796，*P* = 0.002）。

BSSO 或 IVRO：在一个包含 580 个病例的研究中，患者接受 BSSO 或 IVRO 以后徙下颌，手术后罹患 TMD 风险与术前相比有显著差异（*RR*=0.622，95%*CI* 0.516—0.750，*P* =0.001）。

双颌手术 IVRO 及 Le Fort I：在一个包含 124 个病例的研究中，患者接受双颌手术 IVRO 及 Le Fort I 以后徙下颌及上颌，手术后罹患 TMD 风险与术前相比较没有显著差异（*RR*=1.111，95%*CI* 0.614—2.010，*P* =0.728）。

3. 合并牙颌面畸形组（如合并 I 类、II 类、III 类错𬌗畸形及开𬌗畸形等）本组共纳入 13 个研究，1 561 个病例，对 13 个研究合并进行 meta 分析的结果显示，正颌外科手术后罹患 TMD 风险与术前相比有显著降低（*RR*=0.679，95%*CI* 0.679—0.819，*P* = 0.001）。由于研究间存在异质性，对合并总体效应及亚组效应均采用了随机效应模型进行 Meta 分析。以下按照正颌外科手术方式的不同分别进行亚组 Meta 分析或单个研究直接报告结果。

BSSO：在涉及该术式的 3 个研究中，166 个病例接受 BSSO，手术后罹患 TMD 风险与术前相比有显著降低（*RR*=0.707，95%*CI* 0.516—0.996，*P* = 0.031）。

双颌手术 BSSO 及 Le Fort I：在涉及该术式的 7 个研究中，714 个病例接受双颌手术 BSSO 及 Le Fort I，手术后罹患 TMD 风险与术前相比较没有显著差异（*RR*=0.845，95%*CI* 0.677—1.053，*P* = 0.133）。

双颌手术 BSSO 或 IVRO 及 Le Fort I：在涉及该术式的 2 个研究中，139 个病例接受双颌手术 BSSO 或 IVRO 及 Le Fort I，手术后罹患 TMD 风险与术前相比有显著降低（*RR*=0.608，95%*CI* 0.485—0.762，*P* =0.001）。

BSSO 及 IVRO：在 1 个涉及该术式的研究中，566 个病例接受 BSSO 及 IVRO，手术后罹患 TMD 风险与术前相比有显著降低（*RR*=0.803，95%*CI* 0.693—0.931，*P* = 0.004）。

作者得出结论：对于术前存在 TMD 者，正颌外科手术后大多数病例症状有缓解，其原因可能是多方面的，例如正颌外科手术后关节盘的位置发生了有利的改变，咀嚼肌功能改善，𬌗干扰减少、夜磨牙及紧咬牙习惯减少等。当然也有少数在术前无症状的病例出现了 TMD，提示正颌外科手术中应严密观察咬合接触的恢复情况，正颌外科手术后及时配合正畸治疗以建立良好的𬌗关系非常重要。

本研究的不足之处在于有些纳入的研究报告了对 TMD 的问卷调查结果而不是直接临床检查的结果，对混杂因素如是否配合咬合夹板治疗、理疗及药物治疗等没有详细的报告等。

总之尚不能准确预测术前存在的 TMD 症状是否一定会在正颌外科手术后得到改善，临床医师术前应如实向患者交代还不能预测正颌术后 TMD 是改善、保持原状、还是变得更糟的事实，也不能排除正颌外科手术后新发生 TMD 的可能性。

（李继华　胡　静）

参 考 文 献

1. ABRAHAMSSON C，EKBERG E，HENRIKSON T，et al. Alterations of temporomandibular disorders before and after orthognathic surgery：a systematic review. Angle Orthod，2007，77（4）：729-734

2. AL-MORAISSI E A，WOLFORD L M，PEREZ D，et al. Does Orthognathic Surgery Cause or Cure Temporomandibular Disorders? A Systematic Review and eta-Analysis.J Oral Maxillofac Surg，2017 Sep，75（9）：1835-1847

3. ARNETT G W，MILAM S B，GOTTESMAN L. Progressive mandibular retrusionidiopathic condylar resorption. Part Ⅰ.Am J Orthod Dentofacial Orthop，1996，110（1）：8-15

4. ARNETT G W，MILAM S B，GOTTESMAN L. Progressive mandibular retrusion-idiopathic condylar resorption. Part Ⅱ. Am J Orthod Dentofacial Orthop，1996，110（2）：117-127

5. ARNETT G W. A redefinition of bilateral sagittal osteotomy（BSO）advancement relapse.Am J Orthod Dentofacial Orthop，1993，104（5）：506-515.

6. BELL W H，YAMAGUCHI Y. Condyle position and mobility before and after intraoral vertical ramus osteotomies and neuromuscular rehabilitation. Int J Adult Orthodon Orthognath Surg，1991，6（2）：97-104

7. BOCK J J，MAURER P，FUHRMANN R A. The importance of temporomandibular function for patient satisfaction following orthognathic surgery. J Orofac Orthop，2007，68（4）：299-307

8. CATHERINE Z，BRETON P，BOULETREAU P. Condylar resorption after orthognathic surgery：A systematic review. Rev Stomatol Chir Maxillofac Chir Orale，2015，11：1-8

9. CHUNG C J，CHOI Y J，KIM I S，et al. Total alloplastic temporomandibular joint reconstruction combined with orthodontic treatment in a patient with idiopathic condylar resorption. Am J Orthod Dentofacial Orthop，2011，140：404-417

10. CONVENS J M C，KIEKENS R M A，KUIJPERS-JAGTMAN A M，et al. Stability of Le Fort Ⅰ maxillary inferior repositioning surgery with rigid internal fixation：a systematic review. Int J Oral Maxillofac Surg，2015，44：609-614

11. DECLERCQ C，NEYT L，MOMMAERTS M，et al. Temporomandibular joint symptoms in orthognathic surgery：a retrospective study.Acta Stomatol Belg，1993，90（2）：77-85

12. ELLIS E 3rd，HINTON R J. Histologic examination of the temporomandibular joint after mandibular advancement with and without rigid fixation：an experimental investigation in adult Macaca mulatta.J Oral Maxillofac Surg，1991，49（12）：1316-1327

13. GREANEY L，BHAMRAH G，SNEDDON K. Reinventing the wheel：a modern perspective on the bilateral inverted 'L' osteotomy. Int. J. Oral Maxillofac.Surg，2015，44：1325-1329

14. HACKNEY F L，VAN SICKELS J E，NUMMIKOSKI P V.Condylar displacement and temporomandibular joint dysfunction following bilateral sagittal split osteotomy and rigid fixation.J Oral Maxillofac Surg，1989，47（3）：223-227

15. HALL H D. Avoiding condylar sag.J Oral Maxillofac Surg，1991，49（11）：1255-1256

16. HARPER R P，DE BRUIN H，BURCEA I. Muscle activity during mandibular movements in normal and mandibular retrognathic subjects.J Oral Maxillofac Surg，1997，55（3）：225-233

17. HUAN Y L，POGREL M A，KABAN L B. Diagnosis and management of condylar resorption. J Oral Maxillofac Surg，1997，55（2）：114-119

18. KAU C H，BEJEMIR M P. Application of virtual three-dimensional surgery planning in management of open bite with idiopathic condylar resorption. Annals of Maxillofacial Surgery，2015，5（2）：249-254

19. KAWAKAMI M，YAMAMOTO K，INOUE M，et al. Morphological differences in the temporomandibular

joints in asymmetrical prognathism patients. Orthod Craniofac Res，2006，9（2）：71-76

20. MAGNUSSON T，AHLBORG G，SVARTZ K. Function of the masticatory system in 20 patients with mandibular hypo or hyperplasia after correction by a sagittal split osteotomy. Int J Oral Maxillofac Surg，1990，19（5）：289-293

21. MCMILLEN L B. Border movements of the human mandible.J Prosthet Dent，1972，27（5）：524-532

22. MERCURI L G.A Rationale for Total Alloplastic Temporomandibular Joint Reconstruction in the Management of Idiopathic/Progressive Condylar Resorption. J Oral Maxillofac Surg，2007，65：1600-1609

23. NISHIMURA A，SAKURADA S，IWASE M，et al. Positional changes in the mandibular condyle and amount of mouth opening after sagittal split ramus osteotomy with rigid or nonrigid osteosynthesis.J Oral Maxillofac Surg，1997，55（7）：672-676

24. ONIZAWA K，SCHMELZEISEN R，VOGT S. Alteration of temporomandibular joint symptoms after orthognathic surgery：comparison with healthy volunteers. J Oral Maxillofac Surg，1995，53（2）：117-121

25. O'RYAN F，EPKER B N. Surgical orthodontics and the temporomandibular joint．Ⅱ. Mandibular advancement via modified sagittal split ramus osteotomies.Am J Orthod，1983，83（5）：418-427

26. QIUYT，YANG C，CHEN M J. Endoscopically assisted reconstruction of the mandibular condyle with a costochondral graft through a modified preauricular approach. British Journal of Oral and Maxillofacial Surgery，2010，48：443-447

27. SCHENDEL S A，TULASNE J F，Linck D W.Idiopathic Condylar Resorption and Micrognathia: The Case for Distraction Osteogenesis.J Oral Maxillofac Surg，2007，65：1610-1616

28. STRIJEN P J，BREUNING K H，BECKING A G. Condylar Resorption Following Distraction osteogenesis：A Case Report.J Oral Maxillofac Surg，2001，59：1104-1107

29. SUND G，ECKERDAL O，ATRAND P. Changes in the temporomandibular joint after oblique sliding osteotomy of the mandibular rami. A longitudinal radiological study.J Maxillofac Surg，1983，11（2）：87-91

30. TORNES K，GILHUUS-MOE O，MCCALLUM C A，et al. Positioning and mobility of the mandibular condyle after surgical correction of the asymmetric，prognathic mandible.Int J Adult Orthodon Orthognath Surg，1990，5（1）：29-34

31. TROULIS M J，Tayebaty F T，PAPADAKI M，et al. Condylectomy and costochondral graft reconstruction for treatment of active idiopathic condylar resorption.J Oral Maxillofac Surg，2008，66（1）：65-72

32. WHITE C S，DOLWICK M F. Prevalence and variance of temporomandibular dysfunction in orthognathic surgery patients. Int J Adult Orthodon Orthognath Surg，1992，7（1）：7-14

33. WISTH P J，TORNES K. Radiographic changes in the temporomandibular joint subsequent to vertical ramus osteotomy. Int J Oral Surg，1975，4（6）：242-250

34. WOJCZYNSKA A，LEIGGENER C S，BREDELL M.Alloplastic total temporomandibular joint replacements：do they perform like natural joints? Prospective cohort study with a historical control.Int J Oral Maxillofac Surg，2016，45：1213-1221

35. WOLFORD L M，REICHE-FISCHEL O，MEHRA P.Changes in temporomandibular joint dysfunction after orthognathic surgery.J Oral Maxillofac Surg，2003，61（6）：655-660

36. YOU M S，YANG H J，HWANG S J. Postoperative Functional Remodeling of Preoperative Idiopathic Condylar Resorption：A Case Report.J Oral Maxillofac Surg，2011，69：1056-1063

第七章

颞下颌关节紊乱病心理治疗与健康教育

第一节 颞下颌关节紊乱病与心理因素的关系

一、医学模式的转换和进展

近代医学心理学的产生和发展对医学模式的转变起到了催化和推动进作用,使医学模式在经历了自然哲学医学模式之后,在生物医学模式的鼎盛期向着生物 - 心理 - 社会医学模式转化。

自然哲学医学模式(natural philosophical medical model)是人类医学的早期阶段。在原始社会和人类文明的上古时代,疾病首先被认为是神灵惩罚或恶魔作祟,生死的命运可被巫师和所谓通灵者掌控。随着生产力的发展,社会分工的精细,出现了早期医学,古希腊希波克拉底等提出的"体液学说"和中国的"阴阳五行学说"是早期医学家的指导思想,某些自然现象的转换被用来解释疾病,天然动植物被用来治疗疾病,这就是自然哲学医学模式。

生物医学模式(biomedical model)则是人类社会科学和生产力发展的成果,是在西方工业化革命和文艺复兴运动促进自然科学发展的基础上形成的。其重要观点是每一种疾病都必须并且也可以在器官、细胞及分子水平上找到可测量的形态或化学变化,都可以确定生物的或理化的特定原因,都应找到特异的治疗手段,以生物学的指标作为判断健康和疾病的最终指标。所谓健康就是没有症状,用客观测量方法找不到身体哪一部分有病变的证据。这一模式建立在唯物和辩证的基础上,使医学成为自然科学的重要分支,为保护人类的生命健康做出了重大贡献。但其缺点是忽视了外界环境,特别是社会环境和心理、社会因素对人类健康和疾病的作用。

1977 年美国著名精神病专家、心身医学专家 Engel 指出,必须同时考虑到患者、患者生活的环境以及医务人员和卫生保健机构所构成的社会补充支持系统的共同作用,这种模式就是更高级的生物 - 心理 - 社会医学模式(bio-psychosocial medical model)。这一模式的核心观点是应全面、系统和综合地考察和研究人类的健康问题。其对健康的定义是:①无器质性或功能性异常;②无主观不适的感觉;③无社会公认不健康的行为,即身心两个方面的健康,包括行为健康。

生物 - 心理 - 社会医学模式的倡导和在各个临床医学亚专业的普及,使人类对健康和疾病问题的研究更加完善,但要真正完成这一阶段的历史任务,应从医学教育做起,将医学心理学作为必修课程和医学继续教育的重要内容。

二、影响颞下颌关节紊乱病发生发展的心理因素

20世纪50年代初，Schwartz和Moulton注意到很多颞下颌关节紊乱病患者除了关节症状外同时还可表现出某些心理异常，并通常伴有腰背痛等全身性慢性疾病。他们将该病相关因素分为三类：易感因素如心理、体质及素质等，促成因素如𬌗紊乱等，诱发因素如大张口、突然的生理或心理创伤等。Schwartz根据多年临床观察，反对Costen单纯的𬌗因素学说，指出肌肉活动增多以及患者对肌肉活动的反应比有无错𬌗和错𬌗的类型更为重要，提出了紧张性应激引起肌肉活动增多和肌痉挛进而导致关节退行性改变的假说，并提出多因素学说，即颞下颌关节紊乱病是由心理因素、𬌗因素和个体在内外环境影响下的应对方式等共同导致的。Laskin（1969）根据流行病学、X线片表现、心理学、神经生化、生理学等方面的研究结果，提出了颞下颌关节紊乱病的心理生理病因学说，认为咀嚼肌痉挛是造成关节疼痛、功能紊乱症状的主要原因，而导致咀嚼肌痉挛的因素除𬌗干扰、不良修复体之外，更多见的是情绪因素，导致该病的主要病因是情绪性的而非机械性的。Banasick（1972）用脉冲电刺激猴的颞肌、咬肌和翼内肌，复制出咀嚼肌的功能障碍模型，从动物实验角度支持心理生理病因学说。Dworkin等通过构建生物心理模型，发现痛觉传导系统中的痛觉信号在高级中枢中接受处理的部位与心理活动中的感觉、情绪、认知、行为以及社会角色层次有关，并由此提出，如果个人因素或环境因素可引起不同程度的疼痛和功能障碍，那么针对认知、情绪和行为的干预措施，如认知-行为治疗将是有效的。

半个世纪以来，心理研究的方法从早期的心理交谈发展到了心理测验、心理治疗研究、试验性应激、肌电痛阈等多个方面，多数结果支持心理因素在颞下颌关节紊乱病发生、发展和治疗反应中的重要作用，有时甚至起主要作用，但尚需更充分的证据说明心理紊乱是该病的原因或其结果。

（一）早期的精神分析理论

Freud的精神分析理论在20世纪20年代流行于西方国家，渗透到哲学、文学、艺术和医学等许多领域。20世纪50年代后，许多学者用精神分析理论来解释颞下颌关节紊乱病病因，认为该病是一种转换反应，即将内心冲突转换为运动或感觉症状，是无意识情况下内心冲突的释放。Moulton（1955）提出性冲突和压抑常通过口腔症状表现出来。Engel（2000）发现颞下颌关节紊乱病症状可追溯到孩童时期经历的被压抑的内部激情冲突。这种被压抑的冲突一旦受某种环境触发就可能以疼痛症状表现出来。Lefer（1971）观察到颞下颌关节紊乱病患者普遍存在着口腔不良习惯，如磨牙、紧咬牙、咬唇及咬颊等，他将这些习惯解释为婴儿期吮乳运动的变换形式，当患者处于这些习惯中时，紧张的情绪就得到缓解。但由于精神分析概念比较抽象，无法客观测量，且尚缺乏可靠的实验方法证实，因而其在颞下颌关节紊乱病诊治中的进一步应用受到了限制。

（二）人格因素

人格（personality）是指人类个体的性格和行为特点，是个体为适应外界环境而发生的自我意识反应的表现，受遗传等生物学因素特别是社会环境因素的影响，主要是后天学习的结果，既具有鲜明的、独特的个体性，又具有团体的、地域的、民族的共性，因而又是相对稳定的。近代对人格的测量常采用结构式问卷。常用人格问卷有明尼苏达多相人格调查表（Minnesota multiphasic personality inventory，MMPI），艾森克人格问卷（Eysenck personality questionnaire，EPQ）和卡特尔 16 项人格因素问卷（16 personality factor questionnaire，16PFQ）等。

Moulton（1955）对 35 位颞下颌关节紊乱病患者进行心理调查，发现存在两组个性特点，一组趋向敌意、义愤和独立行为，另一组趋向圆滑和强迫行为。Lupton（1966）用 MMPI 对 37 例颞下颌关节紊乱病患者进行分析，发现许多患者存在自恋、施虐欲、优势感和超常个性特征。Schwartz（1974）用 MMPI 分析 42 例治疗失败的颞下颌关节紊乱病患者，显示患者在癔症、压抑性、歇斯底里方面积分较高，进一步与治疗成功的患者进行比较，发现两者的人格特征有明显差异。但 Prentley（1977）比较治疗成功和失败的颞下颌关节紊乱病患者时，却未发现二者的人格差异。Michelotti（1998）等应用 MMPI 分析了 50 例该病慢性疼痛患者的人格剖析图，发现患者具有人格方面的共同特点，如猜疑、消沉、歇斯底里等。国内学者从 20 世纪末也开始进行这方面的研究。岳文浩等用宋维真修订的 MMPI 对 35 名颞下颌关节紊乱病患者进行调查，发现男女患者均有多个量表分数显著高于正常对照组。高速和张震康用 MMPI 中国人常模分析了 19 份出自颞下颌关节紊乱病患者的有效答卷，发现在既往无精神病史、但就诊后逐渐表现出严重精神障碍的病例，其 MMPI 结果中 F（诈病）、D（抑郁）、Pt（精神衰弱）等多个量表计分升高；在发病与个性因素或生活事件明显相关的病例中，女性的 MMPI 中 Hs（疑病）、Hy（癔症）、D（抑郁）量表计分显著升高，男性的 MMPI 中则是 Pd（病态人格）、Pa（躁狂）、D（抑郁）、Sc（精神分裂）等量表计分显著升高。他们 1993 年报道了对 80 例颞下颌关节紊乱病患者进行 MMPI 中国人常模以及与健康人和确诊为神经症患者人格比较的结果，颞下颌关节紊乱病患者中 71.8% 呈现个性偏移，高于正常对照组（38.4%），而低于神经症组（100%），仍属非病理性；患者多为神经质个性，其特点是敏感引起的夸大的疼痛和不适；男性中显著升高的是 Hs（疑病）、Hy（癔症）得分，女性显著升高的是 Hs（疑病）、Hy（癔症）、D（抑郁）得分。潘芳等（2002）采用 MMPI 对 31 例颞下颌关节紊乱病患者进行测试，亦发现其 MMPI 诸指标得分均高于健康对照组，10 例高于常模分数，提示有人格偏移倾向。

Kleinknecht（1987）对 621 个对象调查了解多个心理社会因素和人口学特点。结果显示在这些变量中既没有单个因素也没有成组的因素可以成为发生颞下颌关节紊乱病的危险因素。过去常常报告的与颞下颌关节紊乱有关的心理社会因素，是与寻求治疗的行为有关而不是发生疾病的相关危险因素。

王旭东等（1996）采用 EPQ 测试 84 例颞下颌关节紊乱病患者，其中 54 例具有临床症状，30 例没有临床症状但具有颞下颌关节紊乱体征，发现其 E 量表得分比没有罹患颞下颌关节紊乱病的对照组（52 例）降低，而 N 量表得分升高，表明患者具有内倾 - 情绪不稳定型人格。刘卫军、史宗道（1997）采用 EPQ 对 81 例颞下颌关节紊乱病患者进行了配对病例对照研究，发现患者 N 量表得分显著升高，提示患者存在较明显的情绪不稳定倾向，而慢性颞下颌关节紊乱病患者情绪不稳定倾向更为明显，且该分布与抑郁的分布相同，提示情绪不稳定型人格与抑郁的产生高度相关。吴坚等（1999）用 EPQ 对 26 例颞下颌关节紊乱病患者人格进行测定，与常人比较，却未发现患者在内 - 外倾向、精神质、情绪稳定性及"掩饰"倾向方面有特殊偏向性。2000 年后中文文献中关于患者人格特点的调查分析结果见表 7-1。

表 7-1 2000 年后中文文献中关于患者人格特点的调查分析结果

作者	测量工具	调查对象	TMD 患者人格特点
唐柳云等 2003	艾森克人格问卷	TMD 患者 100 例与健康对照 100 例	N 量表分 TMD 组明显高于对照组（P<0.01）
刘德祥等 2005	MMPI 量表	TMD 患者 30 例与健康对照 30 例	TMD 患者在疑病、抑郁、癔症、精神病态、精神衰弱、精神分裂、社会内 - 外向等七项中得分高于对照组，TMD 组 86.7%（26 例）有一项或多项量表得分高于常模
张静莹等 2007	艾森克人格问卷	TMD 患者 339 例与健康对照 332 例	TMD 患者具有精神质异常、内向、情绪不稳定的人格特征；具有异常人格特征的人群 TMD 的发生率高；具有异常人格特征的 TMD 患者表现出更加严重的心理问题，尤其是女性患者
胡哲文等 2011	MMPI	在校大学生中 TMD 患者 30 例与正常人 30 例	病例组与对照组之间在疑病、精神病态、精神衰弱、精神分裂、躁狂、外显性焦虑等方面的差异具有统计学意义

　　从现有的资料看，颞下颌关节紊乱病与某些负面人格特征有一定关系，因为这样一些人格特质可能使患者对咀嚼肌和颞下颌关节病变的感受更加敏感，更难以自控，更易发生不良行为，如紧咬牙、磨牙的不良习惯，而这些不良习惯可能诱导颞下颌关节紊乱病的发生或加重。另外，对待颞下颌关节紊乱病这样的健康问题，负面人格者可能更倾向于灾难后果的预期。试举一个简单的生活中可能发生的例子，假如在具有不同人格特质的极度口渴的人面前摆上盛装了半杯水的玻璃杯，健康人格者可能认为已经充满半杯水了，对水杯会被继续充满有所期待，有一定信心，心情是愉悦的；负面人格者可能感受到的是水杯已经空了一半了，未来可能出现现有的一半水也会丧失的灾难性后果，充满失望，心情是沮丧的。提示人格特质会影响患者对疾病发展及其结局的不同预期及评价（Thomson et al，2011）。因此大力开展人格与颞下颌关节紊乱病关系的研究很有必要。

（三）情绪因素

　　焦虑、抑郁、恐惧、敌意等情绪可影响人的行为，情绪状态与颞下颌关节紊乱病有一定关系。Friction 等（1985）报道在 164 名肌筋膜疼痛综合征患者中，26% 存在明显的焦虑症状。Gerschman 等（1987）调查 368 名颞下颌关节紊乱病患者，发现 17% 存在严重的焦虑；18% 有重度抑郁表现。Turner（1995，2001）等发现在慢性损伤性颞下颌关节紊乱病发生疼痛的患者中，其下颌功能与患者的信心、是否坚持认为疾病会加重的观点明显相关，而与客观的颞下颌关节的损伤程度反而相关性较弱。因而提出对这类患者纠正其对疼痛和疾病的认知要比直接缓解疼痛更重要。潘芳等（1997）和谷来有等（1999）采用抑郁自评量表 SDS、焦虑自评量表 SAS、抑郁状态问卷（DSI）对颞下颌关节紊乱病患者进行测定，发现患者存在严重焦虑和轻、中度抑郁情绪。Auerbach（2001）等采用抑郁量表（Beck Depression Inventory，BDI）对 48 位颞下颌关节紊乱病患者进行分析，认为情绪紊乱与之有密切联系。

　　2000 年后中文文献发表了更多关于情绪与 TMD 罹患关系的调查报告，详见表 7-2。

表 7-2　2000 年后中文文献中关于情绪与 TMD 罹患关系的调查报告

作者	测量工具	调查对象	TMD 患者人格特点
唐柳云等 2003	SCL-90	TMD 患者 100 例与健康对照 100 例	TMD 组的强迫、人际敏感、抑郁、焦虑与对照组差异有显著性（$P<0.01$）
许卫华等 2005	SCL-90	TMD 患者 338 例与中国正常人 SCL-90 评定结果（1986）	伴有精神心理障碍的 TMD 患者比例为 23%，TMD 患者的躯体化、强迫、焦虑、敌意、恐怖、精神病性因子得分高于普通人群，差异有统计学意义（$P<0.05$）
许卫华等 2008	SCL-90	TMD 女性患者 162 例与女性健康志愿者 48 例	骨质改变组各因子得分与正常对照组之间无显著差异，而无骨质改变组在抑郁、焦虑、敌意、恐怖和精神病性因子方面明显高于正常对照组（$P<0.05$）；单纯咀嚼肌疼痛功能紊乱类女性患者的偏执性思维与其他亚型之间有明显差异
张静莹等 2008	SCL-90	TMD 患者 339 例与正常人 332 例	TMD 组心理障碍发生率高，尤其是女性、患病时间长、临床症状严重的患者；TMD 组的 SCL-90 总分及躯体化、人际关系敏感、抑郁、焦虑、偏执、精神病性因子分显著高于对照组
姚声等 2012	心理焦虑状况量表（SAS）	TMD 患者 250 例与中国人 SAS 常摸	TMD 患者焦虑分值（44.19±11.01）高于我国焦虑常模的标准分（29.78±10.07）（$P<0.01$），疼痛及开口受限患者心理焦虑程度高于单纯关节弹响患者，不同程度 TMD 症状患者心理焦虑状况具有差异（$P<0.01$）
孙红宇等 2013	SCL-90 和生活事件量表（LES）	TMD 患者 107 例与无症状者 97 例	生活事件发生率在 TMD 组为 80.4%，显著高于对照组的 41.2%，TMD 组在 SCL-90 总分，焦虑、抑郁，敌对及精神病性方面显著高于对照组，病例组有生活事件的比无生活事件的在 SCL-90 总分，恐怖因子、偏执因子及精神病性因子方面有显著性差异
陈妹玲等 2015	SCL-90 和状态 - 特质焦虑问卷（STAI）	TMD 患者 206 例与健康对照 201 例	TMD 患者 SCL-90 中的躯体化、抑郁、焦虑、敌对、精神病性因子得分及总分高于无症状志愿者，差异有统计学意义；女性 TMD 患者 STAI 得分高于女性无症状志愿者，具有明显焦虑特征；单纯疼痛 TMD 患者躯体化比单纯弹响者更为明显
历丹等 2016	SCL-90	TMD 患者 52 例（14～26 岁，在校生）与 53 名健康在校生	TMD 组总分及各因子得分高于对照组（$P<0.05$）。关节盘移位伴咀嚼肌功能紊乱组 SCL-90 总分及除抑郁、恐怖和精神病性外的其他因子得分显著高于关节盘移位组与咀嚼肌功能紊乱组（$P<0.05$）。TMD 急性组（病史≤6 月）躯体化得分高于慢性组（病史>6 月，$P<0.05$），TMD 患者 SCL-90 总分与疼痛等级呈正相关关系
夏文棣等 2016	抑郁焦虑压力量表 21 项（DASS-21）及匹茨堡睡眠质量指数量表（PSQI）	中国 5 所口腔医学院校在校本科生 898 人，其中 TMD 556 例	TMD 组抑郁、焦虑、压力和睡眠问题的发生率均显著高于不伴 TMD 症状组，有焦虑情绪的人群及女性出现 TMD 症状的风险更高（$P<0.05$）
雷杰等 2016	抑郁焦虑压力量表 21 项（DASS-21）及匹茨堡睡眠质量指数量表（PSQI）	TMD 患者 755 例	伴有肌筋膜疼痛患者，其中度以上睡眠问题、抑郁、焦虑以及压力的患病率（27.1%）显著高于不伴有肌筋膜疼痛者，主观睡眠质量和睡眠障碍与 TMD 肌筋膜疼痛的发病有关，且差异具有统计学意义（$P<0.05$）

情绪紧张可引起肌肉紧张,长期肌紧张则可影响肌肉的血液循环,造成代谢产物堆积,进一步引起肌肉疲劳和组织损伤。Laskin(1972)测定 32 名肌筋膜疼痛功能紊乱综合征(MPD)患者尿液中 17 羟醛固酮和儿茶酚胺,发现 MPD 组比对照组有显著升高。表明颞下颌关节紊乱病患者比常人承受更多的情绪应激,而应激通过夜磨牙或紧咬牙等常见机制释放紧张导致发病。Thomas(1973)设计了可产生焦虑、挫折的试验环境,发现在此环境下颞下颌关节紊乱病患者的咀嚼肌群电活动高于对照组,且持续一段时间。

(四)行为因素

Christensen(1970)让正常人试验性紧咬牙约 0.5 分钟,颌面肌肉出现疲乏,2 分钟出现剧痛,肌疲乏和疼痛出现的时间个体间差异较大,他认为这是精神因素起了重要作用。Glaros(1995)等报告慢性、低水平、功能异常的磨牙习惯可能是导致颞下颌关节紊乱疼痛的诱因之一。Nicholson(2000)等利用咬肌肌电图(EMG)进行研究,认为口腔不良习惯(夜磨牙)可能是心理压力与颞下颌关节紊乱病症状发展之间的行为链接。

(五)应激与重大生活事件

有关应激与颞下颌关节紊乱病关系的研究主要关注个体经历的重大生活事件的影响。迄今已经有大量文献报道从不同侧面提供了重大生活事件与颞下颌关节紊乱病的发生有一定关联的线索。Speculand(1980)发现该病患者发病前半年内经历的重大生活事件是对照组的两倍,并有一半的患者认为其发病与其重大生活事件有直接联系。Stein(1982)通过配对研究发现颞下颌关节紊乱病组的社会再适应量表(social readjustment rating scale,SRRS)得分明显高于非该病患者的对照组,且症状越重得分越高。Moody 等(1982)用 SRRS 调查发现颞下颌关节紊乱病患者比罹患其他疾病的对照组(如冠心病组)的生活改变指数(life change units,LCU)高,而在颞下颌关节紊乱病组内,发病前半年内的 LCU 比半年后的为高,推断生活事件导致心理应激,而后者是该病的致病危险因素之一;生活改变的个体对原有症状耐受力下降,症状被强化而寻求专科治疗。Fearor(1983)测验 38 名无器质性改变的颞下颌关节紊乱病患者和 28 名健康人,得到了同样的阳性结果,但他指出正相关不一定具有病理诊断意义,只是提示该病患者生活中积累较多的重大生活事件可能是其促发因素。刘卫军等(1997)对颞下颌关节紊乱病患者进行社会支持量表(social supports assessment)和生活事件量表(life-events assessment)测试后提出,经历较多的重大生活事件和相对较少的社会支持可能与该病发生有关;从分布趋势看,关节器质性病变及病程较长者经历的重大生活事件较多,社会支持较少。刘德祥等(2004)用生活事件调查表和特质应对问卷对 30 例颞下颌关节紊乱病患者和 30 例正常对照进行测试,发现患者遭遇的各类正性生活事件均低于正常对照组,而负性生活事件总值高于正常对照组;患者正性应对的得分低于正常对照组,而负性应对的得分高于正常对照组,且具有统计学差异。孙红宇等(2013)应用生活事件量表(life events scale,LES)对 TMD 组 107 例和对照组 97 例进行调查,生活事件在两组的发生率分别为 80.4% 和 41.2%,病例组显著高于对照组,在病例组有生活事件的比无生活事件的在 SCL-90 总分,恐怖因子、偏执因子及精神病性因子方面有显著性差异,认为生活事件及个性中的神经质情绪不稳定和神经病潜质对 TMD 发生有一定影响。

(六)动物实验证据

过去十余年中我国口腔医学界至少有 5 个科研团队用大鼠进行了应激反应与咀嚼肌及颞下颌关节病变关系的系列研究,取得了丰硕成果。这些研究均采取了随机对照试验的方式,设置了不接受刺激的对照组,实验组大鼠或者直接接受不可预测的刺激因素,如随机施加的电击、制动、气候箱、食物诱惑等刺激,使之处于心理应激状态;或者在透明小室中观察其两侧的大鼠接受电刺激产生的剧烈反应,间接受到刺激而产生心理应激状态。两组都观察了随着心理应激状态的时间延长,其咀嚼肌或颞下颌关节病变的演变规律,有的研究者还设计了去除应激状态后或引用减轻应激反应的药物后咀嚼肌或颞下颌关节病变的转归。对于病变的检查采用了多种客观检查手段,如详细记录实验过程中动物的体重、行为等的变化,用光学显微镜、电子显微镜对组织形态结构进行观察,并进行酶学检查,细胞因子及受体的组化检查等,根据变量的性质选择适宜的统计学方法对实验前后及组间的数据进行分析处理,因而产生的证据是相对可靠的。

多个研究的实验结果发现,大鼠处于应激状态1周即可引起咀嚼肌或颞下颌关节的病变,3～5周或6周时病变最重,7周时病变反而减轻,出现修复反应,应用抗焦虑药物的大鼠病变较未使用药物的病变减轻(李强等,2009),停止应激刺激后病变逐渐好转(肖朋等,2010;刘晓波等,2014)。

咀嚼肌如咬肌,翼外肌等的病变主要表现为线粒体出现水肿,线粒体嵴减少,糖原颗粒增加,基质密度降低,乃至空泡性变;肌纤维微血管内出现充血性改变(尚海燕等,2006;吴高义等,2006;刘晓波等,2014);反映肌肉兴奋性与活动性的肌酸激酶及反映肌肉无氧代谢水平的乳酸脱氢酶水平升高(肖朋等,2014)。

髁突的病变表现为表面凝胶不完整,胶原纤维暴露、肿胀、松解、断裂产生裂缝,周围纤维排列紊乱.髁突表面凸凹不平,髁突软骨变薄,有的区域软骨细胞消失(吴高义等,2006;梁军等,2008;孙晶等,2009;李强等,2009;肖朋等,2010;刘晓波等,2014;戴琳等,2013;戴琳等,2014;董晶等,2016)。关节盘的病理改变主要出现在中间带,表面沟回排列不规则,沟回隆起缩窄降低,沟变浅,胶原纤维肿胀、松解、断裂产生裂缝,玻璃样变(吴高义等,2006;梁军等,2008;李强等,2009;孙晶等,2009;肖朋等,2010)。

研究者试图从多个途径探索应激后咀嚼肌、髁突及关节盘出现病变的机制。黄旭等(2013)观察到,在大鼠应激后恢复组,髁突软骨细胞中与促进血管生成、增加血管通透性、在滑膜及软骨的病变中可促进炎症修复的血管内皮生长因子的表达,明显多于刺激3周组和对照组,在应激刺激6周组,可刺激软骨细胞合成蛋白多糖和Ⅱ型胶原的转化生长因子β1的表达明显多于对照组,提示血管内皮生长因子的高表达可能与滑膜与髁突软骨在应激后出现损伤,需要新生毛细血管进行组织修复有关,而转化生长因子β1在心理应激过程中可能起到促进骨吸收的作用。

刘晓波等(2014)发现,采用慢性轻度不可预见性应激(chronic unpredictable mild stress)的方法,将7种不同的刺激因子随机施加于实验大鼠,连续处理12周建立大鼠抑郁模型,其血清皮质醇含量在应激后增加,去除应激后逐渐恢复正常,提示应激后髁突与咬肌的损伤与下丘脑-垂体-肾上腺皮质(HPA)轴持续亢奋,使交感神经兴奋、肾上腺皮质激素分泌增多,并导致海马结构-情绪整合及学习记忆中枢受损有关。

肖朋等(2014)注意到,髁突软骨细胞中与骨关节病的形成有关基质金属蛋白酶-3(MMP-3)在应激刺激后的表达显著高于对照组,可抑制MMP激活、阻止细胞外基质降解的金属蛋白酶组织抑制剂-3(TIMP-3),其在刺激去除后的恢复组髁突软骨细胞中的表达也是高于对照组,推测二者的表达是否平衡可能是应激刺激影响髁突软骨代谢及生态平衡的途径之一。

戴琳等（2014）探讨单纯心理应激对大鼠颞下颌关节髁突中雌激素受体 α（ERα）表达的影响，用免疫组化法检测不同时间点实验组与对照组髁突中 ERα 表达的变化，发现实验后3 周心理应激组 ERα 低于空白对照组，多与雌激素水平异常增高消耗大量受体、雌激素水平异常增高使得软骨细胞的增殖及软骨基质合成受到抑制，髁突软骨的成软骨细胞层变薄有关。而在实验后 5 周 ERα 强于空白对照组，多系大鼠对外界刺激逐渐适应，雌激素水平恢复正常所致，认为大鼠颞下颌关节组织病理改变与雌激素水平增高有关，这与临床上颞下颌关节紊乱病多见于女性，其好发年龄段正好与女性体内雌激素水平较高的年龄段相当的临床现象是一致的。

董晶等（2016）建立慢性不可预见性心理应激大鼠颞下颌关节损伤模型，采用免疫组化 PV 染色法了解髁突组织中炎症因子如肿瘤坏死因子 TNF-α 和与细胞凋亡有关的半胱天冬氨酸蛋白酶 Caspase-3 蛋白的表达情况。发现二者在实验组髁突的表达均明显高于对照组，前者在应激后 1 周水平最高，随着应激时间延长而水平降低，后者应激初期水平较高，以后水平降低，提示慢性心理应激后大鼠颞下颌关节髁突组织结构改变，可能与其上调炎症因子及凋亡相关蛋白的表达的水平有关。

总之，我国学者对应激状态与大鼠咀嚼肌及颞下颌关节病变关系的研究是成功的。这些动物实验的结果提示，临床上颞下颌关节紊乱病在咀嚼肌的病变与颞下颌关节的病变可能是与患者心理问题和不良行为如焦虑、抑郁、生活事件的刺激、紧咬牙、夜磨牙等相关联的，而且一定是有客观机制的，上述动物实验中关于应激引起咀嚼肌及颞下颌关节病变的研究也为探索人类颞下颌关节紊乱病的发生机制提供了宝贵的科研线索。

第二节　口腔及颞下颌关节健康相关生存质量

一、口腔及颞下颌关节健康相关生存质量量表

尽管口腔健康相关生存质量（oral health-related quality of life）这一概念出现的时间不长，然而已经在牙科临床实践和科研中发挥了非常重要的作用。口腔健康相关生存质量是一个多因素的评估体系，反映人们吃饭、睡觉及参加社会活动时口腔舒适程度以及口腔健康相关的自尊和满意程度，旨在评估口腔健康状态影响个人正常功能的程度。

口腔健康相关生存质量是由生物学因素、社会因素、心理因素及文化因素等共同决定的。评估口腔健康相关生存质量能够让临床医师在制订治疗目标和预估治疗效果时，不再仅仅从牙科疾病的病理生理方面考虑，而是综合考虑患者社会心理因素和机体功能。

颞下颌关节紊乱病患者由于容易遭受长期的颌面部疼痛、下颌运动功能受限或相关心理困扰，从而容易导致口腔健康相关生存质量下降。近年来越来越多的学者开始关注颞下颌关节紊乱病患者口腔健康相关生存质量。Dahlström 等（2010）通过系统评价的方法证实颞下颌关节紊乱病能够使患者口腔健康相关生存质量显著降低。Almoznino 等（2015）也证实颞下颌关节紊乱病患者口腔健康相关生存质量显著低于非颞下颌关节紊乱病患者，并且颞下颌关节紊乱病患者口腔健康相关生存质量受多个因素影响，如颞下颌关节紊乱病相关的头疼、躯体疼痛、下颌功能限制、肌肉触压分数以及前期正畸治疗等。Türp 等（2007）通过系统评价的方法证实，常见的非手术治疗方法，如选择性血清素再摄取抑制剂盐酸帕罗

西汀等联合心理治疗，能够显著改善颞下颌关节紊乱病患者口腔健康相关生存质量。

最近十几年来已经形成了多种不同的用于评估口腔健康相关生存质量的问卷。但是到目前为止仅有少数量表被经常使用。如日常生活能力量表（activities of daily living，ADL）、总体口腔健康评价指数（general oral health assessment index，GOHAI）及口腔健康影响程度量表（oral health impact profiles，OHIP）等。

日常生活能力量表由躯体生活自理量表（physical self-maintenance scale，PSMS）及工具性日常生活能力量表（instrument activities of daily living scale，IADL）组成，共有 14 个条目，主要适用于评估受试者日常生活能力（表 7-3）。每个条目分为 4 个不同等级并有相应记分（1= 自己完全可以做，2= 自己可以做但有些困难，3= 有较大困难需要别人提供帮助，4= 自己无法做，完全需要别人帮助）。ADL 总分为 14～56 分，分数越高则说明受试者日常生活能力越差。该量表更注重评估全身因素对生活能力的影响，而并非只针对口腔局部对生活能力的影响。

表 7-3　日常生活能力评定量表（abilities of daily living scale，ADLs）

姓名：　　　　　　　　性别：　　　　　　　　年龄：
职业：　　　　　　　　文化程度：
填表日期：　　　　　　住院号：
门诊号：

为了更好地满足您的治疗需要和生活需求，请如实回答下列有关您平常生活能力的问题，每一个问题只能回答一个选项，这些选项是：1= 自己完全可以做；2= 自己可以做但有些困难；3= 有较大困难，需要别人提供帮助；4= 自己无法做，完全需要别人帮助

项目	1	2	3	4
躯体生活自理量表				
上厕所				
进食				
穿衣				
梳洗				
行走				
洗澡				
工具性日常生活能力量表				
打电话				
购物				
备餐				
做家务				
洗衣				
使用交通工具				
服药				
自理经济				

口腔健康影响程度量表使用广泛，已有多种语言版本出现，如中文、德文、瑞典文、日文及意大利文等。口腔健康影响程度量表具有两种不同版本，即含 49 个条目的原始版本

（OHIP-49）与含 14 个条目的简化版本（OHIP-14）（表 7-4）。OHIP-14 中所有 14 个条目均选取至 OHIP-49。在临床实践中，OHIP-14 由于其具有更少的条目及较高的信度和效度，临床应用更为广泛。在一个纳入了 550 名 18～65 岁正常受试者的试验中，中文版本 OHIP-14 克朗巴哈系数（Cronbach's alpha）达 0.93，各条目得分与总分的相关系数（item-total correlation）达 0.53～0.71，证实中文版本 OHIP-14（表 7-5）具有较高的信度和效度。需要注意的是，原版本 OHIP-14 询问的内容都是指过去一年内发生的，而中文版本 OHIP-14 则泛指过去，没有时间限制。为了准确地与国外资料进行横向比较，建议也采用同样的时间长度。

表 7-4　口腔健康影响概况问卷（14 项）

Item	How often in the last year have you had problems with your teeth mouth or dentures	Answer choice				
		0	1	2	3	4
Q1	Have you had trouble pronouncing any words because of problems with your teeth, mouth or dentures					
Q2	Have you felt that your sense of taste has worsened because of problems with your teeth, mouth or dentures					
Q3	Have you had painful aching in your mouth					
Q4	Have you found it uncomfortable to eat any foods because of problems with your teeth, mouth or dentures					
Q5	Have you felt self conscious because of problems with your teeth, mouth or dentures					
Q6	Have you felt tense because of problems with your teeth, mouth or dentures					
Q7	Has your diet been unsatisfactory because of problems with your teeth, mouth or dentures					
Q8	Have you had to interrupt meals because of problems with your teeth, mouth or dentures					
Q9	Have you found it difficult to relax because of problems with your teeth, mouth or dentures					
Q10	Have you been a bit embarrassed because of problems with your teeth, mouth or dentures					
Q11	Have you been a bit irritable with other people because of problems with your teeth, mouth or dentures					
Q12	Have you had difficulty doing your usual jobs because of problems with your teeth, mouth or dentures					
Q13	Have you felt that life in general was less satisfying because of problems with your teeth, mouth or dentures					
Q14	Have you been totally unable to function because of problems with your teeth, mouth or dentures					

Note：0-Never，1-Hardly ever，2-Occasionally，3-Very often，4=Fairly often

表 7-5 口腔健康影响程度量表 OHIP-14 中文版

您的姓名

您的性别 男 女

请按照您当前的感觉回答如下 14 个问题,谢谢

Q_i	您对下列问题的感受,每题限选 1 个	无	很少	有时	经常	很频繁
1	您是否曾因为牙齿或口腔的问题而影响发音					
2	您是否曾因为牙齿或口腔的问题而感到自己的味觉变差					
3	您口腔内是否曾出现过明显疼痛					
4	您是否曾因为牙齿或口腔的问题而觉得吃什么东西都不舒服					
5	您是否曾因为牙齿或口腔的问题而在其他人面前觉得不自在					
6	您是否曾因为牙齿或口腔的问题而感到紧张不安					
7	您是否曾因为牙齿或口腔的问题而对自己的饮食很不满意					
8	您是否曾因为牙齿或口腔的问题而不得不在进餐时中途停下来					
9	您是否曾因为牙齿或口腔的问题而不能很好地休息					
10	您是否曾因为牙齿或口腔的问题而有过尴尬的时候					
11	您是否曾因为牙齿或口腔的问题而变得容易对其他人发脾气					
12	您是否曾因为牙齿或口腔的问题而难以完成日常的工作					
13	您是否曾因为牙齿或口腔的问题而觉得生活不是那么令人满意					
14	您是否曾因为牙齿或口腔的问题而什么事都做不了					

OHIP-14 共包含 7 个纬度,即口腔功能限制、生理性疼痛、心理不适、生理障碍、心理障碍、社交障碍及残障。每个纬度含 2 个条目,每个条目按其发生概率的等级提供 5 个备选答案,患者只能选择其一,这 5 个等级的相应记分分别是:0 分:从来没有、1 分:很少、2 分:有时、3 分:经常、4 分:很频繁。因此 OHIP-14 总分为 0～56 分,分数越低说明患者口腔健康相关生存质量越高,反之总分越高说明患者口腔健康相关生存质量越低。目前 OHIP-14 尚没有统一的临界值从总分水平来区分患者口腔健康相关生存质量的高低,然而有一种做法是为每一个条目的得分指定一个临界值,得分 >2 分时表明该条目对受试者造成了生活质量上的负面影响,记 1 分;得分 ≤2 分时表明该条目对受试者未造成生活质量上的负面影响,则记 0 分。以此方式计算,OHIP-14 总分为 0～14 分,总分为 0 为总分水平的临界值,总分 >0 分说明患者口腔健康相关生存质量低,总分为 0 分则说明患者口腔健康相关生存质量高。

总体口腔健康评价指数(general oral health assessment index questionnaire,GOHAI),原称老年口腔健康评价指数(geriatric oral health assessment index,GOHAI),由美国学者于 1990 年提出,原是用于评估 60 岁或者 65 岁以上老年人的口腔健康相关生存质量。包括功能限制、心理不适及疼痛不适 3 个方面共 12 个条目。每个条目亦是按其发生概率的等级提供 5 个备选答案,患者只能选择其一,这 5 个等级的相应记分分别是:1 分:从来没有、2 分:很少、3 分:有时、4 分:经常、5 分:很频繁。老年口腔健康评价指数总分为 1～60 分,分数越低说明患者口腔健康相关生存质量越高(表 7-6)。该量表目前已翻译成中文(表 7-7)、法文、瑞典文等多种语言版本,可广泛应用于老年人以外的其他成人组别。相较于 OHIP-14,GOHAI 的条目更注重描述由口腔疾病引起的生理上的改变,而 OHIP-14 的条目更加注重描述口腔疾病引起的心理和行为上的改变,更加注重患者心理社会因素对口腔健康相关生存质量的影响。需要注意的是,原版本 GOHAI 询问的内容都是指过去 3 个月内发生的,而中

文版本 GOHAI 则泛指过去，没有时间限制。为了与国外资料进行准确的横向比较，建议也是采用同样的时间长度。还有一点是原版本 GOHAI 的 12 个问题中，有 9 个是负性问题，3 个是正性问题（Q3，Q5，Q7），在统计总分前需要将正性问题的记分负性化处理，另外其 5 个等级的记分是 1～5；中文版本已经将正性问题变成负性问题了，省去了正性问题记分负性化处理的麻烦，5 个等级的记分则是 0～4，其最大总分值为 48。

表 7-6　口腔健康综合评价指标（GOHAI）分项及应答频次分布情况

Q$_i$	In the past 3 months	1	2	3	4	5
1	How often did you limit the kinds or amounts of food you eat because of problems with your teeth or denture					
2	How often did you have trouble biting or chewing any kinds of food，such as a firm meat or apples					
3	How often were you able to swallow comfortably					
4	How often have your teeth or dentures prevented you from speaking the way you wanted					
5	How often were you able to eat anything without feeling discomfort					
6	How often did you limit contacts with people because of the condition of your teeth or dentures					
7	How often were you pleased or happy with the appearance of your teeth，gums or dentures					
8	How often did you use medication to relieve pain or discomfort around your mouth					
9	How often were you worried or concerned about the problems with your teeth，gums or dentures					
10	How often did you feel nervous or self-conscious because of problems with your teeth，gums or dentures					
11	How often did you feel uncomfortable eating in front of people because of problems with your teeth or dentures					
12	How often were your teeth or gums sensitive to hot，cold or sweet foods					

Note：1=always，2=often，3=sometimes，4=seldom，and　5=never

表 7-7　老年口腔健康评价指数中文版

Q$_i$	按照您对下列问题的感受选择答案，每题限选 1 个	很频繁	经常	有时	很少	无
1	您经常因为牙齿或义齿的原因而被限制食物的种类和数量吗					
2	您在切咬或咀嚼食物时有困难吗					
3	您吞咽食物时经常会感到不舒服或困难吗					
4	您的牙齿或义齿妨碍您说话吗					
5	您吃东西时经常会感到口腔内不舒服吗					
6	您经常因为牙齿或义齿的原因而限制自己与他人的交往吗					
7	您经常对您的牙齿、牙龈或义齿的外观感到不满意或不愉快吗					
8	您经常用药物缓解口腔的疼痛或不适吗					
9	您经常担心或关注您的牙齿、牙龈和义齿的问题吗					
10	您经常因为牙齿、牙龈或口腔的问题而在别人面前感到紧张或不自在吗					
11	您经常因为牙齿或义齿的问题而在别人面前吃东西时感到不舒服吗					
12	您的牙齿或牙龈对冷、热或甜刺激过敏吗					

Durham 等（2011）以 OHIP-49 条目为基础研制了评估颞下颌关节紊乱病患者口腔健康相关生存质量的专用量表，即颞下颌关节紊乱病专用版口腔健康影响程度量表（TMDs-specific version of the Oral Health Impact Profile，OHIP TMDs）。该量表包含 22 个条目，其中 20 个条目来自 OHIP-49，另外两个条目是特别针对颞下颌关节紊乱病新加入的。OHIP-TMDs 计分方法与 OHIP-14 相同，即每个条目分为 5 个不同等级并有相应记分（0 分：从来没有、1 分：很少、2分：有时、3 分：经常、4 分：很频繁），分数越低说明颞下颌关节紊乱病患者口腔健康相关生存质量越高（表 7-8）。该量表已被证实具有良好的信度和效度（Yule 等，2015），能够很好地评估颞下颌关节紊乱病患者口腔健康相关生存质量。中国学者 He SL 及 Wang JH（2015）将 OHIP-TMDs 英文版本翻译成中文版本，并进行了临床测试，证实具有良好的信度和效度（表 7-9）。该表在所有询问的问题中都简化为与颞下颌关节有关，另外泛指过去，没有限定症状发生在过去一个月内。为了准确进行国内外治疗的横向比较，便于资料合并，寻求最佳证据，可以对该表进行适当修改，使之与英文表格的主要内容和时间跨度保持一致。

表 7-8　颞下颌关节紊乱病对口腔健康影响程度量表

（TMDs-specific version of the Oral Health Impact Profile，OHIP-TMDs）

structions to patient: In the following questions, you will be asked to describe how your pain or problems affected your life over the **last month**. Under each question is a scale to record your answer. Please read each question carefully and indicate **ONE** answer only by checking the appropriate box（☒）on the scale under that question. If any item does not apply to you, please circle **NEVER**. Please do not leave any questions unanswered

Over the last month:

1. Have you had difficulty chewing any foods because of problems with your jaws, teeth or mouth

Never	Hardly ever	Occasionally	Fairly often	Very often
□	□	□	□	□

2. Have you had difficulties opening or closing your mouth

Never	Hardly ever	Occasionally	Fairly often	Very often
□	□	□	□	□

3. Have you had painful aching in your mouth, face or ear

Never	Hardly ever	Occasionally	Fairly often	Very often
□	□	□	□	□

4. Have you had a sore jaw

Never	Hardly ever	Occasionally	Fairly often	Very often
□	□	□	□	□

5. Have you had headaches because of problems with your jaws, teeth or mouth

Never	Hardly ever	Occasionally	Fairly often	Very often
□	□	□	□	□

6. Have you found it uncomfortable to eat any foods because of problems with your jaws, teeth or mouth

Never	Hardly ever	Occasionally	Fairly often	Very often
□	□	□	□	□

7. Have you felt talking was painful because of problems with your jaws, teeth or mouth

Never	Hardly ever	Occasionally	Fairly often	Very often
□	□	□	□	□

续表

8. Have you been worried by jaw or dental problems

Never	Hardly ever	Occasionally	Fairly often	Very often
☐	☐	☐	☐	☐

9. Have you been self conscious because of your jaws，teeth or mouth

Never	Hardly ever	Occasionally	Fairly often	Very often
☐	☐	☐	☐	☐

10. Have jaw or dental problems made you miserable

Never	Hardly ever	Occasionally	Fairly often	Very often
☐	☐	☐	☐	☐

11. Have you felt tense because of problems with your jaws，teeth or mouth

Never	Hardly ever	Occasionally	Fairly often	Very often
☐	☐	☐	☐	☐

12. Have you had to avoid eating some foods because of problems with your jaws，teeth or mouth

Never	Hardly ever	Occasionally	Fairly often	Very often
☐	☐	☐	☐	☐

13. Have you had to interrupt meals because of problems with your jaws，teeth，or mouth

Never	Hardly ever	Occasionally	Fairly often	Very often
☐	☐	☐	☐	☐

14. Has your sleep been interrupted because of problems with your jaws，teeth，or mouth

Never	Hardly ever	Occasionally	Fairly often	Very often
☐	☐	☐	☐	☐

15. Have you been upset because of problems with your jaws，teeth or mouth

Never	Hardly ever	Occasionally	Fairly often	Very often
☐	☐	☐	☐	☐

16. Have you found it difficult to relax because of problems with your jaws，teeth or mouth

Never	Hardly ever	Occasionally	Fairly often	Very often
☐	☐	☐	☐	☐

Note：① Each OHIP TMDs item is scored on a 5 point Likert scale；② The summary score for the whole questionnaire can be calculated by summing each individual item score and the domain score by summing the items that comprise the domain；③ Domains of OHIP TMDs: Functional Limitation Q1～Q2；Physical Pain Q3～Q7；Psychological Discomfort Q8～Q11；Physical Disability Q12～Q13；Psychological Disability Q14～Q18；Social Disability Q19～Q20；Handicap Q21～Q22

表7-9　颞下颌关节紊乱病对口腔健康影响程度量表中文版

问题（请在符合的选项后面打"√"）	从来没有	几乎没有	偶尔	经常	很频繁
1. 您有因关节问题而存在咀嚼食物困难吗	0	1	2	3	4
2. 您有因关节问题而张口或闭口困难吗	0	1	2	3	4
3. 您有因关节问题而口腔疼痛吗	0	1	2	3	4
4. 您有因关节问题而感到下颌疼痛吗	0	1	2	3	4
5. 您有因关节问题而觉得头痛吗	0	1	2	3	4
6. 您有因关节问题而感到吃任何东西都不舒服吗	0	1	2	3	4
7. 您有因关节问题而感到吃东西很疼吗	0	1	2	3	4
8. 您有担心过关节问题吗	0	1	2	3	4

续表

问题（请在符合的选项后面打"√"）	从来没有	几乎没有	偶尔	经常	很频繁
9. 您有因关节问题而感到羞愧吗	0	1	2	3	4
10. 您有因关节问题而感到忧愁吗	0	1	2	3	4
11. 您有因关节问题而感到很紧张吗	0	1	2	3	4
12. 您有因关节问题而不能吃某些食物吗	0	1	2	3	4
13. 您有因关节问题而中断进餐吗	0	1	2	3	4
14. 您有因关节问题而中断睡眠吗	0	1	2	3	4
15. 您有因关节问题而烦恼吗	0	1	2	3	4
16. 您有因关节问题而很难放松心情吗	0	1	2	3	4
17. 您有因关节问题而感到沮丧吗	0	1	2	3	4
18. 您有因关节问题而不能集中注意力吗	0	1	2	3	4
19. 您有因关节问题而变得脾气暴躁吗	0	1	2	3	4
20. 您有因关节问题而不能从事日常工作吗	0	1	2	3	4
21. 您有因关节问题而感到生活质量受到影响吗	0	1	2	3	4
22. 您有因关节问题而感到工作不能发挥全力吗	0	1	2	3	4

（本表由重庆医科大学口腔医院　松霖　王金华提供，特此感谢）

二、在颞下颌关节紊乱病诊断标准中纳入心理指标

Turk 和 Rudy（1987）提出对慢性疼痛患者进行"多轴分析评估法"，即在生理、社会心理及行为功能三个方面进行评估。在社会心理评估方面，Kerns 等（1985）提出 MPI（multidimensional pain inventory，MPI）法，即评估慢性疼痛患者的疼痛程度时，还要评估社会家庭活动障碍、现阶段情绪状态等社会心理因素以及对日常活动反应等行为因素。Rudy（1995）等研究证实对颞下颌关节紊乱病用 MPI 法是可信和有效的。其后 Turk 和 Rudy（1987，1988）根据经验在 MPI 评分法基础上衍生出一种新的分类法，按颞下颌关节紊乱病患者心理 - 行为上的特征分为三个独立组：①功能障碍组：特点是疼痛剧烈、心理不安、对生活控制力差和日常活动能力差；②人际关系忧伤组：特点是感觉社会支持差，经常受到别人的否定；③适应组：特点是很少有感情不安，有高度控制能力。

Dworkin 等（1992）提出，为临床科研人员提供了一个可用于检查、诊断和区分颞下颌关节紊乱病主要类型的系统已经被多个国家和地区采用。颞下颌关节紊乱病的研究诊断标准 research diagnostic criteria for temporomandibular disorders，RDC/TMD 主要特点是：①为颞下颌关节紊乱病的临床检查提供了确切的标准；②诊断指标明确，可测量，如下颌动度、肌肉触痛、关节杂音等；③已证明这些临床测量方法的可靠性；④采用了双轴系统：轴Ⅰ为生理轴，用于颞下颌关节紊乱病主要亚类的临床诊断，纳入轴Ⅰ的诊断指标有持续的口面部疼痛、下颌运动受限、关节与咀嚼肌触压痛点数量及下颌运动过程中颞下颌关节发出的可感知的弹响等，并由此将患者归为三组：肌紊乱病，关节盘移位和其他颞下颌关节状况如关节痛、关节炎、关节病等；轴Ⅱ为心理轴，通过问卷记录下颌运动状态（如下颌功能丧失）、心理状态（如抑郁，躯体化）和心理社会状态（如慢性疼痛级别及其对生活质量的影响）。

在 RDC/TMD 应用的基础上，2014 年推出了新的颞下颌关节紊乱病诊断标准（Diagnostic

criteria for temporomandibular disorders，DC/TMD），继续保持双轴诊断的格局。其轴Ⅱ比RDC/TMD加入了更多的相关心理量表，如慢性疼痛分类量表（GCPS）、下颌功能受限量表（JFLS）、患者健康量表 -4（PHQ-4）、患者健康量表 -9（PHQ-9）、患者健康量表 -15（PHQ-15）及广泛性焦虑紊乱量表 -7（GAD-7）等，能够更加全面和准确的评估患者与疼痛相关的心理状况（包括心理困扰、抑郁、躯体症状及焦虑等）及筛选存在心理疾病的患者，详见第五章。

第三节　颞下颌关节紊乱病心理治疗及评价

许多研究已证实颞下颌关节紊乱病心理治疗的有效性。例如，针对认知障碍的治疗可以提高一般口腔治疗和行为治疗的疗效；认知的改变与疼痛的缓解及下颌功能的改善密切相关。

一、心理治疗的概念

心理治疗（psychotherapy）也称精神治疗，是以医学心理学的理论体系为指导，以良好的医患关系为桥梁，应用多种心理学技术改善患者的心理状态，消除心身症状，重新获得个体与环境之间的平衡，最终达到治疗的目的。

心理治疗师必须具备良好的心理学知识和技能，能根据患者存在具体问题的性质与程度有针对性地选择心理治疗技术，预测治疗过程中可能出现的各种变化，以便采取相应对策。在治疗过程中，应详细记录各种变化，形成完整的病案资料。对具有精神、躯体或行为问题的患者要始终抱有尊重、关心、支持的态度，坚持保密的原则。

心理治疗具有以下特点：①自主性：充分发挥患者的主观能动性，逐步使其建立治疗动机，主动改变个人与环境之间的不平衡状态；②学习性：患者应学习如何改变以往错误的认知结构，建立新的观念，使心理治疗过程变成学习的过程；③实效性：一切从患者的实际情况出发，以获得治疗的实际效果。

二、颞下颌关节紊乱病的心理治疗方法

Williams 等在 2012 年对截止于 2011 年 9 月以前发表的所有应用心理治疗处理成人疼痛（不包括头痛）的随机对照试验研究进行了系统评价，被评价的心理治疗手段是根据过去40 余年的心理治疗实践制订的，共计纳入 42 个研究，其中 35 个研究 4 788 个病例可供分析。评价的干预措施为知行治疗与单纯行为治疗，对照措施为传统治疗与阳性对照。两个评价时间点分别为治疗结束之后立即评价与半年或多于半年的随访评价，共 8 个比较。效果指标包括疼痛、失能、情绪及悲惨情结 4 个项目。因此共有 32 个比较，其中 25 个有可用资料。

Meta 分析结果表明单纯心理治疗除了与阳性对照比较在治疗后立即评价时对情绪有轻微改善之外，缺乏其他评价指标的证据。认知行为干预在与阳性对照比较时除对改善疼痛造成的失能及悲伤情结有少许疗效外，未显示镇痛及情绪改善效果，然而在与传统治疗和未治疗组相比较时，在治疗结束的立即评价中显示对镇痛、改善功能和情绪及悲伤情结均有轻度到中度疗效，在远期随访中对改善情绪及悲伤情结有较弱的疗效，有部分研究在随访半年后仍有镇痛效果。作者认为迄今研究的科研设计质量有所提高，但是干预措施自

身的质量没有提高。建议进一步深入研究是哪种认知行为疗法具体措施对哪类患者的哪种疼痛评价指标有效，以及有效的机制，而不是泛泛而谈。

Kohut 等（2016）于 2003 年首次发表了关于心理治疗儿童和青少年慢性疼痛和复发性疼痛效果的系统评价，在 2009 年、2012 年进行两次更新的基础上于 2014 年再次更新，检索新文献直至 2014 年 1 月。心理治疗的对象包括头痛与其他疼痛患者，针对疼痛的心理治疗包括放松、催眠、适应性训练、生物反馈及认知行为疗法。治疗效果评价包括疼痛强度、失能、焦虑和抑郁。治疗方式是在医疗机构患者与心理专科医师面对面进行的，未纳入远程治疗方式。评价时间点为治疗后立即评价与随访 3～12 个月的第二次评价。

末次更新纳入 7 篇新文献，其中 2 篇是老文献但增加了新的远期随访资料，排除了原来纳入但近期改变了治疗方式的 5 篇文献，共计纳入 37 个研究涉及 2 111 个病例。Meta 分析结果显示，心理治疗对儿童和青少年，可以在治疗后减轻头痛强度和头痛造成的失能和焦虑，且维持镇痛和改善失能的疗效可至远期随访时，但对失能改善的远期效果需持保守态度，因为只有两个含有失能指标的研究支持该结论。心理治疗对其他疼痛在治疗后显示镇痛及改善失能的疗效，但不持久。对焦虑和抑郁的疗效有限。为了提高心理治疗的效果，作者建议增加新的心理治疗手段，如鼓励儿童和青少年带痛学习和工作，多参加社会活动和兴趣活动。鼓励施行自我放松及减轻压力的策略和措施，如腹式呼吸（横膈膜呼吸）、休息、按摩、冷敷或热敷、渐进性肌肉放松训练；鼓励患者主动适应疼痛的状况、善于分散注意力及想象美妙的事物。推荐患者与家长主动寻找和学习与疼痛控制有关的内容。如果治疗无效，要及时到三级医疗中心疼痛专科就诊。

综上所述，心理干预对疼痛相关疾病是有一定疗效的，值得深入研究，改进心理干预的质量，进一步明确适应证，有可能使其疗效进一步提高。

（一）肌电图生物反馈

肌电图生物反馈（EMG biofeedback）是较早被引入颞下颌关节紊乱病治疗的心理治疗方法，利用肌电生物反馈仪将一般情况下人们不能感知的骨骼肌的肌电活动即时检出，经过处理、放大并转换成为能被人们觉察和理解的信息，可以瞬时提示患者咀嚼肌活动水平，从而促使患者松弛肌肉，通常用于咀嚼肌功能紊乱患者的治疗。

在进行生物反馈训练前，除了对患者做常规检查外，还应让患者了解疾病与生理应激、情绪之间的关系，了解生物反馈训练的原理和安全性，使患者主动地参与训练。生物反馈治疗应在一个单独的或与周围隔离的房间中进行，避免受外界的干扰。

进行肌电生物反馈训练时，电极要根据咀嚼肌体表标志放在靶肌肌腹上。电极安放前要用酒精棉球擦拭，清洁皮肤，涂适量导电膏。肌电生物反馈训练在指导语的引导下进行，每次训练之前记录患者的肌电基准值作为疗效观察的依据。靠自我检验主动引导咀嚼肌进入深度放松状态，并逐渐学会在脱离仪器和特定训练环境的条件下也能够放松，最终完全脱离肌电生物反馈仪。

一般将肌电图模板的滤波器带通（bandpass）设定到 20～1 000Hz，正常人处于静止状态时的肌电位值在 2.32～3.49μV，颞下颌关节紊乱病患者静止状态时的颞肌和咬肌的活动均高于正常人。同样的带通设定下，可试用 2μV 作为降低咀嚼肌活动的阈值。正常人可以轻松地通过肌肉放松，后牙不接触而使肌电位达到 2μV 以下，颞下颌关节紊乱病患者则需经过一段循序渐进的训练时间，方能使其咀嚼肌电位达到 2μV 以下，此时患者可感知肌肉完全放松。肌电图生物反馈训练每次 20～30 分钟，每周 2 次，连续 4～8 周作为一个疗程。

Flor 和 Biraumer（1993）进行的随机对照试验显示，肌电生物反馈与传统药物治疗、认知行为治疗相比，前者的长期疗效更好。Crider 等（1999）选取 13 篇肌电图生物反馈疗法的文献，对患者的疼痛、临床体征的改善程度等进行系统评价，Meta 分析结果显示，试验组中 70% 的患者症状消除或者充分缓解，不再要求进一步的治疗，而安慰剂组中只有 35% 的患者得到缓解。大多数研究显示肌电图生物反馈对症状的控制优于咬合板。亦有报道指出肌电图生物反馈和咬合板联合治疗可产生协同作用。

（二）松弛疗法

松弛疗法（relaxation therapy）是通过一定程式的训练使精神、躯体特别是骨骼肌放松的一种行为治疗，具有良好的抗应激效果。研究表明，进入松弛状态可促使机体的营养趋向系统（trophotropic system）功能增高，全身骨骼肌张力下降，呼吸频率和心率减慢，血压下降，有四肢温暖、头脑清醒、心情轻松愉快及全身舒适的感觉。有些研究还表明，放松可以增加感觉 - 运动操作能力，缩短反应时间，长期放松训练还可稳定情绪，改变患者的个性特征。在放松训练中，有时还会产生一些特殊感受，如颤动、麻木、瘙痒、烧灼、上浮感、眩晕感以及知觉变化。这是由于大脑中储存的异常能量通过松弛而被释放的结果。这些变化有利于心身功能和神经系统的调整，帮助恢复混乱了的大脑自我控制机能。但在治疗开始前需要向患者说明训练中可能发生的感觉。

常见的放松疗法有渐进性松弛训练、自主训练和静默法等。

1. 渐进性松弛（progressive relaxation，PR）　渐进性松弛由美国生理学家 Jacobson 于 20 世纪初提出。通过对肌肉进行反复的"收缩 - 放松"的循环对照训练，使接受训练者觉察到什么是紧张，从而更好地体会放松的感觉。其程序是：保持安静环境，让患者采取舒适放松的坐位或卧位，作 3 次深呼吸，每次呼吸持续 5～7 秒。然后按指导语以及规定的程序进行肌肉的"收缩 - 放松"对照训练，每次肌肉收缩 5～10 秒，然后放松 30～40 秒，放松肌肉要快速，要求患者注意放松时的感觉。每次训练大约 20～30 分钟。这种方法不但可以影响骨骼肌，还可以使大脑处于低唤醒水平。受试者在回忆放松感觉即能自动松弛骨骼肌时，可以逐步停止该训练。此后受试者凭着对放松感觉的把握，可能条件反射性地使自己放松。

2. 自主训练法（autonomic training，AT）　自主训练法由德国生理学家 Vogt 于 1890 年提出，1905 年德国精神病医师舒尔茨等修改。此方法也强调在安静的环境中和舒适的体位下进行。被试者闭上眼睛，静听或默诵带有暗示性的指导语，缓慢而逐个部位体验肢体沉重感、温暖感等。常用的暗示语有：①"我的呼吸很慢、很深"；②"我感到很安静"；③"我感到很放松"；④"轻松的暖流流进了我的……我的……是温暖的"；⑤"我的……感到了沉重或放松"，注意第④、第⑤两句话用于身体的不同部位，自下而上逐一放松；⑥"我的全身感到安宁、舒适和放松，我感到一种内在的平静"；⑦当接近结束时，深吸一口气，慢慢地睁开眼睛，"我感到生命和力量流遍了全身，使我感到从来没有的轻松和充满活力"。

Kirschneck 等（2013）在牙科门诊募集 98 例颞下颌关节紊乱病患者，发给松弛训练录音带，要求在家中按录音指示进行面、颈、肩、躯干、四肢的松弛训练，3 个月后复查结果，发现具有明显的减轻颌面部疼痛、促进功能改善的效果，按躯体症状的严重程度及心理特点将患者分成 3 组，躯体症状轻心理影响少的治疗后疼痛强度明显降低但疼痛频率及疼痛位点数量没有明显改变，躯体症状较重，心理影响明显或不太明显的两个组的治疗效果更为突出，认为松弛治疗是一种简易经济可行的治疗手段。

3. 静默法（meditation）　静默法也称为空幻想象的放松训练，在临床上较为少用。

松弛疗法常常和肌电图生物反馈一同采用。Mohl 等（1990）的研究提示松弛疗法辅以生物反馈能更有效地减少日常肌肉活动的紧张度。

（三）催眠疗法

催眠疗法（hypnotherapy）是应用催眠技术使人进入睡眠状态，并用积极的暗示控制患者的精神状态和行为，以解除和治愈患者躯体疾病的一种心理疗法。

准备工作：充分掌握患者的背景资料，如家庭背景、学习工作经历、社交活动、恋爱婚姻、幼年生活经历（包括正性与负性的经验）等；选择安静、温暖、舒适、昏暗的房间，尽量避免噪音、冷风或强光的刺激与干扰；进行暗示敏感性测定。

催眠诱导：基本技术是语言诱导。暗示性的诱导语言必须准确、清晰、简单、坚定。避免模棱两可、含糊不清的语言，否则使被催眠者无所适从，难以进入催眠状态。催眠诱导方法常采用凝视法，即通过使用发光体等刺激被催眠者的视觉器官而使其注意力集中，然后催眠者用单调低沉的语言进行诱导，同时有节奏地轻微左右摇摆发光体加强诱导效果。被催眠者闭眼后撤掉发光体，催眠者继续用语言诱导，并可通过被催眠者的面容、眼睑、口咽、颈部、四肢、呼吸、脉搏、感觉、暗示性、交往等多项指标来观察其催眠的深度。

治疗实施：进入催眠状态后的治疗方法主要有：直接暗示、引发想象、催眠分析、年龄回归等。此外在整个治疗中维持催眠状态也十分重要。

催眠疗法适用于神经症、躯体化症状、行为障碍及疼痛等，而这些都是颞下颌关节紊乱病所具有的特点。

松弛疗法和催眠疗法都旨在使颞下颌关节紊乱病患者肌肉放松，从而缓解疼痛。不少学者也常常将二者合用。研究证明催眠疗法或催眠 - 放松疗法可以有效地缓解慢性疼痛，许多临床案例报道和研究显示催眠疗法或催眠放松疗法对缓解颞下颌关节紊乱病患者的疼痛有效。Okeson 等（1983）曾比较咬合板和催眠放松治疗对缓解颞下颌关节紊乱病患者疼痛的疗效，认为后者相对较差。但该试验中，催眠术由非专业心理专科医师实施，且仅使用了暗示磁带，未能给患者提供规范的放松训练以及进一步的指导。Simon 及 Lewis（2000）曾报道药物催眠可以减轻颞下颌关节紊乱病患者的症状和减少药物使用量。但在试验中未设对照组，故论证强度不足。Winocur 等（2002）进行的一项临床对照试验中，纳入的 40 名女性患者年龄在 16～49 岁，口面部的疼痛在 RCD/TMD 中为 5 分以上，对日常活动无影响或仅有 1～3 分的轻度影响，有轻度抑郁和躯体化症状。按年龄配比分为三组：催眠放松组，咬合板组和简单信息组。催眠放松组的患者在专业心理专科医师的指导下进行为期 49 天的催眠及放松，咬合板组患者在同一时期给予咬合板治疗，医师在两组患者治疗开始前都向其提供有关疾病和治疗的简单信息，结果显示这两组患者在试验结束时相对于简单信息组，其咀嚼肌对触诊的敏感度均降低，而催眠放松组患者对疼痛的主观感受显著降低，开口度没有显著增大。Wahlund 等（2003）对 122 名 12～18 岁的颞下颌关节紊乱病患者进行的随机对照试验显示，在六个月的随访中，咬合板 + 简单信息组患者的疼痛频率和强度的降低程度优于放松治疗组 + 简单信息组和单纯简单信息组。

（四）药物治疗

针对心理障碍如抑郁和焦虑的药物治疗是心理干预的重要组成部分。三环类抗抑郁药常被用于治疗慢性疼痛,纤维性肌炎及神经源性疼痛。其缓解疼痛的机制与抑制中枢内与疼痛信号传导有关的生物源性物资的再摄取,抑制不同离子通道的功能等有关。Plesh 等(2000)报告颞下颌关节紊乱病伴疼痛患者应用阿米替丁治疗 6 周后,所有疼痛指标均有显著好转。对于其他治疗失败的肌筋膜疼痛患者可以试用阿米替丁治疗,Bendtsen 等(2001)报告阿米替林与安慰剂相比可有效地减轻肌筋膜痛伴发的压痛和慢性紧张性头痛,认为其机制是减少了疼痛刺激从咀嚼肌向中枢传导,而不仅仅是疼痛敏感度的改变。也有作者报告血清素 - 去甲肾上腺素再摄取抑制剂度洛西丁对同时罹患神经性疼痛并伴有情绪障碍的肌肉骨骼系统的疼痛有效,但需注意该药伴有较多的不良反应,如口干、恶心、便秘或腹泻、易疲劳、头晕、多汗等。有研究表明对偏头疼有极好疗效的 5- 羟色胺受体激动剂舒马曲坦对减轻肌筋膜疼痛也有较好的镇痛效果。

Saarto 等(2010)报告对其 2005 年发表的关于抗抑郁药治疗神经痛的 Cochrane 系统评价的更新结果。共有 61 个随机对照试验涉及 3 293 个研究对象对 20 种抗抑郁药的镇痛效果进行了评价。Meta 分析结果表明三环类抗抑郁药如阿米替丁对治疗神经性疼痛有效,其治疗效果用 NNT 表示为 3.6,即仅需治疗 3.6 个病例就有 1 例达到至少是中等程度的疼痛减轻,其 95% 可信区间为 3～4.5,达到统计学显著水平。新型抗抑郁药选择性血清素再摄取抑制剂对神经痛也有一定效果,但对血清素 - 去甲肾上腺素再摄取抑制剂的镇痛效果尚缺乏随机对照试验研究。新型抗抑郁药 5- 羟色胺,去甲肾上腺素和多巴胺的再摄取抑制剂文拉法辛镇痛疗效的 NNT 为 3.1,其 95% 可信区间为 2.2～5.1,具有统计学意义。抗抑郁药导致患者退出研究的不良反应发生率较少,NNH 为 28,其 95% 可信区间为 8～436,即每治疗 28 例才可能有 1 例出现较重的不良反应。

上述事实表明抗抑郁药具有独立于抗抑郁作用的镇痛作用,可作为颞下颌关节紊乱病疼痛严重影响情绪者的治疗选择之一。

(五) 认知行为治疗

行为治疗(behavior therapy)是根据行为学习原理制订的心理治疗方法。如针对颞下颌关节紊乱病患者的焦虑,可以采取系统脱敏、满贯疗法、逐级暴露法及参与示范等方法。经过一段时间的治疗后,对治疗的效果进行总结分析和评价,确定是否达到了预期的目标和终止治疗的时间。Roberts 等(1993)通过观察行为治疗对慢性疼痛和严重心理障碍患者长期疗效发现,对门诊患者进行 15～20 个疗程的行为康复治疗,在疼痛的缓解和工作生活能力的提高方面都是既具有统计学意义又具有临床意义,通过两年的随访,仍有很好的疗效。

近年来,许多学者将认知和行为治疗联合运用,称为认知行为治疗(cognitive behavioral therapy),是目前应用最广也最为有效的心理治疗方法。对认知行为疗法的系统评价和 meta 分析从 2000 年初的 10 篇左右在十年间增加到 40～50 篇。

认知行为疗法综合运用以下技术:

1. 生物反馈技术 患者通过特殊设备可以直接监测到与症状相关联的特定组织和器官的实时生物反应,如通过监测记录颞肌或咬肌肌电图的仪器患者可以有效地使颞肌及咬肌放松,适于颞下颌关节紊乱病的辅助治疗。

2. 放松技术 通过自主训练使肌肉放松、身体放松或呼吸放松。

3. 暴露技术 让患者逐渐暴露于其感到恐怖的器械、操作或环境中,通过心理安抚,合理解释使其逐渐减少恐怖和规避行为。

4. 健康教育及认知重建技术   美国国家卫生研究院卫生技术评估会有关颞下颌关节紊乱病治疗声明(The National Institute of Health Technology Assessment Conference Statement on the Management of Temporomandibular Disorders)中,建议首先对颞下颌关节紊乱病患者进行健康教育(health education)。已有不少随机对照试验报告证实,经过健康教育患者会更好地配合治疗,纠正不良习惯,定期接受随访检查。对患者的教育可以由主治医师实施,也可以由接受过培训的护士或其他助理人员完成。健康教育主要有以下内容:发现、鉴别和纠正影响患者情绪和行为的错误认知,提供有关颞下颌关节紊乱病的信息如什么是颞下颌关节? 什么是颞下颌关节紊乱病? 有哪些诱发及加重因素,可能出现的症状,可能的治疗方案。克服对疾病的恐惧情形,消除该病预后的悲伤情结,解除精神压力,调整饮食,纠正不良习惯,使咀嚼肌及受累关节得到充分的休息。

Oakley 等(1994)对生物医学治疗(biomedical treatments)无效的颞下颌关节紊乱病患者进行认知行为治疗,与候诊对照组(waiting list control subjects)即未治疗组相比,能够有效地减轻患者的面部疼痛,缓解其烦躁与焦虑情绪。

Dworkin 等(2002)报告了两个对伴有面部或咀嚼肌疼痛不适的颞下颌关节紊乱病患者进行认知行为治疗的随机对照试验结果,纳入对象年龄均在 18～70 岁。第一个随机对照试验中试验组 61 人,给予认知 - 行为方面的干预治疗;对照组 63 人,给予理疗、教育、药物治疗或咬合板等常规治疗,一年随访发现,试验组患者与对照组相比,在疼痛减轻、疼痛对日常生活的干扰减小、疼痛的咀嚼肌数目减少、需要治疗的次数减少等方面都显示了更好的疗效,差异具有统计学意义。另一个随机对照试验中 117 名患者的 RDC/TMD 轴Ⅱ诊断中口面部疼痛在 5 分以上,对日常生活的影响为轻度(1～3 分),59 人被随机分入试验组,给予 6 个疗程的认知 - 行为治疗,并联合常规治疗,对照组的 58 人给予常规治疗。4 个月后治疗结束时,试验组患者相对于对照组患者,疼痛程度显著降低,患者自述控制疼痛的能力显著增强,疼痛对日常生活的影响有减小的趋势。但在一年后随访发现,治疗组与对照组已无显著差异。提示对一些重度抑郁患者,该法疗效持续时间有限,不能足够的缓解症状,促进情感和心理的适应。由此推断,对这类患者应该采取长期的认知 - 行为治疗或其他有足够经验支持的心理疗法。

Litt 等(2009)报道对 54 例颞下颌关节紊乱病患者进行随机对照试验验证认知行为疗法的结果,试验组与对照组均接受相同的保守治疗方案,即软食、避免过大张口、每日服用萘普生或扑热息痛 5 周,基线检查后 1～2 周咬合板治疗,除进食取下外每日坚持戴用 4 周。治疗组加用认知行为疗法,就诊时通过讲解使患者全面了解颞下颌关节紊乱病的知识,增强战胜疾病的自信心,主动适应颌面部疼痛和功能减低的情况,克服失望及沮丧情绪,教给患者精神放松和压力调节的方法,进行松弛训练,用咬肌肌电图生物反馈的方法帮助患者放松咬肌及口腔颌面部,有意识地改变紧咬牙、夜磨牙等不良习惯,每周一次,连续 6 周。对照组也是每周复查一次共 6 周,但主要是检查患者是否坚持服用药物,软食及戴用咬合板的情况,避免使用认知行为治疗。治疗前两组基线指标平衡,治疗中对主要治疗措施的依从性均属良好。疗程结束后进行治疗前后测量指标差异的组间比较,结果显示,对回顾性指标如疼痛、抑郁及功能限制的改善两组没有统计学意义的差异,但即时记录的疼痛指标表明,治疗组改善的程度优于对照组。作者认为这是由于认知行为治疗不仅使患者主动适应疾病状况,更是使患者增强自信,有效克服沮丧情绪的结果。提示认知 - 行为疗法可以被成功地应用于颞下颌关节紊乱病的治疗。

Roldán-Barraza 等（2014）对比较认知行为疗法与咬合板等常规疗法治疗肌筋膜痛的随机对照试验进行系统评价和 Meta 分析，共纳入 12 个研究，疗效指标包括疼痛、疼痛造成的干扰、无痛无助力张口度、肌压痛、抑郁及躯体症状等。Meta 分析结果显示远期随访时认知行为干预组的疼痛和抑郁相比常规治疗组有显著改善，差异具有统计学意义。认知行为干预组的心理相关疗效指标有更多的改善，然而常规治疗组在功能指标方面有更多改善。Matsuoka 等（2017）指出，由心理专科医师实施认知行为疗法固然好，口腔专业人员经过短期培训也是可以胜任的。

三、国内颞下颌关节紊乱病的心理治疗

检索文献发现国内学者在心理治疗颞下颌关节紊乱病方面也做了很多工作。

高速、张震康（1989）报道对 34 例典型的颞下颌关节紊乱病患者采用保守治疗配合有针对性的支持性心理治疗，抗焦虑抑郁药和肌松弛药或安慰剂，发病与个性因素或生活事件引起的情绪变化明显相关的患者和有明显精神因素及外伤史的患者取得了良好的效果。而对伴有严重精神障碍的患者则应以精神科治疗为主，关节治疗尽量保守。后又报道对一名伴有神经症状外伤后颞下颌关节紊乱病男性患者进行认知疗法、心理咨询，配合抗抑郁药等治疗，其症状都有所好转。

张月兰（2002）年报道，对 3 例精神心理因素密切相关的颞下颌关节紊乱病患者进行心理治疗、理疗，2 周后疼痛明显减轻，1 例痊愈，2 例明显改善，然后戴全牙列咬合板后 3 个月恢复正常。其心理治疗的具体方法是：讲解关节解剖结构和生理运动，使患者了解颞下颌关节紊乱病的病因与可能的发病机制，解释精神因素、紧张情绪及急躁与本病的关系，找出发病的精神因素、减轻精神负担，解除患者焦虑、恐惧情绪，并教患者自我暗示放松下颌，减轻咬牙习惯。

孙淑杰、贾世敏（2001）对 75 例因外伤导致颞下颌关节紊乱病患者进行为期 3 年以上的追踪观察发现，62 例接受早期关节腔封闭及心理疏导治疗的患者近期疗效良好，即关节或咀嚼肌疼痛、张口受限等主要症状明显消退，远期疗效也相当满意。X 线检查未发现颞下颌关节器质性破坏或颞下颌关节强直。而 13 例未接受本治疗者各项临床症状未消退，远期观察 7 例 X 线片显示发生颞下颌关节器质性破坏，6 例进行性张口困难，进而产生颞下颌关节强直。

李喜姣（2000）对 90 例颞下颌关节紊乱病患者进行随机对照试验，以比较单个疗程的超短波加心理治疗与药物治疗该病的效果。结果显示超短波加心理治疗组的总有效率为 95.96%，高于药物组的 88.89% 的总有效率。其心理治疗方法是：医师首先了解患者是否受到过某种挫折或心理刺激，加以正确疏导，让患者了解精神紧张及不良情绪能引起或加重颞下颌关节紊乱病，解释本病的性质，发病因素及预后，消除患者的焦虑心理及精神紧张因素，使患者对疾病有一定的认识，能进行自我心理调整和自我关节保护。

唐柳云等 2002 年报道 103 例颞下颌关节紊乱病患者随机对照试验结果，两组均接受常规药物治疗，试验组加心理治疗，具体方法是：①支持与解释：以热情诚恳的态度关心体贴患者，采用疏导、解释、支持、安慰、帮助、鼓励等措施，减轻或消除其负性情绪；②放松训练及生物反馈治疗，在医师的指导下进行放松训练，要求其掌握训练要领和达到放松要求

后，进行长期训练；③指导纠正不良行为模式。生活质量综合评定问卷（GQOLI-74）测试结果显示试验组治疗后生活质量比对照组有明显的改善。一年后试验组临床有效率高于对照组，且具有统计学差异。

从目前的国内文献来看，颞下颌关节紊乱病的心理相关研究起步较晚，主要针对咀嚼肌疼痛，对于关节弹响，运动受限等方面的疗效尚不确切，比较不同心理治疗方法效果的研究更是屈指可数。缺乏将心理治疗与常规治疗直接比较的随机对照试验研究。有必要更深入地探索精神心理因素在颞下颌关节紊乱病发生中的作用机理，严格评价颞下颌关节紊乱病心理治疗的科学证据。

致谢

感谢美国华盛顿州立大学口腔医学与精神行为科学系 Dworkin 教授为本文提供参考文献和相关资料；感谢美国密苏里大学口腔公共卫生与行为科学系 Glaros 教授为本文提供参考文献并对笔者提出的问题给予详细的解答；感谢以色列 Tel aviv 大学殆及行为科学系 Winocur 医师以及日本大学松户牙学院 Komiyama 医师为本文提供的参考文献；感谢加拿大女王大学 Xie 博士协助笔者收集相关资料。

（苏乃川　史宗道）

参 考 文 献

1. 陈静，王璟，赖文莉. 认知行为疗法在口腔治疗中的应用. 国际口腔医学杂志，2011，35（4）：488-491

2. 陈妹玲，张娟，陈刚，等. 颞下颌关节紊乱病不同症状患者心理因素调查. 中华口腔医学研究杂志（电子版），2015，9（5）：390-394

3. 高速，张震康. 外伤后颞下颌关节紊乱综合征患者的心理社会因素分析. 中华口腔医学杂志，1990，25（3）：167-169

4. 雷杰，刘木清，傅开元. 睡眠问题、焦虑及压力是颞下颌关节紊乱病肌筋膜疼痛发病的风险指标. 北京大学学报（医学版，2016，48（4）：692-696

5. 历丹，张海洋，郭英. 在校学生颞下颌关节紊乱与心理因素关系的研究. 实用口腔医学杂志，2016，32（5）：718-721

6. 刘德祥，潘芳，王贞，等. 颞颌关节病患者的生活事件与应对方式. 中国心理卫生杂志，2004，18（11）：775-777

7. 刘法鑫，蒋立坚. 心理因素与颞下颌关节紊乱的研究进展. 中华口腔医学研究杂志（电子版），2013，7（2）：62-64

8. 刘卫军，史宗道. 颞颌关节紊乱综合征发病危险因素的研究——临床病例对照研究. 华西口腔医学，1997，15（1）：36-39

9. 孙红宇，冀仙桃，李芳. 重大生活事件在颞颌关节紊乱病中的影响. 中国药物与临床，2013，13（增刊）：21-22

10. 王旭东，杨菊贤. 颞下颌关节紊乱综合征患者的个性特征. 中国行为医学科学，1996，5（4）：210-212

11. 夏文棣，傅开元，陆文昕，等. 口腔医学本科生颞下颌关节紊乱病症状及其与心理、睡眠关系的问卷调查. 中华口腔医学杂志，2016，51（9）：521-525

12. 辛蔚妮，凌均棨.《口腔健康影响程度量表（OHIP-14 中文版）》与《老年口腔健康评价指数（GOHAI 中文版）》的比较研究. 口腔医学研究，2014，3：252-257

13. 许卫华，马绪臣，郭传瑸，等. 颞下颌关节紊乱病不同亚型女性患者精神心理状况调查. 现代口腔医学杂志，2008，22（1）：5-7

14. 姚声，周杰，丁晓勇. 颞下颌关节紊乱病症状、体征与心理焦虑状态的相关性分析. 口腔医学研究，2012，28（10）：1032-1034

15. 雍翔智，唐黎黎，农晓琳. 颞下颌关节紊乱综合征的心理因素及其治疗. 国际口腔医学杂志，2013，40（5）：634-637

16. DURHAM J，STEELE J G，WASSELL R W，et al.Creating a patient-based condition-specific outcome measure for Temporomandibular Disorders（TMDs）：Oral Health Impact Profile for TMDs（OHIP-TMDs）. J Oral Rehabil，2011，38（12）：871-883

17. YULE P L，DURHAM J，PLAYFORD H，et al. OHIP-TMDs：a patient-reported outcome measure for temporomandibular disorders. Community Dent Oral Epidemiol，2015，43（5）：461-470

18. Denis F，Hamad M，Trojak B，et al. Psychometric characteristics of the "General Oral Health Assessment Index（GOHAI）"in a French representative sample of patients with schizophrenia. BMC Oral Health，2017，17（1）：75. doi：10.1186/s12903-017-0368-3

19. Physical Self-Maintenance Scale（PSMS）. Self-rated version. Incorporated in the Philadelphia Geriatric Center. Multilevel Assessment Instrument（MAI）. Psychopharmacol Bull，1988，24：795-797

20. ALMOZNINO G，ZINI A，ZAKUTO A，et al. Oral health-related quality of life in patients with temporomandibular disorders. J Oral Facial Pain Headache，2015，29（3）：231-241

21. DAHLSTRÖM L，CARLSSON G E. Temporomandibular disorders and oral health-related quality of life. A systematic review. Acta Odontologica Scandinavica，2010，68（2）：80-85

22. DENIS F，HAMAD M，TROJAK B，et al.Psychometric characteristics of the "General Oral Health Assessment Index（GOHAI）" in a French representative sample of patients with schizophrenia. BMC Oral Health，2017，17（1）：75

23. DESAI M J，SAINI V，SAINI S. Myofascial pain syndrome：a treatment review. Pain Ther，2013，2（1）：21-36

24. DURHAM J，Al-BAGHDADI M，BAAD-HANSEN L，et al. Self-management programmes in temporomandibular disorders：results from an internal Delphi process. J Oral Rehabil，2016，43（12）：929-936

25. DWORKIN S F，TURNER J A，MANCL L，et al. A randomized clinical trial of a tailored comprehensive care treatment program for temporomandibular disorders. J Orofac Pain，2002，16（4）：259-276

26. GENEEN L J，MOORE R A，CLARKE C，et al. Physical activity and exercise for chronic pain in adults：an overview of Cochrane Reviews. Cochrane Database Syst Rev，2017，24；4：CD011279

27. KIRSCHNECK C，R Ömer P，Proff P，et al. Psychological profile and self-administered relaxation in patients with craniofacial pain：a prospective in-office study. Head Face Med，2013，20；9：31

28. KOHURT S A，STINSON J. Psychological therapies for the management of chronic and recurrent pain in children and adolescents. Paediatr Child Health，2016，21（5）：258-259

29. LEFER L. Psychic stress and the oralcavit. Postgrad Med，1971，49（1）：171-175

30. LITT M D，SHAFER D M，IBANEZ C R，et al. Momentary pain and coping in temporomandibular disorder pain：exploring mechanisms of cognitive behavioral treatment for chronic pain. Pain，2009，145（1-2）：160-168

31. MANFREDINI D, CHIAPPE G, BOSCO M. Research diagnostic criteria for temporomandibular disorders (RDC/TMD) axis I diagnoses in an Italian patient population. J Oral Rehab, 2006, 33 (8): 551-558

32. MATSUOKA H, CHIBA I, SAKANO Y, et al. Cognitive behavioral therapy for psychosomatic problems in dental settings. Biopsychosoc Med, 2017, 13: 11: 18

33. NAGATA K, MARUYAMA H, MIZUHASHIi R, et al. Efficacy of stabilisation splint therapy combined with non-splint multimodal therapy for treating RDC/TMD axis I patients: a randomised controlled trial. J Oral Rehabil, 2015, 42 (12): 890-899

34. NIFOSÌ F, VIOLATO E, PAVAN C, et al. Psychopathology and clinical features in an Italian sample of patients with myofascial and temporomandibular joint pain: preliminary data. Int J Psychiatry Med, 2007, 37 (3): 283-30046

35. REISSMANN D R, JOHN M T, FEUERSTAHLER L, et al. Longitudinal measurement invariance in prospective oral health-related quality of life assessment. Health Qual Life Outcomes, 2016, 7: 14: 88

36. ROLDÁN-BARRAZA C, JANKO S, VILLANUEVA J, et al. A systematic review and meta-analysis of usual treatment versus psychosocial interventions in the treatment of myofascial temporomandibular disorder pain. J Oral Facial Pain Headache, 2014, 28 (3): 205-222

37. SAARTO T, WIFFEN P J. Antidepressants for neuropathic pain: a Cochrane review. J Neurol Neurosurg Psychiatry, 2010, 81 (12): 1372-1373

38. SISCHO L, BRODER H L. Oral Health-related quality of life: What, Why, How and future implications. J Dent Res, 2011, 90 (11): 1264-1270.

39. STORY W P, DURHAM J, Al-BAGHDADI M, et al. Self-management in temporomandibular disorders: a systematic review of behavior components. J Oral Rehabil, 2016, 43 (10): 759-770

40. THOMSON W M, CASPI A, POULTON R, et al. Personality and oral health. Eur J Oral Sci, 2011, 119 (5): 366-372

41. TÜRP J C, MOTSCHALL E, SCHINDLER H J, et al. In patients with temporomandibular disorders, do particular interventions influence oral health-related quality of life? A qualitative systematic review of the literature. Clin Oral Implants Res, 2007, 18 (suppl 3): 127-137

42. WILLIAMS A C, Eccleston C, MORLEY S. Psychological therapies for the management of chronic pain (excluding headache) in adults. Cochrane Database Syst Rev, 2012, 14: 11: CD007407

43. YULE P L, DURHAM J, PLAYFORD H, et al. OHIP-TMDs: a patient-reported outcome measure for temporomandibular disorders. Community Dent Oral Epidemiol, 2015, 43 (5): 461-470

第八章

颞下颌关节紊乱病的理疗与评价

颞下颌关节紊乱病并非指单一疾病，它是一类病因尚未完全清楚而又有相同或相似临床症状的一组疾病的总称，需与具有相同症状但原因清楚的疾病，如类风湿关节炎累及颞下颌关节、感染性颞下颌关节炎、颞下颌关节肿瘤等相鉴别。TMD 一般伴有颞下颌关节区或咀嚼肌疼痛，下颌运动异常伴功能障碍以及关节弹响、破碎音及杂音等三类症状。TMD 可单独累及颞下颌关节或咀嚼肌群，也可二者都累及，不同程度地影响口颌系统的功能，如：语言、咀嚼、吞咽、口腔卫生行为（如刷牙或使用牙线）、面部表情等。

疼痛是颞下颌关节紊乱病影响口颌系统功能的主要因素。慢性持续性的疼痛及功能障碍严重地影响患者的生活质量。颞下颌关节紊乱病的疼痛多来源于组织损伤、炎症或神经病理性改变。近年来的研究显示其致痛机制非常复杂，涉及生物、社会及心理等多种因素，多种致痛机制可能同时存在，是基因与环境交互作用的结果。在慢性疼痛特别是伴发全身其他部位疼痛的患者中，中枢及外周神经兴奋性增强、中枢神经系统对疼痛的抑制不足以及社会心理应激增加等改变同时存在。这些改变可涉及外周与中枢神经系统以及神经 - 内分泌 - 免疫调节网络，从而使疼痛的表现变得更为复杂。局部疼痛的治疗效果因此受制于全身因素的影响。近年来的研究提倡根据致痛机制对疼痛进行分类及治疗，这就要求对于局部疼痛的诊断必须考虑全身影响因素及系统健康的评估。在诊疗过程中，应系统地评估局部及全身的各种可能致病因素，并针对致病的机理选择合理治疗方法。

颞下颌关节紊乱病的治疗方法很多，其中物理疗法（physical therapy）是针对骨骼肌肉系统疾患的重要而有效的非手术治疗方法之一，可以有效缓解颞下颌关节紊乱病导致的疼痛和改善下颌运动功能。

物理疗法是应用电、光、声、磁、冷、热、水、力等进行疾病康复治疗的方法，包括物理因子疗法和运动疗法。物理因子作用于人体，可产生良性刺激，改善局部血液循环，并通过神经或体液调节，恢复和维持人体平衡，改善疾病症状。运动疗法是指通过主动或被动运动恢复全身或局部运动功能及感觉功能的训练方法。物理治疗可通过多种作用于外周及中枢的机制以缓解疼痛，其理论包括疼痛的闸门控制学说、反刺激剂（counterirritant）或条件性疼痛调节（conditioned pain modulation）、激活内源性的阿片系统等。物理治疗的外周作用通过减少对脊髓后角神经元的激活而降低疼痛向中枢的传入。物理治疗的中枢作用通过降低对脊髓及脊上中枢神经系统的激活，减少其对疼痛信号的协同作用（synergistic interaction）、增加中枢神经系统对疼痛的抑制作用从而进行疼痛的中枢调控。

物理治疗的方法很多，既可以单独使用，也可以互相结合，都有相对严格的适应证和禁忌证。美国《物理治疗实践指南》建议将全身协调治疗、患者教育、治疗性的运动锻炼及功能训练作为制订物理治疗计划的核心内容,手法治疗、电疗及温度疗法等作为辅助治疗在需要时选择使用。学者们也发表了大量关于物理治疗的文章,其中不乏争议。为了尽可能得到理疗方法的真实疗效,应当筛选出高质量研究,对其结论进行整合,并且在实施临床康复治疗之前,结合专业康复医师和颞下颌关节科医师的经验对患者病情进行评价,明确患者主诉,设立治疗目标,制订专业化、个性化的治疗方案。

本章就与颞下颌关节紊乱病相关的物理治疗方法,包括治疗性的运动锻炼、手法治疗、电疗、光疗、超声波疗法、磁疗、生物反馈疗法等进行逐一介绍。

第一节　治疗性运动锻炼

运动锻炼通过对全身及局部的作用以增强身体素质(physical condition)、减轻疼痛、增强力量、恢复正常的运动功能。有计划地运动锻炼作为体力活动的一个分支,旨在提高身体健康素质。体力活动对于身体健康及疼痛的缓解都非常重要。Mohri 等(2005)、Lemley等(2015)研究显示,体力活动情况与内源性的疼痛调节相关。运动所致痛觉降低(exercise-induced hypoalgesia,EIH)的现象在人体与动物实验中均已被证实,其机理可能包括对内源性的阿片系统及非阿片系统疼痛抑制通路的激活。在健康的成年人中,单次锻炼可降低受试者对实验性疼痛的感知。虽然单次锻炼对中枢疼痛调节作用的实验结果存在分歧,但Sluka 等(2016)发表的系统评价(systematic review)显示有规律的运动锻炼对于多种疼痛病症均可起到降低疼痛的作用。

然而在运动过程中,疼痛有可能会暂时加剧,这与中枢神经元敏感性增加、组织疲劳代谢产物的释放及受体的激活和局部免疫功能改变相关,但这种运动时的疼痛不会妨碍运动终止后产生的痛觉降低(EIH)。因此,进行患者教育时应明确指出:疼痛的缓解是逐步实现的,锻炼开始时疼痛可能会有所增加,但轻微的疼痛加剧表明机体正在适应锻炼,而并非组织受到损伤。

在 TMD 的治疗管理中,运动锻炼是治疗计划的一个重要组成部分,具有长期疗效。常用的运动锻炼形式包括拉伸训练(stretching)、力量训练(strengthening)、运动控制(motor control)、协调性训练(coordination)、耐力训练(endurance training)及有氧运动(aerobic)等。由于篇幅所限,本文仅就常用的口腔颌面部的运动锻炼方式作一介绍。

一、拉伸训练

本组训练包括主动的与被动的关节动度(range of motion)练习,用以改善关节的活动度并放松升颌肌群。

(一)持续的下颌伸展运动(prolonged jaw stretching)

1. 患者先将一个手指置于上下颌前牙之间,再增加至两个手指(图 8-1),下颌牙轻接触手指以支撑张口,并在此张口位保持约 60 秒,然后取出手指休息。每次练习时重复以上步骤数次。

2. 长期的练习应从患者所能适应的最小张口度开始,逐渐增加张口度至 2～3 个手指,最大张口度不超过 3 个手指。

3. 以上练习也可用小器具替代手指以帮助患者张口训练。例如,可使用木质的弹簧衣夹,将夹子头部置于一侧的上下颌磨牙之间,用手指对夹子尾部加压以达到不同的张口度,对下颌进行拉伸,并在每一张口位置持续约 60 秒。

4.注意事项　避免过度拉伸。此练习应基于患者的承受能力并随肌肉及关节功能的改善逐步增大张口度。

(二)下颌动度训练(jaw range of motion)

1.在放松状态下,将下颌垂直向下(张口)或侧方运动至最大运动范围。当运动到每一终末位置时,患者应在此位置保持约 15 秒,以达到对下颌各方位的拉伸。

2.垂直张口运动时,舌尖部与腭部保持轻接触。

3.侧方运动时,可用小手指粗细的器具,如笔杆、木质瓶塞或一段有一定硬度的胶皮管等,置于上下颌切牙间,以稳定下颌,同时将下颌向侧方运动,以达到侧方拉伸的目的。

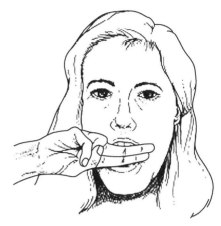

图 8-1　下颌伸展运动

4.每次练习时,可将以上步骤在每一个方向上重复数次。

5.注意事项　运动时动作应轻柔,练习应以患者的耐受程度为限,循序渐进,避免过度运动。

(三)下颌动度训练伴终末位拉伸(jaw range of motion with terminal stretch)

1.先将下颌垂直向下张口或向侧方运动至最大运动范围,在达到最大运动范围时,将一个手指置于颏部,向与下颌运动方向相同的方向轻压或推下颌,持续约 15 秒。

2.每次练习时,可将以上步骤在每一个方向上重复数次。

3.注意事项　压或推的动作应轻柔,避免过度拉伸。练习应以患者的耐受程度为限,循序渐进,避免过度运动。

(四)面部拉伸(facial Stretch)

1.将双手手掌置于面部侧方,从颞部至下颌下缘,大致沿颞肌及咬肌肌纤维的方向向下拉伸。

2.进行此练习时,可配以腹式呼吸训练以帮助放松肌肉。呼气时进行拉伸,并可在拉伸时以手掌施加轻微的按摩压力。

3.此练习每日可重复多次,每次练习时可反复数次,以促进对面部肌肉的放松。

4.注意事项　练习时患者需全身放松,下颌应处于休息位,升颌肌群仅对抗重力,拉伸按摩动作应轻柔,避免过度拉伸。

二、下颌力量训练

以下练习旨在增强相关肌肉的力量以稳定下颌。练习时,舌前部应与上腭保持轻接触。患者需使用轻柔的对抗力量,相当于以一个手指推动另一个手指的力量。

(一)等长训练(isometric exercise)

1.在张口、闭口或侧方运动的正常运动范围以内,保持下颌静止于不同的位置,用一个手指在颏部对下颌施加不同方向的轻柔的压力或推力,同时下颌相关肌肉对抗此压力或推力以保持下颌不动。

2.在正常运动范围内不同的下颌位置(如:不同的张口程度)进行此练习时,等长练习帮助增强咀嚼肌在这些不同位置的力量。

3. 如果以相反的加压方向成对练习（如：先向张口方向加压练习，然后向闭口方向加压练习），可以帮助放松拮抗肌并协调肌肉运动。

4. 注意事项　加力应轻柔。

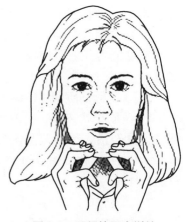

（二）抗阻力训练（resistive jaw exercises）

1. 在下颌进行张口、闭口及侧方运动的过程中，以手指在颏部向下颌施加压力或推力，加力方向与运动方向相反，以对下颌运动造成阻力（图8-2）。

2. 注意事项　加力应轻柔，以患者承受能力为限。运动范围不应超过下颌最大运动范围。

图 8-2　下颌抗阻力训练

三、姿势训练

正确的头颈部姿势是进行稳定和放松的下颌运动所必需的条件。以下的姿势训练由 Recabado（1983）提出并广泛应用于临床治疗，以改善下颌运动及头颈姿势，引导肌肉放松并使下颌处于适当的休息位。

（一）头颈的姿势训练

在放松的状态下，头部应保持于肩上正中的位置，不向前或向侧方偏斜。微微颔首，使双眼保持水平且视线与地面平行。然后使头部向后平移少许，至颈枕部有轻微的被拉伸感，并在此位置保持约15秒。进行此练习时，应保持放松而均匀的呼吸。

（二）肩部的姿势训练

挺胸，肩部自然下垂，双侧肩胛骨向后向内微收，以减轻斜方肌的紧张，增加头、颈及胸上部的平衡。进行此练习时，应保持放松而均匀的呼吸。

（三）舌的姿势位置训练

指导患者作弹舌的动作，然后保持舌前 1/3 与上腭轻接触，口腔处于放松的状态，保持均匀的呼吸。此时，舌部处于休息位。

（四）下颌髁突转动张口训练

在此练习过程中，舌前部可与上腭保持接触。

1. 将双手示指或中指置于双侧耳前颞下颌关节区，然后张口。张口度限于髁突的转动范围以内（图8-3）。

2. 张口过程中，以手指的指腹感知双侧关节的运动，保证髁突运动时双侧感觉一致，并且只有转动而没有滑动。如有滑动发生时，患者会感觉关节髁突向侧方突起。

3. 每次练习时，重复以上步骤数次。

（五）直线张口训练

当掌握了下颌髁突转动张口技术后，可以指导患者进行下颌髁突滑动张口训练，即直线张口训练，以改善关节活动范围及盘突关系。此训练应在镜子前

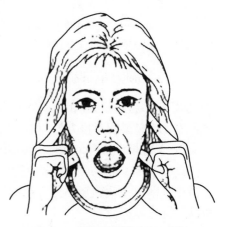

图 8-3　下颌髁突转动张口训练

完成。在此训练过程中，舌前部与上腭需保持接触。

1. 将双手示指或中指置于双侧耳前颞下颌关节区，然后尽量大张口，并保持舌与上腭的接触。

2. 张口过程中，以手指的指腹感受关节的运动，并以视觉控制下颌运动，使双侧关节运动对称，颏部在张口过程中无偏斜，达到垂直而不偏斜的张口位。

3. 每次练习时，重复以上步骤数次。

四、治疗性运动锻炼的临床疗效评价

近期主要的研究结果（表 8-1）：Medlicott 等（2006）研究认为运动锻炼和手法治疗单独或联合运用均对 TMD 患者张口度的改善具有良好的短期效果；Fricton 等（2009）研究认为运动锻炼能有效缓解 TMD 患者肌源性疼痛；McNeely 等（2006）、Armijo-Olivo 等（2016）研究提示姿势训练能缓解 TMD 患者的疼痛和改善张口度；Brantingham 等（2013）研究提示运动锻炼与手法治疗相结合可以缓解 TMD 患者的疼痛；Moraes 等（2013）研究提示运动锻炼能缓解 TMD 患者的疼痛和改善张口度；储嘉琪等（2006）、陈启林等（2015）试验得出被动张口训练＋关节腔灌洗对慢性不可复性关节盘前移位患者症状改善具有更好的疗效。

现有证据显示，康复性的运动锻炼、手法治疗、姿势训练及放松技术的联合使用对于治疗颞下颌关节紊乱病是有效的。治疗性的康复锻炼与其他保守治疗方法相结合，可有效治疗肌源性的颞下颌关节紊乱病。有限的证据显示，姿势训练可减轻疼痛，改善张口度及下颌功能。但是，姿势训练需要与其他治疗相结合，单独使用姿势训练治疗颞下颌关节紊乱病的疗效尚不清楚。

虽然所收集到的证据方法学评价普遍较低，运动锻炼独立运用的疗效还有待进一步确认，但是它与其余物理治疗方式相比性价比较高，并且当治疗性的运动锻炼是根据患者情况进行个体化设计并与其他疗法相结合时具有较好的疗效，推荐其作为对颞下颌关节紊乱病患者物理治疗计划的核心内容。但是由于运动锻炼的疗效多为长期效应，起效可能相对较慢，治疗中应加强对患者的教育，明确以逐步减轻疼痛及恢复功能为主要治疗目的，设定合理的治疗预期，以增加患者的依从性。

表 8-1 治疗性运动锻炼临床疗效证据收集

运动锻炼单独或联合其他治疗手段可改善颞下颌关节紊乱病患者的症状	
作者	研究类型
Medlicott（2006）	系统评价
Fricton（2009）	系统评价
McNeely（2006）	系统评价
Armijo-Olivo（2016）	系统评价
Brantingham（2013）	系统评价
Moraes（2013）	综述
储嘉琪（2006）	随机对照试验
陈启林等（2015）	随机对照试验

第二节　手法治疗

一、概述

当代手法治疗（manual therapy）提供了很多可应用于疼痛治疗与管理的方法。常用的手法治疗技术包括传统的按摩术（massage）、软组织松动术（soft tissue mobilization）、神经松动术（neural mobilization）、关节松动术（joint mobilization）、推拿术（manipulations）、关节稳定性训练（stabilization exercise）、患者自我松动（self-mobilization）训练以及指导患者进行适当的疾病自我管理降低再次受伤的风险。

按摩术一般用于解除肌肉及软组织的紧张并减轻疼痛。其作用包含多种可能的中枢及外周机制。软组织松动术是指持久地拉伸肌肉或软组织的方法。常用的软组织松动术包括扳机点治疗（trigger point therapy）、肌筋膜治疗（myofascial therapy）及深部组织按摩（deep tissue massage）等，均用于减轻软组织紧张及疼痛。神经松动术通过将神经及其周围组织置于被拉伸的位置，以恢复神经相对于其周围结构的移动能力。关节松动术是指用手法使关节进行运动的方法。这些运动可以是将关节持续地置于某些特定的位置，或在生理运动范围内反复地摆动关节。关节松动术既可以对关节进行轻柔的小范围运动，也可以对关节进行强力的拉伸至其最大或终末运动范围。推拿术通常指对关节进行快速的、小幅度的运动，物理治疗师借此以引导关节运动至一些在患者自我锻炼中难以达到的特殊位置。关节松动术及推拿术通过外周及中枢的作用机制以改善关节动度、帮助恢复正常的关节运动及运动中的肌肉集结（recruitment）模式、拉伸结缔组织以减少对外周伤害性感受器的机械刺激，从而减少伤害性刺激向中枢神经系统的传导，并激活内源性的疼痛抑制机制，改善神经源性及损伤所致的病理性改变，从而减轻疼痛，改善功能。

在疼痛及骨骼肌肉系统疾患的康复治疗方面，已有很多对于以上手法治疗方法的描述。本文由于篇幅所限以及颞下颌关节结构的特殊性，只介绍针对颞下颌关节的关节松动技术，即颞下颌关节牵伸治疗。

二、颞下颌关节牵伸治疗

1. 治疗师首先以一侧手臂稳定患者头部，将另一侧的大拇指置于治疗侧磨牙咬合面上，然后以拇指向下压磨牙以对关节的向下牵拉，其余手指握住下颌下缘以辅助牵拉。这一运动牵拉关节囊，刺激关节囊中的机械感受器，帮助放松肌肉、建立正常的盘突关系（图8-4）。

2. 进行以上的颞下颌关节牵拉后，治疗师可以用手指握住下颌角后缘，向前拉关节至前伸位，同时可伴侧方移动。这一运动可以帮助增加关节在垂直张口及侧方运动时的动度。

3. 治疗师也可以将大拇指放于最后一颗磨牙及下颌升支的舌侧，向侧方加压，对关节进行小范围的拉动，以拉伸关节囊。

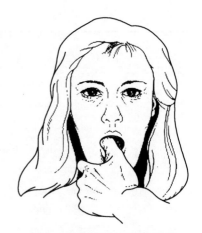

图8-4　颞下颌关节牵伸治疗

4. 注意事项 治疗师在选择关节松动技术时,应以治疗的目的为基础。治疗中牵拉强度的选择应基于治疗的目的及患者的耐受度,比如:当急性期关节较为疼痛敏感时,患者多只能耐受轻微的小范围运动;当关节疼痛减轻时,强力的最大动度范围的牵拉运动会更有利于功能的改善和恢复。

三、手法治疗的临床疗效评价

目前,一些证据支持按摩治疗、软组织松动术、神经松动术、外周关节松动术及推拿术在各种骨骼肌肉疼痛治疗中的应用。在颞下颌关节紊乱病的治疗中,现有证据支持将手法治疗单独使用或与康复锻炼相结合。近期手法治疗主要的系统评价结果(表 8-2):Martins 等(2016)Meta 分析显示,总体而言,与其他保守治疗相比,手法治疗对于提高 TMD 患者的自主张口度及减轻自主张口过程中的疼痛有显著短期疗效,且作用效果较大;Medlicott 等(2006)研究认为手法治疗和运动训练单独或联合运用均对 TMD 患者张口度的改善具有良好的短期效果;Armijo-Olivo 等(2016)研究提示手法治疗单独运用对 TMD 患者疼痛的缓解具有良好的短期效果,手法治疗联合下颌运动锻炼对关节结构紊乱型 TMD 患者症状的改善具有良好效果并且优于夹板治疗和药物治疗;McNeely 等(2006)研究提示手法治疗和运动锻炼相结合可能对关节结构紊乱型 TMD 患者的症状改善比夹板治疗更有效;Brantingham 等(2013)研究提示一些证据支持颞下颌关节手法治疗与康复锻炼及其他治疗相结合具有良好的短期疗效,手法治疗与运动锻炼相结合可以缓解 TMD 患者的疼痛;Calixtre 等(2015)研究显示就不同的手法治疗方法而言,咀嚼肌的肌筋膜治疗(myofascial release)及按摩治疗也显示了有效性;Alves 等(2013)研究提示由于缺乏随机对照试验,目前关于下颌推拿术临床疗效尚不明确。

尽管大部分系统评价纳入的文献方法学等级较低,没有进行 Meta 分析也没有定性的合并,但是根据系统评价中描述性的结论以及少数 Meta 分析的结果,认为手法治疗无论是单独运用还是联合其他保守治疗手段均可以有效改善颞下颌关节紊乱病患者的症状,可以在需要时作为辅助手段积极使用。

表 8-2　手法治疗临床疗效证据收集

手法治疗单独使用可改善颞下颌关节紊乱病患者的症状	
作者	研究类型
Martins(2016)	系统评价
Armijo-Olivo(2016)	系统评价
Calixtre(2015)	系统评价
手法治疗联合其他保守治疗可改善颞下颌关节紊乱病患者的症状	
作者	研究类型
Medlicott(2006)	系统评价
Armijo-Olivo(2016)	系统评价
McNeely(2006)	系统评价
Brantingham(2013)	系统评价
缺乏证据支持手法治疗可改善颞下颌关节紊乱病患者的症状	
Alves(2013)	系统评价

第三节　电　疗　法

应用电治疗疾病的方法称为电疗法（electrotherapy），包括直流电疗法（direct current therapy）、低频电疗法（低于 1 000Hz）、中频电疗法（1 000Hz～100 000Hz）以及高频电疗法（大于 100 000Hz）等。

一、直流电疗法

（一）电兴奋疗法

用患者能耐受的大剂量感应电、断续直流电在患部或穴位上做短时间通电治疗的方法，称为电兴奋疗法（electro-excited therapy, electrostimulation）。

治疗方法：将直径 1cm 圆形手柄电极置于颞肌、咬肌痛点部位，接通节律性感应电流 5～15 秒，间断 2 秒重复，共 10～15 分钟，电流强度可渐增至引起患侧面部肌肉收缩，但患者能够耐受为止；或直流电阳极置于痛点 2～3 秒，电流量 10～20 毫安，一日 1 次，10 次为一疗程。该法可用于治疗咀嚼肌痉挛，使肌肉先强收缩而后松弛。也可采用滑行移动法，并在听宫、下关、颊车、翳风等穴位停置 5～10 秒，重复 3～5 次，在操作过程中嘱患者配合做张口、闭口运动。

罗贤娥（1997）采用超短波电疗机配合直流感应电治疗取得了满意的效果，认为这种治疗方式起效迅速且治疗效果稳固。然而随着更有效的脉冲电流的出现，单纯的感应电疗法已经很少应用，相关文献也十分有限。

（二）直流电离子导入疗法（iontophoresis）

直流电作用机体时可引起正负离子的定向移动，带电胶粒的电泳和水分子的电渗引起细胞膜结构、酸碱度和组织含水量的变化，增加细胞膜通透性，电极下局部皮肤血管扩张和血液循环增加。由于同性电荷相斥，异性电荷相吸，如果阴极衬垫中含有带负电荷的药物离子或者阳极衬垫中含有带正电荷的药物离子，直流电就能使离子药物经过皮肤、黏膜或伤口导入体内，堆积在表皮内形成"离子堆"，之后通过渗透作用逐渐进入淋巴和血液，运输至病变组织发挥治疗作用。药物在体内蓄积时间长，疗效持久。例如直流电加钙离子（10%CaCl$_2$）或钾离子（10%KI）导入，有促进炎症吸收、促进血液循环及调节神经反射作用，有利于改善颞下颌关节的活动能力。

治疗方法：将与作用电极面积相同的滤纸或纱布用药液浸湿后，放在治疗部位皮肤上，上面再放衬垫和铅片，非作用电极大约 150～200cm^2 置于患者肩胛区，电极下的滤纸或纱布用普通温水浸湿即可。双侧颞下颌关节或咀嚼肌有症状时，可用两个 5cm×10cm 的铅板电极对置于双侧下颌关节区接正极，另外用一个 16cm×11cm 铅板置于上臂接负极。一侧病变时，用 4cm×8.5cm 电极置于该侧接正极，健侧则在颞下颌关节区放置 4.5cm×10cm 电极接负极；亦可将直径 2～3cm 的圆形作用电极放在穴位上，非作用电极放在颈部。可以导入的离子有钙离子（2%～10%CaCl$_2$）、碘离子（1%～10%KI）、氯离子（2%～10%NaCl）等。

在颞下颌关节紊乱病的治疗中，本法具有直流电和药物的双重治疗作用，抗炎止痛药物经直流电离子导入治疗关节疼痛以及关节炎患者，可增加下颌运动度，改善口颌系统功能，但对于疼痛的缓解效果存在争议。

高热、恶病质、心力衰竭、出血倾向者、直流电过敏者等禁忌使用。

二、低频电疗法

（一）经皮肤电神经刺激疗法

经皮肤电神经刺激疗法（TENS）可包含各种以电流经皮肤对神经肌肉组织进行刺激以达到治疗目的的方法。本文中 TENS 特指那些使用低压电流经皮肤进行刺激以治疗疼痛的方法。TENS 的原型出现于 19 世纪，并在 Melzack 及 Wall 的疼痛闸门控制学说问世后得到广泛的应用和发展。自 20 世纪 70 年代以来，随着技术的进步，出现了多种辅助电极及 TENS 治疗仪，便于临床选择。现有研究显示，TENS 通过激活中枢及外周的疼痛抑制机制，降低脊髓后角神经元的兴奋性，减少兴奋性神经递质和细胞因子及其产物的释放，并调节自主神经活动而抑制疼痛。支持 TENS 的神经生物学理论机制主要有两种，一种是疼痛的闸门控制学说。该学说认为对于粗大感觉神经的刺激可以抑制细小感觉神经的伤害性感受信号在脊髓后角所引起的反应。另一种理论认为 TENS 可导致内啡肽的释放而抑制疼痛。

临床中最常用的 TENS 分为传统的或高频的 TENS（>50Hz）及针灸样的或低频的 TENS（1～10Hz）。不同频率的 TENS 通过作用于不同的神经递质及受体而产生镇痛作用。临床上，TENS 作为辅助性治疗用以控制疼痛，帮助患者主动参与到康复锻炼中以回归正常的日常功能活动。大多数的 TENS 治疗仪包含有自粘胶的辅助电极。电极通常置于损伤或疼痛部位以及支配受损部位的神经的近端或相关的脊髓节段。TENS 的剂量或刺激强度对于产生足够的治疗效力是很重要的。要获得最大的止痛效果，刺激强度需达到最大的可耐受强度。感觉阈值及感觉阈值以下的刺激强度对于止痛是无效的。最佳镇痛频率应通过患者在自行调节中摸索，采用使患者有舒适感，且不出现肌肉收缩的强度。电流强度应以引起震颤感而无疼痛为宜。然而，TENS 对于疼痛调节的最大作用仅限于仪器的使用过程而缺乏延续的持久作用。在对于骨骼肌肉疾患及急性疼痛的治疗中，TENS 可以降低与运动相关的疼痛，而对静息痛的作用微小。近期的研究还显示，TENS 可以增强中枢神经系统对于疼痛的抑制并降低中枢的兴奋性，因而对于那些存在疼痛中枢传导调节改变的患者更为有效。TENS 与阿片肽或吗啡多肽（OPIOIDS）存在交叉耐受性，且这种交叉耐受性只存在于低频 TENS。因此，如果患者在使用阿片类药物或对阿片耐受时，低频 TENS 将对于止痛无效，而选择高频 TENS 则更为适宜。另外，反复使用 TENS 会产生对于止痛的耐受性。治疗中使用混合的频率以及使刺激强度达到运动神经阈值（threshold value），将最大程度地推迟 TENS 耐受性的产生，将刺激强度提高至最大耐受强度可以进一步避免耐受性的产生。

急性化脓性炎症、出血性疾病、高热、严重心脏病或带有心脏起搏器的患者等均不适合做低频电疗。

TENS 的临床疗效评价：

目前主要的对照试验（表 8-3）：Ferreia 等（2017）研究得出 TENS 对 TMD 肌筋膜疼痛患者的面部疼痛度、深度疼痛敏感度和咀嚼肌 EMG 活动具有良好的短期改善效果；Linde 等（1995）研究提示高频 TENS 对不可复性盘移位 TMD 患者咀嚼时疼痛的缓解有一定帮助；王红等（2000）研究提示 TENS 对改善 TMD 患者症状有所作用。另外，Moystad 等（1990）、Mannheimer 等（1979）研究发现 TENS 对 TMJ 类风湿或风湿性关节炎患者的疼痛缓解具有良好的疗效。

总体而言,现有证据显示 TENS 对于急慢性疼痛,如术后疼痛、骨骼肌肉疼痛及神经病理性疼痛均有一定的疗效,但是也存在争议。对于 TENS 疗效的研究存在许多方法学上的问题,如纳入病例少、患者群体存在异构性、治疗参数选择不明确或不恰当等等,因而需要设计更为良好的疗效研究。目前有限的临床对照试验显示低频 TENS 对治疗 TMD 有效,TENS 可短期内减轻 TMD 疼痛及改善咀嚼肌肌电活动。在治疗不可复性盘移位时,高频 TENS 对于减轻咀嚼时的疼痛有所帮助。高频及低频 TENS 还可改善类风湿患者静息及功能状态下的颞下颌关节及肌肉的疼痛及压痛,且高频 TENS 较低频 TENS 对于减轻功能状态下的疼痛更为有效。值得注意的是在伴有颞下颌关节紊乱病的磨牙症患者中,尽管咬合板和 TENS 可以作为此类患者治疗方法的选择,但 lvarez_arenal 等(2002)报道 24 名磨牙症患者分别采用咬合板和低频 TENS 治疗,结果显示关节弹响和肌肉疼痛的症状均未得到有效缓解。

表 8-3　TENS 临床疗效证据收集

TENS 对颞下颌关节紊乱病患者的疼痛缓解具有良好的短期疗效	
作者	研究类型
Ferreia(2017)	双盲随机对照试验
Linde(1995)	随机对照试验
王红(2000)	对照试验
TENS 对 TMJ 风湿或类风湿关节炎患者的疼痛缓解具有良好的疗效	
作者	研究类型
Moystad(1990)	双盲随机对照试验
Mannheimer(1979)	非对照试验

(二)间动电疗法(diadynamic therapy)

间动电流是将 50Hz 正弦交流电整流以后叠加在直流电上而构成的一种脉冲电流,常用的波形有 6 种:①疏波:为频率 50Hz 的正弦波,间隔 10ms,幅度恒定;②密波:频率 100Hz,周期 10ms;③疏密波:疏波和密波交替出现,各持续 1 秒;④间升波:又称慢交替疏密波,密波持续 8~10 秒,疏波持续 4~6 秒;密波部分是由两组疏波组成,其中一组幅度不变,而间插在其中的另一组是缓升缓降的;⑤断续波:疏波断续出现,通断各 1 秒;⑥起伏波:疏波断续出现,通断时间各 4 秒,且通断时幅度是缓升缓降的。间动电流的特点是每组电流的波形、频率、脉冲持续时间和间歇时间固定,治疗时只能调节强度;具有直流电性质,有电解作用,治疗时要明确阴阳极,应用衬垫;作用不深。

间动电流的止痛作用明显,较直流电和感应电流好;改善外周血循环,局部供血量增加,局部皮肤治疗后多有充血发红和温度升高;可刺激周围神经和肌肉,引起肌肉强直性收缩。临床上可用于颞下颌关节功能紊乱病各亚型疼痛症状的缓解。

常用治疗方法有痛点治疗:以直径 2~3cm 小圆极置于痛点连阴极,阳极等大,置于痛点附近或对置;或延血管神经干治疗:阴极置于患部,阳极置于血管或神经干走行方向;或离子导入治疗,方法同直流电导入。

局部有急性化脓性炎症、急性湿疹,有出血倾向、严重心脏病、对直流电过敏患者禁忌使用。

三、中频电疗法

应用频率 1 000～100 000Hz 的正弦电流治疗疾病的方法称中频电疗法（medium frequency electrotherapy），目前临床上常用的有干扰电疗法，调制中频电疗法和等幅正弦中频电疗法等。

1. 干扰电疗法（interferential electrotherapy）　干扰电疗法同时使用两种中等频率的电流（频率范围在 2～4MHz 之间，两种电流的频率相差 1～100Hz）通过皮肤输入人体，电流交叉，在交叉处形成干扰场，在深部组织产生一种振幅调节的（amplitude-modulated）低频效应而起到治疗疾病的作用。

一般采用数字干扰电疗机，差频可固定于 0～100Hz 的任意值内，也可在其中任意范围来回变动。电极由铅版和一层绒布组成，在颞下颌关节的治疗中常使用四联电极，即四个电极嵌在一块绝缘海绵上。治疗时可使电极的位置固定不动，电极的放置尽量使两路电流在病灶处交叉；移动法，使用手套电极在治疗部位移动治疗；抽吸法，将吸盘似的电极置于治疗部位，开动产生负压的仪器，通以干扰电流，抽气装置以每分钟 16～18 次左右的频率抽吸电极，此法除干扰电流作用外，还有负压按摩作用。

干扰电疗法自 20 世纪 50 年代起已应用于临床，但关于其作用机制及临床有效性的数据有限。目前，干扰电疗法主要用于疼痛的治疗管理、减轻肿胀以及加强肌肉力量。Defrin 等（2005）、Suriya-amarit 等（2014）、Zambito 等（2006）、Hurley 等（2004）发表的随机对照试验显示其在膝部骨关节炎、关节盘退化或脊椎骨折及偏瘫肩痛的治疗中有减轻疼痛的作用。而在 TMD 的治疗中，Taylor 等（1987）报道使用 IFT 短期治疗（即 3 次治疗，每次 20 分钟）复发性或慢性疼痛，对面部疼痛及张口度的改变方面其效果与安慰剂无异。

2. 调制中频电疗法（modulated medium frequency electrotherapy）　调制中频电疗法应用低频调制的中频电流进行治疗，一般其载波（中频）频率为 2 000～8 000Hz，波形有正弦与梯形波；调制（低频）频率为 1～150Hz，调制深度 0～100%，调制波形有正弦波、方形波、指数曲线波等；输出波形有连续调制波（连调，调制波连续出现）、交替调制波（交调，调制波和未调制波交替出现）、间断调制波（断调，调制波间断出现）及变频调制波（变调，两种频率不同的调制波交替出现）。

调制中频电流具有以下特点：兼有低频、中频两种电疗的特点；不同波形和频率交替出现，可以克服机体对电流的适应性；调制深度可以改变（0～100%）；可以改变刺激的强度；可让肌肉得到不同时间的休息；可以做药物离子导入等。在治疗时连调波具有较强的止痛和调整神经功能作用，适用于刺激植物神经节；间调波适用于刺激神经肌肉；而交调波与变调波有显著止痛、促进血液循环和炎症吸收的作用。

治疗时使用调制中频电疗机，剂量、时间、疗程与干扰电疗法相仿。对疼痛敏感和反应性增高的患者，常采用大调制频率（约 100Hz），小深度（约 50%）、小半周期（2～3 秒）、小电量（呈现轻微或中等的震颤感）和短作用时间（6 分钟以内）；对疼痛不敏感的患者，常用较大的负荷量：调制频率 30Hz，深度 75%～100%、半周期 3～5 秒、作用时间 10～20 分钟。

3. 超声中频电同步治疗　超声中频电同步治疗是通过将正弦调制超声波（脉动的声能）与正弦调制中频电流（脉动的电能）同步（调制频率相同且同位相）并重叠输出（同极输出）。由于两种物理因子、两种能量同步重叠输出产生明显的交互协同作用，可使局部组织血管扩张，血液、淋巴液循环增强。改善局部血运和营养，改善神经营养和神经功能状况，促使局部慢性炎症和粘连消散，改善局部症状和体征，缓解颞下颌关节患者的疼痛，促进颞下颌关节功能的康复。袁艺（2000）实验提示超声波同步叠加中频电对颞下颌关节功能性病变及关节结构紊乱病的疗效好于蓝光照射，是治疗早期颞下颌关节紊乱病的一种有效方法。

中频电疗法禁用于局部有急性化脓性炎症、有出血倾向、治疗部位有较大金属异物、安装心脏起搏器者及孕妇。

四、高频电疗法

频率超过 100 000Hz 的交流电称为高频电流。临床上常用的高频电疗法有短波疗法、超短波疗法、微波疗法，是颞下颌关节紊乱病的常用理疗方法。由于高频电流引起人体组织内微粒的运动，可产生热效应；如高频电流引起的变化强度不足以产生局部温度升高，仍可产生电磁场振荡效应，使离子、带电胶体等发生振动和转动，改变组织生物物理学特性，由此产生的生物学效应称非热效应。

1. 短波疗法（short wave therapy）　短波电热治疗通过发射高频交流电在体内产生磁场或电场以达到治疗目的。其操作频率被规范为 27.12MHz。主要利用高频交变电磁场通过导体组织时产生涡流而引起组织产热，故又称感应透热疗法。可避免皮下组织"脂肪过热"，重点作用于深层的肌肉、关节等组织结构；使深部组织充血，促进血液和淋巴循环，增强新陈代谢过程。短波电热治疗可应用连续模式（产生热效应）或脉冲模式（产生非热效应或脉冲电磁能）。连续模式可显著改变组织温度，根据不同的组织深度和组织类型，温度改变可达 6℃～15℃。这种改变是在使用感应式治疗（inductive treatment）时由涡电流所致（electrical eddy current）或在使用电容式治疗（capacitive treatment）时由电场（electrical field）所致。前者主要使肌肉组织升温，后者在韧带、肌腱及关节囊产生相对较多的热效应。这一点在根据疼痛部位选择治疗方式（即感应式治疗或电容式治疗）时较为重要。

2. 超短波治疗法（ultrashortwave therapy）　应用波长 1～10m 的超高频交流电作用人体，以达到治疗目的的方法，亦称超高频电场疗法，主要生物学效应是热效应及非热效应，它的热效应与短波不完全相同，易产生脂肪过热，可调整皮肤与电极距离降低皮肤及皮下脂肪温度，使深部组织温度升高，非热效应在低强度作用时表现明显。

超短波对组织有较深穿透力和温热作用，可降低血管张力，缓解血管痉挛，使小动脉及毛细血管扩张，提高血液流速，增加血氧容量，改善微循环，促进局部组织营养代谢，消除水肿；能增强机体免疫功能；使感觉神经兴奋性降低，提高痛阈；支配梭内肌的纤维活动减弱，使肌肉松弛，缓解咀嚼肌痉挛；促进损伤的关节囊和韧带修复，改善张口受限等症状。

治疗方法：采用五官超短波电疗机、频率 50MHz，波长 6～8m，输出功率 25～80W。患者取坐位，去除身上一切金属物品，圆形电极 ×2，直径 4～12cm，可对置于两侧颞下颌关节部位，或一个电极置于耳屏前颞下颌关节处，另一个置于同侧耳后相当于翳风穴处，电极间隙 0.5～1cm，电极与皮肤距离 0.5～1cm。可用微热量至温热量，每日 1 次，每次 15 分钟，10～20 次为 1 疗程。

超短波治疗法适用于颞下颌关节紊乱病的咀嚼肌功能紊乱、结构紊乱伴关节症状或颞下颌关节损伤的患者，松弛痉挛的翼外肌和闭口肌群，缓解颞下颌关节紊乱病患者的疼痛、改善功能，促进损伤的关节囊和韧带的修复。

超短波临床疗效的评价：

目前主要的研究结果（表 8-4）：李福等（1998）报道超短波单独运用在改善和缓解 TMD 患者的疼痛、功能受限、关节弹响等症状方面明显优于针刺封闭疗法；周薇娜等（2010）研究显示超短波对于 TMD 患者疼痛的缓解优于药物治疗（双氯芬酸钠缓释片），但是与超短波联合药物治疗效果的差异没有统计学意义；罗贤娥（1997）研究提示超短波配合电刺激对 TMD 患者症状的缓解具有良好疗效；续雅芳等（2014）研究显示针刺结合五官超短波对 TMD 患者症状的改善具有较好效果；胡斌等（2017）研究提示关节松动术联合超短波治疗仪对颞下颌关节功能紊乱病的疗效显著；宗敏茹等（2015）研究提示超短波联合红外偏振光和中频电治疗对 TMD 患者疼痛症状的缓解疗效显著。

以上文献报道了超短波联合电刺激、药物、针刺、关节松动术、红外偏振光等其他手段治疗颞下颌关节紊乱病能取得更好的效果，但是其中部分报道没有对照组，部分报道的随机对照方法不严格。结合以上的数据：超短波的疗效有待进一步探究，无论是单独运用还是与其他疗法联合运用都需谨慎。

表 8-4　超短波临床疗效证据收集

超短波单独运用对颞下颌关节紊乱病患者取得良好疗效	
作者	研究类型
李福（1998）	半随机对照试验
周薇娜等（2010）	随机对照试验
超短波联合其他保守治疗对颞下颌关节紊乱病患者取得更好疗效	
作者	研究类型
续雅芳等（2014）	随机对照试验
胡斌等（2017）	随机对照试验
罗贤娥（1997）	非对照试验
宗敏茹等（2015）	非对照试验

3. 微波疗法　微波疗法是指应用波长为 1m～1mm 的特高频电磁波作用于人体以治疗疾病的方法。它与短波、超短波不同，是一种定向电磁波辐射疗法，根据波长不同可将微波分为分米波（波长 100～10cm），厘米波（波长 10～1cm），毫米波（波长 1～10mm）。临床用微波波长多为 12.5cm（频率 2 450Hz）。

微波频率高，对组织的穿透力强。微波照射区细胞内液和细胞外液中各种带电离子在微波场的作用下加速运动，互相碰撞、摩擦，使局部温度升高；pH 下降，溶酶体活性增高，并产生新的溶酶体，有助于清除已坏死的细胞及分解代谢产物。局部血管扩张，通透性增加，血流加快，能改善组织营养，提高组织再生能力。局部白细胞、淋巴细胞增多，吞噬能力提高，有助于提高组织的修复能力。

微波非热效应能刺激末梢感受器，反射性地引起张力下降，解除痉挛并有镇痛等作用。此外，微波还可激活脑内吗啡肽样物质释放，有利于增强微波辐射的镇痛作用。用于颞下颌关节局部，可控制炎症，减轻肿胀，缓解疼痛。

微波治疗组患者采用坐位，可选用圆形或方形辐射器，频率为 915MHz 或 2 450MHz，输出功率在 20～150W 连续可调。将微波综合治疗仪的辐射头对准治疗的病灶部位，辐射头与病灶部位的皮肤距离为 0.5～2cm，治疗时间通常选为 20 分钟（双侧患者分别辐射），根据患者对耐热的适应程度,可调节输出功率。每日1次,5~10次为一个疗程,两个疗程之间间隔1周。

注意事项:微波辐射人体时,富于水分的组织较多地吸收微波能量,产热大。因此要注意加强对眼睛及生殖系统的防护。凡有活动性肺结核,有起搏器及心瓣膜术后、心力衰竭、有出血倾向者及孕妇均禁忌做高频电疗。

微波临床疗效的评价:

目前的试验结果(表8-5):耿红梅等(2001)研究显示微波对TMD患者症状的缓解优于超短波;张武等(2000)研究提示微波对于TMD患者咀嚼肌症状的缓解具有良好疗效;谢懿颖等(2003)、汪湛等(2004)研究提示微波对于TMD患者症状的缓解具有良好疗效;蒋晓蓉等(2000)研究提示微波对于TMD患者症状的缓解优于三七水罐治疗。

以上临床试验提供了微波在颞下颌关节紊乱病治疗中有一定疗效的线索,但是证据等级低,设计欠严谨,因此微波的疗效有待进一步探究。

表8-5 微波临床疗效证据收集

微波可改善颞下颌关节紊乱病患者的症状	
作者	研究类型
耿红梅(2001)	对照试验
张武(2000)	非对照试验
谢懿颖(2003)	非对照试验
汪湛(2004)	对照试验
蒋晓蓉(2000)	对照试验

第四节 光 疗 法

将波长不同的光波如红外线、可见光、紫外线等用于治疗疾病的方法称为光疗法(phototherapy)。

一、红外线疗法

采用红外线辐射器产生红外线治疗疾病的方法称为红外线疗法(infrared therapy)。近红外线波长0.76~1.5μm,穿入人体较深,可达皮下血管、神经末梢,穿透深度约5~10mm;远红外线波长1.5~400μm,多被表层皮肤吸收,穿透组织深度小于2mm。虽然两者的穿透深度有差别,但在皮下组织和肌肉(10mm深)内的热效应并无明显差别。

其作用机理为:①改善局部血液循环:红外线辐射人体时,热效应可引起血管扩张,血流加速,局部循环改善,新陈代谢旺盛,加强营养过程和组织再生能力;②促进局部渗出物的吸收:血流加速,局部渗出物容易引流移除,组织张力下降,肿胀减轻;③解痉镇痛:降低周围末梢神经及交感神经的兴奋性,减轻疼痛,松弛肌肉,起到解痉镇痛作用;④辅助抗炎作用:红外线的热效应可增强免疫功能,提高吞噬细胞的吞噬能力,有利于炎症的控制和消散。

对颞下颌关节紊乱病的治疗主要利用红外线改善局部血液循环和解痉镇痛的作用,因此主要适用于治疗关节盘后区损伤、咀嚼肌痉挛、各类疼痛性关节结构紊乱或器质性改变。

红外线辐射器有立地式和手提式两种。立地式红外线辐射器的功率可达600~100W

或更大。在医疗中广泛应用各种不同功率的白炽灯泡作为红外线光源。患者采取适当体位利于照射，使患侧裸露，检查照射部位有无治疗禁忌及温热感是否正常。功率 500W 以上，灯距应在 50～60cm 以上；功率 250～300W，灯距在 30～40cm；功率 200W 以下，灯距在 20cm 左右。使用局部或全身光浴时，光浴箱内的温度应保持在 40～50℃，每次照射 15～30 分钟，每日 1～2 次，15～20 次为一疗程。

凡有出血倾向、高热、活动性肺结核、闭塞性脉管炎、重度动脉硬化均不宜做红外线疗法。注意事项：①由于眼睛对红外线吸收较强，红外线直接照射眼睛时可引起白内障，因此颞下颌关节区照射时注意保护眼睛；②红外线照射时患者应有舒适的温热感，皮温以不超过 45℃为准，出现淡红色均匀的红斑为正常，但如出现大理石状的红斑则为过热表现；③治疗中患者不得移动体位，以防止烫伤，如有感觉过热、心慌、头晕等反应时，需立即告知操作人员；④患部有温热感觉障碍、有新鲜瘢痕部位、植皮术后应用小剂量照射，并密切观察局部反应。

二、激光疗法

激光是由受激辐射放大而产生的光。运用激光进行治疗的方法称为激光疗法（laser therapy）。

激光治疗于 20 世纪 60 年代末期开始在物理治疗中使用，其主要治疗作用是促进组织的愈合，特别是低强度激光治疗。激光具有热效应、机械效应、光化效应和电磁效应。激光照射后局部血管扩张，血流速度加快，加快代谢产物和致痛物质的排出，减少对神经末梢的化学性刺激；小剂量激光照射皮肤时，在光生物化学反应的基础上，可影响细胞膜的通透性，影响组织中某些酶的活性；小剂量照射具有消炎、镇痛、脱敏、止痒、收敛、消肿、促进肉芽生长、加速伤口愈合等作用；小剂量激光照射还可加强机体的细胞和体液免疫机能；加强甲状腺、肾上腺功能，因而可调节整个体内的代谢过程。另外，小剂量激光多次照射过程中可有累积效应。在疼痛的治疗中，激光治疗对于外周神经系统起抑制作用。止痛作用的机理基于参数的选择，且可能为阿片系统介导。多数激光治疗仪产生单波长的红光或近红外光（波长在 630～904nm 之间）。在骨骼肌肉疼痛等非创伤愈合的治疗中，通常使用红外波长，照射参数因病症不同而异。对于肌腱病损及关节炎类疾患，可参考世界激光治疗联合会网站所提供的建议。

（the World Association for Laser Therapy，http：//waltza.co.za/documentation-links/recommendations）

目前常用的是二氧化碳激光和半导体激光两种。

CO_2 激光波长 10.6μm，一般在散焦光斑直径 4cm，距离 14cm 条件下照射，输出功率 10～30W，15 分钟 / 次，每天 1 次，10 次为 1 个疗程。如采用 632.8nm 的氦氖激光穴位照射，照射距离一般为 10～20cm，每穴 5 分钟，每次 3～4 个穴位，10 次一疗程。穴位可选用下关，听会，听宫，颊车，合谷等。照射时患者和医者均需戴护目镜保护。适于治疗翼外肌、咀嚼肌痉挛引起疼痛及张口受限的颞下颌关节紊乱病患者及关节盘后区损伤、滑膜炎、骨关节炎的治疗。

半导体激光仪输出功率可达 500mW，波长 810nm，较强的光束能量密度很高，较易透过皮肤进入深部组织，可能具有快速缓解疼痛的效果，赵冬等（2008）报道的一项颞下颌关节紊乱病患者的随机对照试验中，半导体激光组症状改善明显好于对照组。但半导体激光对器质型患者疗效较差，临床上常需配合𬌗垫或手术治疗。

激光治疗注意事项：当前的激光治疗多为使用其非制热效应因而可用于治疗急性疼痛

或损伤而免除加剧炎症反应的危险。然而近年来,高强度激光治疗仪在临床上被更多地使用。由于高强度激光治疗可产生热效应,使用时也应考虑与热效应相关的安全性。激光治疗的禁忌证包括未加保护的眼睛及活动性的或疑似的恶性肿瘤。激光治疗注意事项包括:①避免直视激光束,在激光辐射的方向上应安置必要的遮光板或屏风;②操作人员须穿白色工作服,戴白色工作帽与接受面部治疗的患者一样均须戴防护眼镜;③操作人员应做定期眼底视网膜检查。

低强度激光临床疗效的评价:

目前主要的系统评价及 Meta 分析结果(表 8-6):Bjordal 等(2003)、Maia 等(2012)研究显示低强度激光对于 TMD 患者疼痛的缓解具有良好疗效;Medlicott 等(2006)研究显示低强度激光对于 TMD 患者疼痛的缓解具有良好疗效并且能提升 TMJ 的健康状态;Tengrungsun 等(2012)研究显示缺乏足够的证据支持低强度激光对于 TMD 患者疼痛的缓解较安慰治疗更为有效;Chen J(2015)研究显示低强度激光对于 TMD 患者疼痛的缓解与安慰治疗的差异无统计学意义,但是对于 TMD 患者的张口度具有良好的改善效果;Petrucci 等(2011)研究显示低强度激光对于 TMD 患者的张口度具有良好的改善效果。

激光在治疗慢性关节痛、膝部骨关节炎、短期缓解类风湿关节炎的疼痛、晨僵及颈部疼痛中有显著的临床效果。临床试验显示,激光对于肌筋膜痛的治疗可能有效,并可辅助运动锻炼以治疗慢性腰背痛。在 TMD 的治疗方面,目前基于系统评价(systematic review)及 Meta 分析的结果,低强度激光(low level laser)治疗在治疗颞下颌关节紊乱病方面的结论并不统一。有限的证据显示低强度激光对于 TMD 的疗效较安慰剂、假治疗(sham laser)及其他治疗更为有效。但由于观察结果、观察时间及激光治疗参数的选择均存在较大差异,缺乏统一的标准,因而对于目前的临床研究结果应持审慎态度。就疼痛而言,一些系统回顾显示低强度激光可降低 TMD 疼痛,但另一些则显示低强度激光对于降低 TMD 疼痛的效果无异于安慰剂。对于下颌运动及功能方面的影响,低强度激光可改善垂直或侧方的张口度,并增进慢性关节病患者的总体健康状态。此外,低强度激光治疗关节源性的颞下颌关节紊乱病较肌源性的颞下颌关节紊乱病更为有效。

表 8-6 低强度激光临床疗效证据收集

激光治疗对颞下颌关节紊乱病患者的疼痛缓解具有良好疗效	
作者	研究类型
Bjordal(2003)	系统评价
Maia(2012)	系统评价
Medlicott(2006)	系统评价
激光治疗对颞下颌关节紊乱病患者的疼痛缓解疗效有限	
作者	研究类型
Tengrungsun	系统评价
Chen J(2015)	Meta 分析
激光治疗对颞下颌关节紊乱病患者关节功能状态具有良好的改善效果	
作者	研究类型
Chen J(2015)	Meta 分析
Petrucci(2011)	Meta 分析

第五节　超声波疗法

频率在 20KHz 以上的声波,因其频率超过人体的听觉范围而被称为超声波,应用超声波进行局部治疗称为超声波疗法(ultrasound therapy)。临床理疗中过去常用的频率一般为 800~1 000kHZ,近年来已开展 30~50kHZ 较低频超声波,1~3MHz 较高频超声波及脉冲超声波的应用。

在介质中传播时,超声波的强度随传播距离增加而减弱,能量被不断吸收。超声波的传导与介质的特性有关,而与声波的频率无关。不同的人体组织类型及其空间构成方向会决定超声波的穿透力。超声波对于脂肪及肌肉组织的穿透力较其对骨骼的穿透力强。对于同一组织,超声波的频率决定其穿透的深度及被组织吸收的程度。高频率(如 3.0MHz)的超声波被吸收多而穿透深度浅(可达 2cm),用于治疗较表浅的组织。低频率(≤1.0MHz)的超声波可用于深部组织的治疗。此外,超声波由一种介质传播到另一种介质时,将在界面处发生反射和折射,两种介质的声阻差越大,反射程度也越大。

一、超声波生物物理效应

1.机械作用　超声波在介质内传播过程中使介质质点交替压缩与伸张,不仅可使介质质点受到交变压力,获得加速度而剧烈运动,相互摩擦,而且可引起较强的细胞质运动(原浆微流或称环流),促进细胞内容物的移动,改变其空间的相对位置,对细胞结构起到某种"微细按摩"的作用,引起细胞功能的改变,增强细胞膜的弥散过程,改善新陈代谢,还可以改善血液和淋巴循环,提高组织再生能力。在超声波的作用下,神经组织的生物电活性降低,具有明显镇痛作用。超声的机械作用还能使坚硬的结缔组织变长、变软等。

2.温热作用　组织吸收声能并转化为热能而产热。超声波可导致显著的组织温度改变(5~10℃)。机体内热的形成以脂肪与血液为最少,骨和结缔组织最为显著,在两种不同介质的交界面上生热较多,特别是在骨膜上可产生局部高热。这一点在关节、韧带等运动创伤的治疗上需引起注意。

3.理化作用　基于超声波的机械作用和温热作用,可继发许多物理和化学的变化,如:①氢离子浓度的改变:炎症组织中伴有酸中毒现象时,超声波可使 pH 向碱性变化,有利于炎症的修复过程;②对酶活性的影响:超声波能影响不少酶的活性,如使关节内还原酶和水解酶活性增加,目前认为在超声治疗作用中水解酶活性的变化起重要作用;③在细胞分子水平的影响:在电镜下观察发现,细胞内超微结构中线粒体对超声波的作用最敏感,核酸也很敏感,实验发现低强度超声波作用可使细胞内胸腺嘧啶的含量增加,从而影响蛋白质的合成,刺激细胞生长;④在高强度的超声作用下,组织内可形成多种高活性的自由基,如 HO_1、OH、H_2O_2、O 等,它们可加速组织内氧化还原过程,加速生长过程。

超声波在上述三方面基本作用的基础上,通过复杂的神经 - 体液调节途径治疗疾病。神经系统的反应和调节在治疗机理中起着主导作用,而超声作用过程中发生的体液方面的改变,又是该作用的物质基础。

4.药物导入作用　超声波还可用于超声药物导入疗法(phonophoresis),即将药物与偶联剂一起涂布于患区,利用超声波对媒质的弥散作用和改变细胞膜通透性的作用,把药物经过皮肤或黏膜透入机体。该疗法的特点是超声和药物综合作用,药源广,可以根据药物性能配成水剂、乳剂或油膏剂等整个药物分子透入体内,保持原有药物性能;无电刺激现象,不发生电灼伤,操作简便。

二、超声波的临床应用

超声波能够减轻疼痛,增加下颌运动范围,缓解肌肉痉挛,促进慢性炎症的消退,因而主要用于疼痛及张口受限的颞下颌关节紊乱病患者,如关节盘后区损伤、滑膜炎、骨关节炎的治疗。

当代的超声波治疗仪通常包含有用于控制调节参数的基座(便于操作者可以选择治疗参数如治疗时间、连续或脉冲输出及输出强度)及超声波发射探头。在进行超声波治疗时,以水基质凝胶作为传输介质涂布于治疗部位的皮肤表面,将超声波发射头在疼痛或受损区域反复作环形的或前后的移动,治疗时间通常为5~10分钟。根据所使用的参数的不同,超声波可产生热效应及非热效应。超声波的发送方式(连续模式或脉冲模式)及超声波的强度(表达为 W/cm^2)是决定产热量的重要参数。连续模式高强度的超声波产生热效应,增加血流及软组织延展性,减轻疼痛。脉冲模式低强度的超声波(通常<0.5W/cm²)产生非热效应,通过增强细胞功能及代谢过程而促进组织愈合。

禁忌证:应避免在骨板未发育成熟的年轻患者以及炎症性疾病急性发作期和发炎的关节部位使用高强度制热超声波。此外,超声波的非制热效应如空化效应(cavitation)有可能造成组织损伤,避免用于敏感部位如眼部、心脏、脑及颈部神经节处。禁忌用于恶性肿瘤、活动性肺结核,严重心脏病的心脏区,有出血倾向,静脉血栓的病变区。在头部、眼睛、心脏、生殖器部位治疗时剂量要严格掌握。孕妇(早期)腹部及小儿骨骼处最好选用其他疗法。

三、超声波临床疗效的评价

目前主要的试验结果(表8-7):Rai 等(2016)研究表明超声治疗对于 TMD 患者疼痛的缓解优于 TENS;徐文华等(2002)研究显示超声波对于 TMD 患者症状的改善具有良好疗效;刘义等(2007)研究显示超声波联合电针治疗对于 TMD 患者的症状改善具有良好疗效;陈娜(2015)研究显示半导体激光 + 超声波联合运用对于 TMD 患者的症状改善明显优于单纯半导体激光治疗;李云(1999)研究显示超声波加 2% 碘甘油导入对于关节结构紊乱型 TMD 患者的症状明显优于五官超短波,红外线、TDP、直流电钙离子导入等方法;陈丽函等(2006)研究显示超声波导入利百素治疗对于 TMD 患者的疗效优于单纯超声波;Medlicott 等(2006)研究显示缺乏证据支持超声波对于改善慢性骨骼肌肉病患者症状有良好疗效。

综上所述,尽管超声波在骨骼肌肉疾患的物理治疗中已被使用多年,但其在疼痛治疗包括 TMD 治疗中的证据仍很有限、质量偏低且有争议。近期的研究显示超声波可以降低肌筋膜扳机点的敏感性,以及在骨关节炎治疗中减轻疼痛,因此超声波疗法在 TMD 中的疗效尚有待进一步探究。

表 8-7　超声波临床疗效证据收集

超声波可改善颞下颌关节紊乱病患者的症状	
作者	研究类型
Rai（2016）	随机对照试验
徐文华（2002）	非对照试验
刘义（2007）	随机对照试验
陈娜（2015）	随机对照试验
李云（1999）	非随机对照试验
陈丽函（2006）	病例对照试验
超声波无明显改善颞下颌关节紊乱病患者症状的作用	
作者	研究类型
Medlicott（2006）	系统评价

第六节　磁　疗　法

利用磁场作用于机体防病治病的一种方法称为磁疗法（magnetotherapy），可降低神经末梢兴奋性，提高痛阈；促使致痛物质分解；促进血液循环，消除水肿，加速炎性渗出物的消散，减轻由炎症渗出物压迫神经末梢引起的疼痛；提高机体免疫功能；软化瘢痕；有镇痛、镇静、消炎消肿作用。治疗方法有静磁法和动磁法。

一、作用机制

1. 电动力学理论

（1）产生微电流：人体内有丰富的血管、淋巴管，血液和淋巴液中有钾、钠、钙、镁等多种无机盐、带电离子和分子，因此血管和淋巴管可以看作是运动着的导体，导体在磁场中与磁力线呈垂直方向运动时，则产生微电流，这就是静磁疗法在机体产生微电流的原因。用动磁场治疗时，磁力线切割血管、淋巴管、神经等导体时，同样也产生微电流。这种微电流不仅影响人体的生物电，而且还可引起离子浓度和运动速度的变化并产生热，使局部血液循环旺盛，生化反应加速。

（2）磁场对生物电的作用：磁场可以影响其内的电子或离子运动的速度和方向，因此导致生物电的量和质的变化。生物电流如心电、脑电、肌电及神经动作电位等受到磁场力的作用，将引起有关组织器官的功能发生相应变化。例如在交变磁场作用下，Na^+、K^+、Cl^- 等离子的活动能力加强，膜电位改变，细胞膜的通透性增强，可促进细胞膜内外物质的交换。磁场还对生物体内氧化与还原过程中电子传递过程产生作用而影响生化过程。

2. 酶学说　酶是属于蛋白质的生物催化剂，有些酶类的催化活性需要金属离子激活，有时金属离子本身是酶活性中心的组成部分。磁场通过对金属离子和非金属离子的作用影响酶的催化活性，有人认为磁场的镇静止痛、降低血压和减轻炎症反应等作用，与磁场提高胆碱酯酶，单胺氧化酶，组胺酶和激肽酶的活性有关。

3. 经穴作用　现代仪器检查证实；穴位经络存在电活动现象，如穴位比周围有较高的电位,当某脏器的功能亢进时,相应经络穴位皮肤电位增高或电阻下降。磁场可能影响经络的电磁活动过程而起机能调节作用。

4．神经内分泌作用　神经和体液系统对磁场的作用敏感。神经系统以丘脑下部和大脑皮层最为敏感,主要是对神经系统的抑制作用。动物实验表明在磁场作用正点动物某些激素分泌增加。

二、治疗作用

1．止痛作用　磁疗通过改善微循环和组织代谢,纠正缺血、缺氧、水肿、致痛物质聚集的状态,提高疼痛物质水解酶的活性,使缓激肽、组胺、5-羟色胺等致痛物质水解或转化;磁场还有降低神经兴奋性的作用等。动磁场止痛较快,但维持时间较短;恒磁场止痛较慢,但维持时间较长。

2．镇静作用　磁疗可降低神经兴奋性,缓解肌肉痉挛,改善睡眠状态。

3．消肿、消炎作用　实验观察表明,磁场既能抗渗出,抑制致炎剂(如组织胺等)增加血管通透性,又能加速蛋白质在组织间隙的转移,影响胶体渗透压。另外,由于磁疗可使胆碱酯酶、单胺氧化酶、组织胺酶、激肽酶等活性提高,使乙酰胆碱、5-羟色胺、组织胺、激肽等炎症介质迅速水解,因而起到消肿、消炎的效果。

三、常用磁疗法

磁疗治疗总体分为静磁法(static magnetic field)和动磁法(alternating or pulsed electromagnetic fields)。静磁法是将磁片贴敷在体表或穴位(如听宫、听会、下关,颊车等),10天为1疗程。动磁法是将磁片转动或电流通过感应线圈产生脉动磁场或交变磁场,磁头贴于颞下颌关节或咀嚼肌区。1天1次,每次20～30分钟,10～20次为1疗程。常用磁疗方法如下:

1．恒定磁场法(穴位法)　将磁片或磁珠用胶布敷贴在选定的经络穴位上或病灶周围的一些点上。常用异极对置法。颞下颌关节紊乱病治疗时选择患侧下关穴为主穴,可同时配以听宫、上关、颊车、合谷、阿是穴。研究发现下关穴对咀嚼肌痉挛作用较好,听宫、翳风对髁突周围炎症性疾病疗效较好,病情复杂的患者增加阿是穴。

2．交变磁场法　交变磁场是指磁场强度和方向有规律变化的磁场。如电磁疗机和异极旋转磁疗器产生的磁场。

(1)电磁疗机:多采用每秒钟5～100W的低频率交变磁场,电磁疗机有大小、形状不同的磁头,治疗时选择合适的磁头放置在穴位或患部以适应不同部位的治疗。治疗时磁头可发热,应注意防止烫伤。

(2)异极旋转磁疗机:将带有磁片的转盘靠近穴位或病变部位,通过旋转形成的旋磁场进行治疗。旋磁头的震动对组织起局部按摩作用,具有活血化瘀和滑利关节的效应。

3．脉动磁场法　脉动磁场是指磁场强度有规律变化而磁场方向不发生变化的磁场。

(1)同名极旋转磁疗机:通过脉动直流电磁铁产生的磁场。

(2)磁按摩器:在电动按摩器的按摩头上装有2片或4片磁片,同极排列,当通电时,按摩头带着磁片一起上下振动,形成脉动磁场。

4．脉冲磁场法　脉冲磁场是间歇出现磁场,将脉冲电流通入电磁铁的线圈即可产生各种形状的脉冲磁场。两输出线接钴铁磁片,南北极并置分别固定于患侧颞下颌关节窝与颞下颌关节韧带附着处,连续波,使用耐受量,1 天 1 次,每次 20 分钟,12 天一个疗程。

5. 特定电磁波治疗器(TDP)　用电脑脉冲按摩治疗仪进行治疗,选择大小适宜的电极板,分别放于两侧耳前区,调节波形和频率至人体所能耐受之最大强度,治疗时间 20 分钟。复合电极板由无序聚合体,晶态氧化物和单质元素等物质组成,在电能转换成的热能激发下,可产生具有不同波长和不同能量的综合电磁波,其波长范围 2~25μm,强度 28~35mW/cm^2,易为人体深层组织、器官选择性地吸收。具有增强人体的自身调节机制及免疫力,消肿止痛,调节生理机能等作用。

出血或有出血倾向者、高热者、孕妇、体质衰弱或过敏体质者禁忌用磁疗。

6. 磁疗临床疗效的评价　近期主要的文献结果(表 8-8):Peroz 等(2004)研究显示动磁法可缓解颞下颌关节炎及不可复性关节盘移位患者的疼痛及改善张口受限,但效果与安慰治疗无异;蒋永健等(2002)研究显示 TDP 照射联合肌功能训练和咬合板治疗对于 TMD 患者症状的改善与局部封闭＋咬合板治疗无明显差异;何国钦等(2003)研究显示钕铁硼永磁体穴位贴磁对颞下颌关节紊乱病有较好的疗效,但与穴位针刺治疗的差异无统计学意义;李建等(2003)研究认为钕铁硼永磁体穴位治疗颞下颌关节紊乱病有较好的疗效,较咬合板等疗程短,见效快。

目前对于磁疗法在颞下颌关节紊乱病治疗中的随机对照研究较少。有限的随机对照试验显示,动磁法在治疗颞下颌关节炎及不可复性关节盘移位时可缓解疼痛,降低张口受限,但效果与安慰剂无异。对于静磁法止痛效果的评价源于其在治疗其他疼痛中的应用。目前的系统评价及 Meta 分析显示疗效存在争议,可能与试验设计的质量及缺乏足够的治疗剂量相关。质量相对较好的研究显示静磁法在治疗多种类型的疼痛中均有一定疗效,如炎症、骨骼肌肉疼痛、纤维肌痛、类风湿等。静磁法对于治疗骨关节炎的疼痛,疗效亦优于安慰剂或非治疗性弱磁。

表 8-8　磁疗临床疗效证据收集

磁疗法无明显改善颞下颌关节紊乱病患者症状的作用	
作者	研究类型
Peroz(2004)	随机对照试验
磁疗法可改善颞下颌关节紊乱病的症状	
作者	研究类型
蒋永健(2002)	随机对照试验
何国钦(2003)	随机对照试验
李建(2003)	对照试验

第七节　生物反馈疗法

生物反馈疗法是将控制系统输出信号再反馈给控制系统从而达到精细调节其功能的方法。在人体,将体内原来不能随意控制的生理活动信号反馈给中枢神经系统,从而调节和控制其运动变异的方法称为生物反馈疗法(biofeedback therapy),是结合生理及心理因素的人体自我控制疗法。

生物反馈的具体技术方法中,常见的有肌电反馈治疗,将电极安放在肌肉位置相应的皮肤表面,将肌电信号转变为声音信号或视觉信号,患者可因此而主动控制肌肉张力。文献报道可用于治疗张力性头痛、咀嚼肌和颞下颌关节疼痛,颌面部肌筋膜痛、磨牙症、面部表情肌的痉挛、面瘫,协助恢复下颌正确的生理位置,求得无牙𬌗患者正确的正中关系等。

生物反馈法临床疗效的评价近期主要的文献结果(表 8-9):Crider 等(1999)进行了Meta 分析表明生物反馈疗法对于 TMD 患者的症状具有良好的改善效果;Turk 等(1993)研究显示咬合板疗法相对生物反馈疗法能更好地改善疼痛,但是生物反馈疗法的效果更持续;Gardea 等(2001)研究显示生物反馈疗法 + 认知行为训练对于 TMD 患者疼痛的缓解优于单纯的生物反馈疗法和单纯的认知行为训练;牛文芝等(2015)分析了 10 个病例认为生物反馈训练治疗是治疗咀嚼肌紊乱的一种有价值的方法;Shedden 等(2013)研究提示生物反馈疗法对于 TMD 患者症状的改善优于𬌗垫疗法;Medlicott 等(2006)研究显示生物反馈治疗可能比咬合夹板或安慰剂治疗在缓解 TMD 患者的疼痛和改善张口度方面更有效。

上述文献提供了生物反馈疗法在颞下颌关节紊乱病中具有良好疗效的线索,但是临床试验设计欠严谨且证据等级偏低。因此生物反馈疗法作为 TMD 治疗的辅助方法应谨慎运用。

表 8-9　生物反馈法临床疗效证据的收集

生物反馈法可改善颞下颌关节紊乱病患者的症状	
作者	研究类型
Crider(1999)	Meta 分析
Turk(1993)	非随机对照试验
Gardea(2001)	非随机对照试验
牛文芝(2015)	系列病例报告
Shedden(2013)	随机对照试验
Medlicott(2006)	系统评价

第八节　其他物理疗法

一、热疗法

(一)简单温热敷方法

由于价廉物美且易于使用,热敷疗法在疼痛的治疗中很受欢迎。物理治疗中,治疗师通常可将热敷袋悬挂浸于≤80℃的热水中备用,使用时滴干水并以毛巾包裹热敷袋,置于需要加热的患处。热敷的时间通常为 15~20 分钟。患者也可将家用的热敷袋自行以微波炉等加热后使用。家用热敷袋包括可加热的凝胶袋、装以豆子或米的袋子等。温度不可过高,应用时间不宜过长。国内学者常将外用中药热敷使用。

(二)石蜡疗法

1. 物理性质　石蜡是高分子碳氢化合物,为白色或黄色半透明无色的固体,无臭无味,熔点为 30~70℃,沸点为 350~360℃。医用高纯度石蜡熔点为 50~54℃。熔化的石蜡冷却凝固的过程释放大量热能。石蜡具有可塑性和黏滞性,在冷却过程体积逐渐缩小。

2. 治疗作用

(1)温热作用:石蜡的热容量大,导热性小,没有热对流,冷却时放出的大量热能(熔解热或凝固热),敷于人体后,局部温度可升高 8～12℃,且温度下降很慢,在 60 分钟内仍保持一定的温度。蜡疗区局部皮肤毛细血管扩张,充血明显。蜡疗的热透入可达皮下 0.2～1.0cm。

(2)消炎、镇痛、缓解肌肉痉挛作用:由于蜡疗具有较强而持久的热透入作用,故有利于血肿的吸收,加速水肿消退,并能增强网状内皮系统的吞噬功能,提高新陈代谢,具有消炎作用。

(3)机械压迫作用:由于石蜡具有良好的可塑性及黏稠性,能与皮肤紧密接触。在冷却过程中,其体积缩小,对皮肤及皮下组织可产生柔和的机械压迫作用,既可防止组织内淋巴液和血液渗出,又能促进渗出物的吸收。

3. 适应证　石蜡疗法适用于治疗关节盘后区损伤;咀嚼肌痉挛;各类疼痛性关节结构紊乱或器质性改变。

4. 治疗方法　患者自用时,可购买医用石蜡 500g,放在铝制或搪瓷茶盘内用小火使之完全熔化,停火使之降温。可向盘内加凉水,因其比重大于蜡重,流到盘底可使底层的蜡与表层蜡同时凝固,在外周凝固而中心还是熔化状态时,取出"蜡饼",迅速敷于治疗部位,外用干毛巾保温 30～60 分钟。石蜡可以反复使用。

5. 注意事项

(1)温度太高或时间过久,可引起周围血管过度扩张而加重症状,甚至可引起局部烫伤,应注意避免。长期反复使用可能因组织变性引起永久性的功能障碍。

(2)石蜡治疗前应清洁治疗区皮肤,除去汗液、污秽等,有毛发处应涂凡士林或剃去。

(3)石蜡需要用水浴加热。熔点为 52～55℃的医用石蜡,可加温至 60～65℃,超过 100℃易使石蜡氧化变质,可能刺激皮肤产生皮炎,并影响石蜡的可塑性与黏滞性。

二、冷冻治疗

和热疗一样,冷冻治疗也是一种简便、有效的缓解疼痛的方法。

1. 治疗原理

(1)对神经系统的影响:持续的低温作用于皮肤感受器,先引起兴奋继之抑制,抑制 c 纤维对疼痛的传导,由于感觉敏感性降低,具有镇痛麻醉作用。患者首先感觉冷,以后有烧灼及刺痛感,继之止痛。

(2)对颌周肌肉的影响:局部冷冻使神经肌肉化学物质传递减慢,肌肉的收缩及松弛期延长;同时,皮肤外感受器受到刺激后影响 α- 运动神经元的活动,两者均使肌张力降低,达到解痉并减轻痉挛性疼痛的效果。

(3)对炎症的影响:低温可抑制出血,减少淋巴的产生;抑制水肿和炎症,但仅能用于炎症的初期阶段。

2. 治疗方法　冷疗法通过不同的方法降低组织温度而达到治疗目的。其中包括冰敷(如使用冰袋或袋中装入碎冰块)、包装好的冻豆子、冷冻的凝胶袋以及使用冰进行按摩(将水装入纸杯或泡沫杯中冷冻,然后剥去杯底以暴露冰面,进行按摩)。其他可用于降温的物质包括冷冻喷雾剂及化学冷冻剂("break and apply"packs),但其降温的效果并不优于冰敷。

除使用冰按摩外,冰敷时通常应使用湿毛巾盖于皮肤表面,使冰袋不与皮肤直接接触,防止冻伤伤皮肤。冷疗法使表层组织产生迅速的血管收缩(在降温 5 分钟后),此效果于 20 分钟后可明显达到深部组织(包括肌肉、骨骼及关节周围组织),通常于冷敷开始 10 分钟之内,患者可感觉到局部的止痛效果。

3. 适应证和禁忌证　该法适用于翼外肌、咀嚼肌痉挛引起疼痛及张口受限的颞下颌关节紊乱病患者。禁忌用于血栓闭塞性脉管炎、雷诺氏病、冷变态反应、致冷血红蛋白尿及对冷过度敏感者。

4. 注意事项　注意对非治疗部位的保暖,避免冻伤。

热疗法及冷疗法的临床疗效评价:当前的证据显示,表浅的冷、热疗法对止痛有一定的疗效。在骨骼肌肉的疾患中,表浅的热疗可短期地减轻疼痛。有限的证据支持冷疗在急性骨骼肌肉损伤、减少迟发的肌肉酸痛、减少肿胀及改善骨关节炎患者的运动范围中的应用。

第九节　颞下颌关节紊乱病理疗方法的系统评价

传统的医学综述和单一实验的结果易为偶然事件所左右,其制作过程存在较大的偏倚,往往不能全面系统地反映事实的全貌,且可能带入研究者本身的观点和喜好。而系统评价和一般的研究有着本质性的不同,其优势表现在系统评价遵循有据可循、方法科学的原则,强调文献检索的全面性,强调文献的严格评价,在正确应用统计学方法的前提下合并结果,从而减小了系统误差和随机误差,更加全面反映了研究文献的观点。

随着大量循证医学研究发表在医学杂志上,循证医学迅速被临床医学家所重视,大量的临床医师、统计学家、方法学家等加入循证医学的研究中,颞下颌关节科的医师和理疗师也不例外。近年发表了许多有关颞下颌关节紊乱病理疗的系统评价,虽然这些系统评价整合了相关证据,但是它们并非完全符合 Cochrane 协作网制订的最严格清晰的系统化方法,因此系统误差和随机误差较大,其质量较低。下面具体介绍一篇颞下颌关节紊乱病理疗的系统评价,展示其相较传统综述的优势之处同时也指出其不足之处,希望有助于临床工作和医学教育。

Medlicott 等(2006)报道了一篇不同物理治疗干预措施(运动锻炼、手法治疗、电疗、放松训练、生物反馈)对颞下颌关节紊乱病改善效果的系统评价。该研究根据系统评价制作的基本规范,确定了检索策略、纳入和排除标准,评价了纳入文献的质量,总结出了一些更为可信的结论。

检索词:"facial pain","physical therapy","ehabilitation","temporomandibular disorder(TMD)","temporomandibular joint(TMJ)","temporomandibular joint syndrome",and"therapy"。全面检索了从 1966 年到 2005 年 1 月的英文文献,检索的数据库包括Medline,CINAHL 和 Cochrane。

纳入标准:①受试者来自 RDC/TMD 诊断标准第一条中所说三个组中的其中之一;②干预措施属于理疗师领域内;③运用了一种实验设计(例如随机对照试验或非随机对照试验);④有一个或多个评估主要症状的结局指标(例如疼痛,关节动度,相关功能丧失程度)。

排除标准:① TMJ 手术后;②理疗干预措施联合其他非物理治疗干预措施;③针灸作为干预措施;④涉及被动关节活动(ROM)的干预措施。仅评估肌电图(EMG)的研究不包括在内。

　　研究共纳入了 30 篇符合标准的文献,使用了 Sackett 的证据评价规则和严格的方法学质量评价标准对纳入的 30 个研究进行了评估,并且随机抽取了 4 篇文章对两名评价者进行了一致性检验,两名评价者之间证据级别一致性(100%)、方法学评估一致性(73.5%)。在这 30 篇研究中,有 22 篇文献是随机对照试验,证据评级为Ⅱb;另外 8 篇文献由于缺乏对照组,证据评级为Ⅳ;方法学评价 5 篇文献为中等质量,另外 25 篇为低质量。

　　这篇评价总结了这 30 篇文献提示:①低强度激光治疗能减轻慢性颞下颌关节疾病疼痛和改善健康状况;②中强度激光治疗在短期内可能比其他电疗模式更有效,尽管在运动、电疗、光疗和生物反馈这 4 个领域内干预措施往往是联合运用,单独干预措施的有效性没有得到充分的检验;③目前很少有证据支持超声对慢性颞下颌关节疾病治疗的有效性;④单独或联合运用运动训练和手法治疗在短期内对 TMD 患者的张口度改善是有效的;⑤体位训练可以与其他干预结合使用,但是其独立作用是未知的;⑥涉及放松技巧、生物反馈治疗、肌电图训练和本体感觉恢复训练的方案可能比咬合夹板或安慰剂治疗或更有效。

　　这篇系统评价相对传统综述结论更全面、偏倚更低,但仍存在一些急需解决的问题:其检索策略并不完善,纳入的文献质量不高,有待进一步改善。是否完整纳入所有相关的随机对照试验(RCT)和纳入 RCT 的质量是系统评价可信度的基础。关于 TMD 患者理疗效果的评估由于缺乏方法的严谨性而一直受到质疑,然而近年来很多学者都在尝试解决之前的这些问题,Craane B(2012)报道关于颞下颌关节紊乱病理疗方法的文献质量随着时间推移呈现越来越高的趋势,结合其研究我们进一步提出了相关改善建议:

　　1. 在电子检索的基础上,积极运用手工检索对于全面纳入 RCTs 有着重要的作用。该研究首先通过 OVID 电子检索 Cochrane,Medline 和 Embase 三个数据库,以获得关于理疗(PT)对 TMD 影响的相关 RCTs,并且根据纳入和排除标准进行了筛选和纳入;接下来手工检索纳入 RCTs 的参考文献,特别是相关系统评价的参考文献,寻找可以纳入的 RCTs;最后电子检索确定纳入了 52 篇文献,通过手工检索的方法额外纳入了 17 篇。因此,虽然运用计算机检索能极大地提高速度和效率,但手工检索自身的特色和优势是机检不可取代的,手工检索的存在,是不可忽略的一个重要环节,两者有机结合能更好地确保检索的全面性。

　　2. 不同的文献质量评分表对于 RCT 的方法学评价有不同的侧重点,应根据所研究题目慎重选择合适的量表。适用于某一类型试验的质量评分表并不总是得到相似的结果。该研究用 4 种文献质量评分表(Delphi 量表、Jadae 量表、Megens&Harris 量表、Risk of Bias 量表)分别对所纳入 RCTs 进行评分,结果显示不同量表之间的评分均数有显著差异。这些差异来自于不同量表评价项目内容、措辞的不同以及项目所占权重的不同。例如,在 4 个量表总共 15 个评价项目中只有其中 3 个是共有的:"随机""盲法""失访";在"随机"的评价项目中,只有 Jadad 量表在有具体描述随机化方法的情况下可以获得额外的分数;在"盲法"的评价项目中,只有 Delphi 量表区分了单盲、双盲以及三盲。

　　3. TMD 的病因不明,其诊断上缺乏统一的、能广泛应用的标准,研究方法上又存在多样性,期待未来能建立真实、可靠、统一且有效的 TMD 诊断分类体系,从最根本上提高相关系统评价的质量。

(陈　虹　Kathleen Sluka　James R. Fricton

骆骁杰　郑　珉　汤亚玲　梁新华　史宗道)

参 考 文 献

1. 陈启林,徐晓明,艾俊,等. 玻璃酸钠关节腔注射结合被动张口训练治疗颞下颌关节不可复性盘前移位的临床研究. 临床口腔医学杂志,2015,31(6):377-379

2. 戴桂英,何怀,李莉,等. 不同类型颞下颌关节紊乱病的物理治疗. 中国康复,2008,23(2):114

3. 韩德昌. He-Ne 激光治疗颞下颌关节紊乱病的临床疗效分析. 口腔医学纵横,2001,17(4):315

4. 洪雁,赵枫林,韩虹虹. 超短波联合阻滞疗法治疗颞下颌关节紊乱综合症. 中国疼痛医学杂志,2011,17(11):702-703

5. 黄强,张东,刘忠良. 超短波及激光治疗颞下颌关节紊乱综合征. 中国临床康复,2002,6(2):258

6. 蒋晓蓉,庄佳,姜卫红,等. 毫米波治疗颞下颌关节紊乱综合征的临床分析. 口腔颌面外科杂志,2000(02):167-177

7. 蒋永健,欧阳玉甜. 肌功能训练和 TDP 照射用于颞下颌关节紊乱病的治疗. 实用医学杂志,2002,18(12):1316-1317

8. 李建,吴凤鸣. 穴位贴磁治疗颞下颌关节紊乱病疗效观察. 中华理疗杂志,1999,22(2):92-94

9. 刘义,刘淑云,孙云廷,等. 多种疗法治疗颞下颌关节紊乱症的疗效比较. 中国激光医学杂志,2007,16(3):165-167

10. 牛文芝,汲平,王鹏来. 肌电生物反馈治疗咀嚼肌紊乱患者疗效的定量研究. 口腔医学,2015,35(9):770-772

11. 汪湛,何一川,沈绍莹. 微波治疗颞下颌关节紊乱综合征的临床应用. 现代口腔医学杂志,2001,15(6):422

12. 夏宏英. "电兴奋"、超短波治疗颞下颌关节功能紊乱 155 例观察. 中华理疗杂志. 1986,7:26

13. 储嘉琪,张银凯,胡勤刚,等. 3 次疗法加被动张口训练治疗慢性不可复性关节盘前移位. 口腔医学研究,2006,22(5):535-537

14. 宗敏茹,于惠秋,王月英,等. 超短波联合红外偏振光治疗颞下颌关节紊乱综合征的疗效观察. 中国激光医学杂志,2015,24(04):223-224

15. 周薇娜,张静露,李建,等. 超短波治疗颞下颌关节滑膜炎的临床疗效评价. 口腔医学,2010,1:22-23

16. ALVES B M,MACEDO C R,JANUZZI E,et al.Mandibular manipulation for the treatment of temporomandibular disorder. J Craniofac Surg,2013,24(2):p.488-493

17. AMIJO-OLIVO S,PITANCE L,SINGH V,et al.Effectiveness of Manual Therapy and Therapeutic Exercise for Temporomandibular Disorders: Systematic Review and Meta-Analysis. Phys Ther,.2016,96(1):p.9-25

18. BAIR E,GAYNOR S,SLADE G D,et al.Identification of clusters of individuals relevant to temporomandibular disorders and other chronic pain conditions: the OPPERA study. Pain, 2016, 157(6):p.1266-1278

19. BAXTER G B.Manual therapy, in Mechanisms and management of pain for the physical therapist K.A. Sluka, Editor. Wolters Cluwer: Philadelphia, PA, 2016

20. BLEAKLEY C,MCDONOUGH S,GARDNER E,et al.Cold-water immersion(cryotherapy)for preventing and treating muscle soreness after exercise. Cochrane Database Syst Rev, 2012(2):p.CD008262

21. BRANTINGHAM J W,CASSA T K,BONNEFIN D,et al.Manipulative and multimodal therapy for upper extremity and temporomandibular disorders: a systematic review. J Manipulative Physiol Ther, 2013,36(3):

p.143-201

22. CALIXTRE L B, MOREIRA R F, FRANCHINI G H, et al.Manual therapy for the management of pain and limited range of motion in subjects with signs and symptoms of temporomandibular disorder: a systematic review of randomised controlled trials.J Oral Rehabil, 2015, 42(11): p.847-861

23. CHEN H, NACKLEY A, MILLER V, et al.Multisystem dysregulation in painful temporomandibular disorders. J Pain, 2013, 14(9): p.983-996

24. CHEN J, HUANG Z, GE M, et al.Efficacy of low-level laser therapy in the treatment of TMDs: a meta-analysis of 14 randomised controlled trial.J Oral Rehabil, 2015, 42(4): 291-299

25. CRAANE B.Methodological quality of a systematic review on physical therapy for temporomandibular disorders: influence of hand search and quality scales: reply to a letter to the author.Clin Oral Investig, 2013, 17(7): 1791

26. DESANTANA J S.General principles of physical therapy practice, in Mechanisms and management of pain for the physical therapist K.A. Sluka, Editor. Wolters Cluwer: Philadelphia, PA, 2016

27. FEMANDES A C, DUARTE MOURA D M, DA S L G D, et al.Acupuncture in Temporomandibular Disorder Myofascial Pain Treatment: A Systematic Review. J Oral Facial Pain Headache, 2017, 31(3): p.225-232

28. FERREIRA A P, COSTA D R, OLIVEIRA A I, et al.Short-term transcutaneous electrical nerve stimulation reduces pain and improves the masticatory muscle activity in temporomandibular disorder patients: a randomized controlled trial. Appl Oral Sci, 2017, 25(2): 112-120

29. GOYATÁ S L, AVELINO C C, SANTOS S V, et al.Effects from acupuncture in treating anxiety: integrative review. Rev Bras Enferm, 2016, 69(3): p.602-609

30. KRAAIJENGA S, VAN DER MOLEN L, VAN TINTEREN H, et al.Treatment of myogenic temporomandibular disorder: a prospective randomized clinical trial, comparing a mechanical stretching device(TheraBite®) with standard physical therapy exercis.Cranio, 2014, 32(3): 208-216

31. LA TOUCHE R, GODDARD G, DE-LA-HOZ J L, et al.Acupuncture in the treatment of pain in temporomandibular disorders: a systematic review and meta-analysis of randomized controlled trials. Clin J Pain, 2010, 26(6): p.541-550

32. LAW D, MCDONOUGH S, BLEAKLEY C, et al.Laser acupuncture for treating musculoskeletal pain: a systematic review with meta-analysis. J Acupunct Meridian Stud, 2015, 8(1): p.2-16

33. LEMLEY K J., HUNTER S K, BEMENT M K.Conditioned pain modulation predicts exercise-induced hypoalgesia in healthy adults. Med Sci Sports Exerc, 2015, 47(1): p.176-184

34. LÉONARD G, CLOUTIER C, MARCHAND S. Marchand.Reduced analgesic effect of acupuncture-like TENS but not conventional TENS in opioid-treated patients. J Pain, 2011, 12(2): p.213-221

35. LI X, WANG R, XING X, et al.Acupuncture for Myofascial Pain Syndrome: A Network Meta-Analysis of 33 Randomized Controlled Trials. Pain Physician, 2017, 20(6): p.E883-E902

36. MACPHERSON H, VERTOSICK E A, FOSTER N E, et al.The persistence of the effects of acupuncture after a course of treatment: a meta-analysis of patients with chronic pain. Pain, 2017, 158(5): p.784-793

37. MARTINS W R, BLASCZYK J C, Aparecida Furlan de Oliveira M, et al.Efficacy of musculoskeletal manual approach in the treatment of temporomandibular joint disorder: A systematic review with meta-

analysis. Man Ther，2016，21：p.10-17

38. MORAES A R，SANCHES M L，RIBEIRO E C，et al.Therapeutic exercises for the control of temporomandibular disorders. Dental Press J Orthod，2013，18（5）：p.134-139

39. OLIVEIRA LB，LOPES TS，SOARES C，et al.Transcranial direct current stimulation and exercises for treatment chronic temporomandibular disorders：a blind randomised-controlled trial.J Oral Rehabil，2015，42（10）：723-732

40. RAIS，RANJAN V，MISRA D，et al.Management of myofascial pain by therapeutic ultrasound and transcutaneous electrical nerve stimulation：A comparative study.Eur J Dent，2016，10（1）：46-53

41. SAKATANI K，FUJII M，TAKEMURA N，et al.Effects of Acupuncture on Anxiety Levels and Prefrontal Cortex Activity Measured by Near-Infrared Spectroscopy：A Pilot Study. Adv Exp Med Biol，2016，876：p.297-302

42. SHEDDEN M M C，WEBER D，NEFF A，et al.Biofeedback-based cognitive-behavioral treatment compared with occlusal splint for temporomandibular disorder：a randomized controlled tria.Clin J Pain，2013，29（12）：1057-1065

43. SLUKA KW，DM.Overview of other electrophysical agents including thermal modalities，in Mechanisms and management of pain for the physical therapist. Wolters Cluwer：Philadelphia，PA，2016

44. SLUKA KA.，MOSELEY GL.Exercise-induced hypoalgesia：an evidence-based review in Mechanisms and management of pain for the physical therapist K.A. Sluka，Editor. Wolters Cluwer：Philadelphia，PA，2016

45. VICKERS AJ，VERTOSICK EA，LEWITH G，et al.Acupuncture for Chronic Pain：Update of an Individual Patient Data Meta-Analysis. J Pain，2017

46. WANG R，LI X，ZHOU S，et al.Manual acupuncture for myofascial pain syndrome：a systematic review and meta-analysis. Acupunct Med，2017，35（4）：p.241-250

47. WONG LIT WAN D，WANG Y，XUE CC，et al.Local and distant acupuncture points stimulation for chronic musculoskeletal pain：A systematic review on the comparative effects. Eur J Pain，2015，19（9）：p.1232-1247

48. WU JY，ZHANG C，XU YP，et al.Acupuncture therapy in the management of the clinical outcomes for temporomandibular disorders：A PRISMA-compliant meta-analysis. Medicine（Baltimore），2017，96（9）：p.e6064

49. ZAREI S，SHAYESTEHFAR M，MEMARI AH，et al.Acupuncture decreases competitive anxiety prior to a competition in young athletes：a randomized controlled trial pilot study. J Complement Integr Med，2017，14（1）

第九章

颞下颌关节紊乱病的中医药治疗及其疗效评价

  颞下颌关节紊乱病是一组影响颞下颌关节和/或咀嚼系统肌肉的慢性、复发性且耐受治疗的疾病，影响各个人种及民族的各个社会经济阶层，超过 1/3 的成年人可能在其一生中的某一个时期罹患颞下颌关节紊乱病，发生颞下颌关节和/或咀嚼肌源性疼痛，可能同时伴发头痛、耳症状、颈背痛、肌筋膜疼痛、抑郁、焦虑等，影响日常活动和/或社会活动，造成过多医疗花费，甚至对麻醉性镇痛药物形成依赖。减轻疼痛乃是治疗的首要目标。

  在世界传统医药体系（如中国、埃及、希腊、印度、阿拉伯等）中，中医药是理论体系完整、医疗实践丰富、疗效确切的传统医药体系之一。传统中医药（traditional Chinese medicine，TCM）是一个伟大的宝库，对世界医药学发展作出了重大贡献。中医药吸纳了中国古代朴素哲学思想，注重实践经验的积累和升华，在其形成和发展的过程中，创造了一套完整的中医药理论，并且仍在发展之中。我国传统中医药有数千年"悬壶济世""医者仁心""大医精诚"的优良传统，颞下颌关节紊乱病患者自然也是其关注的重要对象。尽管对颞下颌关节的解剖、生理、病理、病因及发病机制的研究、现代诊断和治疗的研究与西方医学存在差距，但是将颞下颌关节紊乱病看作是机体的失衡状态，立足于从全身观点来处理又是其独有的特点。我们既可以从中医典籍中找到大量对颞下颌关节紊乱病症状学的描述、相应的病因分析及辨证施治的理论推导，也有大量治验病例报告，有待进行系统收集整理和大数据分析；也可以从学术杂志中收集到大量相关的当代文献报道，这是我国中医学界和口腔医学界联手共走中西医结合道路诊治颞下颌关节紊乱病的成果和结晶。本章将重点对现代中文医学文献中相关的报道进行总结，同时对国外作者近年发表的相关文献进行复习，以便借鉴其方法学，为提高我国中西医结合治疗颞下颌关节紊乱病的科研质量提供参考。

第一节 中医对颞下颌关节紊乱病的认识及中药治疗

  中医包括针灸、中草药治疗、推拿按摩、呼吸及放松的锻炼（气功及太极）等。其中针灸最先被西方医学认可，对针灸治疗颞下颌关节紊乱病的研究已经发表过多个随机对照试验及系统评价，在第十章中将对以假针灸为对照的高质量随机对照试验研究及系统评价进行综合分析，目前总的结论是针灸治疗颞下颌关节紊乱病肯定优于假针灸的安慰对照，面痛因为针灸治疗而在短期内显著减轻，其疗效被认为至少与咬合板的治疗一样优秀。

  中医药将患者视为一个整体，通过扶正祛邪使患者重新回到平衡状态。中医将该病症状命名为"颌痛""颊痛""颊车骱痛""口噤不开""牙关脱臼"等多种名称，属筋伤、痹证范畴，不同医家对该病的病因病机分析略有不同，可以简要归纳如下：

1. 外邪侵袭（attacking of external evils） 外邪侵袭是指凡寒、湿、热等外邪可在机体气血不足、营卫不固时乘虚侵入机体，痹阻经络，进一步引起气血运行不畅而致病。若素体阳虚，卫外不固，易受风寒湿邪入侵则为尪痹证；若机体阳盛，感邪后随阳化热，或直接外感风热可致热痹。国家级名老中医蔡圣朝（王明明等，2017）认为，诸阳经筋皆行于头，络于颞颌，诸阳经受风寒侵袭或外伤经筋，可导致经筋拘急而致张开不利、伴随弹响等证候。

2. 肝脾肾虚（the liver spleen kidney empty） 肝主筋，肾主骨。若素体阳虚，肝肾不足，筋骨失养，可致筋脉拘挛，关节运转不利。脾主肌肉，若脾虚则气血化生不足，肌肉、筋腱失于濡养，肌肉运动无力，关节开合不利。

3. 经络阻滞（blockage of channels，blockage of meridian） 人体的经脉气血应该"流行不止，环周不休"，外邪侵袭会造成气血瘀阻不通，使脏腑经络失调，引起经络阻滞。如少阳胆经起自眼外眦，行至耳前，又上行至额角；阳明胃经也经过颊缘而上行到耳前，直上额角，此二经脉均经过关节部位，如二经受外邪则循经犯络，脉络不通畅，可引起颞下颌关节及其附近部位疼痛、肿胀及关节弹响声。

一、中医对颞下颌关节紊乱病的辨证分型

胡沛等（2009，2017）从中医整体观念，将颞下颌关节紊乱病辨证归纳为四个类型：

1. 风寒湿痹型（wind-cold-dampness arthralgia） 风寒湿痹是由风寒湿邪留滞经络，阻塞气血所致，轻者关节酸楚不适、隐痛，重者疼痛剧烈，开合不利，遇冷加重，得温减轻，痛处表面不红不热。湿盛者可见肿胀，并可伴四肢小关节肿痛，苔薄白或白腻，脉弦紧。

2. 气滞血瘀型（syndrome of qi stagnation and blood stasis） 由于外伤或关节慢性损伤所致气滞血瘀，筋脉失养，阻塞肿痛，关节痛不可触，关节失利，多有心烦不安、面颊部或有肿胀，舌质暗红，脉滑数弦涩。

3. 肝肾亏虚型（deficiency of the liver and kidney） 由于肾主骨，筋为骨用，肝藏血，肝肾亏虚，血不荣筋，筋不束骨，筋膜关节失于濡养，易受外邪侵袭而致筋膜拘挛，关节活动受限，下颌关节疼痛，迁延连绵，张口无力或张口过大；全身可有神疲乏力、头昏眼花、腰膝酸软、少语懒言、多梦失眠、心悸耳鸣、口干心烦、食欲不振、舌淡红少苔及脉细数等症状。

4. 肝郁脾虚型（stagnation of liver and spleen deficiency） 肝主筋，肝失条达则筋脉拘急，咀嚼肌疼痛，张口受限；脾主肌肉，脾虚不足，运活失常，气血生化乏源，肌肉失于濡养，而致弛张无力，影响关节开合。多伴情志抑郁，易怒胸闷，纳差，肠鸣腹泻，大便稀溏，舌苔薄白，脉弦细无力，女性或有胸胁、乳房、少腹胀痛或月经不调。此型脾胃虚弱，谷气不盛，正气虚，脏腑气机失调，知肝传脾，当先实脾。

赵玉红（2009）对颞下颌关节紊乱病辨证分为肝肾亏虚型、湿热痹阻型（syndrome of blockade of damp-heat and static blood）、脾失健运型（dysfunction of spleen in transportation）及寒湿痹阻型（cold-dampness blockage pattern）四型。

二、中药的效能

中药的治疗原理非常复杂，但是纲举目张，其大要可归为以下三点：

1. 扶正祛邪，调节阴阳平衡 中医认为，任何疾病的发生发展过程都是由于致病因素

作用于人体，引起机体阴阳偏盛偏衰，致脏腑经络机能失常的结果。中医药防病治病的基本作用在于祛除病邪，消除病因，扶正固本，恢复脏腑功能的协调，纠正阴阳的偏盛偏衰，使机体恢复到阴平阳秘的正常状态。基本原则为"扶正祛邪，调节平衡"，增强机体抗病能力，调和气血运行，从而使正胜邪去，阴阳盈畅，病去人安。

2．对症治疗和抑制病源　有学者认为，中药解表作用与阿司匹林类药物通过发汗退热相同，即通过皮肤血管扩张和出汗促使退热。在用防风、桂枝等发表药（即解表药）时，患者一旦汗出热退，就会感到全身清爽，食欲增加，显然比单纯对症治疗效果更好。收敛药地榆、五倍子末用于治疗脓疮、湿疹感染及烧伤创面，不但渗液迅速减少，且容易结痂愈合。这些说明中药能消除症状，也能控制感染。

实验证明，桂枝、防风、牛蒡子、羌活及麻黄等含有挥发油的药物，既能散热发汗，又能杀灭或抑制多种病原微生物；地榆、五倍子、儿茶等含有鞣质的药物，既能收敛（即消炎退肿），也能抑制病原菌；许多寒性药如栀子、知母、黄连、黄芩、秦皮、白头翁、丹皮等既能镇静、降压、解热、消炎，又能抑制或杀灭病菌；一些温里祛寒药、芳香化湿药、渗湿利水药及补益气血药等，除有健胃助纳，解痉平喘，祛痰止咳，利尿排毒或滋补强壮的作用外，其中如丁香、川椒、肉桂、吴茱萸、藿香、石菖蒲、苍术、厚朴、黄芪及当归等，都已被证明尚有良好的抑菌作用。

3．辨证施治从整体入手　现代医学认为，疾病的过程就是致病因素与机体抗病反应相互作用的过程。机体的反应状态是指机体各器官的组织结构、机能、代谢、神经体液调节和免疫反应等，在病因的干扰下产生病理变化，相应地产生抗病反应状态。机体的反应状态对药效的发挥有重要作用，而中医辨证施治从整体出发，因此临床有效的中药不一定处处得到实验室的证实。有学者认为致病后机体当时的反应状态是直接影响药效的重要因素。可能是内环境（神经 - 体液 - 代谢等）的变化对有效成分起了激活作用，只有在这种特定证型下的机体反应状态才能发挥药效，机体的病理偏倾才能得到顺势纠正，不然则无效甚至有害。

中医通过辨证方法治疗疾病，正如《伤寒论》所云："凡病，若发汗、若吐、若下、若亡血、亡津液，阴阳自和者，必自愈。"用药物等调节改善患者的反应状态，使阴阳、气血、脏腑功能协调，恢复人体正常自稳调节。这种调节一是因势利导，二是纠偏矫正，克服病因扰乱，修复组织和补充损耗，提高机体代偿适应能力。

对不同的病种中药治疗的意义各有不同，有的通过改善局部影响整体（如大承气汤能直接影响肠道运动，促进肠套叠的还纳即恢复原位）；有的以改善整体调节局部（如补肾药调整肾上腺皮质功能紊乱以治疗慢性气管炎、哮喘及慢性痢疾等）；有的通过直接抑制病因，减轻症状，促进健康恢复；有的是通过调整机能失调，克服病因扰乱，消除其致病作用，使疾病痊愈。

临床经验显示中药复方常常较单味药疗效好，可能是通过药物协同作用，充分发挥了多种成分的协同作用。有的成分如无机盐、蛋白质、糖类、树脂等曾被视为"无效"，但可能增加有效成分在液体中的溶解度，有利于机体吸收；一些中药如白茅根、夏枯草中的无机盐起到利尿作用，乳香、没药中的树脂起到止痛作用，羚羊角、猪骨、虎骨中的蛋白质多肽起到解热、消炎、镇静的作用，红刺藤中的纤维素能辅助鞣质止血起支架作用。看似无效的成分可能被再利用，与有效成分互补或起到间接治疗作用。

总之，中药治疗具有对症治疗、抑制病因、扶正祛邪、以整体观念辨证施治调节机体因素等作用，准确认识"证"的实质，尽量发挥每一种中药在调节机体方面的作用，对提高疗效和合理使用药物有重要意义。

三、常用中药的药性

因为中药种类繁多，不能在此逐一详述，在使用复方制剂时对每一味中药都要进行药性、药效、药物相互作用及其不良反应的查询，不断提高辨证用药水平。

近年来对某些中草药中含有的马兜铃酸（aristolochic acid）毒性的研究，取得了极大进展。如马兜铃、关木通、青木香、广防己、木防己、管南香、天仙藤、细辛、厚朴、寻骨风、威灵仙等，以及含有上述药物的中成药，如透骨镇风丸（丹）、壮骨酒、活血理伤丸、疏肝理气丸、关节镇痛膏等，含有剧毒物质马兜铃酸，可以导致不可逆性肾脏毒性及肾癌、膀胱癌等肿瘤。2001 年 WHO 提出了对马兜铃酸药物的药物警报，2002 年美国食品药品监督管理局禁止使用一切含有马兜铃酸的中草药，而后我国香港、台湾地区也先后宣布停止进口及销售含有马兜铃酸的中草药材。2003 年后，中国国家食品药品监督总局先后取消关木通、广防己和青木香的药物标准；2005 年《中国药典》取消了记录中含有马兜铃酸的中草药。2008 年国际癌症研究机构将马兜铃酸列为 I 类致癌物；2012 年，将所有的马兜铃酸类物质（马兜铃酸、含有马兜铃酸的化合物及植物）升级为 I 类致癌物。

马兜铃酸能引发的基因突变数量已被证实高于烟草和紫外线，是目前已知能导致基因突变的最强遗传毒物。接触马兜铃酸可能会引起过去被认为由其他致癌因素导致的癌症，有报道称亚洲人群的肝癌和马兜铃酸产生的突变高度相关，尚待更深入的基础研究及设计良好的临床流行病学研究证实肝癌的发生是否与含马兜铃酸类中草药的滥用有关。

知名专家指出，在现行的我国药典中仍然有 18.3% 的药物没有详细说明，更没有关于其毒副作用的说明，对于可能用于颞下颌关节紊乱病治疗的中药务必重视其不良反应的研究，避免使用含马兜铃酸的中药或已证明含有该种成分的部位（如细辛的叶和茎），对含有乌头碱的川乌，草乌，附子等慎用，避免使用含重金属成分的药物。不管是内服中药方剂或外用中成药制剂治疗颞下颌关节紊乱病都要坚持辨证施治，效到即止，避免大剂量长期用药。

七叶莲：七叶莲是鹅掌藤（又名龙爪叶）的茎叶。味辛，微苦，性温，归肝、肾、膀胱经，是一种祛风止痛、舒筋活络药，且具有较强的解痉镇痛、镇静和抗惊厥作用。

桂枝：桂枝为樟科植物肉桂的干燥嫩枝。味辛、甘，温，归肺、心、膀胱经，具有解热镇痛、镇静抗惊厥、抗炎抗病毒和温通筋脉、利尿的作用。

川芎：川芎为伞形科植物川芎的根茎。味辛，性温。归肝、胆、心包经，具有活血行气，祛风止痛的作用。

丹参：丹参为唇形科鼠尾草属植物丹参的根。味苦，性微寒，归心、肝经，具有活血化瘀、养心安神、凉血消痈、排脓生肌等作用。

三七：三七又名田七，为五加科人参属植物的干燥根。味甘，微苦，性温，归肝经、胃经，具有散瘀止血、消肿止痛的作用。

红花：红花为菊科植物红花的干燥花。味辛，性温，归心、肝经，具有活血通经、祛瘀止痛、降血脂等作用。

当归：当归为伞形植物当归的干燥根。味甘，性温，归肝、心、脾经，具有补血活血、调经止痛等功效。

细辛：细辛为马兜铃科植物辽细辛或华细辛、汉城细辛的全草，剧毒，因为含有马兜铃酸可导致不可逆肾脏毒性，但根部不含马兜铃酸，另外，在煮沸 25～30 分钟后细辛的其他毒性物资基本被破坏。味辛，性温。归肺、肾、心经。具有祛风散寒、止痛、通窍、温肺化饮的作用。

独活：独活为伞形科植物重齿毛当归的根。味辛、苦，性微温，归肾、膀胱经。具有祛风除湿、止痛、舒经活血的作用。

乳香：乳香为橄榄科植物卡氏乳香树及同属植物树皮伤口处渗出的油胶树脂。味辛、苦，性温，归心、肝、脾经，具有活血行气止痛、消肿生肌的作用。

没药：没药是橄榄科地丁树或哈地丁树的干燥树脂。味辛、苦，性平，归心、肝、脾经，具有活血止痛、消肿生肌的作用。

冰片：冰片是樟科植物樟的新鲜枝、叶经提取加工制成的，为白色结晶性粉末或片状结晶，称"龙脑冰片"，也称"梅片"。《本草纲目》记载味辛、苦，性微寒，归心、脾、肺经，具有开窍、醒神、止痛、清热消肿的作用。

薄荷：薄荷为唇形科植物薄荷的地上部分，主要含挥发油。味辛，性凉，归肝、肺经，具有宣散风热，清利头目、利咽、透疹、疏肝解郁的作用。

第二节　中医药治疗颞下颌关节紊乱病的方法及评价

一、辨证施治

（一）证型及方药

1. 风寒湿痹型　祛风散寒，除湿通络止痛。

方药：薏苡仁汤加减。薏苡仁、桂枝、川芎、干姜各 12g，细辛、炮附子、羌活、独活、防风、当归、甘草各 6g，苍术、川乌、芍药各 9g，麻黄、白芷各 1g，黄芪 25g，水煎服，若痛甚者，加乳香、没药；湿重者加苍术；偏风者加防风。胡状等（2008）将颞下颌关节紊乱病分为正气虚弱、风中筋节型和瘀血内阻、筋节不利型。前者方用牵正散合补中益气汤（生黄芪、党参、白附子、白僵蚕、白术、茯苓各 10g，全蝎 5g，柴胡、川芎、甘草各 6g）加减，水煎服；后者用牵正散合桃仁四物汤（白附子、白僵蚕、桃仁、红花、当归、生地各 10g，全蝎 5g，川芎、甘草各 6g）加减，水煎服。治疗 30 例，治愈 27 例，有效 3 例。

赵玉红（2009）对于寒湿痹阻导致该病者，推荐采取疏风散寒、通络止痛的方法如用蠲痹汤加减针对治疗。羌活 25g，独活 25，桑枝叶 15g，桂枝 20g，秦艽 20g，当归 15g，川芎 15g，海风藤 20g，白芷 20g，水煎服，每天两次。

胡沛等（2017）推荐独活寄生汤：独活 12g，桑寄生 9g，杜仲 9g，牛膝 9g，秦艽 9g，茯苓 20g，肉桂心 9g，防风 9g，川芎 9g，当归 9g，白芍 9g，干地黄 9g，甘草 6g，每天一剂，水煎，分两次服用。

2. 气滞血瘀型　活血化瘀，舒筋活血，消肿止痛。

胡沛等（2017）推荐七厘子散加减：血竭 30g，麝香 0.4g，冰片 0.4g，乳香 6g，没药 6g，红花 6g，儿茶 7.5g，共研细末，每次 0.25g，加入黄酒 30mL 调匀口服，每天一次。毒性较大，不可多服，亦可酒调外敷患处，每天更换一次。

3. 肝肾亏虚型　宜补益肝肾，舒筋活络，通利关节。方药：赵玉红（2009）推荐杞菊地黄丸加减针对治疗，枸杞子 20g，菊花 15g，熟地黄 20g，山茱萸（制）10g，牡丹皮 5g，淮山药 10g，茯苓 5g，泽泻 5g，怀牛膝 15g，知母 15g，水煎服，每天两次。胡沛等（2017）推荐桂附地黄汤加减。熟地黄 24g，山茱萸 12g，山药 12g，牡丹皮 9g，泽泻 6g，制附子 4.5g，肉桂 4.5g，每天一剂，水煎分两次服。

4. 肝郁脾虚型　疏肝解郁，健脾益胃。方药：逍遥散加减。柴胡、当归、白芍、白术、茯苓各 12g，甘草 6g，生姜 20g，薄荷 3g，每天一剂，水煎分两次服。

胡沛等（2017）主张除通过辨证证型内服中药之外，还可以用红花酒温渍。将红花 15g、当归 12g、赤芍 12g、紫草 9g 浸泡于体积分数为 600mL/L 的医用酒精 500mL 中制成，用红花酒浸湿无菌纱布，温渍于疼痛侧面颊部及颞下颌关节区，每次 30 分钟，每天两次。

5. 湿热痹阻型　赵玉红（2009）建议采取清热利湿、舒风通络的治疗方法，用宣痹汤合二妙丸加减针对治疗。蚕沙 10g，连翘 25g，栀子 15g，滑石 30g/（包），黄柏 20g，苍术 20g，桑枝叶 15g，丝瓜络 15g，络石藤 15g，忍冬藤 15g，水煎服，每天两次。

6. 脾失健运型　赵玉红（2009）推荐采取健脾益气、祛湿通络的治疗方法，用归脾汤加减治疗。党参 25g，白术 20g，茯苓 15g，酸枣仁 30g，木香 5g，当归 15g，炙甘草 10g，龙眼肉 25g，陈皮 15g，神曲 15g，麦芽 10g，丝瓜络 15g，络石藤 15g，水煎服，每天两次。

7. 气血两虚型　李国衡（2003）推荐用《正体类要》之八珍汤方加减，配合外用中药《魏氏经验方》之下颌洗方。落得打 12g，山慈姑 9g，伸筋草 12g，秦艽 9g，络石藤 18g，桂枝 9g，透骨草 12g，全当归 9g，乳香 9g，没药 9g，川芎 9g。

8. 外邪致病型　李国衡（2003）推荐用《伤科补要》之疏风养血汤加减，亦需配合外用中药《魏氏经验方》之下颌洗方。

（二）辨证用药举例

中药内治在辨明病症分型的情况下，一般能收到较好的疗效。由于中医药理论的复杂性、临证时患者局部及全身表现的复杂性，主治医师的临床经验千差万别，辨证用药的变化范围是很大的。有必要广泛汲取各家所长。

区庆端（1998）用清肝胃热通络法治疗儿童颞下颌关节紊乱病，基本方剂：夏枯草、桑叶、竹茹、菊花、赤芍、钩藤、丝瓜络各 9～12g，生石膏 15～30g，甘草 9～15g，加减运用；有咽痛酌加蒲公英、金银花、土牛膝各 9～12g，有头痛者加连翘、茺蔚各 6～12g，关节肿胀加薏苡仁 15～30g，（木通 6～9g），每天 1 剂，水煎取汁 200～300mL，1 次或分次服，7 天为 1 疗程。治疗 20 例，治愈（临床症状及体征全部消失，咀嚼功能恢复正常）15 例；显效（张口咀嚼痛及关节区肌群压痛基本消除或明显减轻）3 例，有效（症状及体征均减轻）2 例。疗程最短 3 天，最长 9 天。

李国中（2001）报告采用桂枝芍药知母汤治疗一例颞下颌关节紊乱病的患者，其辨证为风湿痹阻。用桂枝芍药知母汤化裁：桂枝 10g，白芍 30g，附子 10g，白术 10g，防风 10g，川芎 10g，麻黄 6g，甘草 10g 水煎服，每天 1 剂。3 剂后复诊，弹响声减轻，压痛消除。继服 3 剂，"诸症悉除"。

徐长德（2002）观察中西医治疗颞下颌关节紊乱病的疗效。采用中药自拟方（川乌、白附子、麻黄、细辛、桂枝、花椒、白矾、艾叶、透骨草、伸筋草、香加皮、红花、黄丹)局部热敷，配合西药(常规应用安定、肠溶阿司匹林片剂口服，利多卡因加地塞米松局部注射)治疗本病38例，1个月后评价总有效率92%。郝风廷等(2002)采用"颌痛安"胶囊治疗颞下颌关节紊乱病，"颌痛安"胶囊由五灵脂、生蒲黄、香附、地龙等加工制成。其中五灵脂活血散瘀、止痛作用强，为君药；生蒲黄行气导滞止痛，与五灵脂相伍有增强活血散瘀之功，为臣药；香附理气止痛，地龙通络解痉止痛，二药可增加五灵脂、蒲黄理气止痛作用，共为佐药。共治疗61例患者，经3～21天的治疗，治愈51例，占83.7%；显效7例，占11.4%；无效3例，占4.9%。总有效率95.1%，治疗期间无明显不良反应。

赵玉红(2009)报告自2000年3月到2008年7月收治颞下颌关节紊乱病79例的综合治疗结果，其证候分型及采用的方剂详见前述，另外综合采用的方法还有：必要的咬合干扰调整、修复及正畸治疗，取穴下关、颊车、听宫、合谷等进行常规针刺，外用中药制剂桃红四物汤加减，用桃仁30g、红花30g、川芎25g、当归15g、赤芍30g、没药10g、丝瓜络30g、络石藤30g等装入袋内蒸5分钟，趁热敷于患部，每天1次，每次15分钟。连续10～15日。治愈73例，显效4例，有效1例；无效1例，总有效率98.7%。

胡沛(2009)报告2003年—2008年间诊断为颞下颌关节炎的378例患者，其中包括髁突骨折术后74例的中西医结合治疗的结果，中医辨证分为肝肾亏虚型、气滞血瘀型及脾胃虚弱型，对肝肾亏虚型予以补气升阳、滋养肝肾，内服加味益气丸(由黄芪、党参、柴胡、升麻等药物组成)，配合外用七珠展筋散(由人参、血竭、乳香、冰片、牛黄等组成)，在下关、颊车、听会等穴位处按摩，以药物揉尽为度，并配合TDP灯局部照射，10天为1个疗程，共2个疗程。气滞血瘀型予以活血化瘀，消肿止痛方药(自制活血灵、解毒饮等)内服，外用自制展筋酊(由血竭、冰片、三七等组成)，在颞下颌关节处行中药离子透入，7～10天为1个疗程，共1～2个疗程。同时配合关节腔内玻璃酸钠注射。脾胃虚弱型以四君子汤加减(由党参、白术、茯苓、甘草、山药等组成)补脾益气。10～14天为1个疗程，共2个疗程。随访4～13个月，平均6个月。结果痊愈230例，好转133例，无效15例，其中11例为骨折术后张口不同程度受限，另4例为关节强直。

张云彬(2011)认为颞下颌关节紊乱病是由情志内伤、身体虚弱等因素，外因外伤劳损，风寒湿邪乘虚侵袭，气血阻滞不通而引起，因此推荐使用王清任《医林改错》中的通窍活血汤，原方"赤芍一钱，川芎一钱，桃仁三钱，研泥，红花三钱，老葱白3根，切碎。红枣7个去核，麝香五厘，绢包，黄酒半斤，将前七味药煎一盅，去渣，将麝香入酒内。再煎二沸，临卧服。"经作者化裁的通窍活血汤加减组方为：赤芍、全蝎、川芎、桃仁、红花各10g，老葱白3段，红枣7个，白芷3g(代替麝香)，蜈蚣2条，炒酸枣仁20g，炙远志10g。处方加减：精神抑郁加香附、郁金各10g，焦虑、紧张加生龙骨、生牡蛎各20g，茯神15g，失眠、多梦加炒酸枣仁20g，炙远志10g。将全蝎、蜈蚣研末分成2份备用，其余药物加黄酒2两，水煎两次，取汁浓缩至400mL，分早、晚两次冲服，全虫、蜈蚣粉末。连服6天为1个疗程，休息1天后，再服第2疗程。

方中赤芍、川芎、桃仁、红花活血行气，其中川芎为血中气药；老葱归少阳经、麝香改用白芷代替，白芷归阳明经，能疏风止头痛；大枣调和脾胃；加黄酒煎服有助诸药活血之力。全蝎、蜈蚣，能祛风解痉，通络止痛。

配合外用跌打万花油，每次10mL置于7cm×8cm的纱布中央，敷于患侧颞下颌关节区，外用热水袋（40～45℃）热敷，每次 30 分钟，午休及夜晚临睡前各 1 次，连续治疗 6 次为 1 个疗程，休息 1 天后复诊，必要时再用一个疗程。

作者共收治罹患颞下颌关节活动功能障碍，关节区域疼痛，关节弹响或摩擦音，但影像学检查排除颞下颌关节器质性病变的患者 35 例，均治疗 2 个疗程，随访 6 个月，主要以症状的消失或减轻作为疗效评价指标，共治愈 5 例，显效 23 例，好转 4 例，无效 3 例，总有效率 91.4%。

评论：上述研究均为无对照的叙述性回顾性研究，缺乏控制选择偏倚、测量偏倚及混杂偏倚的措施，难免过高估计治疗效果，且治疗方案庞杂，难以确切评价辨证施治方剂的效果，论证强度较低。另外，方剂中有可能引起中毒的药物成分，如木通，细辛等含有马兜铃酸应从方剂中剔除。乌头剂量过大、加工时间过短或配伍不当可以引起中毒，如血压下降、心律失常、窦房停搏、呼吸困难等心血管及呼吸系统严重不良反应；神经系统反应头昏、眼花、神志不清、口唇舌及四肢发麻、手足搐搦等；消化系统严重不良反应如流涎、恶心、呕吐、腹泻等，需注意避免发生严重不良反应。

何明春等（2015）采用温肾养肝、驱寒除湿的方法治疗颞下颌关节紊乱病的骨关节病患者 32 例，从肝肾同源及肝主筋等整体观念出发辨证论治，自拟疏肝滋肾汤，以活血化瘀，通络止痛，补肝肾、强筋骨，柔筋利节。柴胡 6g，当归 15g，白芍、茯苓、白术、炙甘草、淫羊藿、骨碎补、女贞子、墨旱莲、枸杞子、黄精、鸡血藤各 10g，水煎取汁 300mL，每天一剂分两次服用，15 天为一个疗程，3 个疗程后进行疗效评价。另外，治疗组同时与对照组（30 例）一样服用同样的镇痛抗炎药布洛芬缓释胶囊，每天 2 次，每次 1 粒，饭中服用，外用扶他林软膏每天 2～3 次，结合局部微波理疗。结果显示治疗组有效率 96.9%，对照组 63.3%，前者疗效显著优于后者。由于作者没有详细介绍随机方法，是否采用盲法评价结果以及两组病例对于干预措施的依从性，治疗组用药复杂，论证强度较低。

胡沛等（2017）年报道对 150 例颞下颌关节紊乱病患者采用随机对照试验的结果，治疗组 120 例，包括四种证型各 30 例，即风寒湿痹型、肝肾亏虚型、气滞血瘀型和肝郁脾虚型。寒湿痹型给予独活寄生汤，肝肾亏虚型给予桂附地黄汤加减，气滞血瘀型给予七厘散加减，肝郁脾虚型逍遥散加减，配合红花酒湿渍和张口功能锻炼；对照组 30 例口服尼美舒利分散片，每天 2 次，每次 0.1g；玻璃酸钠关节腔内注射，每周 1 次，2 周为 1 个疗程，6 个疗程即治疗 3 个月后判定疗效。以张口度、疼痛及咀嚼功能等临床症状改善的程度制定痊愈、显效、有效及无效的标准，结果如表 9-1 所示。

表 9-1　胡沛等（2017）中西医结合治疗颞下颌关节紊乱病随机对照试验结果

分组	例数	痊愈	显效	有效	无效	有效率 /%
气滞血瘀型	30	21	5	3	1	96.67
肝郁脾虚型	30	20	5	5	0	100
肝肾亏虚型	30	20	7	2	1	96.67
风寒湿痹型	30	19	6	4	1	96.67
对照组	30	15	7	1	7	76.67

注：中医辨证治疗组总有效率显著高于对照组（$P<0.05$）

作者认为中药制剂无明显毒副作用，在配合理疗、中药外用、张口训练、中药离子透入等综合治疗后取得了明显的临床效果。但未报告两组患者的依从性，疗效评定是否使用盲法等，对照组每天服用非甾体抗炎药 2 次，连续 6 个疗程 12 周，很容易发生胃肠道等全身不良反应，关节腔内注射玻璃酸钠每次 2mL（剂量偏大），如每周一次连续 12 次则过多了。对于中药治疗组来说，能否坚持每天内服外用中药制剂，连续 12 周（84 天）也值得存疑。在随机的情况下每种证型都恰好 30 例，似乎很困难。因此本临床试验难免存在选择偏倚、测量偏倚和混杂偏倚，证据的论证强度较弱。

二、中药外敷

中药外敷，尤其是热敷可以扩张局部血管，改善病损区域的微循环，消除关节区肌肉韧带可能产生的微水肿，减轻因神经受刺激而引起的肌紧张及疼痛，同时加速中药经患区皮肤吸收，药物直接达病区，起到舒筋活络、行气活血、缓解肌肉痉挛、通利关节及消炎止痛的作用。

岳伟彬（1995，2003）采用中药热敷治疗颞下颌关节紊乱病，治疗方法：当归、白芷、乳香、没药、川芎、细辛各 6g，薄荷、香附、红花、丝瓜络、田三七各 15g。将上述中药分成 2 包，用布袋装好在冷水中浸泡 2～5 分钟，然后煮沸 20 分钟，趁热敷于关节区。每天 1～2 次，每次 20 分钟。热敷时同时让患者做有节律的张闭口运动，用过的药袋通风晾干后还可以重复使用。每剂中药可用 4～5 次，治疗时间需要 1～3 周。在 11 例患者中，8 例显效，1 例有效，2 例中断治疗。

金明（2001，2007）采用中药局部热敷、理疗、针灸治疗的方法治疗颞下颌关节紊乱病，将当归、丝瓜络各 15g，白芷、乳香、没药、香附、三七各 9g，薄荷、川芎各 6g 分成 2 包用布袋装好密缝，先在冷水中浸泡 1～2 分钟，然后蒸 3～5 分钟，趁热敷于关节区。每天 1～2 次，每次 15 分钟，热敷时应同时作有节律的张闭口运动，共敷 10 次。用 15% 氯化钙溶液同时作患侧和健侧关节区及咀嚼区钙离子导入，每天 1 次，7～10 次为一个疗程。症状重者，可在患侧先用红外线照射 15 分钟后，再作钙离子导入。取翳风、下关、颊车、合谷穴针灸。治愈 31 例（88.57%），有效 4 例（4.3%）。

刘鸿雁等（2001）治疗咀嚼肌功能紊乱使用的方剂为当归 15g，白芷、蒲荷、乳香、没药、三七、红花、香附各 10g，丝瓜络、冰片、血竭、川芎各 5g。方法：将上述中药用布袋装好冷水中浸泡 2 分钟后蒸 15 分钟，趁热敷于关节区和肌肉处，每天 1～2 次，每次 15 分钟，热敷同时要求患者进行有节律的张闭口运动。治疗患者 52 例中显效 45 例（1 周内疼痛消失，张口正常，占 86.5%），有效 5 例（1 周内疼痛减轻，张口受限缓解，占 9.6%），失败 2 例（用药 1 周症状无改变，占 3.9%）。

王日英等（2002）采用赤小豆外敷治疗颞下颌关节紊乱病，具体方法是将赤小豆研成细末，湿润后敷于患处，包扎固定，每隔 2～3 小时将原糊剂重新调和湿润，反复 4～5 次后，重新更换赤小豆糊剂，再次敷于患处。治疗期间嘱患者勿食过硬食物，避免长时间大张口，注意保护关节，保持心情舒畅。治疗患者 36 例，痊愈 20 例，占 55.6%；有效 15 例，占 41.7%，部分复发病例经重新治疗仍有效；无效 1 人，占 2.7%，经手术治疗后痊愈。作者认为赤小豆有活血、化瘀、消肿、止痛作用。

沈家丰（2002）采用药敷加艾灸治疗颞下颌关节紊乱病，认为灯草灸可以温通经脉，疏通经络，促进气血运行，通利关节。与药敷合用可以共奏舒经活络、活血祛瘀、疏风散寒、理气止痛之效。取中华跌打丸1丸，用40%乙醇调成糊状，敷于患侧颞下颌关节处，取两支艾条并在一起同时点燃，温灸患处。每次艾灸30分钟，每天1次，7次为1个疗程。灸疗时，颞下颌关节可小范围有规律地缓慢运动。治疗期间要求患者不要大张口，忌食生冷硬物。共51例，其中显效39例，有效9例，无效3例，总有效率95.7%。

徐长德（2002）采用中西医结合治疗颞下颌关节紊乱病，常规量应用安定、肠溶阿司匹林片剂口服，利多卡因加地塞米松局部封闭。中医采用自拟方川乌、白附子、香加皮、花椒、红花各10g，麻黄、桂枝各12g，艾叶20g，伸筋草、透骨草各30g，黄丹、白矾各5g，配制成热敷散局部热敷。所有病例均在1个月后判定疗效。38例患者中治愈9例（23.6%），显效15例（39.5%），有效11例（28.9%），无效3例（8%），总有效率92%。

张良荣（2005）等用当归、白芷、乳香、没药、川乌各6g，香附、红花、薄荷各15g，丝瓜络9g等外敷治疗颞下颌关节紊乱病18例，当归、红花、乳香、丝瓜络具有活血化瘀、通痹止痛的作用，川乌、白芷、香附、薄荷具有祛风湿、通络化瘀止痛之功。将上述中药分成两包，在冷水中浸泡1～2分钟后煮沸5分钟，趁热敷于颞下颌关节处，每天1～2次，每次15分钟，热敷时配合有节律的张口运动。临床治愈13例，有效5例，治愈率达72%，总有效率达100%。

牛兵（2011）报告应用中药外敷治疗颞下颌关节紊乱病60例的结果，局部热敷方剂为续断、杜仲、透骨草、伸筋草、怀牛膝、当归、丹参、羌活、海桐皮、姜黄、赤芍、洋金花各20g。微波炉加热3分钟或加醋隔水蒸10分钟后热敷，每次30分钟，每天2次，两周为一疗程。同时配合口服肿痛安胶囊0.28g每天3次，每次2粒，连用一周。并嘱患者热敷后配以局部按摩：用示指按压翳风、颊车、下关各60次，双手大鱼际于耳部按揉60次。结果以症状的消失或减轻作为评价指标，治愈41例（治疗过程中痊愈者自行停药），好转15例，无效2例，2例放弃治疗，总有效率为93.1%。

刘学俊等（2013）报告应用南昌市洪都中医院制剂（批准文号赣药制字Z20110025）伤药膏治疗颞下颌关节紊乱病30例的结果，该制剂含白芷、生栀子、红花、土鳖虫、生草乌、生川乌、当归、生半夏、制乳香、制没药等，水提取浓缩为浸膏，加入基质搅拌均匀，灌装每支25g备用。组方中红花、土鳖虫活血祛瘀、通络止痛；制乳香、制没药加强化瘀止痛；当归养血活血，舒经通脉；生草乌、生川乌、白芷祛风除湿，散寒止痛；生半夏化痰湿；生栀子可消肿，诸药合用，具有散邪通络、活血止痛之功。用生理盐水将患者的颞下颌关节疼痛处及下关穴和听宫穴处皮肤清洗后，将适量药膏摊涂2mm厚，外敷消毒纱布即可。每天换药1次，7天为1疗程，未愈者再继续治疗1个疗程，2个疗程后观察疗效。作者认为下关属足阳明胃经，听宫属手太阳小肠经。且下关、听宫正处于颞下颌关节部位，伤药膏外敷通过透皮吸收，直接作用于患处，有利于提高药物的生物利用度，达到"内病外治"的效果。以症状的消失和减轻评价疗效，经过1～2个疗程，30例中治愈22例，占73.3%；显效4例，占13.3%；好转2例，占6.7%；无效2例，占6.7%，总有效率93.3%。从病例的纳入和排除标准看，作者排除了影像学颞下颌关节器质性病变的患者，故推测纳入病例主要为肌筋膜痛或滑膜炎患者。

上述研究皆为没有对照的病例报告或回顾性病例总结，难以控制科研质量，可能过高估计了治疗效果，而且样本较小，论证强度较低，但可以为设计良好的临床试验提供线索。

夏寒星等（2000）用理气活血法治疗颞下颌关节紊乱病，治疗组采用中药内服及热敷法治疗，方药组成：柴胡 12g，枳壳 9g，香附 12g，当归尾 15g，川芎 9g，赤芍 9g，川牛膝 12g，桂枝 9g，三七 3g，鸡血藤 30g，白术 12g；每天 1 剂，水煎服，药渣布包热敷患处，每天 2 次，每次 30 分钟，15 天为 1 疗程。对照组于关节腔内注射曲安奈德 0.5～1mL（5～10mg）与 2% 盐酸利多卡因 0.5mL，15 天 1 次；颞下颌关节局部及咀嚼肌区用红外线照射 15 分钟后，用 15% 氯化钙溶液外敷行钙离子导入，每天 1 次，15 天为 1 疗程。治疗 2 个疗程（30 天）后评定疗效。治疗组男 6 例女 39 例，病程 3～22 年，痊愈 37 例（82.2%），显效 4 例（8.9%），有效 4 例（8.9%），总有效率为 100%；对照组男 4 例女 36 例，病程 2～20 年，痊愈 20 例（50.0%），显效 4 例（10.0%），有效 6 例（15.0%），无效 10 例（25.%），总有效率为 75%。两组的显效率比较有统计学差异（$P<0.05$）。

评价：该试验为非随机对照试验，可能存在选择偏倚；病例的纳入标准及疗效的判断标准参照了《临床疾病诊断依据治愈好转标准》，但未参阅口腔医学教科书和有关专著；未对可能存在的混杂因素进行分析。

闫春歌等（2007）用双柏散外敷治疗颞下颌关节创伤性关节炎，将 68 例颞下颌关节区疼痛及张口受限，但临床检查及 X 线片排除关节内紊乱和器质性病变，随机分为 2 组，治疗组 36 例用双柏散水蜜（大黄、侧柏叶、黄柏、泽兰、薄荷）外敷治疗；对照组 32 例以局部湿热敷并口服消炎痛治疗。治疗组治愈 30 例（83.3%），张口度平均增加 13.9mm；对照组治愈 25 例（78.2%），张口度平均增加 7.9mm，2 组疗效及治疗前后张口度变化比较，差异有统计学意义，认为双柏散外敷治疗早期颞下颌关节创伤性关节炎操作简便，能较快减轻患者痛苦，缩短病程，临床疗效肯定。

近年来还有不少作者描述了中药热敷治疗法，如闫跃斌（2005）、冯铁栓（2005）及任春晓（2008）等。此外，也有作者介绍熏洗的方法：透骨草、荆芥、防风、赤芍、当归、苦参、升麻、良姜、白芷、艾叶、甘草各 10g。将药物浸入水中加热后局部熏洗，具有舒筋活血，通络止痛的作用。李国衡（2003）推荐《魏氏经验方》之下颌洗方为：铜钱草 12g、山慈姑 9g、伸筋草 12g、秦艽 9g、络石藤 18g、桂枝 9g、透骨草 12g、全当归 9g、乳香 9g、没药 9g、川芎 9g。

红外线可以促使组织内血流量增加，增加机体的新陈代谢，既可使肌肉松弛，又可加强药物吸收，二者取长补短可以加快颞下颌关节内病理性组织的恢复，有利于关节生理功能康复。

张黎等（2000）采用红外线加中药透热法治疗颞下颌关节紊乱病，应用全当归 20g、白芷、防风各 9g、伸筋草 12g、乳香、没药各 9g、木瓜 10g、川芎 10g、川乌 9g、骨碎补 15g、制马钱子 10g、海风藤 10g、秦艽 12g、三七 9g 等，经煎煮过滤浓缩至 200mL 装瓶备用，为一个疗程用药。用长 10cm、宽 5mm、厚 1mm 的纱布浸透药液加米酒少许放在患侧关节处，用红外线灯距离 10～15cm 垂直照射约 30 分钟，7 天一个疗程，并用纯中药热敷和单独红外线照射作对照，试验组 16 例，其中治愈 14 例，有效 2 例，总有效率为 100%；中药热敷组 11 例中治愈 8 例，有效 2 例，无效 1 例，总有效率为 91%；红外线照射组 12 例中治愈 7 例，有效 3 例，无效 2 例，总有效率为 83%。

评价：非随机对照试验，因未使用随机及盲法评价，结论的论证强度较低。

三、药罐疗法

药罐治疗也是外治法的一种，具有疏通气血，消瘀散滞的作用。据文献报道，药罐疗法对咀嚼肌功能紊乱病疗效较佳，关节结构紊乱次之，关节器质性破坏较差。治疗时罐内负压可使局部毛细血管充血、红细胞破裂自溶，由于类组织胺的产生使表皮呈现瘀血现象，可能刺激颞下颌关节的功能活动，使张口度恢复正常；罐内负压还可使药液更好地渗透到皮下，使局部的血管扩张，血管通透性增强，增加关节局部的血流量，调节局部肌肉群的功能，从而达到治疗目的。

吴坚（1997）用药罐法治疗颞下颌关节紊乱病，药物组成：伸筋草、威灵仙各 6g，木瓜120g，钻地风 60g，细辛 15g，白芷、三七各 30g，麝香适量，5kg 白酒浸泡 1 个月备用。将带橡胶盖的链霉素注射安瓿磨去底，治疗时药液倒入瓶中一半处扣于压痛点，吸出瓶中空气，使瓶中产生负压，皮肤突向瓶内时拔出针头，装有药液的小瓶吸附于患部，使药液缓慢渗入皮肤，每天 1 次，每次 20 分钟，5 次为一疗程。治疗期间嘱患者勿张口过大，忌咬硬物，自行按摩患区。100 例患者中，治愈 57 例，有效 41 例，无效 2 例，总有效率 98%。其中 18～40岁 82 例中，治愈 48 例（58.5%），有效 34 例（41.5%），总有效率 100%；病程 1 周以内 50 例，全部治愈。无效病例均为 50 岁以上，病程长达数月者。

王艳丽等（2001）用药罐疗法治疗颞下颌关节紊乱病，药液配制：独活、寄生、薄荷、辣椒、川椒、樟脑等，用乙醇浸泡 1 周备用。将青霉素药瓶磨去瓶底并磨光制作药罐，消毒备用。将空罐盛 2/3 的药液，罐口压在颞下颌关节压痛点处，用注射器抽吸空气，使罐内产生负压，留罐 15 分钟，每天 1 次，1 周为 1 疗程，分别在 1 周、2 周、1 个月、3 个月定期复查。90 例患者中，治疗时间最短 7 天，最长 28 天，痊愈 79 例（87.8%），好转 8 例（89%），无效 3例（3.4%），总有效率约为 96.7%。经 3 个月随访未见复发，无效的 3 例经进一步检查确诊为关节器质性破坏。

庄学琴等（2011）报告药罐疗法治疗颞下颌关节紊乱病 80 例的结果，当归 15g，白芷 9g，薄荷 10g，乳香没药各 9g，川乌头 6g，香附 9g，三七 9g，丝瓜络 15g，用 75% 乙醇 500mL 浸泡 20 天备用。采用小号医疗拔罐器，注入药液 3mL，扣于颞下颌关节区皮肤，旋转后部螺旋形成负压吸附。每天 1 次，每次 5～8 分钟，连续 3～5 天为一个疗程。拔罐后配合理疗及热敷。首次拔罐后即有明显效果 64 例，余均 3～5 次治疗有效。

评价：以上研究均为叙述性研究，论证强度较低。但样本量较大者，有一定临床参考价值。

李芬等（1995）用药罐疗法与 TDP 治疗颞下颌关节紊乱病，药罐组采用当归、白芷、乳香各 6g，薄荷、香附、红花、丝瓜络各 15g，用 95% 乙醇 200mL 浸泡 2 周过滤备用。治疗时头侧位，将药液倒入瓶中扣于压痛点处，吸出瓶中空气使小瓶因负压吸附于患部，使药液缓慢渗入皮肤，每天 1 次，每次 30 分钟，12 次为一个疗程。治疗期间嘱患者勿张口过大，忌咬硬物，改正单侧咀嚼习惯，病灶牙或局部出现肿胀时及时处理。对照组采用 TDP 治疗仪，波谱范围 2～25μm，功率<250w，预热 15～20 分钟，距离皮肤 15～40cm 照射颞下颌关节痛区，以舒适温热感为宜，每天 1 次，每次 25～30 分钟，12 次为一疗程，注意事项同治疗组。治疗组 57 例，治愈 53 例，有效率为 93.0%。对照组 57 例，治愈 44 例，有效率为 77.2%。经统计学分析，两组有效率有统计学差异，认为中药拔罐疗法优于 TDP。

杨毅（2008）采用对照试验的方法检验药醋药罐治疗颞下颌关节紊乱病的疗效，治疗组30 例，采用红花 15g，没药 10g，乳香 10g，浸泡于陈醋 250mL 中两周后始用。负压瓶临用前加热至 30℃左右，再倒入药液，用注射器抽吸产生负压。以听谷为顶点，向下做"品"字形排列药罐。每天两次，每次 20 分钟，7 天为一个疗程。常规药物组 30 例，采用吲哚美辛、泼尼松、维生素 B$_1$ 等口服,7 天为一个疗程,结果药醋药罐组治愈 29 例(99%),常规药物组治愈 20 例(66%),前者治愈率明显高于常规药物组($P<0.05$)。

上述两组为随机对照试验,但没有报告随机方法及是否盲法评价结果,可能过高估计疗效,影响论证强度。

四、直流电中药导入

直流电能改变细胞膜的通透性,扩张血管,促进局部的血液循环,增加防御免疫物质的输入,使细胞间淋巴流动旺盛,加快致病化学介质的清除,有利于炎症的消退。由于电渗作用,直流电疗时,水分向阴极移动,阳极下组织含水量减少,有利于水肿或渗出物病灶的恢复,并能调节植物神经的紧张度,使之趋向平衡,达到止痛的目的。在直流电和药物的双重作用下,可有效地治疗颞下颌关节紊乱病,使一系列症状得以缓解或消失。

朱卫民(1999)采用直流电中药导入治疗颞下颌关节紊乱病,采用直流电感应电疗机,正电极衬垫 6cm×9cm 大小,置病变区,浸以 10% 川芎注射液 20mL 后与阳极相连,负电极衬垫 7cm×10cm 大小,置对侧关节区与阴极相连接。电流强度 2～3mA,每次 20 分钟,每天 1 次,10 次为 1 疗程。双侧发病者以严重的一侧为主。2 个疗程后观察治疗效果。在治疗的 92 例患者中,5 例在治疗过程中局部皮肤发红,有痒感,经用温水清洗患处,涂氢化可的松软膏,休息 1～2 天后继续治疗;总有效率为 97.8%,其中治愈 64 例(69.6%),显效 22 例(23.9%),好转 4 例(4.4%),无效 2 例,占 2.2%,主要症状为咬合痛、耳前区胀痛及张口受限的患者疗效显著。其中咬合痛 29 例中治愈 26 例,显效 3 例;耳前区胀痛 17 例中治愈 13 例,显效 4 例;张口受限 34 例中治愈 30 例,显效 2 例,好转 2 例;关节摩擦音或弹响 12 例中,治愈 3 例,显效 6 例,好转 1 例,无效 2 例。

田开宇等(2001)用直径 30mm 高 50mm 底部张口的有机玻璃罐自制离子导入负压罐,内有一个水平放置的由 3 层纱布包裹的铅板电极。导入液为川乌、草乌乙醇浸液,其制法是将川乌、草乌各 25g 烘干、粉碎后用 50% 乙醇 1 000mL 浸泡,每天摇振 3 次各 2 分钟,10 日后过滤封装备用。将导入液和陈醋分别加入两个导入罐中,体积约为罐体的 1/3～1/2。中药导入液经阳极导入,陈醋经阴极导入。如双侧病变,两罐分置双侧下关穴;如单侧病变,两罐并置于下关穴和颊车穴。将罐口端紧贴皮肤并抽出罐内空气形成负压,然后接通离子导入仪,强度 5～10mA,以患者局部有轻微麻木、痛热感为准,每次治疗 20～30 分钟,每天 1 次,导入穴位隔天互换,10 次为一疗程。62 例颞下颌关节紊乱病患者采用本法进行治疗,其中关节区疼痛 59 例,弹响 21 例,张口受限 40 例,关节绞锁 9 例。经 1～2 个疗程治疗后治愈 22 例,显效 35 例,有效 4 例,无效 1 例,总有效率为 98%。对关节区疼痛、张口受限疗效较佳。对弹响、关节绞锁疗效较差。

上述研究为叙述性研究,论证强度较低,但其治疗机制值得进一步探索。

史剑杰等(2007)报道川芎嗪电离子导入治疗颞下颌关节紊乱病的临床疗效。将 188 例颞下颌关节紊乱病患者随机分为对照组(94 例)和治疗组(94 例),对照组采用消炎痛 25mg,每天 3 次,安定 2.5mg,每天 3 次,5 日为 1 疗程,共 1～2 个疗程,治疗组采用川芎嗪注射液(常州制药厂生产,批号 0105002)病变区贴敷,PL-Z1 型直流感应电疗机进行电离子导入治疗,电流强度 3～6mA,每次 15～20 分钟,每天 1 次,5 日 1 疗程,1～3 个疗程后评价结果。随访 183 例患者(随访率 97.3%),对照组 91 例总有效率 49.4%,治疗组 92 例总有效率 92.4%，治疗组显著优于对照组，结论是川芎嗪直流电导入治疗颞下颌关节紊乱病疗效确切，优于传统的口服西药治疗法。

郝晓宁等（2009）对收治的颞下颌关节紊乱病例 212 例进行随机对照试验以验证中药溶液湿热敷配合电脑中频药物导入治疗仪治疗的效果，试验组（中药离子导入组）109 例，将白芍 15g，全蝎 5g，姜黄 10g，当归 15g，桂枝 15g，鸡血藤 30g，元胡 15g，防风 10g，甘草 10g 制成中药溶液，该组方中白芍松弛肌肉、抗炎解痉；桂枝扩张血管、加速局部血液循环；鸡血藤活血化瘀、扩张血管；元胡理气止痛，活血利气；甘草抗炎和解毒；全蝎扩张血管，熄风止痛、解毒通络。各药物配合可以使关节血管扩展，改善局部血循环，解除局部肌肉痉挛，滑利关节，化瘀止痛。用的 HY—D 02 型电脑中频药物导入治疗仪配备的药垫浸湿中药溶液，置于颞下颌关节区进行药物离子导入，每次 15 分钟，每天 2 次，20 次为 1 个疗程。对照组服用消炎痛 25mg，每天 3 次；安定片 2.5mg 每天 3 次，5 天为 1 疗程，一般治疗 1～2 个疗程。两组均治疗 2 周后观察疗效。主要以症状的消失或减轻作为评价指标，试验组及对照组的治疗有效率分别为 90.8% 和 78.6%，前者显著优于后者（P<0.05）。

评价：上述两个研究都是随机对照试验，但没有报告随机方法及控制偏倚的措施，其结论的论证强度受到影响。

五、超声波中药导入

朱子强（2002）用超声波直接辐射移动法导入中药治疗颞下颌关节紊乱病，川乌、（细辛）、香附、当归、红花、乳香、辣椒、延胡索、没药各 10g，浸入 60% 酒精 200mL 1 周，取药液加入聚乙烯醇备用。红花、当归、辣椒具有活血祛瘀、通经活络之功；川乌、细辛、香附、延胡索则可祛风化湿、温经止痛；乳香、没药活血止痛、消肿生肌。诸药合用共奏祛风除湿、活血消肿止痛之功。采用 TS-2 型超声治疗仪，患者仰卧头偏向健侧，用棉签蘸取药液均匀涂于患侧耳屏前区或疼痛部位。声强输出功率为 0.5～2.0W/cm²，以局部有温热感为准，将声头紧贴皮肤缓慢均匀螺旋式移动。工作状态为连续超声，每次 15 分钟，每天治疗 1 次，7 次为 1 个疗程。超声波导入可提高药物的弥散性和组织渗透性，从而提高疗效。此外，超声波本身也有改善血液循环、增强细胞活力和再生能力、降低神经兴奋等积极作用。同时口服肠溶扶他林片，每次 25mg，每天 3 次；安定片每次 2.5mg，每天 1～3 次；维生素 B1 片，每次 10mg，每天 3 次。86 例患者接受治疗，1 个疗程 16 例、2 个疗程 32 例、3 个疗程 38 例。其中，52 例痊愈，22 例显效、9 例有效、3 例无效，总有效率为 96.5%。

该研究为回顾性病例系列总结，可能受到多种偏倚因素的影响而过高估计治疗结果，但样本较大，描述尚清晰，有一定临床参考价值。

陈丽涵等（2006）报告超声波利百素导入综合治疗对颞下颌关节紊乱病的随机对照试验结果，其中利百素组 27 例，采用音频电疗、特定电磁波及超声波利百素导入治疗；对照组 24 例，仅采用音频电疗及特定电磁波治疗。超声波利百素导入采用超声波治疗仪，频率 1MHz，声强 0.75～1.0W/cm²，连续波输出，声头面积 5cm²，采用利百素凝胶（复方七叶皂苷凝胶 compound aescin gel，含 1% 七叶皂苷和 5% 二乙胺水杨酸）作为耦合剂，以接触缓慢移动法作用于患侧颞下颌关节处及其周围痛区，每次 8 分钟。音频电疗采用双音频电疗仪，用直径 3cm 圆形电极板分置于两侧颞下颌关节处，电流强度以引起明显震感为准，每次 20 分钟。TDP 治疗采用特定电磁波治疗器在患侧局部照射，照射距离为 20～30cm，强度以患者感到舒适为准,每次 20～30 分钟。以上治疗均为每天 1 次,10 次为一个疗程。一个疗程后观察效果。结果显示利百素组与对照组的治愈率分别为 48.1% 及 20.8%,差异达到显著性水平($P<0.05$),有效率分别为 96.3% 及 91.7%。结论是综合物理治疗结合超声波利百素导入对颞下颌关节紊乱病有确切疗效,其机制在于超声引起振动电位,对细胞具有按摩作用,提高细胞膜通透性,有利于药物进入体内,发挥七叶皂苷在局部的消炎止痛作用。

该研究为随机对照试验,尽管没有报告随机方法,没有盲法评价结果,但资料报告较全面细致,其结论有较好的参考价值。

六、中药注射制剂局部应用

(一) 七叶莲注射液

于美珍(1997)报告采用七叶莲注射治疗颞下颌关节紊乱病 100 例的结果,具体方法是根据患者主诉症状并结合临床检查的压痛点确定注射部位。常见的部位有乙状切迹、髁突后区(关节后区)、升支中 1/3 后缘及咬肌中下份。每个压痛点每次注射七叶莲注射液 2mL,每次一般选 1 个压痛点,对翼外肌痉挛并发关节后区损伤者选 2 个压痛点。隔天 1 次,4 次为 1 个疗程,共注射 3 个疗程,2 个疗程之间间隔 6～7 天。注射后局部仅有轻度胀痛,无明显疼痛及肿胀反应,无全身不良反应。治疗效果:经 1 个疗程治愈 64 例,2 个疗程治愈 27 例,好转的 8 例均经 3 个疗程治疗。无效 1 例,总有效率为 99%。观察 1 年后复发 1 例,复发率为 1%。

评价:该研究为叙述性研究,论证强度较低,但研究纳入病例较多,可作为进一步研究的线索。

据林辉等在 2008 年中国药学会学术年会暨第八届中国药师周论文集发表的资料,七叶莲为五加科鹅掌柴属植物鹅掌藤的别名,又名七叶藤、七加皮等,以根或茎、叶入药,其性味苦、甘、温,常用的制剂有散剂、酊剂、胶囊、片剂、煎剂等内服,还有搽剂、气雾剂等外用制剂以及注射液,以七叶莲为名并获批准文号的制剂只有酊剂和片剂两种,其余为含七叶莲的成方制剂,对药理作用的目标成分还不是很清楚,缺少有效的质量控制方法,其安全性及有效性尚待深入研究。

(二) 复方丹参注射液

田克义等(1997)通过在足三里穴注射具有活血通络,祛瘀止痛作用的复方丹参注射液治疗颞下颌关节紊乱病。具体方法为垂直刺入足三里穴,待患者有酸、麻、胀感时,回抽无血后缓慢推入复方丹参注射液 2mL,隔天注射 1 次。共治疗患者 46 例,平均治疗 6 次后,痊愈 33 例(72%),显效 5 例(11%);好转 5 例(11%);无效 3 例(6%),总有效率为 94%。认为该法既能增强穴位的治疗效能,又可充分发挥穴区和药物的共同治疗作用。

候镇谦(2000)采用复方丹参注射液封闭加外敷中药联合治疗颞下颌关节紊乱病,将复方丹参注射液 2mL(重症加倍)、地塞米松 5mg、维生素 B_{12} 100μg 抽入注射器内备用。当归、川芎、白芷、乳香、没药各 6g,丝瓜络 9g,红花 15g 水煎备用。确定疼痛点,局部常规消毒,以注射器刺入回抽无血将药注入,并边注边退,注射完毕迅速拔针,局部指压 2 分钟,防止皮下出血。每天 1 次,5 次为一疗程。并用小纱布浸中药湿热敷局部,每天 3 次,可重复使用。治疗患者 45 例,痊愈有 44 例占 97.8%,有效 1 例。

评价:复方丹参注射液混入地塞米松、维生素 B_{12} 是否有理化性质变化,注入组织后可能引起什么样的变化,无临床前详细研究结果。本文从方法学上看是无对照的叙述性研究,存在较多选择性、测量性偏倚问题,而且无法估计这些偏倚因素的影响有多大。

钟世清(2001)报告应用复方丹参注射液治疗颞下颌关节紊乱病 65 例的结果,诊断为功能紊乱 41 例,结构紊乱 23 例,器质性破坏 1 例。在耳屏前 2.5cm,颧弓下乙状切迹中点垂直进针 4～4.5cm,将复方丹参注射液 1mL 注入翼外肌。每 7 天 1 次,4 次为一疗程。关节后区损伤,耳屏前有压痛者,在耳屏中点上前方 1cm 处刺入关节上腔,注入复方丹参注射液 1mL,每隔 7 天 1 次,4 次为一疗程。结果显示关节弹响、疼痛、功能障碍三大主要症状消失率平均为 85%,没有无效者。

成爱武(2010)报告应用 50% 丹参注射液 2mL 加 0.5% 布比卡因 4mL 混合,在下关处进针 3.5～4cm,回抽无血,将混合液 5mL 注射于翼外肌、咬肌神经处封闭,隔天 1 次,1 周为一个疗程,治疗颞下颌关节紊乱病 59 例,治愈 40 例,显效 4 例,无效 15 例,有效率 74.6%,认为疗效是由于布比卡因具有扩血管作用,丹参有活血化瘀作用的结果。

评价:上述研究均为叙述性研究,论证强度较低。

曾红林(1999)报告于 1993 年—1997 年用复方丹参注射液作痛点封闭治疗颞下颌关节紊乱病 80 例(翼外肌功能亢进 12 例,翼外肌痉挛 52 例,关节后区损伤 16 例)的随机对照试验结果,均为初次就诊患者,病程 3 天～2 个月。每组 40 例,治疗组用复方丹参注射液 2mL 在乙状切迹或髁突后缘处痛点进行注射,隔天 1 次,3 次为一个疗程,共注射 2 个疗程,同时口服消炎痛 25mg,每天 3 次,安定 2.5mg,每晚 1 次,对照组仅仅服用消炎痛及安定剂量与治疗组相同。两组均在 2 周后评定疗效,按症状消失或减轻被评为治愈、好转和无效三级,治疗组与对照组治愈和好转的例数分别为 32 例、8 例和 20 例、12 例,有效率分别为 100% 和 80%,两组间有显著差异。两组总随访时间 13.8±7 个月,1 年后治愈的病例中治疗组 1 例复发,对照组 6 例复发。认为丹参具有活血养血及镇痛功效,注射后不引起局部肿胀和疼痛。

评价:本方法未介绍随机方法,未实行盲法评价,治疗组的疗效与复方丹参注射液及同时服用的消炎痛、安定等都可能有关,且无法评定后者对复方丹参注射液疗效影响的程度。

(三)当归注射液

王继春、焦岩涛(2002)采用当归注射液 6～10mL(每 2mL 含生药 0.1g)行咀嚼肌封闭,常规消毒后将当归注射液分多点注入痉挛的肌肉,避免损伤重要神经血管造成血肿或感觉麻木。每次注射毕轻按片刻后局部按摩并让患者进行张口训练,每周注射 2 次,4 次为一疗程。治疗后疼痛减轻时可减少药物用量及注射次数,无显著效果或疼痛反而加重应停止注射。肌筋膜疼痛扳机点的封闭方法与咀嚼肌封闭基本相同,注射量应减少。共纳入咀嚼肌紊乱病者 236 例,男 109 例,女 127 例,平均年龄 36.8 岁。经治疗 1～3 个疗程后观察效果,治愈 212 例(89.1%),显效 19 例(8%),无效 7 例(2.9%)。部分患者局部注射当归注射液后有疼痛感觉,能忍受,一般 10 分钟内缓解,治疗过程中未见其他毒副作用。

评价:本方法属于叙述性研究,论证强度较低,但样本量较大,可为进一步研究提供线索。

需要指出,中药注射剂局部注射存在较大风险,局部消毒及无菌操作的失误可能造成局部甚至全身的感染,局部注射时针尖穿破血管可能造成血肿,局部软组织肿胀,更需要及时关注国家药品监督管理局关于中药注射剂不良反应的信息通报及召回信息,在临床使用时严密观察患者,以便在发生过敏及危及生命的严重不良反应时使患者得到及时救治。

中药局部注射属于侵入性治疗颞下颌关节紊乱病的方式，要特别慎重，把安全性放在第一位，尽可能多采用非侵入疗法。

第三节　提高中医药治疗颞下颌关节紊乱病的临床研究质量

2017 年 10 月用"traditional Chinese medicine"及"temporomandibular disorer"在 PubMed 检索，只有 16 篇文献，其中包括动物实验，指压法等，只有第一作者相同的两篇文献报告在美国进行的关于传统中医药与其他疗法相比对减轻颞下颌关节紊乱病疼痛症状、改善咀嚼系统功能及社会功能的效果。这两篇文献科研设计严谨，报告内容翔实，一个是以临床连续患者为纳入对象的随机对照临床试验，一个是以社区自愿报名颞下颌关节紊乱病患者为对象的真实世界研究。为此对这两篇文献进行了仔细分析和评价，以便为我国进行类似研究提供参考。

一、随机对照临床试验研究

Ritenbaugh 等（2008）报道，为了验证补充与替代医学治疗颞下颌关节紊乱病的可行性及可接受性，在美国国家补充与替代医学中心的赞助下，位于美国俄勒冈州亚特兰市的凯撒西北医疗机构与开业医师办公室联合对同属于补充与替代医学的传统中医药 Traditional Chinese Medicine，TCM 和自然医学 Naturopathic Medicine，NM 治疗该病的效果，进行了与牙科专业治疗 specialty care，SC 相比较的随机对照临床试验研究（randomized controlled clinical trial）。

纳入对象来源为 2001～2003 年在凯撒西北医疗机构 TMD 专科就诊的连续病例（948 名），其中 160 名 25～55 岁女性患者符合纳入标准，随机分配进入 3 组：TCM 组 50 例，NM 组 50 例及 SC 组 60 例。这 3 种干预措施都是个体化综合型措施，TCM 与 NM 是在结合文献证据与该市专业人员个体化干预经验的基础上，由该专业资深医师集体讨论，统一诊治标准后制定的，SC 则是在该 TMD 中心实施的成熟的与国内外先进水平一致的综合牙科治疗措施。研究过程中注意保证同一专业内不同医师应用同一方案时的一致性，并要求详细记录诊疗过程以备查。颞下颌关节紊乱病诊断采用 RDC/TMD 标准，疗效指标为患者报告的最严重面痛、平均面痛程度及面痛对机体功能影响的程度，均采用 0～10 视觉类比尺度法（Visual analog scale，VAS）进行评估，10 为最差或最严重的情况。

160 名入组患者中 128 名得到随访资料（TCM 组 42 例，NM 组 36 例，SC 组 50 例），TCM 与自然医学的疗程原定 3～4 个月，实际完成 TCM 是 5～6 个月，NM 是 8 个月。在治疗结束及 3 个月后进行疗效复查。

TCM 由两位毕业于南京大学有 5 年以上临床经验的社区中医师负责，诊治时间首次 1 个小时，以后每次半小时，最初 6 周每周 2 次就诊，以后每周 1 次，共 8 周，每个患者总计就诊 20 次。每次就诊均根据证候诊断施以针刺 20～30 分钟，常用穴位有 ST7 下关、ST6 颊车、GB20 风池、GB21 肩井、EX-HN3 印堂、LI4 合谷、LV3 太冲等，出现新的证候时另添加穴位，但总量不得超过 18 个穴位。每次就诊时对同一个患者的中医证候诊断可以有多个，但需根据主要证候辨证施治予以协定处方（表 9-2）。必要时配合颈部或肩部的推拿按摩，并给患者发放关于如何应用气功或太极锻炼达到放松的练习磁带，供患者在家里模仿练习。

表 9-2   TMD 的中医证候诊断及相应的针刺及中医药治疗方案

证候诊断	常用针刺穴位	协定中药处方
肝气郁滞	GB41 地五会，GB40 足临泣，GB34 阳交，LV14 期门，LV13 章门	逍遥散或柴胡疏肝汤
肝血虚	GB39 悬钟，BL18 肝俞，BL20 脾俞	加味四物汤
肝阴虚	SP6 三阴交	一贯煎
肝风，肝阳或肝火	LV2 行间，GB40 足临泣	镇肝息风汤或天麻钩藤饮
外伤气血瘀滞	Ah sh 阿是穴	小活络丹或通窍活血汤
心血虚	BL15 心俞	天王补心丹，炙甘草汤，生脉散，甘麦大枣汤或定志丸
脾气虚湿滞	ST36 足三里，SP9 阴陵泉	补中益气汤，参苓白术散，六君子汤或五苓散
肾气虚	BL23 肾俞，KD3 太溪	金匮肾气汤
肾精虚	BL52 志室	左归饮
肾阴虚	SP6 三阴交，KD6 照海	知柏地黄汤或六味地黄汤
肾阳虚	GV4 命门，CV4 关元	右归丸
冷风侵袭	TW5 外关	蠲痹汤，薏苡仁汤，或桂枝乌头汤

TCM 与 SC 组分别有 84%，83% 的病例随访至研究终点，而自然医学组是 72%。在疗程结束及 3 个月后，最严重面痛在 SC 组分别减少 13% 及 22%，TCM 组减少 29% 及 33%，NM 组减少 28% 及 39%，在校正了年龄、吸烟、抑郁严重程度、以前是否应用过补充与替代医学方法等影响疗效的重要因素后，回归分析显示与 SC 组相比，TCM 与 NM 组治疗后其疼痛减轻的程度均显著优于 SC 组。最严重面痛减轻 30% 以上病例所占比例在两次复查时在 SC 组分别为 18% 及 27%，TCM 组分别为 32% 及 46%，NM 组为 28% 及 34%。

在疗程结束及 3 个月后的复查中，在减轻平均面痛方面 SC 组分别减少 16% 及 27%，TCM 组减少 35% 及 42%，NM 组减少 28% 及 40%，TCM 组均优于 SC 组，而 NM 组与其余两组无显著差别。平均面痛减轻 30% 以上病例所占比例，两次复查时在 SC 组分别为 17% 及 38%，TCM 组分别为 44% 及 48%，NM 组分别为 28% 及 38%。

在因为面痛引起日常活动受限的改善方面，在疗程结束及 3 个月复查时的结果在 3 组之间均无显著差别。然而在因为面痛引起社会活动受限的改善方面，NM 组在疗程结束及 3 个月复查时的结果优于 TCM 组及 SC 组。

上述结果提示有必要继续深入研究传统的注重全身的替代医学 TCM 及 NM 治疗 TMD 的效果。

二、真实世界临床研究

Ritenbaugh 等（2012）在上述 2008 年报告的基础上又进行了真实世界研究（real world study），以便从患者角度或人群角度确定中医药治疗颞下颌关节紊乱病的临床决策是否有充分依据，研究人群即是社区中有治疗需要的颞下颌关节紊乱病患者群。社区中医师可以辨证施治，患者可以相对自由地选择就诊时间，以反映真实的临床实践。评价指标则选用对患者来说影响最大的疼痛和失能指标。研究的问题是与规范化自我康复相比较，中医药治疗是否可以获益。

在美国俄勒冈州波特兰市和亚利桑那州的图森市通过报纸广告及家庭信箱散发研究信息,对报名者通过电话进行初步筛选,纳入对象年龄 18～70 岁、最严重面痛 VAS≥5、检查符合 RDC/TMD 标准及中医证候诊断标准者。在参加 2 小时学习班了解研究目的和具体要求后仍然有兴趣参加者签署知情同意书,填写基线问卷。最严重面痛超过预设界值的,动态纳入自我康复组或中医组接受第一阶段 8 周的治疗。疼痛程度在界值之下者自动进入自我康复组。第 10 周采集资料后,在自我康复组面痛超过预设界值的按照同样的分配方法动态进入中医组或继续留在自我康复组进行第二阶段 8 周的治疗。在第一阶段疼痛等于或小于预设界值的继续留在该组,但不纳入分析。

中医药治疗由 8 位(每个城市 4 位)有从医资格并有 5 年以上临床经验的中医师完成,按照患者就医方便及医生的工作负荷由专人安排患者的就诊事宜,盲法评价结果。要求在第一个 8 周就诊 6～10 次,1 年内共完成 20 次复查诊治,就诊时间可以在面痛复发加重时进行。每次中医治疗的内容包括:通过望闻问切辨证施治,按拟定证候对应治疗方案处方(表 17-2),还可以进行针灸但不超过 20 个穴位、颈肩部推拿、对生活方式及营养进行指导。拟定方剂及所涉及的 65 种中药以研究用新药的名义获得 FDA 批准,要求正规渠道供应,不含马兜铃酸,没有重金属及微生物污染,煎剂提取物用麦芽糖或微晶纤维素制成冲剂供患者口服,并需留样备查。患者在服药前、6 周后及 1 年后进行肝肾功及血尿常规检查,由专人审查检验结果,出现异常时及时通知临证医师处理。中医师的处方及患者服药日志均保留存档。

自我康复方案的包括:由资深专家面对面讲解颞下颌关节紊乱病的临床表现、病因、治疗方法和预后,不良咬合及下颌运动习惯及其不良影响,减轻患者思想负担,指导患者进行自我行为监控、自我调节及放松练习。要求专家接触患者及电话随访的次数和时间与中医治疗的次数和时间大体一致。给研究者发放的手册内容包括如何进行患者教育和电话随访、必要的阅读材料、症状及反馈空白表格、患者治疗计划等。给患者的手册内容包括颞下颌关节紊乱病的参考资料及空白表格等。

从 2006 年 9 月—2007 年 12 月在两个城市的社区中共有 468 例患者参加筛选,其中 336 名符合纳入标准,签署知情同意书的 244 例,根据工作负荷要求最终纳入伴有面痛的颞下颌关节紊乱病患者 168 例,在第 2 周、第 10 周根据患者最严重面痛是否达到预定阈值(平均面痛 VAS 分别为 0.7,0.5)进行分组。进入中医药组的共有 81 例,其中 73 例接受治疗完成随访;进入自我康复组的共有 204 例,其中 184 例接受治疗完成随访。两种干预措施在两个治疗阶段都有改善面痛的效果。然而中医药治疗比自我康复在第一个 8 周减轻面痛严重程度、在总计 16 周治疗中减轻疾病对社会功能的影响、提高生活质量、改善睡眠方面,总的效果更好,有随着就诊次数的增加而面痛减轻更明显的趋势,差异达到统计学显著水平,在减轻抑郁程度、服用镇痛药物剂量方面则两组没有差异。在两个阶段的治疗中,中医药组均有 2/3 以上的受试者面痛减轻程度在 30% 或以上。

中医药组患者偶有消化道反应,经中医及时处理后消失,针灸后局部皮肤偶有瘀伤,有 1 例过去有外耳蜂窝织炎者在耳针后诱发,为此补充了有皮肤感染史的部位禁忌针灸的规定,以后未再发生类似情况。两组患者均无因不良反应住院或急诊者,中医治疗后所有实验室检查未发现与之相关的异常结果。

上述证据表明,伴有面痛的颞下颌关节紊乱病患者在社区接受中医药治疗是安全的,患者在短期疗程中获得了疼痛减轻及生命质量改善的效果。中医药治疗为颞下颌关节紊乱病的治疗提供了有益的临床决策选择。

三、对提高中医药治疗颞下颌关节紊乱病临床研究质量的建议

上述两个研究都是以传统中医药治疗颞下颌关节紊乱病的疗效与安全性为研究主题，其共同特点首先是有良好的科研设计，对疾病有明确对诊断标准，对病例有严格的纳入及排除标准，对干预措施如何具体实施有明确规定，针对影响结果准确判断的偏倚因素制定相应措施；对疗效的判断有易于获得和计量的明确标准；科研队伍的组成合理，既有颞下颌关节紊乱病专家、口腔医学专家，也有中医药专家、自然医学专家，统计学家及项目管理人员。对结果的报告详尽，对结论的临床及科研价值的推断合理。这些优点值得学习。

对颞下颌关节紊乱病的诊断和治疗是我国传统中医药学的重要内容之一，迄今已经积累了丰富经验，涌现了大量的临床报告。鉴于有独特的理论体系和辨证方法，仍然处于不断发展的态势之中。但是仔细分析本章引用的中医药文献，可以发现存在以下主要问题：①大部分属于叙述性临床研究，难以控制临床研究中多种偏倚因素的影响，如由于未设立对照组不能排除安慰剂效应的影响；②有的临床研究中设立了对照组，但是由于研究措施不是随机分配，影响治疗效果的主要因素可能在组间的分布不平衡，不能保证组间可比性，不能排除年龄、性别、生活环境、疾病的分类和疾病的严重程度等分布不平衡对结果的影响；③多数研究未能实施盲法，因而可能自觉不自觉地过高估计试验组的治疗效果，导致普遍报告待评价治疗措施的效果极好，特别是治愈率奇高，当然也与这些指标中重要的主观指标如疼痛等未使用量化手段，而有的指标如弹响，其机制及发生发展规律尚不清楚，常存在主观报告与客观检查不一致的情况，将不同性质的指标组合判断疗效容易造成分类和判读困难；④颞下颌关节紊乱病病程长，易反复发作、发作后症状常也可能呈现波动性的特点，因此，轻易评价为治愈没有说服力，论证强度差强人意；⑤在研究的团队中，往往缺乏对颞下颌关节疾病具有专业知识的口腔医学界人士的参与，在诊断和疗效判定等重要环节上，难以达到专业水准，不能准确地判断患者的病变部位、到底是功能的紊乱还是器质性破坏；⑥由于颞下颌关节紊乱病患者，往往有长期病史，不排除过去四处求医，或纳入研究后仍然同时采用多种方法治疗的可能，但是文献中往往缺乏这方面的信息，不能排除混杂因素对结果的影响。

建议口腔医学界和中医药学术界加强合作，针对以上六点差距采取必要的措施，提高中医药治疗颞下颌关节紊乱病的文献质量。相关学术杂志应严格把好质量关，对设计及实施中注意克服偏倚因素影响的论文优先发表并提供必要的篇幅。

尽管本章引用的中医药治疗颞下颌关节紊乱病的文献多存在设计上的缺陷，论证强度不高，但是毕竟向读者提出了值得进一步研究的线索，希望借鉴国内外临床科学研究已经取得的方法学进展，为中国大众及全世界提供更多关于中医药治疗颞下颌关节紊乱病的科学证据。

（杨　燃　何　嘉　黄小瑾　吴家顺　史宗道）

参 考 文 献

1. 陈丽涵，林腾，于丹. 超声波利百素导入治疗颞下颌关节紊乱病临床观察. 实用医技杂志，2006，13（14）：2491-2492

2. 陈林,董华荣.中西医结合治疗颞下颌关节功能紊乱综合病 58 例.中国医学杂志,2004,2(007):436-437

3. 成爱武.丹参注射液封闭治疗颞下颌关节紊乱病 59 例.中医研究。2010,23(12):48-49

4. 冯铁栓,武艳丽,李波谱.中药热敷治疗颞下颌关节紊乱综合征(附 60 例临床分析).黑龙江医学,2005,29(5):397

5. 郝凤廷,燕春山,颜偶,等.颌痛安胶囊治疗颞下颌关节紊乱症临床观察.中医药研究,2002,18(5):27

6. 郝晓宁,彭巍,王学金,等.中药离子导入治疗颞下颌关节紊乱病临床疗效研究.中国实用口腔科杂志,2009,2(5):291-292

7. 何明春,博云,田力学.颞下颌关节骨关节病的中药治疗.临床与转化医学,2015,2(3):27,29

8. 侯镇谦.复方丹能注射液封闭加外敷中药联合治疗颞下颌关节紊乱综合征.肇庆医药,2000,(1):70-71

9. 胡沛,马莉,韩松辉,等.中医辨证治疗颞下颌关节病 120 例.中医研究,2017,30(4):15-17

10. 胡沛,马莉,吴振清,等.颞下颌关节炎的中医辨证论治体会.中医正骨,2009,21(11):69-70

11. 黄卫东.冰片的研究进展.国药业,2008,17(4):64-66

12. 回克义,回克新.足三里注射治疗颞下颌关节功能紊乱综合征 46 例.内蒙古中医药,1997,16(2):34-35

13. 金明.颞下颌关节紊乱综合征的临床体会.中医药学报,2001,29(3):39-39

14. 李冠烈.三七的现代研究与进展.世界中西医结合杂志,2008,3(11):687-691

15. 李国衡.颞下颌关节功能紊乱综合征的中医治疗.中西医结合学报,2003,(04):258,276

16. 林辉,刘青,刘源岗.中药七叶莲的研究概况.2008 年中国药学会学术年会暨第八届中国药师周论文集,2008

17. 刘鸿雁,金岩,赵基佳.中药外敷治疗颞下颌关节紊乱病.齐齐哈尔医学院学报,2001,22(9):1026

18. 刘加明.中西医结合治疗咀嚼肌紊乱疾病 65 例观察.中华实用中西医杂志,2004,17(14):2179

19. 刘同祥,张艳平.七叶莲的研究进展.中央民族大学学报:自然科学版,2010,2:75-77

20. 刘学俊,万玉.萍伤药膏外敷治疗颞下颌关节功能紊乱综合征 30 例.中医外治杂志,2013,22(5):26

21. 陆荣芳.电针加 TDP 中药离子透入治疗颞下颌关节紊乱综合征.现代医药卫生,2004,20(2):127

22. 牛兵.中药热敷治疗颞下颌关节紊乱病例 60 例观察.中国中医药咨讯,2011,3(9):269

23. 区庆端.清肝胃热通络法治疗儿童颞下颌关节紊乱综合征 20 例.新中医,1998,30(11):19

24. 彭树扬,温兴章,宋福荣.中西医结合治疗颞下颌关节紊乱病疗效观察.现代中西医结合杂志,2006,15(18):2501-2502

25. 任春晓,齐伟平,张莹.颞颌散治疗颞下颌关节紊乱病 54 例.陕西中医学院学报,2008,31(2):27-28

26. 杨毅.药醋药罐治疗颞下颌关节紊乱疗效观察.中国民康医学,2008,20,(20):2396

27. 闻跃斌.中药热敷治疗颞下颌关节紊乱综合征 36 例.新疆中医药,2005,(02):29-30

28. 沈家丰,崔联民.药敷药艾灸治疗颞下颌关节功能紊乱综合征 51 例.山东中医杂志,2002,21(2):92

29. 史剑杰,陈文雄,马慕兰.川芎嗪电离子导入治疗颞下颌关节紊乱病的临床研究.华夏医学,2007,(1):22-24

30. 田开宇,李炎阳.穴位中药离子导入负压罐治疗颞下颌关节紊乱综合征.中国针灸,2001,21(5):311-312

31. 王继春,焦岩涛.当归注射液封闭治疗咀嚼肌紊乱型颞下颌关节紊乱病.现代口腔医学杂志,2002,16(6):566

32. 王明明,代飞,吴静.蔡圣朝针灸治疗颞下颌关节功能紊乱病经验.山西中医,2017,33(5):4-5

33. 王日英,吕明媚.赤小豆外敷治疗颞下颌关节紊乱综合征.中国民间疗法,2002,10(11):26-27

34. 王守清,王静.中西医结合治疗颞下颌关节紊乱综合症(附36例报告).贵州医药,2001,25(12):1108-1109

35. 王艳丽,娄朝轩,宋琰华.药罐疗法治疗颞下颌关节紊乱综合征的体会.中医正骨,2001,13(12):40

36. 吴坚.中药药罐治疗颞下颌关节紊乱综合征100例疗效观察.浙江中医学院学报,1997,21(5):45

37. 吴丽清,张文玲.中西医结合治疗颞下颌关节紊乱综合征.河南中医,2004,24(9):60

38. 夏寒星,施辉.理气活血法治疗颞下颌关节紊乱综合征.河南中医,2000,20(6):46

39. 徐长德.中西医结合治疗颞下颌关节紊乱病38例.陕西中医,2002,23(9):813-814

40. 闫春歌,景向东,李轶,等.双柏散治疗早期颞下颌关节创伤性关节炎临床观察.新中医,2007,39(4):39-40

41. 于美珍.七叶莲注射液治疗颞下颌关节紊乱综合征.新药与临床,1997,16(5):312-312

42. 岳伟彬.中药热敷治疗颞下颌关节紊乱综合征疗效观察.中华实用中西医杂志2003,16(14):2103

43. 曾红林.中西医结合治疗颞下颌关节紊乱综合征的临床观察.广西医学,1999,21(3)

44. 赵玉红.中医药治疗颞下颌关节紊乱病临床体会.中医药学报,2009,37(3):71-72

45. 张良荣.中药外敷治疗颞下颌关节功能紊乱18例疗效分析.中国社区医师,2005,(13):33

46. 张黎,白峰,翟性友,等.红外线加中药透热法治疗颞下颌关节紊乱综合征.口腔医学纵横,2000,16(3):236

47. 张云彬.通窍活血汤与热敷治疗颞下颌关节紊乱综合征35例.陕西中医,2011,32(12):1616-1617

48. 朱卫民.直流电中药导入治疗颞下颌关节紊乱综合征92例.医学理论与实践,1999,(05):277-278

49. 朱子强.中药超声导入合西药治疗颞下颌关节功能紊乱86例.浙江中医杂志,2002,37(6):245

50. 庄学琴,蒋东辉.药罐治疗颞下颌关节功能紊乱病80例.中国民间疗法,2011,19(1):15

51. RITENBAUGH C,HAMMERSCHLAG R,CALABRESE C,et al. A pilot whole systems clinical trial of traditional Chinese medicine and naturopathic medicine for the treatment of temporomandibular disorders. J Altern Complement Med,2008,14(5):475-87

52. RITENBAUGH C,HAMMERSCHLAG R,DWORKIN S F, et al. Comparative effectiveness of traditional Chinese medicine and psychosocial care in the treatment of temporomandibular disorders-associated chronic facial pain.J Pain,2012,13(11):1075-1089

第十章

颞下颌关节紊乱病的针灸治疗

针灸（acupuncture and moxibustion）医学以中医经络学说为基础理论，以人体体表腧穴为研究及临床实践的主体，是一种相对独立的医疗形式，是我国特有的传统医疗中宝贵的文化科学遗产。2010年11月"中医针灸"已经被联合国教科文组织列入"人类非物质文化遗产代表作名录"。

针灸是针法和灸法的合称，属于外治疗法。针法是按一定穴位将毫针刺入体内，通过腧穴、经络的作用以及提、插、捻、转等操作手法，通经脉，调气血，平衡阴阳，调和脏腑，从而治疗疾病；灸法是将燃烧中的艾绒按一定穴位熏灼、刺激，可温通经络，调和气血，扶正祛邪，从而治疗疾病。

第一节　针灸治疗颞下颌关节紊乱病的作用机理

一、舒筋活络、疏调局部经气

穴位是人体脏腑、经络之气输注散发于体表的部位，与脏腑经络之气相通的感受点和反应点。针刺刺激穴位产生酸、麻、胀、热的针感，才能调节脏腑经络之气，此即"得气""气至"，这是施行针刺产生治疗作用的关键。历代针灸学家都认为：可否"得气"以及"得气"的程度，决定针法效果的优劣。

《灵枢·九针十二原》中指出："刺之要，气至而有效"，《金针赋》则称"气速效速，气迟效迟"，即认为得气速迟与疗效有关。针下得气，是人体正气在受刺腧穴的应有反应。观察针下气至的速迟，不仅提示腧穴部位是否准确，操作是否得当，也是评价机体正气盛衰和判断病候好转或加重的契机。针后得气迅速，为正气充沛、经气旺盛的表现。正气足，机体反应敏捷，起效快，疾病易愈。反之多为正气虚损、经气衰弱、机体反应迟缓、疾病缠绵难愈的表现。

针灸用于颞下颌关节紊乱病的历史在我国源远流长，早在《黄帝三部针灸甲乙经》中即有如下记载："颊肿，口急，颊车骨痛，齿不可嚼，颊车主之。""口僻不正，失欠脱颌，口噤不开，翳风主之。"宋代王执中《针灸资生经》中提到："上关疗风牙疼，牙车不开，口噤，嚼物鸣。"其中颊车、上关等都是治疗颞下颌关节紊乱病的主穴。

颞下颌关节病的主要症状为疼痛和下颌运动受限及下颌功能障碍。多数患者具有慢性或反复发作的特点，属中医学"颊痛""颌痛"和"口噤不开（牙关紧闭）"等痹证范畴。脏腑虚损，风寒湿邪可乘虚侵犯颞下颌关节，导致气血经络闭阻。《素问·痹论》云："风寒湿三气杂至，合而为痹也""帝曰：以针治之奈何？岐伯曰：五脏有俞，六腑有合，循脉之分，各有所发，各随其过则病瘳也"。所以针灸治疗颞下颌关节紊乱病的关键是以经脉所过、主治所及为原则，以舒筋活络、疏调局部经气为主。

张少云（1995）将该病根据辨证分为肝肾不足、气血亏虚、胃热上蒸、局部劳损4型。

肝肾不足型：除主症外，伴耳鸣、头晕、脉弦细等肝肾不足、血不养筋之候，治宜补肝益肾，养血通络。

气血亏虚型：除主症外，伴有少气懒言、眩晕、乏力等气血亏虚之候，治宜补气养血，活血化瘀。

胃热上蒸型：除主症外，伴有咀嚼困难、眼睛红肿、咽干、口渴喜冷饮、口臭、舌红等胃热上蒸之候，治宜清泄阳明，通经活络。

局部劳损型：有单侧咀嚼，用力不当，张口过大习惯，久而久之伤及筋脉，气滞血瘀致颞下颌关节疼痛、张口受限、舌红、脉细弦等症状。治疗宜活血化瘀，行气通络。

二、缓解疼痛

疼痛是一种会带来痛苦的不愉快感觉和情绪体验。痛觉感受器是组织中广泛分布的游离神经末梢。任何形式理化因子刺激达到一定强度均可导致组织释放某些致痛物质如前列腺素、5-羟色胺、组胺、K^+、H^+等，刺激游离神经末梢产生伤害性传入冲动，在神经中枢引起痛觉。快痛和慢痛是对外周刺激的两种性质略不同的痛觉。快痛如刺痛感，尖锐、定位清楚，刺激后很快发生，去除刺激后很快消失，实验研究揭示快痛主要是由有髓鞘的Aδ类纤维传导；慢痛如烧灼痛，强烈但定位不明确，刺激后$0.5\sim1.0$秒始被感知，刺激停止后痛感还可能持续数秒，慢痛主要是由无髓鞘的C类纤维传导。剧烈的慢痛可引起情绪反应并伴发多种生理变化。

机体存在内源性双向调节疼痛的机制，可通过多种途径镇痛：如减少致痛物质形成，抑制与疼痛传递有关的神经递质如P物质、兴奋性氨基酸等，强化内源性镇痛系统，调节疼痛的传递中枢和整合中枢等。

曾有人认为针灸的作用是安慰剂效应，作用有限。但更多的研究表明针灸具有实际效果，如Richardson等（1986）发现它在肌肉骨骼疾病中有很好的疗效，在临床试验中，针灸对急慢性疼痛均有较好的镇痛作用。Bergström等（2008）向18～20年前接受针灸和/或咬合板治疗的65名颞下颌关节紊乱患者邮寄问卷进行调查，结果表明针灸和/或咬合板治疗对大部分患者症状的减轻长期有效，且患者较易接受该治疗。

针刺镇痛可通过多种途径实现镇痛目的。首先，针刺穴位会引起酸、胀、重、麻等感觉，称为"针感"。实验证明，针刺引起穴位深部的感受器及神经末梢的兴奋，激活皮肤和肌肉中有髓鞘神经纤维（主要是Aβ和Aδ类神经纤维）。中枢内的5-羟色胺能神经元既发出上行纤维投射到大脑，又发出下行纤维形成下行抑制系统的一部分投射至脊髓，两者都能加强针刺镇痛效果。针刺引起的冲动在脊髓可通过中枢内痛觉调节系统抑制痛觉信号，在脑干、丘脑、尾状核及大脑皮层因痛觉刺激兴奋后可发出上行或下行抑制性冲动，影响痛觉中枢及痛觉传导，从而达到镇痛效果。其次，针刺可能诱发神经末梢释放出一系列神经化学物质，其中有一些会产生镇痛作用。针刺时还可能激活中枢的脑啡肽和β-内啡肽系统，或脊髓的强啡肽系统，产生镇痛效应。另外，针灸还可能通过促使局部降血钙素基因相关缩氨酸的释放引起供血量的增加，增强血管张力，促进局部血液循环，从而使紊乱的咀嚼肌恢复功能。

三、针灸的其他作用

1. 消除肌肉疲劳　针灸可改善颞下颌关节附近血液循环，使温度升高，解除肌肉痉挛，恢复下颌的正常运动。有人用测力器记录示指荷重收缩及疲劳曲线。当收缩曲线显著缩小或完全不能出现时，针刺同侧或对侧足三里，得气（针感）后发现示指荷重收缩曲线明显增大。第二次出现疲劳时，再行针刺得气有同样效果。

2. 缓解精神因素　颞下颌关节紊乱病的患者常有焦躁、易怒、精神紧张、易激动以及失眠等精神症状。近年来研究报道在关节囊、关节盘附着和滑膜下层广泛分布有 P 物质神经纤维，在情绪及精神紧张情况下，可向关节囊、肌肉内释放神经肽，如 P 物质。这些物质可使血管扩张，释放自由基，产生炎症反应，引起疼痛。复合胺（serotonin）是大脑中和情绪有关的化学物质，对调整发怒等情绪有重要作用。穴位刺激可增加机体复合胺的释放，后者直接作用于大脑皮质，舒缓情绪使机体放松。

3. 调节免疫　通过针灸刺激自体免疫反应提高免疫力。如 Lundeberg 等（1991）通过小鼠实验证实针灸能够提高机体免疫力。

国外文献中也有作者对针灸作用机制进行了探讨（Richardson 1986，Lundeberg1991等）。认为人体是在长期进化过程中形成的具有高度自我调节能力的有机系统。为了保持系统的稳态，机体总是自动地排除和调节环境的干扰。在疾病状态下，给机体输入一个非特异性的针灸刺激，可以激发机体固有的调节功能，使紊乱的功能获得调整，从而使物质代谢和能量代谢朝着稳态方向转化，恢复功能与结构之间，各器官系统之间以及机体同环境之间的协调一致，以维持机体的完整性、反应性和恒定性。

总之，现代医学及生物学研究显示，针灸可通过外周及中枢神经机制减轻疼痛、调节免疫及自主神经功能、缓解焦虑及精神心理应激等这些局部及全身的作用机制可多方面地影响颞下颌关节病的致病因素，从而达到治疗效果。

第二节　针灸治疗颞下颌关节紊乱病的方法

一、针灸方法

随着现代针灸研究的日趋深入，人们发现针灸不仅有镇痛、双向调整、促进免疫防卫等功能，还可以与现代物理治疗法如激光、电疗等紧密结合，进一步提高疗效。目前治疗颞下颌关节紊乱病的针灸方法主要有以下几类：

1. 针法　针法主要是指毫针疗法，是以毫针为针刺工具，通过在人体腧穴施行针刺操作，调整经络、脏腑功能而起到治疗作用。现代多以长 15～115mm，直径 0.26～0.45mm 的不锈钢丝制作针具，操作简便，疗效确切。针刺治疗需根据中医传统理论和经验以一定的深度和方向在腧穴位置刺入体表皮肤，通过运针获得得气，根据病征的虚实可进行补泻手法操作。在得气后留针 15～20 分钟，每天或隔天治疗 1 次。

在毫针基础上加用其他传统手段的方法有多种，如：

（1）温针疗法：温针疗法是针刺与艾灸相结合的一种方法，适用于既需要留针，又需要施灸的疾病。在针刺得气后，将针留在适当的深度，在针柄上穿置一段长约 2cm 的艾条施灸，或在针尾上搓捏少许艾绒点燃施灸，燃尽后除去灰烬，每穴每次可施灸 1～3 壮，施灸完毕再将针取出。

（2）水针疗法：水针疗法即穴位注射法，是针刺与药液相结合的一种疗法。它是选用适宜的中西药液注入有关穴位或体表触诊阳性反应点，通过针刺及药物对穴位的双重作用而达到治疗目的。

2. 灸疗法　根据经络脏腑理论，利用特制易燃材料（通常选用艾叶）或药物，在穴位上或患处烧灼或温烫，借其温热性及药性，调整人体生理功能，达到防病治病目的。艾叶苦辛芳香，性温，逐寒湿，通经络，理气血，易于燃烧且热力温和，燃烧发射的红外线主要是近红外线，可穿透较深的组织，加强组织器官的代谢，利于组织功能的恢复，有较好的抗炎作用，且可降低周围神经兴奋性。

3. 传统针灸方法结合物理疗法　针灸可与多种物理手段相结合，如电、磁、超声、激光、红外线等，进一步提高针灸治疗的效果。如电针（electric acupuncture）疗法即是指将毫针刺入腧穴得气后，再连通接近人体生物电的脉冲电流，利用针和电的两种刺激，激发调整经络之气。电针刺激可使咀嚼肌有节奏的收缩、舒张，调节神经兴奋，扩张血管，增强局部血液循环，改善局部组织营养及代谢，使肌肉松弛。

关于针灸是否引起并发症的问题，曾报道有极少数针灸治疗病例并发心内膜炎、局部脓肿和肝炎等。其中大部分是由于操作者忽视人体基本解剖结构，没有遵循无菌及消毒规范，操作技术不可靠造成的。只要是经过正规训练具有技术资质的医务人员，按照相应的临床规范进行操作，这些并发症是可以避免的。

二、针灸治疗的主要腧穴

1. 下关　位于颧骨下缘中央与下颌切迹之间的凹陷中，属足阳明胃经，为足阳明、少阳之会。其深处是翼外肌、翼内肌、咀嚼肌神经所在，针刺可以调整神经肌肉兴奋和抑制的平衡，使其恢复正常状态。足阳明经筋"从颊结于耳前"，刺之能疏通阳明，养筋止痛。

2. 上关　上关位于耳前区，在下关上方，位置相当于颧弓中份上缘扪之凹陷处，属足少阳胆经。其深面有面神经的颧支及颞肌，直刺 0.5～0.8 寸，可灸。配耳门、合谷、颊车治牙关紧闭及颞下颌关节紊乱。

3. 颊车　颊车在耳垂下一横指平面，下颌角前上方一横指处，咬紧时咬肌最突点，而咬肌放松时此处扪之又略呈凹陷。其深处为咬肌、笑肌；浅层有耳大神经、深层有面神经颊支分布。颊车属足阳明胃经，针刺可祛风止痉，通络止痛，缓解颞下颌关节紊乱病症状。

4. 嚼中　颊车位于下关穴与颊车穴连线之中点，深面为咬肌中份、面前动静脉、面神经颊支及嚼肌神经等分布。具聪耳窍、通经络作用，为治本症经验穴。

5. 颧髎　颧髎位于外眦正下方颧骨下缘凹陷处，深面有眶下神经、面神经颧支、上颊支、咬肌起始部等，属手太阳小肠经，手少阳、太阳经交会穴。斜刺或平刺 0.3～1 寸，可灸。

6. 耳门　耳门位于耳屏上切迹前方，下颌髁状突后缘，张口凹陷处。深面有耳颞神经、面神经颞支、颞浅动静脉、颞下颌韧带及颞下颌关节囊，属手少阳三焦经。张口时直刺

0.5～1寸，可灸，配颧髎、颊车、翳风治疗颞下颌关节紊乱病。

7. 听宫 听宫位于耳屏前部，耳门穴的稍下方，深面为外耳道软骨、颞下颌关节囊后份，有面神经及耳颞神经、颞浅动静脉分布，为手足少阳、手太阳之会。可疏通气血，解痉止痛。张口时直刺0.5～1寸，可灸。

8. 翳风 翳风位于耳垂后耳根部，颞骨乳突与下颌支后缘间凹陷处，深面有耳后动、静脉，耳大神经、面神经干、胸锁乳突肌上份、头夹肌、头最长肌及二腹肌后腹等，属于手少阳三焦经，为手、足少阳之会。直刺0.8～1.2寸，可灸。有聪耳利窍、祛风通络、化痰散结之效。

9. 天容 天容穴在下颌角后方、胸锁乳突肌前缘，二腹肌后腹的下缘。其深面有颈外浅静脉、颈内动、静脉，耳大神经前支、面神经颈支、副神经、颈交感干的颈上神经节等分布，属手太阳小肠经，主治头面目疾，聪耳利咽，颈项强痛。直刺0.5～1寸，可灸。

10. 足三里 足三里位于外膝眼下四横指，胫骨边缘外一横指处，或以胫骨外侧髁与腓骨小头两个骨性突起连线为底边，向下做等边三角形，其顶点即是该穴位之准确位置。其深面为胫骨前肌、趾长伸肌及胫骨后肌，有腓肠外侧皮神经、腓深神经肌支及胫神经，胫前动脉和胫后动脉等分布。足三里为足阳明胃经之合穴，该穴为消化系统之要穴，又为强壮之要穴，健脾和胃，疏经活络，祛痰镇静，消痈止痛，强壮保健。足阳明经行于身前，上行于颞颌面周，根据经络循行主治规律，足三里穴治疗颞下颌关节功能紊乱病可取得较好的疗效。

11. 合谷 合谷在第一、二掌骨之间夹角平分线上，相当第二掌骨桡侧之中点平面的位置，如将拇指、示指合拢，则在其间肌肉隆起的最高点。深面有拇收肌横头、手背静脉网及桡动脉、桡神经浅支的掌背侧神经、正中神经的指掌侧固有神经等分布。合谷属手阳明大肠经，能疏风通络，散寒止痛。颞下颌关节区为足阳明经循行所过，而手足同名经脉气相通，《针灸大全》云："面口合谷收"，故可取合谷以疏调面颊部之经气。

12. 通里 通里在腕横纹上1寸，尺侧腕屈肌腱桡侧缘。深面有桡侧腕屈肌、指深屈肌、旋前方肌等及前臂内侧皮神经分布。手少阴心经络穴，通达心与小肠二经。因心主一身之血脉，血液运行赖心气推动，太阳主人身之表，又手太阳经脉其支从缺盆循颈上颊，至目内，斜络于颧，后入耳中，故刺通里可通达表里两经，益心气，助血行，疏通太阳，散风寒，柔手太阳之筋，使下颌关节周围筋肉得养而痛止，恢复正常生理功能。

13. 阿是穴 在疾病情况下，体表出现的压痛点或条索状反应物，后者往往存在不同程度的疼痛，可出现于体表任何部位，亦可能与经穴重合，病愈则痛点或条索状反应物消失。这种随病而生，亦可随病情而变化的体表压痛点或条状反应物即是阿是穴。祖国传统医学中已经积累了丰富的利用阿是穴治疗疾病的经验。《千金方》云："人有病痛，即令捏其上，若里当其处，不问孔穴，即得便快或痛，即云阿是，灸刺皆验。"颞下颌关节紊乱病时在阿是穴部位针灸可活血通络，促进气血运行。艾柱温针灸阿是穴可行气活血，亦可配拔火罐以疏通经络、散寒祛湿，调和气血，达到"通则不痛"的目的。

临床常组合多穴进行治疗，以更好地疏通经气，调节咀嚼肌及关节区神经肌肉的功能紊乱。病程长者，气血渐亏，正气不足，加取足三里、肾俞、绝骨等可以益气活血、补肾填髓，达扶正祛邪之功。

第三节　针灸治疗颞下颌紊乱病的效果

一、对针刺治疗颞下颌关节紊乱病临床效果的科学验证

从循证口腔医学的角度来说，系统评价和 Meta 分析提供的证据是质量最高也最可靠的，因此我们对常见的中外文数据库进行了检索，至 2017 年 10 月初可以检索到多个重要的系统评价结果。在这些文献中提到针灸的地方均是指手法针刺（manual acupuncture），颞下颌关节紊乱病用 TMD 表示，临床随机对照试验研究用 RCT 表示。

关于针灸治疗 TMD 最早的系统评价是 Ernst 等 1999 年发表的，作者检索了针灸与假针灸、标准治疗方法或空白对照比较的 RCT 文献，符合纳入标准的 6 篇文章报告了 3 个独立研究的结果，均报告针灸对 TMD 有效。但都缺乏排除安慰剂效应的设计，需要更严格设计的研究予以证实。

Birch 等（荷兰，2004）复习了在美国、英国、欧洲和加拿大已发表的针灸治疗 TMD 的系统评价和 Meta 分析文献，关于针灸比对照显著有效的结论只有部分系统评价是从质量高的临床研究做出的，其他证据则源于方法学质量不高的文献。关于针灸治疗的安全性，这些系统评价普遍的结论是安全，然而不能排除引起严重不良反应的可能性。

Goddard 报告（西班牙，2010）针灸治疗 TMD 的临床效果，8 个 RCT 入选，仅仅 4 个研究（96 个患者）科研质量较好，其结果可用于分析。合并结果显示针刺比安慰剂对照减轻疼痛强度更好，是短期镇痛效果。

另一组西班牙学者 La Touche 等（2010）对 1997 年—2008 年十年间发表的针灸治疗肌源性 TMD 的 RCT 文献进行系统评价，4 个研究（83 个患者）纳入，其中 3 个没有隐藏随机方案，均未对针灸者施盲，1 个没有对效果评价者施盲，1 个失访率超过 20%。不同研究采用的穴位不尽相同，针刺深度 6～30mm，留针时间 15～30 分钟。针刺与假针刺均有减轻 TMD 肌源性疼痛的效果，共有 3 个研究报告针刺的短期镇痛效果显著优于假针刺。

Jung 等报告（韩国，2011）从 13 个数据库（英文 5 个，韩国 7 个，中文 1 个）检索至 2010 年 7 月为止的有关针灸治疗 TMD 的 RCT 或交叉对照试验研究，最终 7 个研究（141 患者）符合纳入标准，研究地点涉及美国、英国、德国、澳大利亚等，6 个研究比较针刺与经皮肤假针刺或不经皮肤假针刺，1 个比较激光针灸（laser acupuncture）与假激光针灸。使用的穴位有下关、颊车、合谷等，其中 4 个研究仅治疗 1 次，颞下颌关节紊乱病涉及部位 5 个为咀嚼肌，2 个为咀嚼肌及颞下颌关节。疗效指标有疼痛强度、面痛、肌压痛及张口度。5 个研究的合并结果显示与假针刺比较，针刺对缓解疼痛有效，但对照为经皮假针刺时疗效无差别；3 个研究报告对咀嚼肌压痛的效果，2 个可合并，显示有一定效果。2 个研究报告张口度改善，其中仅 1 个研究有效。作者评价纳入研究的方法学质量较高（5 个研究属于低风险），但研究间结论的一致性较差。

李慧萍等（2015）采用 Meta 分析法评价针灸在 TMD 治疗中的有效性。从常用数据库搜集至 2014 年 6 月公开发表的有关针灸治疗 TMD 的文献，同时追索纳入文献的参考文献。最终纳入中文 RCT 文献 6 篇。Meta 分析结果显示，针灸治疗效果与常规方法治疗 TMD 相

比，可显著改善症状，差别具有统计学意义，该证据的 GRADE 系统推荐分级为中等。认为针灸治疗可以改善 TMD 患者的疼痛，张口弹响及下颌运动障碍等症状。但该系统评价仅仅纳入了中文文献，且有些纳入文献的方法学质量不高。

最新发表的评价针灸治疗 TMD 有效性的 Meta 分析是由一组中国学者完成的（Jun-Yi Wu, et al. 2017）。作者从 4 个英文电子数据库中搜集至 2016 年 3 月公开发表的有关针灸治疗 TMD 的 RCT 文献，同时追索纳入文献的参考文献。最终从相关的 382 篇文献中纳入 RCT 文献 8 篇、9 个研究（澳大利亚、美国及瑞典各 2 个，土耳其、英国及日本各 1 个）均采用 VAS 评价治疗前后面颌部疼痛变化。针灸组治疗前后均差差值显著大于对照组，达到统计学显著水平，亚组分析显示以假针灸为对照的 5 个研究，针灸组与对照组的治疗前后均差差值更大，以假激光针灸为对照的 2 个研究的合并结果也达到统计学显著水平，但与咬合板对照组相比较的 2 个研究的合并结果，治疗前后的 VAS 均差差值较小，未达到统计学显著水平。有 6 个研究针对肌源性疼痛，其合并结果显示针灸组治疗前后均差差值显著大于对照组，达到统计学显著水平，而针灸对关节源性疼痛的 3 个研究的合并结果显示，针灸组治疗前后均差差值与对照组的差别相比未达到统计学显著水平。对照为假针灸且未经皮穿刺的有 5 个研究，其合并结果显示针灸组治疗前后均差差值显著大于对照组，达到统计学显著水平，而假针灸经皮穿刺的 1 个研究中，针灸组治疗前后均差差值与对照组的差别未达到统计学显著水平。报告张口度改善的有 3 个研究，其合并结果显示针灸组治疗前后均差差值与对照组的差别未达到统计学显著水平。报告咀嚼肌压痛改善的有 2 个研究，其合并结果显示针灸组治疗前后均差差值显著大于对照组，达到统计学显著水平。用 VAS 表示功能损害改善情况的有 3 个研究，其合并结果显示针灸组治疗前后均差差值与对照组在同一水平，差异未达到统计学显著水平。结论是针灸治疗可以改善 TMD 患者的疼痛，特别是肌源性疼痛和咀嚼肌压痛，张口弹响及下颌运动障碍等症状。

上述 6 个 Meta 分析和系统评价中，除了李慧萍等完全引用中文文献外，其他作者均未采用中文文献，提示中文文献的方法学质量较差，证据不太可靠。现有结果显示针刺疗法（acupuncture treatment）对缓解 TMD 患者的疼痛，特别是肌源性疼痛是有效的。对关节源性疼痛、张口度及下颌运动功能改善的效果还需要更多良好设计的 RCT 予以证实。

下面以两个针刺治疗 TMD 的 RCT 为例，说明国外学者如何重视设盲，以减少测量偏倚对试验结果的影响，如何设置假针刺作为对照，以排除安慰剂效应。

美国加州大学 Yoshi 等（2009）选择志愿者接受针灸治疗、符合 TMD 亚类肌筋膜疼痛诊断、年龄>18 岁，已经停用镇痛药物 24 小时的患者作为纳入对象，随机分组，实际接受针刺组（16 例）是在左手合谷进针 10~20mm，留针 15 分钟，第 5 分钟时快速反复捻针（1/4 转）操作 15 秒钟；假针刺组（12 例）是在患者左手合谷下方 10mm 处将钝针刺入消毒垫，15 分钟结束后要确认未刺入皮肤。实行双盲使患者及检查者均不知道是否为假针刺。干预前后通过嘱患者紧咬后牙 2 分钟诱发或加重肌筋膜疼痛，并用痛觉测量器测量右侧咬肌压痛阈值。结果显示针刺组治疗后下颌疼痛、下颌紧滞感及颈痛显著减轻，咬肌压痛阈值显著增加，差值均达统计学显著水平，而假针刺组治疗后上述症状没有显著改善。如以症状减轻≥30% 作为指标，针刺组治疗后 75% 症状改善，而假针刺组改善率仅为 33%，两率比较其差别具有统计学意义。结论是针刺合谷可以显著改善 TMD 肌筋膜疼痛症的临床症状。

日本京都明治大学的 Itoh 等（2012）选择符合 TMD 肌筋膜疼痛、年龄 19～24 岁，药物治疗无效，半年内未接受过针灸治疗的患者作为纳入对象，随机分组，实际接受针刺组（8 例，中途退出 1 例）是在肌筋膜疼痛扳机点进针 5～15mm，留针 30 分钟，其间使用雀啄刺法引起相应咀嚼肌抽搐反应，并确保在发生该反应后留针 15 分钟，每周 1 次，连续 5 周；假针刺组（8 例）是在扳机点处模仿进针及雀啄刺法操作，触摸此点 10 分钟后模仿拔针并丢针于盘中的动作，使戴眼罩的患者以为接受了针刺操作。干预前均行基线检查，从第一次接受治疗开始至第 5 周每次干预后进行复查，并随访至第 10 周。用 VAS 测量颌面部疼痛强度、用张口度测量下颌功能的变化。结果显示两组治疗后颌面部疼痛均有显著减轻，但针刺组疼痛减少的差值显著大于对照组，达到统计学显著水平。两组治疗前后张口度变化均不明显。结论是针刺扳机点可以显著改善 TMD 肌筋膜疼痛患者的颌面部疼痛症状。

以上文献复习结果提示，通过良好设计与实施的随机对照试验，可以确切证明针刺治疗 TMD 缓解疼痛症状有效。

二、其他针灸方法治疗颞下颌关节紊乱病的临床研究

在中文文献中，有大量关于针灸治疗 TMD 的文献，但方法学质量不够高，对颞下颌关节紊乱病分类的诊断欠准确，缺乏严格疗效评价（clinical efficacy assessment）标准，轻易设置"治愈"指标，未严格实施盲法，从而有可能不自觉地高估试验组疗效而低估对照组疗效。结果是往往治疗组疗效奇高，且治愈率也很高。有不少研究报告为没有对照组的回顾性描述性研究。但为了避免遗漏中文文献中有效的治疗措施，仍然有必要按照作者报告的结果及其应用的方法予以引用，以便读者必要时重复和验证。

（一）温针

周建霞（2001）将口腔科门诊颞下颌关节紊乱病患者随机分为试验组和对照组，试验组 65 例，针刺取穴合谷、下关、颊车、阿是穴，病程超过 6 个月者加手三里、肾俞、绝骨。合谷取双穴，余均取患侧穴位，对阿是穴用温针灸法，针柄套一段 1.5cm 长艾段，距离皮肤 1.5～2cm 连续灸 3 壮后起针，其余穴位留针 30 分钟，每天 1 次，10 次为 1 疗程，治疗 2 疗程。对照组 31 例，用 2% 普鲁卡因 2～3mL 行翼外肌局部封闭，隔天 1 次，5 次为 1 疗程，配合频谱治疗仪中等强度治疗，每次 30 分钟，10 次为 1 疗程，治疗 2 个疗程。试验组总有效率 92.3%，对照组总有效率 71.0%，组间疗效有统计学差异，但各型之间疗效差异无统计学意义。

吴菊卿（2002）报告应用温针治疗 TMD 患者 70 例的结果，随机分组，治疗组 37 例用温针治疗，对照组 33 例口服双氯芬酸钠治疗。取穴听宫，听会，下关。脾胃虚弱加足三里；肝肾两亏加肝俞；外感风湿，温针灸后再以艾条悬灸局部。进针得气后用平补平泻法，留针，以 1.5～2cm 长艾段穿置于针柄上灸之。初发病者每天 1 次，病程长者隔天 1 次。10 次为 1 疗程，疗程间隔 4～5 天。治疗组与对照组的总有效率均为 100%。

尹建平等（2012）采用阿是穴齐刺配合温针灸治疗颞下颌关节紊乱病患者 54 例，取阿是穴（痛点）、颊车、翳风、听宫及双侧合谷，痛点直刺，痛点左右旁开 1cm 处斜刺向痛点至得气，颊车、翳风处斜刺向痛点，听宫张口直刺，以上均采用平补平泻手法得气，双侧合谷直刺，泻法，每 10 分钟行针 1 次，留针 30 分钟，其间针柄套 1cm 长艾段灸之至 3～5 段，用硬

纸片保护皮肤。隔天 1 次,10 次为 1 疗程,其总有效率达 96.3%。对病程较短特别是首次发病者,疗效较好。

赵岷(2015)将 72 例颞下颌关节紊乱病患者随机分为两组。温针灸治疗组 36 例,对照组 36 例。两组病例在年龄、性别、病程以及基本情况方面差异无统计学意义,具有可比性。温针治疗组得气后留针,然后用长 2cm 的艾条分别套在下关、上关、听宫穴的针柄上,从艾段的下端点燃后缓缓燃烧,留针 30 分钟。对照组常规针刺治疗:取穴与温针治疗组相同,得气后留针 30 分钟。结果显示:治疗组 36 例中总有效率 100%。对照组总有效率 66.6%。两组比较有显著性差异,认为温针治疗明显优于单纯针刺治疗。

(二)火针

火针(fire acupuncture)疗法是将特制的火焰高温下仍能保持坚硬的针具(有直径 0.5mm、0.8mm,1.1mm 等不同规格),用火烧红后刺入人体一定的穴位或部位祛疾除病的一种针刺方法。

常国良(2001)采用火针粹刺治疗颞下颌关节紊乱病患者 51 例,取穴下关,选取 26 号钨合金火针于酒精灯上烧至通红发亮,迅速粹刺刺入即出,刺入深度 0.5~1 寸,出针后即用棉球按压针孔,防止出血,增强温热效应。每次粹刺 1~3 针。隔天 1 次,5 次为 1 疗程。治疗结果显效率为 72.5%(95% 的可信区间为 60.2%~84.9%)。

戴嘉(2013)采用火针粹刺治疗颞下颌关节紊乱病患者 21 例,取痛点阿是穴,如痛点不明显,取患侧下关。针刺深度以 0.3~0.5 寸为宜,采用围刺法,向阿是穴(或下关)穴位的周围迅速刺 3~5 针,疼痛明显或肿胀较重者在火针治疗后加拔小火罐,持续 5 分钟左右,治疗后再次进行局部皮肤消毒,每隔 3 天 1 次。平时则用普通针刺方法治疗,取穴下关、颊车、合谷,伴有头痛加太阳、头维、太冲;伴有耳闷、耳鸣者加刺听宫、听会、翳风;病程较长者加刺足三里、内庭、丰隆。病程短疼痛剧烈者,采用泻法,其他病例则加用连续波电刺激 30 分钟,10 天为 1 疗程,休息 3 天继续第二疗程。结果痊愈率 66.67%,总有效率达 100%。

(三)电针

刘明等(2016)通过拔除单侧磨牙建立大鼠颞下颌关节紊乱病模型,对其进行电针治疗,另设空白对照、未治疗模型组,观察电针对实验动物颞下颌关节内炎性因子如干扰素 IFN、IL-6 等的影响,发现未治疗模型组关节内炎性因子水平比空白组显著升高,电针治疗组关节内炎性因子含量比未治疗模型组明显降低,关节炎指数明显降低,均达到统计学显著水平。认为电针治疗对大鼠颞下颌关节紊乱病模型具有一定的抗炎消肿镇痛作用。

塞冈多·斯卡赛拉等(意大利,2002)对拉奎拉大学附属医院口腔颌面外科门诊治疗的颞下颌关节紊乱病患者 22 例进行电针治疗的随机对照试验,对照组接受沿皮神经的电刺激,每组均为 11 例。电针组选穴患侧上关、下关、听宫、颊车及合谷,进针后电刺激采用连续波 10~50Hz,通电 20 分钟,治疗 4~10 次,平均 7.1 次为一个疗程,沿皮神经电刺激组电极置于患侧颞下颌关节及下颌角处,电刺激频率及通电时间同电针组,治疗 5~10 次,平均 7.4 次为一个疗程。结果显示电针组疼痛指数 VAS 均值从 7.1 降为 4.1,平均减少 3.1,沿皮神经电刺激组 VAS 均值从 7.6 降为 5.2,平均减少 1.4,认为两种治疗措施均有减轻颞下颌关节紊乱病症状的效果,但电针组改善疼痛症状更明显。

张殿全（2014）报告电针为主治疗 TMD 的临床疗效，将颞下颌关节紊乱病患者随机分为 2 组，各 30 例。治疗组采用电针为主治疗，选穴中渚、下关及听宫。首先进针中渚，得气后留针，如有张口受限，先行捻转操作，同时让患者张闭口，然后留针，再进针患侧下关及听宫，得气后留针。用 20Hz 电刺激逐渐增加强度至患者能够耐受为止，每天 1 次，10 次为 1 个疗程，20 天后开始第二个疗程，2 个疗程后统计临床疗效。对照组普通针刺治疗，选穴、针法及疗效观察指标同电针组。结果电针组 VAS 水平显著下降，总有效率 86.67%；对照组 VAS 亦有显著下降，总有效率 70.0%，两组疗效比较差异有统计学意义，治疗组疗效优于对照组。且电针组 VAS 下降幅度优于对照组，亦达统计学显著水平。认为电针为主治疗 TMD 疗效确切。

（四）激光照射

激光照射是现代激光技术与中医针灸疗法相结合的产物。一般是用小功率氦氖激光束等照射穴位，代替针灸刺激以治疗颞下颌关节紊乱病。

毛凯平等（2016）通过动物实验探讨氦氖激光对退行性变颞下颌关节细胞外基质调节因子 BMP-2 表达的影响，将骨骼发育成熟的健康成年雄性新西兰大白兔 40 只随机分为正常组、假 TMD 模型组、TMD 模型组和 TMD 模型治疗组，每组 10 只，在模型组颞下颌关节建立了骨关节病模型，CT 检查证实造模成功后纳入研究。假模型组仅作关节囊切开后即缝合组织，治疗组采用氦氖激光照射同侧颊车、上关、下关、听宫、翳风穴，每个穴位照射 5 分钟，每天 1 次，连续 10 天。发现正常组及假模型组不同时间点之间 BMP-2 蛋白表达的差异无统计学意义，模型组第 11 天 BMP-2 表达明显降低，但氦氖激光组第 11 天 BMP-2 的表达比第 1 天及模型组第 10 天的结果明显增加，差异达到统计学显著水平。认为氦氖激光治疗可上调退变 TMJ 细胞外基质调节因子 BMP-2 的蛋白表达，促进细胞外基质合成，对 TMD 类型之一的骨关节病可能具有防治作用。

林琼等（2008）采用半导体激光穴位照射治疗颞下颌关节紊乱病患者 37 例，取穴有阿是穴、下关、听宫、颊车，合谷、三阴交、太冲等。半导体激光治疗机探头直径 5mm，波长 80nm，输出功率 80～190nW，每次选 1～3 个穴位照射，探头距离皮肤 1～3mm，每穴照射 3 分钟，以局部感觉温热，有轻微刺痛感为宜，每天 1 次，3～5 天为一个疗程，根据情况进行 3～5 个疗程。37 例中 78.4% 被确认为治愈，总有效率达到 97.3%。认为激光穴位照射治疗颞下颌关节紊乱病取得了满意的疗效。

Maia 等（巴西，2012）进行了激光治疗 TMD 的系统评价，在 4 个电子数据库中搜索用英文、西班牙文、葡萄牙文等文种写作的 2003～2010 年发表的相关文献，只有 14 篇符合纳入排除标准，分别来源于巴西、秘鲁、土耳其、古巴、捷克、伊朗等国家。12 个研究有安慰措施对照，1 个药物对照，1 个没有对照。应用的激光能量 0.9～105J/cm^2，输出功率 9.8～500nW，使用波长除 1 个研究未报告外，6 个在红外波段，5 个在红色波段，2 个红色及红外波段。报告照射光斑所在区域的有 13 个研究，3 个涉及受累 TMJ，2 个涉及面颈部肌肉，7 个包含这二者，1 个是针灸穴位及受累 TMJ。7 个研究针对痛点，其余照射点是根据病情确定的。激光照射次数每周 1 次，连续 4 次，或每天 1 次，10 天完成疗程，最多有照射 20 次的。详细报告治疗结果的有 13 个研究，其中 9 个仅仅在激光组颌面部疼痛水平显著减少，4 个研究在激光组及安慰组均有显著改善。认为激光治疗对减轻 TMD 患者的疼痛有效。但因为研究间异质性较大，建议更多更严谨的研究予以证实。

（五）超声针（ultrasound acupuncture）

超声针灸是应用现代声学原理，以声能作用于腧穴，达到调节机体功能及治疗疾病的目的。早在 20 世纪 70 年代国外已有将超声用于穴位治疗疾病的报道。国内于 20 世纪 80 年代起开发了穴位超声治疗机，并进行了大量动物实验和临床研究，如在聚焦超声对家兔胃电影响的实验研究中，聚焦超声深度 1.5cm，聚焦区截面小于 2mm^2，焦区超声功率 10～20W/cm^2，探头表面积 3cm^2，电流强度 100mA，对一侧足三里超声刺激 5 分钟后进行胃电检测。证明超声针与常规针刺对胃电均具有双向调节作用；超声针灸、针刺、艾灸三种疗法对动物实验性胃痛均有明显的镇痛作用，但超声针灸较其他两法具有更长的镇痛效应。临床应用显示超声穴位治疗对过敏性鼻炎、急性乳腺炎、肋间神经痛等都具有明显疗效，且疗程短、见效快。

陈蓉等（2007）指出，超声针灸的作用机制多系通过超声波的机械作用、温热作用，使穴位局部组织受到微细按摩，增进血循环和新陈代谢，生物活性物质含量改变，通过神经、体液途径激发穴位经气，通过经络的主治作用治疗疾病。因此，应辨证取穴。但关于超声针灸尚有诸多问题需要解决，如：怎样调整超声聚焦点大小、超声波形、频率、强度及作用时间才能使穴位受到适宜的刺激，获得针刺般"得气"，是亟须解决的重要科研课题。

中文文献中可见大量超声波作为理疗手段治疗颞下颌关节紊乱病的报道，尚未见超声针灸用于该病治疗的报道，建议如有适宜的超声针灸治疗仪，可借鉴针灸治疗该病时取穴的经验，以穴位获得类似针感为准调节其频率、功率输出，每天 1 次，5～10 天为 1 疗程。

（六）耳针（auricular acupuncture）、耳压疗法

耳针、耳压疗法是指在耳郭穴位进行针刺或其他刺激治疗疾病的方法。颞下颌关节紊乱病常用穴有上颌，下颌，面颊区，神门等。方法：宜中强刺激，留针 20～30 分钟，或埋针 1～2 天。

张少云（1995）用耳压法治疗颞下颌关节紊乱病 45 例，主穴取耳尖、神门、皮质下。随证加减，肝肾不足加肾、肝；气血亏虚加脾、心、交感；胃热上蒸加三焦、胃、大肠；局部劳损加面、听宫、上关。取 0.5cm×0.5cm 的正方形小胶布内粘一粒王不留行籽，贴于耳穴处，以耳尖穴为定点，凡患者感觉明显疼痛时指压 1～2 分钟。耳压隔天换胶布一次，两耳轮换，5 次为 1 疗程。另外可配合针灸，主穴选下关、嚼中（位于下关与颊车穴连线中点，咀嚼肌中心处）、颊车，肝肾不足加太溪、三阴交；气血亏虚加足三里；胃热上蒸加合谷、内庭，局部劳损加阳陵泉、合谷。针刺后留针 20～30 分钟，并用艾条温和灸之。针灸每天 1 次，10 次为 1 疗程，一般 2～3 个疗程。该治疗法的总有效率为 91%，但没有对照组。作者认为，"耳者宗脉之聚也"，耳郭与十四经有直接或间接的联系，耳穴贴压，通过经络感受，调整阳明经气，配合针灸达到"通调经气，开关启闭，达络止痛"之功。

Ferreira 等（巴西，2015）报告进行随机对照试验比较耳针加咬合板与单纯咬合板治疗 TMD 患者其症状改善的结果，咬合板均为夜间戴用。耳针的方法是根据具有镇痛作用并与面颌部组织结构相关的原则取穴，用耳穴定位仪确定以下穴位：神门、口、肾、肝、脾、上颌区，下颌区，三焦。根据中医八纲辨证原则，结合患者的全身检查、脉象、舌诊等对穴位进行电刺激，然后插入耳针，抗过敏胶布固定，保持 5～7 天。两耳依次交换进行耳针治疗，每周 1 次，5 周为一个疗程。复诊时还要检查戴用咬合板的情况并进行必要调整。结果，符合纳入排除标准并完成治疗的共 20 例，每组 10 例。随访的最终结果显示两组咀嚼肌及 TMJ

症状均比治疗前明显改善。但是，除了颞肌和翼外肌，其余咀嚼肌和关节的症状改善自第 2 周起，每次复查时均是配合耳针治疗组比单纯咬合板组症状改善更为显著，且达到统计学显著水平。

（七）水针

水针即穴位注射，是将药物注射法与针刺法相结合而形成的一种疗法，按照疾病种类及严重程度、药物的药理作用和穴位的治疗作用进行个体化选择，将适量药液注入穴位或反应点，激发经络，畅通气血，调和阴阳，改善器官、组织的机能与病理状态，达到治疗疾病的目的。

颞下颌关节紊乱病可选患侧下关、耳门、听宫、听会或阿是穴。

可用注射器抽取 0.5%～1% 普鲁卡因或利多卡因 0.5mL 注入下关、耳门、听宫、听会等，隔天 1 次，5～10 次为 1 疗程。最好不要使用抗菌药物、皮质激素类药物或未经科学验证的植物药提取物。

王冬青（2003）用利多卡因耳穴注射治疗颞下颌关节紊乱病患者 26 例，总有效率为 92.3%。未发生注射部位感染及其他并发症。

（八）腧穴磁疗

腧穴磁疗是通过磁场作用于腧穴，通过经络的传导，达到治疗疾病或预防疾病的一种方法。磁场对人体具有镇痛、消炎、促进血液循环等作用。可采用永久磁片贴敷所取穴位，外加磁场后可使穴位生物电流改变方向、速度，从而导致机体生理机能的改变。也可用电磁铁通电后产生磁场，如用旋磁法照射所取穴位，每穴每次治疗 20 分钟，每天 1 次，10 次为 1 疗程。

取穴：以听宫，下关为主穴。邪阻经络加风池、合谷；肝肾不足加肝俞，肾俞。

李金标（2003）等用穴位贴磁治疗颞下颌关节紊乱病 66 例，所选穴位有下关、颊车、听宫、翳风及阿是穴等，用磁贴 2 天更换一次，8 天为 1 疗程，8 天后视情况重复第二疗程，治疗 1 个疗程评定疗效，结果治愈显效率 74.2%，总有效率 93.9%。何国钦等（2003）对穴位贴磁法与针刺治疗颞下颌关节紊乱病（咀嚼肌紊乱疾病 66 例、结构紊乱病 31 例、关节炎性疾病 23 例）疗效进行随机对照试验，每组患者 60 例。针刺组与磁疗组各类的分布及治疗前颞下颌关节紊乱指数均值无显著性差异。磁疗组选择直径 5mm、厚度 2mm 的圆柱形钕铁硼永磁体，磁感应强度为 0.3～0.5T，选择下关、颊车、听宫、翳风、阿是等穴位于夜间贴磁贴，晨起取下，连续治疗 2 周。针刺组取相同穴位，下关、阿是穴直刺 0.8～1 寸，翳风直刺 0.5～1 寸，颊车向地仓平刺 1～1.2 寸，听宫向听会斜刺 0.5～1 寸，待产生酸麻胀感觉后留针，每 5 分钟捻针 1 次，30 分钟后起针，每天 1 次，10 次为 1 疗程，休息 2 天后进行第二个疗程。两组治疗前后颞下颌关节紊乱指数比较，其差异有统计学意义，但组间比较差异无统计学意义。说明两种治疗对颞下颌关节紊乱病均具有良好疗效。

贴磁治疗临床操作简单、患者易于接受，有利于临床推广应用。

（九）艾灸

艾叶苦辛、生温熟热，灸之能透诸经除病邪。艾条点燃后可在患侧上关、下关、耳门、阿是穴上方约 30cm 反复回旋施灸，热度以患者感觉局部温热而无灼痛为宜，灸至皮肤见红晕，每次 20 分钟；如为咀嚼肌群痉挛，由于范围较大需 30 分钟。每天 1 次，7 次为 1 疗程，疗程间隔两天。

邱晓虎等（2001）用艾条回旋灸对咀嚼肌群功能紊乱 65 例进行治疗，电针 55 例作为对照组。疗效组间比较差异无统计学意义，两组治愈病例所需疗次比较也差异无统计学意义。

邓江华等（2008）将苍术、艾叶两种药等份研粉为末备用。施灸的部位以阿是穴为主，将 3～4mm 厚生姜片用针点刺后置于穴位上，将"苍艾粉"捏成炷，放置在姜片上点燃施灸，以患者感觉局部温热、皮肤红晕汗湿为度。如初灸 1、2 壮感觉灼痛，可将姜片稍提起然后重新放上。继续以小艾炷灸之，如果疼痛难忍，可移动姜片，也可在姜片下填纸片，然后再灸。每天 1 次，10 次为 1 个疗程。结果显示 30 例颞下颌关节紊乱病患者总有效率 93.3%。作者认为对面部阿是穴施灸，可以驱除局部的寒湿之气，畅通瘀滞，有利于局部气血运行畅通。面部属足阳明胃经循行之处，苍术味辛、苦，性温，气芳香，归属脾、胃经，能燥湿健脾，祛风除湿，可作为足阳明胃经的引经药，更好地发挥驱除寒湿之效果。

董彦汝等（2011）纳入 TMD 患者 60 名进行针灸治疗的随机对照试验，治疗组针刺后局部加艾条温灸，对照组仅接受针刺治疗。针刺的方法都是患者取仰卧位，取穴下关、耳门、太阳、听宫、合谷，直刺 1 寸，得气后留针 30 分钟，每天 1 次，10 次为一个疗程。作者报告的治疗组和对照组的治疗结果，有效率分别为 96.7%、86.7%，治愈率分别为 76.7% 与 56.7%。但未报告疗效评价时间，也没有提供 TMD 诊断分类及其诊断依据。

（十）腧穴红外线照射（acupoint therapy of infra-red ray）

腧穴红外线照射疗法又称红外线灸法，用红外辐射源在穴位上照射，使经穴产生温热效应和红外辐射效应。由于红外线局部照射引起照射部分组织的温度升高，使局部微血管扩张，血液循环加快，促进代谢产物的排泄，抑制感觉神经的兴奋，调整自主神经功能，增强细胞活力，提高吞噬细胞功能和机体免疫能力。与灸法有异曲同工之妙，对风、寒、湿类病症有祛风、散寒、除湿之效。

方法：多采用不发光红外线灯局部照射，辐射头距皮肤约 50～60cm，每次照射 15～30 分钟。每天 1～2 次，10～20 次为 1 疗程。

穴位红外线照射还可与针刺、电针、穴位敷贴、拔罐等疗法结合，产生较好的协同作用。

张林灿等（2012）用针灸结合红外线照射治疗颞下颌关节功能紊乱病 30 例，取穴下关、上关、颊车、听宫、合谷，以患侧为主。在留针期间，采用红外线治疗灯照射患侧 30 分钟。结果显示：经治疗 1～2 个疗程后，总有效率 93.3%。

（十一）拔罐（cupping therapy）

拔罐是指利用燃烧等方法排出拔罐内空气，造成罐内负压，使罐吸附于腧穴，使该部位皮肤产生充血、淤血等现象，促使该处经络通畅，气血旺盛，达到治病目的。

颞下颌关节紊乱病早期拔罐治疗效果较好，对于病程较久者拔罐治疗也有一定效果，但需坚持较长时间的治疗。

在患侧取穴上关、下关、颊车、大迎、翳风、阿是穴等。可采用火罐法，水罐法或其他罐法将罐吸附于所选穴位上，每次 10～30 分钟，每天或隔天 1 次，5～10 次为 1 疗程。

贾朝先（1996）刺血拔罐治疗颞下颌关节紊乱病 45 例，经 1～3 次治疗，总有效率 93.3%；李智等（1999）用围刺拔罐加 TDP 照射治疗 63 例，有效率 96.5%。

陈建宇（1992）报告的 932 例颞下颌关节紊乱病患者中，有 248 例应用鲜姜液药罐治疗，占治疗总人数的 26.61%。其中功能期有效率 88.32%，结构期有效率 8.37%，器质期有效率 84%。庄学琴（2011）对 80 例颞下颌关节紊乱病患者做药罐治疗，首次拔罐后效果明显者

64例,3～5次后有效者16例,总有效率为100%。

在进行上述治疗时,还必须注意及时消除致病因素,避免咬硬物和过度张口(如打哈欠等),避免受风寒,及时修复缺牙以及保持正常的咬合关系。

第四节　针灸治疗证据的获得和评价

一、针灸治疗颞下颌紊乱病文献的评价

从本章引用文献可以看出,除了少数是设计良好的随机对照临床试验及由其产生的系统评价及Meta分析之外,大部分为设计与实施不够严谨的随机对照试验,少数为回顾性的缺乏对照的描述性研究。这些文献报道中临床研究方法学上的共同特点如下:很少或没有充分记录及分析其他影响疗效的因素,因而难以确定可能混杂因素对最终结局影响的大小;有的报告使用了随机方法,但往往没有说明是如何随机的,是否隐藏了随机方案,缺乏认真的随机过程不可避免地会导致严重的选择性偏倚;大部分研究没有使用盲法评价疗效,这样的评估不可避免地受到研究者主观喜好的影响,存在严重的测量偏倚;此外,少见熟悉颞下颌关节紊乱病的专业医生参与联合研究,对本病的诊断和疾病严重程度的判断方面往往不能提供令人信服的依据;在疗效的判断中轻易使用痊愈作为指标;缺乏长期的随访。因此,尽管作者报告的痊愈率、有效率极高,并未能引起同道重视,影响了对真正优秀治疗方法的推广和应用。

但不能排除上述中文文献提供了针灸在颞下颌关节紊乱病治疗中可能有一定疗效的线索,因此本章在叙述某些治疗方法时还是引用了部分相关研究,并注明了出处,以便同道必要时进行重复研究和验证。

二、对获得针灸治疗颞下颌关节紊乱病临床证据的建议

建议未来在论证某项特殊的针灸措施治疗颞下颌关节紊乱病的效果时,参照更新的国际通用的随机对照试验报告指南(consolidated standards of reporting trials,CONSORT),认真阅读其解释性文件,必要时可参阅CONSORT关于群组随机对照试验、非劣性及等效随机对照试验、非药物干预、草药干预及实用性随机对照临床试验的延伸核对表。

针刺干预(acupuncture interventions)的随机对照试验报告核对清单是对CONSORT第5个条目的细化。其中对针刺的干预措施涉及6个方面,包括针刺原理、针刺细节、治疗程序、同期其他治疗、执业医师背景和对照措施等,见表10-1。认真实施这些要求才有可能获得经得起验证的可靠临床证据,为提高颞下颌关节紊乱病的治疗水平做出实实在在的贡献。

表10-1　针刺临床对照试验中干预措施报告的标准(STRICTA,2010年更新)

项目	条目编号	细节	页码
1. 针刺原理	1a	针刺类型(如传统中医、日本、朝鲜、西医、五行针、耳针等)	
	1b	治疗原理(如历史背景、文献来源、共识方法,尽可能标出参考文献)	
	1c	治疗的变化程度	

续表

项目	条目编号	细节	页码
2. 针刺细节	2a	每位患者每个部位的进针数（均数和相关范围）	
	2b	穴位名称（若无标准的穴位名称则描述位点）（单侧/双侧）	
	2c	进针深度：基于专业测量单位或某个组织水平	
	2d	诱发的反应（得气或提插反应）	
	2e	针刺激的方式（电针或手法）	
	2f	留针时间	
	2g	针的类型（标准规格、长度、制造商、制作材料）	
3. 治疗程序	3a	疗程数目	
	3b	治疗频率和每个疗程时间	
4. 其他同期治疗	4a	其他干预措施（如灸法、拔罐、草药、锻炼、生活方式的建议）	
	4b	治疗背景和环境，包括给执业医师的建议，给患者的解释和信息	
5. 执业医师背景	5	描述针刺医师的资质、所在单位、针刺培训时间和其他相关的临床经验	
6. 对照干预措施	6a	描述基于待研问题选择对照或对比措施的理由及支持其选择的文献来源	
	6b	精确描述对照或对比干预措施。若采用了假针刺或其他类似针刺的干预措施，参照1～3条目的内容	

注：使用本表时需阅读对表内各项条目的解读材料。

现在大数据理论与方法学研究已有较大进展。展望未来，我们相信随着大数据研究的深入，如果在临床实践中能够确保颞下颌关节紊乱病各个类别的诊断可靠，对针刺疗法的穴位、手法及得气情况、治疗时间及疗程，其他各种配合治疗等均有良好记录，对疗效实行盲法评价或有客观指标评价，或由第三者评价，并进行长期追踪随访，大数据汇集和分析的结果有可能进一步揭示针刺疗法对TMD各亚类的确切效果，这是今后有待努力的方向。

（郑　玮　史宗道　黄小瑾　吴敬飚　陈　虹）

参 考 文 献

1. 常国良. 火针治疗颞下颌关节功能紊乱综合征51例. 山西中医, 2001, 17(6): 35

2. 陈建宇, 哈缇, 翁晓云, 等. 颞颌关节紊乱综合征保守治疗932例疗效分析. 口腔颌面外科杂志, 1992, 2(3): 9-11

3. 陈蓉, 王智彪, 邹建中. 超声针灸应用的探讨. 局解手术学杂志, 2007, 16(2): 127-128

4. 戴嘉. 火针治疗颞下颌关节紊乱综合征. 基层医学论坛, 2013, 17(32): 4309-4310

5. 邓江华, 刘敏勇, 凌细平. 隔姜灸治疗颞下颌关节炎30例. 上海针灸杂志, 2008, 27(6): 50

6. 李慧萍, 张善勇. 针灸治疗颞下颌关节紊乱疗效的Meta分析. 泰山医学院学报, 2015, 1: 10-13

7. 李金标, 李友谊. 穴位贴磁治疗颞下颌关节紊乱病66例. 中国针灸, 2003, 23(2): 70

8. 林琼, 宋维芳, 张进. 半导体激光穴位照射治疗颞下颌关节紊乱综合征37例临床疗效观察. 中国激光医学杂志, 2008, 17(4): 297-298

9. 刘明, 唐纯志. 电针治疗颞下颌关节紊乱综合征机理探讨. 亚太传统医药, 2016, 12(12): 123-124

10. 毛凯平, 邹璟, 李解, 等. 氦氖激光对退变颞下颌关节BMP-2表达的影响. 中国康复, 2016, 31(4): 243-245

11. 邱晓虎, 蒋妙仙. 艾灸治疗颞下颌关系紊乱综合征咀嚼肌群功能紊乱 65 例疗效观察. 中国针灸, 2001, 21（11）: 657-658

12. 塞冈多·斯卡赛拉, 托马瑟·库特里, 阿尔冯瑟·考巴伽里. 电针治疗颞下颌关节疼痛功能紊乱 22 例. 南京中医药大学学报（自然科学版）, 2002, 2（18）: 126

13. 王冬青. 利多卡因耳穴注射治疗颞下颌关节紊乱综合征. 中国针灸, 2003, 23（6）: 337

14. 吴菊卿. 温针灸治疗颞下颌关节紊乱综合症 37 例疗效观察. 针灸临床杂志, 2002, 18（9）: 41

15. 邢平, 张淑忆. 激光针灸治疗颞颌关节紊乱 46 例. 中国民间疗法, 2003, 11（3）: 23-24

16. 尹建平, 伍丽蓉. 阿是穴齐刺配合温针灸治疗颞下颌关节紊乱综合征 54 例临床观察. 内蒙古中医药, 2012, 2026-2027

17. 张殿全. 电针为主治疗颞下颌关节紊乱综合征 30 例疗效观察. 河北中医, 2014 36（3）: 399-400

18. 张林灿, 王娅菁. 针灸结合红外线照射治疗颞下颌关节功能紊乱症 30 例. 浙江中西医结合杂志, 2012, 22（7）: 561-562

19. 张少云. 耳压针灸并用治疗颞颌关节功能紊乱综合征 45 例. 云南中医中药杂志, 1995, 16（5）: 58-59

20. 赵岷. 温针灸治疗颞下颌关节紊乱综合征疗效观察. 中国农村卫生, 2015, 5, 67

21. 周建霞. 针灸治疗颞下颌关节功能紊乱 65 例. 安徽中医学院学报, 2001, 20（4）: 41-42

22. 周文学, 吴希. 浮针治疗颞下颌关节紊乱综合征 36 例. 西南国防医药, 2006, 16（5）: F0003

23. 庄学琴, 蒋东辉. 拔罐治疗颞下颌关节功能紊乱病 80 例. 中国民间疗法, 2011, 19（1）: 15

24. BERGSTRÖM I, LIST T, MAGUSSON T. A follow-up study of subjective symptoms of temporomandibular disorders in patients who received acupuncture and/or interocclusal appliance therapy 18-20 years earlier. Acta Odontol Scand, 2008, 66（2）: 88-92

25. BIRCH S, HESSELINK J K, JONKMAN F A, et al. Clinical research on acupuncture. Part 1. What have reviews of the efficacy and safety of acupuncture told us so far?. J Altern Complement Med, 2004, 10（3）: 468-480

26. ERNST E, WHITE A R. Acupuncture as a treatment for temporomandibular joint dysfunction: a systematic review of randomized trials. Arch Otolaryngol Head Neck Surg, 1999, 125（3）: 269-272

27. FERREIRA L A, GROSSMANN E, JANUZZI E, et al. Ear Acupuncture Therapy for Masticatory Myofascial and Temporomandibular Pain: A Controlled Clinical Trial.Evid Based Complement Alternat Med, 2015, 2015: 342507

28. GODDARD G, DE-LA-HOZ J L, WANG K, et al. Acupuncture in the treatment of pain in temporomandibular disorders: a systematic review and meta-analysis of randomized controlled trials. Clin J Pain, 2010, 6（6）: 541-50

29. ITOH K, ASAI S, OHYABU H, et al. Effects of trigger point acupuncture treatment on temporomandibular disorders: a prelimin ary randomized clinical trial.J Acupunct Meridian Stud, 2012, 5（2）: 57-62

30. ISRAE H A, WARD J D, HORRELL B, et al. Oral and maxillofacial surgery in patients with chronic orofacial pain. J Oral Maxillofac Surg, 2003, 61（6）: 662-667

31. JUNG A, SHIN B C, LEE M S, et al.Acupuncture for treating temporomandibular joint disorders: a systematic review and meta-analysis of randomized, sham-controlled trials.J Dent, 2011, 39（5）: 341-350

32. LA TOUCHE R, ANGULO-DÍAZ-PARREÑO S, DE-LA-HOZ J L, et al. Effectiveness of acupuncture in the treatment of temporomandibular disorders of muscular origin: a systematic review of the last decade.J Altern

Complement Med，2010，16（1）：107-112

33. LAURENCE B. Acupuncture may be no more effective than sham acupuncture in treating temporomandibular joint disorders.J Evid Based Dent Pract，2012，12（1）：2-4

34. LUNDEBERG T，ERIKSSON S，THEODORSSON E. Neuroimmunomodulatory effects of acupuncture in mice. Neurosci lett，1991，128（2）：161-164

35. MAIA M L，BONJARDIM L R，QUINTANS J S，et al. Effect of low-level laser therapy on pain levels in patients with temporomandibular disorders：a systematic review. J Appl Oral Sci，2012，20（6）：594-602

36. RICHARDSON P，VINCENT C. Acupuncture for the treatment of pain：a review of evaluative research. Pain，1986，24（1）：15-40

37. SHEN Y F，YOUNGER J，GODDARD G，et al. Randomized clinical trial of acupuncture for myofascial pain of the jaw muscles.J Orofac Pain，2009，23（4）：353-359

38. TÜRP J C.Limited evidence that acupuncture is effective for treating temporomandibular disordersc. Evid Based Dent，2011，12（3）：89

39. WU J Y，ZHANG C，XU Y P，et al. Acupuncture therapy in the management of the clinical outcomes for temporomandibular disorders：A PRISMA-compliant meta-analysis. Medicine（Baltimore），2017，96（9）：e6064

第十一章

颞下颌关节紊乱病的药物治疗

药物在颞下颌关节紊乱病的治疗中占有重要地位,其中最常使用的有非甾体抗炎药(nonsteroidal anti-inflammatory drugs,NSAIDs)、皮质激素类药物及促进软骨修复的黏弹剂(viscoelastic agents)等。

第一节　非甾体抗炎药

颞下颌关节紊乱病常伴有关节的疼痛和功能受限,其机制既可能与肌肉痉挛、关节囊和关节盘韧带的损伤有关,也可能与关节内的炎症状态有关。组织处于缺血、损伤或炎症状态时,在致炎因子及炎症介质如组胺、缓激肽、补体、白三烯和前列腺素(prostaglandin,PG)等作用下,小静脉和毛细血管扩展,通透性增高,局部发生血流动力学改变,血液浓缩黏度增高,血流迟缓,血管内的蛋白质、无机盐及白细胞、红细胞等可通过血管壁逸出血管外,导致局部组织肿胀。一方面通过充血与渗出,组织获得更多的营养、抗体、补体及杀菌物质,渗出的纤维素限制细菌的蔓延,吞噬细胞清除组织碎屑、异物及病原微生物,使有害刺激物得以稀释、消除;另一方面炎症介质(如 PG)具有致痛作用,同时可增强机体组织对致痛物质的敏感性,进而刺激神经末梢产生痛觉,导致受累关节功能受限。

非甾体抗炎药抑制环氧化酶的活性,从而抑制 PG 生成,减少伤害性刺激及痛觉冲动的产生和传导。环氧化酶两种同工酶亚型 COX-1 和 COX-2 在体内的分布和生理作用不同,前者为人体组成酶之一,参与许多正常生理过程,如保护胃肠道黏膜行使正常生理功能;后者又称之为诱导酶,主要在急性炎症应答反应中由炎症细胞合成。因此 COX-1 受到过度抑制可引起消化溃疡等不良反应。NSAIDs 中,选择性抑制 COX-1 的药物有阿司匹林等,选择性抑制 COX-2 的药物有塞来昔布等,对二者非选择性抑制的药物有布洛芬、双氯芬酸钠等。近年来,有作者提出环氧化酶还存在另一种同工酶亚型 COX-3,双氯芬酸钠是其最有效的抑制剂。

非甾体抗炎药在炎症部位还有保护溶酶体膜、促使超氧化物基团减少或清除、减少中性粒细胞趋化、促使淋巴细胞转化和增殖及激活 NK 细胞作用,从而具有较好的缓解疼痛、减轻炎症及改善症状的效果。该类药物对肌肉痛、关节痛、神经痛等有中等强度镇痛作用,但是并不能从根本上治疗原发疾病,因此没有必要长期大量使用,而小剂量短疗程使用则可能规避严重的不良反应。

一、水杨酸类

阿司匹林是常用的代表性药物。口服吸收迅速,血药浓度 1~2 小时达峰,在血浆中被酯酶水解为水杨酸，作为主要活性成分，可分布于全身，并可进入关节囊。蛋白结合率80%～90%。主要在肝脏中代谢，经肾脏排出，消除半衰期3～6小时。

用法：成人每次 0.3～0.6g，每天 3 次，需饭后或饭时服用。同时可利用其抗血小板凝聚作用预防心脑血管疾病，每次 20～50mg，每天 1 次。阿司匹林精氨酸盐可肌内注射，每次1g，每天 1～2 次；阿司匹林赖氨酸盐可肌内注射或静脉滴注，每次 0.9～1.8g，每天 2 次。

常见不良反应为胃肠道反应如胃肠道刺激症状，长期大量服用可能引起溃疡，尤其与糖皮质激素合用时易出现胃肠道出血；过敏反应如皮疹、荨麻疹、哮喘等；中枢神经系统症状如头痛、眩晕、耳鸣等；儿童可引起高热、惊厥、昏迷、呼吸抑制，在急性病毒性传染病时使用可能导致瑞氏综合征（Reyes syndrome）甚至死亡。因此，患肝肾功能不全、消化道溃疡病、凝血功能缺陷或哮喘的患者、孕妇及哺乳期妇女应慎用或禁用。

二、芳基丙酸类

1. 布洛芬（异丁苯丙酸）　布洛芬为临床常用药物，其抗炎、镇痛及解热作用较阿司匹林优。口服易吸收，血药浓度 1～2 小时达峰，吸收后 99% 与血浆蛋白结合，血浆半衰期为2～2.5 小时，可缓慢进入关节滑膜腔，并保持较高浓度。服药后 5 小时在滑液中的浓度与血药浓度相当，但此后的 12 小时在滑液中的浓度高于血药浓度。在肝内代谢，主要经肾脏排出。用于治疗骨关节炎、头痛、痛经、术后轻度至中度钝性疼痛。

用法：成人一般每次 0.2～0.4g，1 天 3 次，餐中服用可减少胃肠道反应。布洛芬缓释胶囊可维持药效 12 小时，每次 0.3～0.6g，1 天 2 次。

据文献报道，长期用药者胃肠道反应发生率约 16%，多为轻度消化不良及胃肠道刺激症状，有时继续服用可耐受，饮酒时则可增加胃肠道副作用，并有致溃疡的危险，与阿司匹林或其他水杨酸类药物同用时，药效不增强，而胃肠道不良反应及出血倾向增高；1%～3%可发生中枢神经系统反应如失眠、头痛、眩晕及耳鸣等；个别病例有过敏性皮疹、皮肤瘙痒、过敏性肾炎、下肢水肿、转氨酶升高，罕见充血性心衰。消化道溃疡病、哮喘患者、孕妇及哺乳期妇女禁用。高血压、肾功能不全及凝血功能缺陷者慎用。

2. 洛索洛芬　抗炎解热作用与吲哚美辛相当，镇痛作用则比吲哚美辛强 10～20 倍。口服易吸收，在肝内转化为活性代谢物，原型药单次口服后血药浓度 0.5 小时达峰，吸收后97% 与血浆蛋白结合，血浆半衰期为 1.22 小时，活性的代谢物血药浓度 5 分钟达峰，92.8%与血浆蛋白结合，血浆半衰期为 1.31 小时，在关节滑膜腔可持续保持较高浓度，在皮肤、肝肾、四肢的炎性组织中浓度较高。在肝内代谢，主要经肾脏排出。主要用于治疗急慢性关节炎、纤维肌痛等，对骨关节炎总有效率可达 89.9%，可缓解膝关节触痛和静息痛，对软骨无损害。

用法：成人每次 60mg，每天 3 次。

对本药或对阿司匹林过敏、消化道溃疡病、严重血液系统异常者，孕妇、哺乳期妇女及哮喘患者禁用。轻中度肝肾功能不全者慎用。

三、双氯芬酸钠

双氯芬酸钠为苯乙酸类抗炎镇痛药的钠盐制剂，其钾盐制剂亦有市售商品供应。口服易吸收，空腹 1～4 小时达峰浓度，与食物同服 6 小时达峰浓度。血浆蛋白结合率 99%，血浆半衰期为 1～2 小时，组织半衰期为 10 小时，用药后 4 小时在关节滑膜中的浓度高于血药浓度，可持续保持 12 小时。在肝内代谢，部分代谢产物有活性，但活性小于双氯酚酸。主要经肾排泄，少量经胆汁粪便排出，因排泄快速，不产生蓄积。适用于关节炎伴肿痛症状及软组织风湿性疾病或肌痛、肌腱炎的治疗，对劳损、软组织损伤疼痛、术后疼痛、神经痛及癌症疼痛亦有中等强度镇痛效果，其镇痛作用为阿司匹林的 40 倍，解热作用为阿司匹林的 350 倍。

用法：成人口服用量：肠溶片一次 50mg，每天 2～3 次，可在饭前服用，以减少胃部刺激，达疗效后逐渐减至最小有效量；缓释片一次 75～100mg，每天 1 次。

多数患者耐受良好。不良反应可见消化道症状如恶心、上腹不适等，停药消失，但亦有少数可致消化道溃疡或出血；中枢症状如眩晕、头痛；过敏反应如血管神经性水肿、皮肤红斑等。偶可致严重不良反应，如急性肾功能不全、肝功能损害、粒细胞减少及溶血性贫血等。

双氯芬酸钠禁用于对阿司匹林及本药过敏者，胃肠道功能紊乱、消化道溃疡、肝肾功能不全者及哺乳期妇女慎用，孕妇禁用。应避免与糖皮质激素、阿司匹林、其他非甾体抗炎药、抗凝血药、甲氨蝶呤等合用，以免药物相互作用产生不良后果。

四、其他非甾体抗炎药物

1. 塞来昔布　塞来昔布为特异性 COX-2 抑制剂新药，主要用于缓解骨关节炎、成人类风湿关节炎、成人急性疼痛，强直性脊柱炎的症状和体征。有证据显示塞来昔布联合肌松弛药物鲁南贝特对咀嚼肌群痉挛类疾病有良好的治疗效果（黄卓珊等，2011）。

用法：成人口服用量：胶囊一次 100mg，每天 1～2 次，最多每天服用 200mg。

塞来昔布禁用于磺胺过敏者，也不可用于服用阿司匹林或其他 NSAIDs 后诱发哮喘、荨麻疹或过敏反应的患者，同时禁用于冠状动脉搭桥手术围手术期疼痛的治疗。

短期使用治疗骨关节炎疼痛有较好的安全性，该类药物胃肠道副反应小，服用方便。但在决定使用塞来昔布前，应仔细考虑其潜在风险，在最短治疗时间内使用最低有效剂量，且长期使用塞来昔布可能增加严重心血管血栓性不良事件、心肌梗死和卒中的风险，其风险可能是致命的。

2. 罗非昔布　罗非昔布适用于骨关节炎症状和体征的短期和长期治疗、有效缓解疼痛、治疗原发性痛经。

用法：骨关节炎：推荐起始剂量 12.5mg，1 天 1 次，一些患者剂量增加至 25mg，1 天 1 次，最大剂量为每天 25mg。急性疼痛：推荐首次剂量 50mg，1 天 1 次，随后剂量 25～50mg，1 天 1 次，最大剂量 50mg。长期使用最大推荐剂量为每天 12.5mg。

晚期肾脏疾病患者不建议使用本品治疗。

3. 美洛昔康　美洛昔康适用于骨关节炎症状加重时的短期症状治疗，以及类风湿关节炎和强直性脊柱炎的长期症状治疗。

用法：骨关节炎症状加重时：一次 1 片，1 天 1 次，若症状无明显改善，剂量可增至一次 2 片，1 天 1 次。类风湿关节炎、强直性脊柱炎：一次 2 片，1 天 1 次，根据治疗后反应，剂量可减至一次 1 片，1 天 1 次。每天剂量不超过 15mg。

美洛昔康禁用于孕妇或哺乳期妇女；活动性消化性溃疡患者或有消化性溃疡再发史的患者；严重肝功能不全者；非透析性严重肾功能不全等患者。

第二节　局部麻醉药和糖皮质激素注射治疗

一、局部麻醉药注射治疗

局部麻醉药注射治疗系指用局部麻醉药阻止神经冲动的传导,在治疗颞下颌关节紊乱病时主要用于咀嚼肌功能紊乱类疾病。

1. 咀嚼肌直接封闭治疗　在受累咀嚼肌部位皮肤区域常规消毒后,以细针穿刺,用 0.25%～0.5% 的普鲁卡因或利多卡因 1～1.5mL 浸润式注入触压痛的区域,可多点注射,但是总量不超过 10mL。注意回抽无血再注射,每周 1～2 次。如肌肉严重痉挛伴疼痛时可增加药液的浓度,采用 1%～2% 的普鲁卡因或利多卡因注入痉挛的肌肉中。

本法优点是操作简单,缺点是容易造成肌肉和小血管的损伤。

2. 咀嚼肌神经封闭治疗　从颧弓与下颌切迹的间隙中点垂直进针,在相当于 3.5～4cm 平面(支配咀嚼肌的颞深神经、咬肌神经和翼外肌神经走行于该区域)及 1.5～2cm 平面(支配咬肌的咬肌神经走行于该区域)分别注射 1%～2% 普鲁卡因或利多卡因 1.5～2.0mL。注意回抽无血再注射,每周 1～2 次。本法优点是作用范围广泛,不易造成肌肉损伤。

二、糖皮质激素类药物注射治疗

(一)作用机制

口服糖皮质激素类药物(corticosteriods)对颞下颌关节紊乱病没有治疗作用,但关节腔内应用有明显抗炎效果。已证明关节腔内注射糖皮质激素对类风湿关节炎、原发性非炎性关节疾病如退行性关节病等引起的关节疼痛、肿胀及功能紊乱有缓和作用。但接受关节腔内注射激素的患者仍然需要作咬合治疗以减轻其关节的负荷,及理疗和锻炼以使咀嚼肌肉重新获得活力。

糖皮质激素的抗炎机制可能有多种途径。有报告认为糖皮质激素可抑制组胺活性,增加肥大细胞中颗粒的稳定性;其诱导生成的巨皮素(macrocortin)可抑制磷脂酶 A2,或通过抑制磷脂合成花生四烯酸而减少前列腺素的合成(Dannenberg,1979);稳定受损细胞的溶酶体膜,从而防止蛋白水解酶的释放,并抑制已释放的蛋白水解酶的活性;抑制 TNF-α、IL-1 等细胞因子的释放;保持血管张力,减少渗出;抑制白细胞与吞噬细胞的移动,抑制免疫反应;抑制毛细血管及成纤维细胞的增生,从而缓解临床症状;导致滑膜组织块分离脱落,发生细胞变性和坏死,这种药物性的滑膜切除也有助于缓解关节疼痛症状;有报告显示关节疼痛症状的复发常与蛋白聚糖的释放增加有关,关节腔内注射激素可减少蛋白聚糖向关节滑液内释放(Saxne,1985;1986)。

(二)适应证

关节腔内注射糖皮质激素适用于以下几种情况:①滑膜炎;②关节囊炎;③关节创伤;④骨关节炎,特别是伴长期局部疼痛及功能紊乱,其他保守治疗失败者。

(三)应用药物

有多种糖皮质激素制剂可用作关节腔内注射,且均可 2% 等量普鲁卡因或利多卡因混合注射。

1. 泼尼松龙（prednisolone）　泼尼松龙醋酸酯混悬液可用于关节腔注射，亦可注射于双板区或创伤的关节囊。注射剂量一次 12.5mg（0.5mL）。规格 1mL：25mg；5mL：125mg。

2. 甲泼尼龙醋酸酯（methylprednisolone acetate）　甲泼尼龙醋酸酯混悬液具有中等溶解度及作用时间，注射剂量一次 10mg（0.5mL）。规格 1mL：20mg；1mL：40mg。

3. 倍他米松（betamethasone）　倍他米松醋酸酯注射液剂量一次 0.75mg（0.5mL）。规格 1mL：1.5mg。

4. 复方倍他米松　倍他米松磷酸酯（betamethasone sodium phosphate）易溶于水，作用迅速，可与微溶的倍他米松二丙酸酯（betamethasone diproponate）合并使用，后者释放慢，作用持久。可在明确病变的软组织内直接注射给药，关节炎性疾病时可在关节腔内及关节周围注射给药，可迅速解除关节炎伴发的疼痛及僵硬症状。注射剂量一次 0.5mL。规格 1mL：5.26mg。

5. 曲安奈德（triamcinolone acetonide）　曲安奈德又称为曲安缩松，具有强力抗炎作用，疗效可维持数周，甚至更长时间。注射剂量一次 2.5～5mg。规格 1mL：5mg；5mL：50mg。

6. 曲安西龙（triamcinolone）　曲安西龙双醋酸酯注射液溶解度很低，在注射部位可保留很长时间，可用作肌内注射、皮下注射及关节腔内注射，每次注射其结晶体可在关节腔内存留 6 周，注射剂量一次 5mg（0.5mL）。规格 5mL：50mg。

（四）注射技术

在准备注射前让患者作下颌运动，同时扪压耳前关节区以便确定髁突及关节凹外侧下缘的位置。注射点位于张口时髁突前移造成的耳屏前凹陷区中央。如关节运动受限，可在关节凹外侧下缘 1～2mm，耳屏前约 8～10mm 处作为进针点。注射点周围 4～5cm 区域用 2% 碘酒、75% 乙醇常规消毒。

2 副 5mL 空针管备用，配以 5 号口腔注射用针头。其中一副注射局部麻醉药物，另一副注射皮质激素。在上述进针点刺入注射上腔：患者半张口，使针略向上向前，针尖刺入 20～30mm 抵及骨面后可沿骨面滑行少许，回抽无血（关节内有渗出时可能有含渗出物的滑液被抽出），注入 1～1.5mL 局部麻醉药液，尽可能回抽，大部分注入的药液被抽出时更换针管，注入皮质激素混悬液。局部用敷料纱布球轻压 3～5 分钟即可。一般来说，进入关节腔注射时，针筒推压的阻力会随着注入药液的增多而逐渐增加，并且容易回抽。注射下腔：注射针方向为向下 30°～45° 并略向前进针，针尖刺入约 20mm 可抵及髁突后斜面，此时需要调整进针方向，使针尖位置恰好位于髁突后斜面凸点的切线位置，回抽无血，可注入 0.5mL 左右局部麻醉药液，然后回抽至大部分注入的药液被抽出时，更换针管，注入糖皮质激素混悬液。如穿刺过浅遇到骨阻力或刺入过深而未触及骨面或无邻接骨面而行的感觉，需抽针至皮下调整方向重新进针。

注射后进针点出血很少见。如腔内遗留局部麻醉药物较多时，可有短暂性轻瘫，上下睑不能完全闭合；同时影响感觉神经，导致局部麻木感。随着药效消失，可完全恢复正常。只要遵循无菌操作原则，一般不会发生关节内感染。

（五）疗程及疗效

颞下颌关节腔内首次注射后，如果治疗效果不满意，可在 4 周后再重复注射一次，少数病例可能需要第 3 次注射（Wenneberg，1978）。Kopp 等（1981）报告每周 1 次，连续 3 次关节腔内注射以取得良好的短期及远期临床效果。有学者建议最少间隔 3 个月再次注射，也有学者建议对颞下颌关节紊乱病的患者应仅行 1 次关节腔内注射糖皮质激素治疗,且注射 4~5 天后应加压冲洗,如需要再次治疗,至少应在第 1 次治疗 4~6 个月后方可进行。

有作者报告 16 例颞下颌关节骨关节炎注射糖皮质激素长期随访结果,8 年后多数患者的主观症状和临床体征轻微,但关节弹响和摩擦音不会显著减少,有 4 例(33%)治疗前有骨皮层破坏,8 年后显示为愈合过程(Wenneberg,1991)。在另外一个长期随访研究中,Kopp 等(1987)发现用激素进行治疗可显著减轻主观症状和临床体征,如关节触痛减轻、最大张口度和咬合力增加,但关节摩擦音和肌肉触压痛对激素治疗无反应。Vallon 等(2002)用糖皮质激素关节腔内注射治疗类风湿性颞下颌关节炎 11 例,非糖皮质激素药物关节腔内注射治疗 10 例,对照组关节注射治疗类风湿性颞下颌关节炎 10 例,随访 12 年,均有良好临床疗效,从 X 线片比较,两组的关节骨病变进展率均很低。

叶玉珊等(2012)将 80 例颞下颌关节紊乱病患者随机分为醋酸曲安奈德封闭治疗组和肌肉松弛联合消炎止痛药物对照组,连续治疗 1 周,结果显示治疗结束时和结束后 1 个月封闭治疗组总有效率分别为 97.5% 和 92.5%,对照组总有效率分别为 92.5% 和 90%,证明醋酸曲安奈德封闭治疗颞下颌关节紊乱病较药物治疗的疗效更佳。

(六)不良反应

糖皮质激素局部关节腔内注射一般不会产生医源性 Cushing's 综合征、骨质疏松症或抑制促肾上腺皮质激素的生成等全身不良反应。

糖皮质激素混悬注射液可引起大约 2% 病例急性发作,伴有不同程度的局部发红、发热、肿胀及疼痛。这种反应常常发生于注射后数小时,在 24~72 小时自然消失,频繁穿刺、操作不当可导致软骨损伤。过多的类固醇结晶可能沉积于关节腔内,诱发感染和加重已存在的关节疾病(Poswillo,1970)。另外也有颞下颌关节腔内糖皮质类激素药物注射反而使紊乱病的症状加重、局部皮下组织萎缩,甚至关节粘连的报道。

我国众多学者对糖皮质激素引起颞下颌关节病变的机制进行了大量研究。作者曾用泼尼松龙对木瓜蛋白酶引起的兔颞下颌关节退行性变进行实验治疗,每周 1 次连续用药 4 周。在疗程结束后的第 3 周末、5 周末及第 7 周末时处死动物,病理检查揭示明显软骨结构破坏,在软骨剥脱区可见以不成熟的纤维细胞和成纤维细胞为主的不完全修复。组织化学检查显示软骨基质的蛋白多糖丧失、滑膜血管扩张、炎细胞浸润及增生,这些又加重了纤维软骨的耗损及破坏,关节骨皮层破坏,骨表面粗糙不平。在另一个治疗兔创伤性颞下颌关节炎的实验中,连续 4 次用泼尼松龙关节腔注射,其后一个月亦发现骨关节炎病变程度加重,软骨全层剥脱、骨面暴露并粗糙不平。

谷志远(1993)等用泼尼松龙注射兔颞下颌关节,发现可使软骨变薄、变性或丧失,注射次数少损害较轻,可以很快恢复;注射次数多则破坏多,并且不完全恢复。胡波(1995)等在山羊颞下颌关节腔内注射醋酸泼尼松龙,发现滑膜发生增生、炎症,关节纤维软骨原纤维形成,软骨层出现裂隙,软骨剥脱。傅开元(1999)等对 18 例服用非甾体抗炎药和局部理疗后关节区咀嚼和 / 或张口痛未明显改善的患者在患侧 TMJ 注射醋酸泼尼松后 4 天或 7 天注射 1mL 生理盐水并回吸获冲洗液进行分析,发现一次性关节腔注射治疗剂量的糖皮质激素,可以导致软骨基质的丢失和软骨结构的破坏,且第 7 天的冲洗液中脱落物较第 4 天少,因而建议一次性使用糖皮质激素治疗颞下颌关节紊乱病,在注射 3~5 天后,加压冲洗关节腔;如果需要重复注射,至少应安排在 3 个月以后。苏彤等观察到糖皮质激素可以引起关节表面凝胶样物质的结构改变,推测因此增加关节盘和髁突关节面之间的摩擦力,导致关节内病变的进展。刘爱良等均发现糖皮质激素可以引起实验动物关节软骨的退行性变和破坏。Schindler 等(2005)报道了一例重复性大量曲安奈德注射导致颞下颌关节软骨溶解、骨赘形成及关节结节坏死的病例。

但国内文献中也有不同的观点。如姚向前等(2000)用泼尼松龙治疗兔髁突软骨急性损伤,可使原损伤区充满增生的致密骨质,表面覆以纤维结缔组织,几乎与周围正常关节软骨平齐。胡开进等实验研究证实,对于间接性颞下颌关节损伤,在其早期用适量的醋酸泼尼松龙行关节腔内注射,虽不能完全防止关节表面结构的损害,但能减轻其结构破坏的程度,减少后遗症的发生,并可预防关节强直的形成,建议伤后 2 小时、7 天时行关节腔内注射糖皮质激素作为颞下颌关节损伤的早期治疗。朱成智等(2004)采用地塞米松磷酸钠联合透明质酸钠治疗颞下颌关节紊乱病,1 个月后随访发现总有效率为 90.32%,可认为地塞米松磷酸钠与透明质酸钠联合用药治疗颞下颌关节紊乱病具有缓解症状,改善功能的作用。

第三节　透明质酸钠的药理学特性

一、透明质酸的性质

透明质酸(hyaluronic acid,HA),又称玻璃酸,是一种大分子多糖,由 Meyer 于 1934 年首次从牛眼玻璃体分离并命名,结合钠离子的生成物称为透明质酸钠(玻璃酸钠)。从人类脐带、雄鸡冠等动物某些器官组织、眼球玻璃体及细菌发酵产物分离所得透明质酸的结构不存在种属差异性。

透明质酸分子由等摩尔的葡糖醛酸和乙酰氨基葡糖组成,由葡糖苷键相连接为双糖单位的链状聚合物,电子显微镜显示为线性单链,形成单螺旋。X 线衍射显示呈螺旋形丝带状,每个双糖单位中与螺旋轴平行的氢键使之具有一定刚性。由于存在规律性交替分布的疏水区域,在一定浓度条件下,疏水区域相互作用可构成双螺旋结构;浓度更高时,在分子间的氢键及疏水区的相互作用下,可以形成网状结构,可结合多于自身质量 1 000 倍的水,形成凝胶。在表现凝胶的弹性特征时,同时还具有溶液的黏性,这种双重特征即黏弹性,这种性质是透明质酸在体内发挥生理功能的基础,也是其发挥临床疗效的依据。

在水溶液中,受温度、pH、离子强度、自由基和酶等影响,透明质酸分子的构象可发生转变,形成碎片状网状结构,溶液的流变学特性发生相应改变。当浓度或分子量达到一定值后,溶液浓度或分子量提高 1.8 倍,溶液黏度可提高 10 倍,因此在一定范围内分子量降低使黏度降低时,可增加浓度维持黏度。

在软骨中,透明质酸可与细胞间质中的某些蛋白质特异结合形成蛋白聚糖(aggrecan),其中的蛋白质部分称为核心蛋白,一个透明质酸分子的链可与许多核心蛋白结合。还可与连接蛋白结合,形成蛋白聚糖聚集物(proteoglycan aggregates,PGA),连接蛋白对该复合物具有结构稳定作用,可调控细胞间质中分子乃至细胞在基质中的移动。

在多种细胞的细胞膜上存在透明质酸结合蛋白(HA-binding protein,HA-BP),称为透明质酸受体,主要有两类:CD44 和 RHAMM(receptor for HA-Mediated motility)。CD44 属于糖蛋白,其分子结构跨细胞膜,适于与蛋白聚糖的核心蛋白、连接蛋白结合;RHAMM 属蛋白质，在细胞外、细胞膜以及细胞内均有分布，但无跨膜结构。一条透明质酸分子链可与多个细胞膜受体特异性结合，引起或维持细胞凝聚，因而在吞噬细胞移动、血管生成及组织修复等重要生理功能中发挥重要作用。

二、透明质酸在关节中的分布

关节内透明质酸是由滑膜细胞及单核吞噬细胞合成的，在关节运动中关节内压降低（抽吸作用）时从滑膜进入滑液，主要分布于软骨和滑膜表面，部分可渗进软骨层，与软骨基质中的蛋白聚糖和连接蛋白结合，构成蛋白聚糖聚集物。在关节滑液中透明质酸的含量为 $0.15\% \sim 0.48\%$，浓度为 $2 \sim 3mg/mL$，分子量为 $(1.6 \sim 10.9) \times 10^6$ 道尔顿，平均为 $(2 \sim 3) \times 10^6$ 道尔顿。

软骨表面为不定型层覆盖，由蛋白复合物组成，含有较多的透明质酸成分，在其下方的软骨纤维层透明质酸含量更加丰富，在软骨层中，负重区域透明质酸含量是其他部位软骨的 2 倍。可见透明质酸在软骨中的分布与关节功能密切相关。

在人的关节软骨中透明质酸的含量随着年龄的增长而增加，但分子量却呈降低趋势，蛋白聚糖的聚集减少，而单体蛋白聚糖易于流失。

三、透明质酸的合成和代谢

在透明质酸合成酶的作用下，透明质酸由尿苷二磷酸 -N- 乙酰氨基葡糖和尿苷二磷酸 - 葡糖醛酸合成。激素、生长因子、腺苷酸环化酶及炎症因子等活性物质均可通过影响合成酶的活性，进而影响透明质酸在体内的合成。

透明质酸在细胞内与溶酶体融合后被透明质酸酶降解，其单糖产物转移至胞质内，被氧化分解成小分子物质而清除。在软骨等组织中，透明质酸表现为结合状态，局部代谢表现为新、老替代的方式。

细胞间质及关节滑液中游离状态的透明质酸或外源性透明质酸，主要在淋巴结和肝脏代谢。淋巴窦内衬细胞可吸收淋巴液中游离透明质酸的 $50\% \sim 90\%$，其中部分被降解，而血液中 90% 游离的透明质酸主要被肝脏窦状隙内皮细胞摄入，发生代谢。

在类风湿关节炎（rheumatoid arthritis，RA）及骨关节炎（osteoarthritis，OA）时，滑液中的氧自由基可对透明质酸产生降解作用，某些炎症因子可促使成纤维细胞合成透明质酸，也可刺激滑膜细胞合成更多的透明质酸，软骨基质中蛋白聚糖的水解破坏也有增加，因之透明质酸在关节周围聚集，引起关节肿胀和晨僵。运动后关节局部聚集的透明质酸进入血液，晨僵消失，血浆透明质酸浓度会明显升高，甚至可高出运动前 10 倍之多。透明质酸降解产物如低分子透明质酸寡糖等部分经尿液排泄，血浆透明质酸浓度升高可使尿液透明质酸水平提高；肾脏疾病影响透明质酸排出水平时，也可促使血浆透明质酸浓度升高。

对兔膝关节注射外源性透明质酸后 2 小时，可被滑膜组织、软骨表面乃至相邻的组织吸收，3 小时后可在血浆、6 小时后可在软骨基质中检出，其在关节腔的清除半衰期约为 $12 \sim 24$ 小时，低分子量者清除快，而高分子量者清除半衰期长。24 小时后绝大部分注入关节腔的透明质酸进入血液，72 小时后关节腔可清除给药量的 90%，并且肝、脾及肾脏组织中的浓度较血浆浓度更高。除少量在局部降解，少量经关节的引流淋巴结降解，大部分在肝脏完成降解，最终大部分降解产物再利用形成氨基葡聚糖和糖蛋白，小分子产物少量从尿中排出,或以 CO_2 等小分子物质形式经呼吸道排出。

透明质酸在体内的清除速率不受单次或多次给药影响,符合一级动力学方程,关节腔内给药不会产生蓄积,也不会产生毒性反应。

四、透明质酸的生理功能

1. 透明质酸的生理作用　透明质酸分子在细胞间质(intercellular matrix,ICM)中交联形成的网状结构,具有黏弹性,对维持细胞及组织的形态结构和生理功能、细胞的物理及化学信息传递(选择性滤过)具有重要作用。

胚胎中胚层细胞、软骨细胞等表面有一层厚度为几微米的透明质酸外壳,称为细胞周基质(pericellular matrix,PCM),细胞膜受体及感受器等稳定地镶嵌其中,可避免应力伤害,同时作为细胞表面的分子屏障,可保护细胞免受病毒等微小生物体的攻击,对氧自由基、炎症介质及多种生物活性物质具有防护作用。

高分子量透明质酸在一定浓度时对细胞的移动、增殖及分化具有抑制作用,对发育、增殖中的细胞可以抑制其过早发生定植及分化:抑制致敏淋巴细胞趋化及杀伤靶细胞,减轻宿主免疫反应;抑制血管内皮细胞的增殖和移动,加上拮抗组织纤维化促进剂转化生长因子 -β1 的作用,促进血管生成抑制剂金属蛋白酶的分泌等,可抑制新生血管生成。其低分子量者反而可促进细胞移动、增殖和分化,促进血管生成。如在组织损伤后的愈合过程中,创伤区聚集的血小板可产生活化因子促进血细胞合成透明质酸,后者与血纤蛋白结合形成网状结构的复合物,利于细胞的增殖和移动,利于形成肉芽组织,促进创面愈合。

2. 在关节中的生理作用　滑液具有黏性,在关节组织面之间发生相对运动时发挥润滑作用,减少摩擦力;在关节组织面承受压力时,组织面之间的滑液层呈弹性体状态,可承受、分散和缓冲应力的撞击。透明质酸在滑液的高黏弹性方面起到主要作用,滑液中的蛋白复合物对维持滑液的黏弹性起补充作用。若在氧自由基(oxygen-derived free radical,ODFR)及酶等作用下透明质酸发生降解,滑液的润滑作用将减弱或丧失。此外,正常滑液中高分子量并且浓度较大的透明质酸,还有抑制滑膜细胞增殖,稳定软骨基质,阻挡有害物质损伤软骨细胞的作用。

第四节　透明质酸的临床应用

当发生骨关节炎(osteoarthritis,OA)、类风湿关节炎(rheumatoid arthritis,RA)以及其他关节疾病时,透明质酸在关节内的产生和代谢发生异常,在滑液中的浓度和分子量明显降低。黏弹性补充疗法(viscosupplementation)即是补充外源性透明质酸,以恢复滑液功能,促进软骨修复,从而改善关节功能的治疗方法。关节腔内注入外源性透明质酸提高滑液的黏弹性的设想是在 20 世纪 40 年代提出的(Balazs,1942),迄今已经形成了"黏弹性补充疗法"治疗关节疾患的理论和方法。

一、透明质酸治疗关节疾病的药效学研究及机制探讨

当发生 OA、RA 等关节疾病时,滑液中透明质酸的浓度及分子量均会降低。其原因多与关节内炎症过程中白细胞产生的氧自由基使透明质酸分子发生裂解、滑膜的炎性渗出物

使滑液稀释有关,并由此造成滑液的黏弹性降低,关节内软组织之间的摩擦力增加,使关节僵硬。

不少学者研究了透明质酸钠对骨关节炎动物模型的影响。发现如膝关节内侧或外侧半月板切除术、前十字韧带切除术、滑膜切除术、关节压迫或关节固定、关节腔内注入透明质酸酶或木瓜蛋白酶等方法,均可造成实验动物关节的骨关节炎。

Majersjo 等(1987)在 50 只豚鼠膝关节腔内注射 2% 木瓜蛋白酶,引起持续性关节软骨破坏,左侧关节腔内注射 1% 透明质酸钠 0.1mL,每周 1 次共 2 次,右侧关节腔内注射倍他米松 0.6mg(0.1mL),每周 1 次共 2 次,治疗后 5 个月内分批处死。皮质激素组软骨细胞坏死更为多见,软骨出现剥落和裂隙;而透明质酸钠治疗的关节变形少,更少肉芽组织形成,更少发生软骨侵蚀,骨刺形成更少;提示透明质酸钠可减少肉芽组织生成,缓解关节病变程度,缩小病变范围,可抑制吞噬细胞、粒细胞的吞噬作用、重建保护软骨的屏障。

Abatangelo 等(1989)对狗膝关节行前十字韧带切除术导致骨关节炎发生,实验组术后第 2 周开始注射透明质酸钠,治疗 6 周。发现对照组跛行及刺激痛,术后 7 周关节软骨进行性糜烂与退行性变,软骨中蛋白聚糖降解、胶原纤维变性,关节滑液中可溶性糖胺聚糖总量和结合态的糖胺聚糖总量明显升高。而实验组关节腔内注射透明质酸可推后软骨损伤所致的生化改变,阻止软骨细胞外间质进一步退行性变、降解,软骨病变积分明显低于对照组,关节滑液中可溶性糖胺聚糖总量明显降低,停止治疗又有加重。对已造成病变的关节注入透明质酸钠,连续用药 10 周,可使软骨病变明显减轻。说明透明质酸钠注入关节后尽管可被迅速清除,但产生持续性存在的生物效应,可作为一种生物活性物质诱导损伤软骨的修复。

Ghosh 等(1993)对羊后膝关节行内侧半月板切除术,发现实验关节 16 周后软骨基质蛋白聚糖的着色性明显降低,软骨发生侵蚀、裂痕,伴骨赘生成,病变关节的负重能力降低。关节腔内注射高分子量(2.0×10^6)或低分子量(8×10^5)透明质酸钠,每周 1 次,连续 5 周,均可提高关节负重力,改善步态、减轻跛行程度。经透明质酸钠治疗的动物,软骨病变程度较生理盐水对照组为轻,且高分子量 HA 较低分子量 HA 效果更佳。

Yoshimi 等(1994)观察到兔后膝关节的前交叉韧带切断后 6 周与 12 周均产生严重的软骨退行性变,表面出现裂隙,软骨细胞消失,软骨丧失。治疗 12 周后,高分子量透明质酸 2.02×10^6(HA-202)相对于低分子量透明质酸 9.5×10^5(HA-95)具有更强的减轻软骨退行性变的效果,可维持软骨表面无定形层的存在,阻断可致蛋白多糖释放的外界刺激因子的作用。在软骨表面有裂缝时,透明质酸可渗透至软骨基质,与自由蛋白多糖结合,并通过抑制 TNF、TL-1 等细胞因子促蛋白多糖析出的作用,抑制其释放,保护软骨基质和细胞。而对照生理盐水组软骨退行性变最严重。

Kitoh 等(1992)、凌沛学等(1996)证实透明质酸钠关节腔内注射可有效地抑制骨关节炎动物模型中关节软骨内硫酸糖胺聚糖的释放,预防和治疗关节软骨的退行性变。

在激肽、某些细胞因子等炎症介质刺激或机械刺激、温度改变等伤害性刺激的作用下,颞下颌关节滑膜、关节囊、双板区和韧带广布纤细神经纤维末梢膜的离子通透性发生改变,产生神经冲动从而产生和传导疼痛信号。其传递强度受到细胞间质特别是其中黏弹性物质的影响,后者可被看作这些刺激的阻隔器和过滤器,可放大或缩小刺激强度。透明质酸是调节细胞间质中伤害刺激传递、致痛物质扩散的主要成分。注射透明质酸可遮盖、保护关节组织中的痛觉感受器，将致痛物质包裹在高度结构化的透明质酸分子之中，使疼痛减轻，运动功能改善。Pozo 等（1997）应用白陶土和鹿角茶胶于猫关节腔内注射，诱发急性关节炎，在 3 小时内被动运动关节可持续使神经传导冲动增加，注射透明质酸后可在 1～2 小时内显著减少神经冲动及运动刺激反应，而注射没有黏弹性的溶液不会发生这种现象。这提示关节注射黏弹性溶液可能通过改变细胞间质流变学的作用而减少炎症关节伤害感受的传导。但低分子量透明质酸没有镇痛作用，反而可能增加对疼痛的敏感性。有的研究还发现透明质酸寡聚糖、硫酸软骨素及甲基纤维素等水溶液也具有一定黏弹性，但并没有上述止痛作用，提示透明质酸对关节疼痛的作用可能与其高分子量时特殊的分子空间构象有关。

Neo 等（1997）采用髁突搔刮以及关节盘穿孔的方法制造纯种公羊双侧颞下颌关节骨关节炎模型，术后 7 天、10 天、14 天、17 天、21 天在实验侧颞下颌关节各注射 1% 透明质酸 1mL，对侧注射盐水对照。分别于术后 1 个月、3 个月处死动物，检查髁突病变情况。发现实验侧与对照侧都出现骨关节炎，然而对照侧的病变更为严重，实验侧髁突外形保持良好，对照侧髁突变形，并伴有骨牙腔纤维化。两侧均可见骨赘形成，但是对照侧更为严重。术后 1 个月和 3 个月实验侧髁突病理记分均显著低于对照侧。

作者认为，骨关节炎时滑液中的蛋白溶解酶和细胞因子如 IL-1、IL-6 及肿瘤坏死因子的水平增加，可促进基质金属蛋白酶的活性导致软骨基质损害。补充透明质酸可刺激滑膜细胞合成和分泌透明质酸，使炎症介质减少，并覆盖损伤区域，避免其进一步分解退行性变，起到保护软骨的作用。透明质酸可能与磷脂形成复合体，抑制软骨基质降解。

Aihara 等（1992）在大鼠膝关节注射尿酸单钠晶体造成骨关节炎，可引起异常步态，如在注入该药之前 1 小时分别注入 1.0% 分子量为 47 万～202 万的透明质酸钠，则步态改善，改善的程度与透明质酸钠分子量大小相关。注射尿酸单钠晶体 3 小时后前列腺素 E2 与缓激肽的水平升高，透明质酸可降低其水平，降低效应与透明质酸分子量大小相关，高分子量透明质酸可使滑液中前列腺素 E2 与缓激肽的合成减少，含量降低。另外，若注射透明质酸的分子量为 202 万但浓度从 0.1%～1% 不等时，其步态改善则与浓度相关。

研究表明高分子量和低分子量透明质酸生理功能不同。前者可抑制巨噬细胞的吞噬能力，而后者对巨噬细胞具有激活作用，可促使巨噬细胞表达炎症相关因子，如白介素 -1β、肿瘤坏死因子 α 及胰岛素样生长因子 -1 等。提示高分子量透明质酸具有抗炎活性，而低分子量透明质酸却具有致炎作用。

二、透明质酸治疗关节疾病的临床研究

1970 年 Rydell 等用透明质酸治疗赛马创伤性骨关节炎首获成功，1974 年 Peyron 和 Balazs 首次用透明质酸治疗骨关节炎患者，证实确有明显减轻临床症状的效果，未见明显的不良反应，引出了透明质酸临床应用的纪元。目前透明质酸已在骨关节炎、类风湿关节炎、创伤性关节炎及颞下颌关节病等的治疗中得到广泛应用，在关节镜手术中应用透明质酸于关节灌洗液中可使镜下视野更清楚，方便手术操作，保护关节内组织免受器械损伤。除了膝关节之外，在其他关节如髋关节、颞下颌关节等的疗效也得到了印证，并发现具有一定远期疗效（Bellamy N 等，2005，2006）。

有作者尝试将透明质酸与糖皮质激素、非甾体抗炎药联用，如 Grecomoro 等（1992）

对 40 例膝关节骨关节炎患者进行开放随机对照试验，其中 20 例每次关节注射透明质酸钠 20mg，每周 1 次，连续 5 次；另 20 例第一次注射时在透明质酸制剂中混入 0.4mg 地塞米松，其余一致。结束治疗 1 周及 1 个月时评价临床效果。两组均能使疼痛迅速并且持续减轻，但加地塞米松的试验组疼痛减轻更迅速，运动改善更好，且均未出现不良反应。

分子有支链交联的透明质酸如 Synvisc（hylans）分子量达到 6×10^6，每个疗程 3 次即可。Lussier 等（1996）报告 5 位医师应用 hylan G-F 20 治疗膝关节骨关节炎 336 例（458 个关节）随访 2.5 年的调查结果，结果表明 76% 的患者第一个疗程后得到明显的改善，84% 的患者第二个疗程后得到明显的改善，平均缓解时间持续 8.2±0.5 月。无全身毒副作用，局部不良反应为关节疼痛和肿胀，占注射次数的 2.7%。Raynauld 等（2002）报告加拿大多中心随机对照试验治疗膝关节骨关节炎 255 例的结果，观察期 1 年，对照组仅有基础治疗，试验组则为基础治疗加 hylanG-F 20 关节腔内注射。试验组比对照组所有主要临床指标的改善均超过预期的 20%，生命质量指标的改善试验组与对照组的差异达到统计学显著水平。Torrance 等（2002）报告对该试验进行卫生经济学评价的结果，试验组尽管成本更高一些（2 125 加元 −1 415 加元 =710 加元，$P<0.05$），但症状改善率更高（69%-40%=29%，$P =0.000\ 1$），获得的生命质量调整寿命年更多，敏感分析支持同样的结论。经济学评价结果强烈支持采用透明质酸治疗膝关节骨关节炎。

对透明质酸制剂已经进行过全面临床前药理及临床安全性研究，常见的不良反应多为注射关节出现轻、中度疼痛或肿胀，能够耐受，不需特殊处理，常在注射后当天发生，2～3 天自行消失。发生率多在 5% 以下，少数报告超过 10%。作为一种主要在关节内发挥作用的制剂，要求准确地注入关节内，注射后注意减轻关节负荷。如果没有注意这些要点，不良反应发生率可能增多。另外，产品质量直接影响其安全使用，纯度不够、含有微量蛋白杂质及核酸、细菌污染都可能直接导致关节红肿、疼痛、积液、瘙痒或皮疹等免疫反应。

三、透明质酸治疗颞下颌关节疾病

自从 20 世纪 80 年代 Kopp 等应用透明质酸钠治疗颞下颌关节类风湿关节炎、颞下颌关节紊乱病，文献中有越来越多的相关实验及临床研究报告，作者在 2001 年进行的系统评价证实，应用 HA 治疗后，一些单一的临床指标，如：疼痛，弹响，张口度或咀嚼肌压痛等都有所改善。在半年或半年以上的长期疗效观察中，在改善症状体征方面：透明质酸钠优于安慰剂。但这一结论尚不稳定。而无论在短期或长期疗效观察，在改善症状体征方面，透明质酸钠与糖皮质激素制剂疗效相当。在关节镜术中应用透明质酸钠有利于手术操作，减轻损伤；在关节灌洗后应用透明质酸钠，可长期改善颞下颌关节紊乱病的症状和体征。

Kopp 等（1991）：治疗类风湿性颞下颌关节炎，14 例关节腔内注射 1% 透明质酸钠 0.7mL，13 例关节腔内注射安慰剂（生理盐水），2 周后重复一次，然后随访 4 周。症状改善率前者为 71.4%，后者为 69.2%。

Bertolami 等（1993）纳入 121 例经过至少 2 个月的保守治疗无效的颞下颌关节紊乱患者，透明质酸钠组 80 例，安慰剂（生理盐水）组 41 例，包括三个亚组：关节盘可复性前移位 HA 组 35 例、安慰剂组 15 例，关节盘不可复性前移位 HA 组 8 例、安慰剂组 6 例，骨关节炎 HA 组 37 例、安慰剂组 20 例。均为关节上腔注射，剂量根据关节上腔的容积而定。仅注射

1 次，随访 6 个月。透明质酸钠与安慰剂相比，在关节盘可复性前移位者症状体征指数，关节弹响及下颌运动偏斜等均有稳定的显著的改善，其改善率前者 70%，后者 53.8%；在关节盘不可复性前移位者两种措施均可使症状体征计分改善，但组间没有统计学差异；对骨关节炎病例，注射透明质酸钠的症状体征计分改善，但组间差异没有统计学意义。

Hepgular（2002）：对诊断为可复性关节盘前移位、经过 2 个月保守治疗无效者行随机单盲安慰剂对照试验，透明质酸钠组与安慰剂（生理盐水）组各 19 例，关节上腔分别注射 1% 透明质酸钠或生理盐水 0.5mL，1 周后重复一次。治疗完成后 6 个月复诊评估疗效，1 个月后全部或部分改善率前者为 89.5%，后者为 21%。6 个月复诊时，改良 Helkimo 指数中全部或部分改善率前者 63.2%，后者 26%。

将以上 3 个研究的短期疗效数据合成进行 Meta 分析时，应用随机效应模型组间没有统计学显著性差异。第 6 个月复诊时，透明质酸钠组中临床症状与体征的改善有统计学差异，提示其在改善颞下颌关节紊乱病临床症状和体征方面有长期疗效。

谷志远等（1998）对颞下颌关节紊乱病患者行半随机对照试验，透明质酸钠组 43 例（45 个关节），其中可复性盘前移位 29 个关节，不可复性盘前移位 16 个关节，关节上腔注射 1% 透明质酸钠 1mL 或加下腔 0.3～0.5mL；利多卡因 20 例（24 个关节），其中可复性盘前移位 17 个关节、不可复性盘前移位 7 个关节，上腔注射利多卡因 1mL；均为每周 1 次，注射 1～3 次。治疗完成后 4 周评估疗效，评价项目是包括弹响、疼痛、张口改善等在内的复合指标，分为显效、有效和无效 3 级。透明质酸钠组显效率 37.8%，有效率 80%；利多卡因组显效率 16.7%，有效率 50%。

颞下颌关节腔内透明质酸钠注射与糖皮质激素注射比较的研究有 3 个。

Kopp（1985）对经保守治疗无效的颞下颌关节紊乱病患者进行随机双盲对照试验，在关节上腔分别注射 1% 透明质酸钠 0.5mL 或倍他米松磷酸酯 0.5mL（12mg/mL），每 2 周 1 次，共 2 次。治疗结束 4 周评价疗效，有效率前者 72.2%，后者 60%。

Kopp（1987）报告在 1 年及 2 年的随访结果，透明质酸钠 4 周有效的 13 例在 1 年及 2 年均有 9 例得到随访，结果显示症状改善者分别为 5 例、7 例；倍他米松 4 周无效的 6 例接受透明质酸钠治疗，方法同上，1 年及 2 年均有 3 例得到随访，结果显示症状改善者分别为 1 例、2 例；倍他米松 4 周有效的 9 例在 1 年及 2 年分别有 7 例、6 例得到随访，结果显示症状改善者分别为 3 例、5 例；透明质酸钠 4 周无效的 5 例接受倍他米松治疗，方法同上，1 年及 2 年分别有 5 例 4 例得到随访，结果显示症状改善者分别为 3 例、3 例。

作者 2002 年报告 67 例颞下颌关节紊乱病患者随机双盲对照试验结果，除去 4 名失访（每组 2 名）者。透明质酸钠组 35 人，关节上腔内注射 0.6mL；泼尼松龙组 28 人，上腔注射 0.5mL。滑膜炎、药物注射均为每周 1 次，共 3～4 次。最后一次治疗完成后的一周评价疗效。前者 91.4% 症状改善，后者 89.3%。

黄文等（2008）对 22 例颞下颌关节骨关节病患者进行透明质酸钠关节腔注射治疗，治疗前功能障碍指数和疼痛指数分别为 0.358、5.96；治疗后功能障碍指数和疼痛指数分别为 0.144、1.62，结果提示透明质酸钠关节腔注射治疗可减轻临床症状，促进功能恢复。Bjornland（2007）在一项随机双盲实验研究中证实，透明质酸钠注射治疗较糖皮质激素类药物治疗相比，明显缓解关节疼痛症状，两种药物均能缓解关节症状，提高运动功能。

文献中有关于关节镜或关节灌洗术中应用透明质酸钠改善临床症状体征疗效的报告。

McCain（1989）对符合美国口腔颌面外科医师协会制定的接受 TMJ 关节镜手术的适应证的 33 例进行随机单盲试验，加用 0.5% 透明质酸钠灌洗的 33 侧关节，灌注量为 2.6mL，冲洗液中透明质酸钠的平均用量为 24.2mL。加用乳酸林格氏液灌洗的 22 侧关节作为对照。发现加用透明质酸钠的可使关节镜操作更为顺利，视野更加清晰，更易清除碎片或组织残渣，应用更少量的灌洗液，两种方法都可以有效改善肌肉与关节疼痛，改善张口度以及颞下颌关节总体情况，组间无显著差异。

Alpaslan（2001）对 31 位颞下颌关节紊乱病例 41 侧关节随机单盲对照试验。治疗组 23 例，26 侧关节接受关节镜灌洗及透明质酸钠 1mL 上腔注射，对照组 8 例 15 侧关节仅接受关节镜灌洗术，治疗后第 1 天、6 个月、9 个月、12 个月、18 个月及 24 个月复查。证实两组患者的颞下颌关节功能都有明显改善，但透明质酸钠有更好的减轻疼痛、关节弹响和增加最大张口度的作用。

透明质酸钠治疗后的不良反应是轻微与短暂的。2 个研究报道的不良反应的发生率分别为 7.5% 和 37.1%。主要表现为注射区的不适与疼痛，局限性的肿胀，咬合力下降。但这些不良反应短时间内可自行缓解。

中国学者也在应用透明质酸钠进行动物实验治疗颞下颌关节疾病及临床应用方面做了大量工作。作者用透明质酸治疗木瓜蛋白酶诱导的兔颞下颌关节骨关节炎，可见骨关节炎病变程度减轻，对软骨不同程度的病变、关节盘及滑膜均有保护作用，可有效地抑制和改善退行性变，使关节纤维软骨得到一定程度的修复。从 1999 年至今，透明质酸钠关节腔内注射是我们在口腔颌面外科颞下颌关节疾病门诊治疗颞下颌关节紊乱病、创伤、炎症的重要治疗手段，上下腔分别注射透明质酸钠 0.5mL，每周 1 次，4～5 次为一疗程，3 个月后仍有症状者可重复注射 1 次。一般都表现为症状逐次减轻，开口度增加，下颌运动及咀嚼功能改善。对大部分患者症状体征的改善是长期持续性的。

福建医科大学口腔医学院黄宏平等总结其 2000 年—2008 年治疗的 564 名病例，其中男性 180 名，女性 384 名。年龄 16～87 岁，平均 43.25 岁，滑膜炎、不可复性盘前移位及骨关节病各 188 例，用半随机的方法将病例分为 3 组，分别接受：关节腔内注射 + 关节上腔灌洗，3 次为 1 疗程，每次间歇 10 天；关节上腔冲洗 + 注射曲安奈德 8mg 2 次，第 3 次、4 次采用关节上腔灌洗 + 透明质酸钠 1mL，关节上腔灌洗 + 透明质酸钠 1mL 4 次，每 10 天一次。优良的评价标准是，优：最大张口度 35～40mm、关节压痛消失，疼痛视觉标尺法减少 ≥5mm、咀嚼功能基本正常、弹响消失；良：最大张口度 30～34mm、偶有关节压痛，疼痛视觉标尺法减少 3～4mm，咀嚼偶有疼痛、偶有弹响。以优良为有效，在常规关节灌洗的基础上，单用曲安奈德、先曲安奈德后透明质酸钠、单用透明质酸钠三种疗法在 1 个月、1 年的有效率分别为 92.02%、84.57%、79.25%；51.06%、69.68%、84.57%。2 年失访率为分别为 9.0%、10.1%、6.9%，以随访病例统计疗效，2 年时 3 种治疗组的有效率分别为 40.35%、66.27%、83.43%。三种疗法对不同类型的颞下颌关节紊乱病治疗在不同随访时间点的疗效见表 11-1。在 1～2 年长期随访中，对于糖皮质激素治疗无效或效果不明显的 78 例病例在结束一疗程后，改用透明质酸钠治疗，有效率为 31.2%。该结果提示，关节上腔灌洗后单纯用曲安奈德治疗，前期效果明显优于后 2 组，但远期效果，透明质量酸钠治疗的稳定性及有效率均优于曲安奈德组。

表 11-1　不同类型颞下颌关节紊乱病三种方法治疗效果

	随访时间	骨关节病		不可复性盘前移位		滑膜炎	
		有效病例数 / 个	有效率 /%	有效病例数 / 个	有效率 /%	有效病例数 / 个	有效率 /%
单用曲安奈德	1 个月	30	80.0	81	97.5	77	98.5
	12 个月	30	43.1	81	75.0	77	35.1
	24 个月	29	29.6	73	58.3	69	73.2
先曲安奈德后透明质酸钠	1 个月	28	75.3	92	95.0	68	83.4
	12 个月	28	87.0	92	92.1	68	93.3
	24 个月	21	60.5	85	83.3	63	55.0
单用透明质酸钠	1 个月	38	65.6	85	94.1	65	78.1
	12 个月	38	61.5	85	93.1	65	79.1
	24 个月	33	81.7	84	88.7	58	80.1

　　总之，现有的研究证据提示透明质酸钠对颞下颌关节紊乱病、创伤等有较好的治疗效果，是该类疾病治疗的重大进展，也为退行性关节疾病治疗开辟了新的途径。作者根据 10 年来连续追踪该领域研究进展，以及自己进行动物实验和临床研究的体会，认为该类药物的治疗仅仅是新的药物学研究的开始，建议从以下方面开展更深入的研究：①更深入发掘黏弹剂治疗关节退行性变的机制；②进行精心设计、偏倚更少、论证强度更高的随机对照试验，检查其对不同类型颞下颌关节退行性变的效能和效益；③进行真实世界研究，检查不同剂量、不同疗程、分别与不同药物或其他治疗措施联用时的临床效果及其影响因素；④通过改变剂型、给药途径提高疗效；⑤开发相同作用机制的新药。

第五节　心理治疗药物

　　TMD 患者一般主诉较多，其症状程度和性质常随情绪状态的变化而变化，多伴有情感淡漠、悲观抑郁、精神紧张、压力过大、疲劳过度等问题。此外，各种社会心理因素和其他致病原因可使肌紧张、痉挛等，导致咀嚼肌群功能紊乱，表现为颌面部疼痛。而疼痛又可加重情绪紧张抑郁，从而形成恶性循环，使疼痛难于消除。

　　因此，临床上常使用心理治疗药物辅助 TMD 症状的控制。常用的药物有：①苯并二氮类药，具有镇静、催眠、肌肉松弛等作用；②三环类抗抑郁药，除了抗抑郁的作用外，还可产生疼痛抑制物，阻断生物胺的重吸收化，调控神经元释放去甲肾上腺素。以上药物对改善患者的精神症状都有较好的疗效，使患者心情放松，注意力转移，从而缓解精神因素引起的肌紧张或痉挛。

一、苯并二氮类药

　　地西泮（diazepam）又名安定，是一种苯二氮䓬的衍生药物，由 Dr Leo Stembach 发明，是 WHO 的"基础药物清单"中的一种核心药物，是基本健康系统中必需的药物之一。地西泮具有抑制性神经递质或阻断兴奋性突触传递而抑制脊髓多突触传出通路和单突触传出通路,从而松弛骨骼肌。

地西泮的适应证广泛,包括:焦虑症、癫痫持续状态、失眠症的短期治疗、僵直性痉挛、躁狂症的初步处理、肌肉疼痛的辅助治疗。

在一项肌筋膜痛治疗的研究中,联合使用布洛芬(ibuprofen,600mg/6h)和地西泮,缓解疼痛的效果明显优于安慰剂,但是单独使用布洛芬或地西泮,效果则与使用安慰剂差异无统计学意义。此外,环苯扎林(cyclobenzaprine)、水合氯醛及甲丙氨酯(又称眠尔通,meprobamate)、柠檬酸邻甲苯海拉明(orphenadrine citrate)、氯硝西泮(clonazepam)等也可有效减轻颞下颌关节紊乱病的疼痛症状。

和大多数苯并二氮䓬类药物一样,地西泮常见的副作用主要有:嗜睡、成瘾性、抑郁、抑制快速动眼相的睡眠、运动协调能力受损、影响平衡、头晕和恶心、学习、记忆能力受损、顺行性遗忘(尤其高剂量使用时)、认知缺陷、反射性心动过速。

二、三环类抗抑郁药

抗抑郁药用于治疗慢性颌面部疼痛等慢性疼痛已有 50 多年。但是抗抑郁药镇痛作用很大程度上并不是由于抗抑郁作用。

Sharav 等研究发现,低剂量阿米替林(平均剂量每天 23.6mg)治疗慢性颌面部疼痛的效果和高剂量(平均剂量每天 129mg)一样,而抗抑郁剂量一般为每天 75~150mg。每天 25mg 阿米替林治疗慢性非恶性疼痛 3 周后,效果优于安慰剂。比较 25mg、50mg、75mg 阿米替林,发现剂量越大镇痛效果越佳,75mg 剂量时睡眠提高,但是 75mg 时副作用发生率明显增加。此外,如果其他治疗措施无效或者伴抑郁的慢性非肿瘤性疼痛,可采取抗抑郁药治疗。

抗抑郁药应用于非抑郁患者应采用低剂量(25~75mg),而对抑郁患者应采用抗抑郁剂量,因此可能需要和精神疾病诊断治疗较有经验的临床医生进行合作。

由于抗抑郁药剂量存在抗胆碱能副作用(如口干、便秘、视力模糊、尿潴留),此外可能会出现直立性低血压甚至室性心律失常等心血管作用,尤其是对心脏疾病的患者,因此需要根据镇痛反应和副作用的个体差异而调整剂量。

第六节　肌松弛类药物

疼痛性肌痉挛是颞下颌关节紊乱病的常见症状,肌痉挛常伴有疼痛,疼痛同时引起和加重肌痉挛,从而形成肌痉挛 - 疼痛的恶性循环。

肌松弛药(muscular relaxants)简称肌松药,是一种作用于脑、脊髓或者神经骨骼肌接头的 N_2 受体阻滞药,可以阻断神经冲动传递,减小肌张力。研究证据表明,肌松药可以明显减轻痉挛状态,中断肌痉挛 - 疼痛的恶性循环,既能产生肌松弛作用,又可缓解疼痛。See 等研究认为,在体查时发现肌肉上有痛点或扳机点,或患者有胃肠道或肾病风险时,应选用肌松药代替 NSAIDs。因而,肌松药常用于颞下颌关节紊乱患者慢性咀嚼肌痛的治疗。相对于急性骨骼肌痛,肌松药对慢性骨骼肌痛作用并非十分显著,但与苯二氮䓬类(benzodiazepines)、巴氯芬(baclofen)、替扎尼定(tizanidine)等抗痉挛药物联合使用时,则对疼痛治疗的效果大大增强。

一、氯唑沙宗

氯唑沙宗（chlorzoxazone）是临床上常见的一种中枢性肌松药，在脊髓和大脑下皮层区抑制多突反射弧，从而解除肌肉痉挛，使肌肉处于松弛状态，改善局部血液循环，减轻软组织肿胀，同时消除肌肉痉挛对末梢神经的刺激，缓解疼痛。

其作用快速而持久，与对乙酰氨基酚联用时有明显的增强作用，此外对乙酰氨基酚本身也具有镇痛作用，因而常作为复方制剂（复方氯唑沙宗片）有效缓解各类急慢性挫伤、扭伤、肌肉劳损等引发的软组织疼痛和中枢神经引起的肌肉痉挛疼痛。与吩噻嗪类、巴比妥类等中枢神经抑制剂及单胺氧化酶抑制剂合用时，可增强氯唑沙宗的药效，应减少用量；此外，服用氯唑沙宗同时饮酒或服用含酒精的药物、饮料等，也能增强药效，剂量应酌减。

严伟民等研究显示，使用复方氯唑沙宗片治疗 190 例颞下颌关节疼痛、但无弹响症患者，治愈 190 例，治愈率 100%；治疗 95 例颞下颌关节疼痛伴弹响症患者，治愈 92 例，治愈率 97%；治疗 15 例单纯性弹响症患者，治愈 3 例，治愈率 20%。此外，研究发现复方氯唑沙宗片的疗效与患者的病程有很大的相关性，即病程越短，治疗效果越好。

氯唑沙宗的不良反应一般较轻微，以恶心等消化道症状为主，其次是头昏、头晕、嗜睡等神经系统反应，一般可自行消失或停药后缓解。

二、盐酸乙哌立松

盐酸乙哌立松（eperisone hydrochloride）是解痉剂之一，能作用于中枢神经系统，抑制 γ 运动神经元，减轻肌梭的灵敏度，松弛骨骼肌，从而有效地缓解肌痉挛导致的咀嚼肌疼痛，而且能直接作用于血管平滑肌，抑制钙离子，舒张血管、增加血流，促使炎性渗出物的吸收起到止痛的作用。盐酸乙哌立松还能拮抗 P 物质，抑制痛觉反射，具有止痛作用。同时，局部肌肉松弛后，血管压迫情况改善，局部有害代谢产物减少，减少对感觉神经的刺激，从而形成良好的正向反馈。

与同类药物相比，盐酸乙哌立松治疗肌肉痉挛疼痛时表现出更好的安全性，耐受性好，不良反应率低，很少有中枢神经系统方面临床相关的镇静作用，且缺乏典型的非甾体抗炎药（NSAIDs）相关胃肠道不良反应。Sartini 等研究发现，乙哌立松不良反应发生率为 7%，且无临床意义，常见的不良反应是眩晕和嗜睡（2 例），程度较轻，没有停药；有 1 例胃脘痛导致停药，但患者用药前出现过相同症状，因而与服用乙哌立松无明显联系。因此，盐酸乙哌立松尤其适合治疗老年或非甾体类药物引起胃肠道反应风险高者的咀嚼肌痛。

总之，盐酸乙哌立松在治疗咀嚼肌痛时具有镇痛药物和肌松剂的双重功效，而且其耐受性较 NSAIDs 和选择性 COX2 抑制剂好，是治疗颞下颌关节紊乱病咀嚼肌痛亚型的良好选择。

三、环苯扎林

环苯扎林（cyclobenzaprine）是美国 FDA 批准的骨骼肌松弛药，给药后出现骨骼肌松弛作用，且不干扰肌肉的正常功能，能缓解骨骼肌痉挛和急性肌疼痛、改善局部疼痛、增加关节活动度，因而广泛应用于颈部疼痛、纤维性肌痛、紧张性头痛、肌筋膜疼痛症等骨骼肌痉挛性疼痛的治疗，但是对于中枢神经系统疾病导致的肌肉痉挛无效。

在结构和药理学上，环苯扎林与三环抗抑郁类药物相似，可抑制突触对去甲肾上腺素和 5- 羟色胺的再摄取，具有抗胆碱、抗组胺和镇静的特性，但抗抑郁效果不明显。由于环苯扎林是 5-HT2 受体拮抗剂，通过抑制 5- 羟色胺的脊髓下行易化作用，降低突触反射电位幅度，产生肌松效应。

在毒理学及安全性方面，环苯扎林使用剂量低于 1g 时，不会引起类似三环抗抑郁药的心血管方面危及生命的不良反应。Weil 等文献分析后总结，环苯扎林不良反应主要包括嗜睡、口干、头晕等，其中嗜睡和口干在剂量增加时程度加重。其他副反应包括视物模糊、疲劳、恶心、头痛。不良反应程度一般较轻，不会影响患者的治疗。

（史宗道 郭春岚 岑 啸 梁新华）

参 考 文 献

1. 陈巧，朱丹平. 透明质酸钠联合曲安奈德关节腔内注射治疗颞下颌关节骨关节病的临床疗效. 中国医药指南，2015，30：109-110

2. 傅开元，马绪臣，张震康，等. 颞下颌关节紊乱病关节腔注射糖皮质激素后关节液病理分析. 中华口腔医学杂志，1999，34（1）：55-57

3. 谷志远，盛祖立，吴求亮，等. 粘弹补充疗法治疗颞下颌关节盘前移位. 中华口腔医学杂志，1998，33（06）：340

4. 宏平，吴秀丽. 关节腔内注射曲安奈德 / 透明质酸治疗颞下颌关节紊乱病的疗效比较. 中国循证医学杂志，2009，12：1292-1295

5. 韩扬，傅开元，陈慧敏，等. 糖皮质激素对关节腔灌洗治疗关节盘不可复性前移位疗效的影响. 华西口腔医学杂志，2010，6：629-632

6. 刘朝明，史宗道，易新竹，等. 关节上下腔留注透明质酸钠治疗 TMD 疗效观察. 广东牙病防治，2003，11（1）：14-16

7. 齐东元，潘巨利，刘成海. 透明质酸钠关节腔注射治疗颞下颌关节盘不可复性前移位. 现代口腔医学杂志，2003，17（1）：91

8. 史宗道，杨峰，何志秀，等. 透明质酸钠与泼尼松龙治疗兔实验性颞颌关节骨关节炎的研究. 中国修复重建外科杂志，2002，16（1）：5-10

9. 史宗道，杨峰，张静仪，等. 透明质酸钠治疗颞颌关节退行性关节病临床随机对照研究. 中国修复重建外科杂志，2002，16（1）：11-15

10. 史丹，温皓，王毅. 应用醋酸泼尼松龙治疗颞下颌关节紊乱的体会. 中国实用医药，2014，8：92-93

11. 杨峰，史宗道. 用木瓜蛋白酶建立兔颞颌关节骨关节炎模型的研究. 华西口腔医学，2002，20（5）：330-332

12. 姚向前，马绪臣，张震康，等. 醋酸泼尼松龙对髁突软骨急性损伤后修复的影响. 中华口腔医学杂志，2000，35（4）：277-279

13. 赵健丽. 复方氯唑沙宗片治疗颞颌关节功能紊乱的临床观察. 江苏药学与临床研究，2005，13（4）：34-35

14. BELLAMY N，CAMPBELL J，ROBINSON V，et al. Intraarticular corticosteroid for treatment of osteoarthritis of the knee. Cochrane Database Syst Rev，2005，18（2）：CD005328

15. BJØRNLAND T，GJAERUM A A，MØYSTAD A. Osteoarthritis of the temporomandibular joint：an evaluation of the effects and complications of corticosteroid injection compared with injection with sodium hyaluronate. J Oral Rehabil，2007，34（8）：583-589

16. CAIRNS B E. Pathophysiology of TMD pain--basic mechanisms and their implications for pharmacotherapy. J Oral Rehabil, 2010, 37 (6): 391-410

17. GOIATO M C, DA SILVA E V, DE MEDEIROS R A, et al. Are intra-articular injections of hyaluronic acid effective for the treatment of temporomandibular disorders? A systematic review. Int J Oral Maxillofac Surg, 2016, 45 (12): 1531-1537

18. HEPGULER S, AKKOC Y S, PEHLIVAN M, et al. The efficacy of intra-articular sodium hyaluronate in patients with reducing displaced disc of the temporomandibular joint J Oral Rehabil, 2002, 29 (1): 80-86

19. HERMAN C R, SCHIFFIMAN E L, LOOK J O, et al. The effectiveness of adding pharmacologic treatment with clonazepam or cyclobenzaprine to patient education and self-care for the treatment of jaw pain upon awakening: a randomized clinical trial. J Orofac Pain, 2002, 16 (1): 64-70

20. ITURRIAGA V, BOMHARDT T, Manterola C, et al. Effect of hyaluronic acid on the regularion of inflammation mediators in osteoarthritis of the temporomandibular joint: a systematic review. Int J Oral Maxillofac Surg, 2017, 46 (5): 590-595

21. MØYSTAD A, MORK-KNUTSEN B B, Bjørnland T. Injection of sodium hyaluronate compared to a corticosteroid in the treatment of patients with temporomandibular joint osteoarthritis: a CT evaluation. Oral Surg Oral Med Oral Pathol Oral Radiol Endod, 2008, 105 (2): e53-e60

22. MACHADO E, BONOTTO D, CUNALI P A. Intra-articular injections with corticosteroids and sodium hyaluronate for treating temporomandibular joint disorders: a systematic review. Dental Press J Orthod, 2013, 18 (5): 128-133

23. ROSSI M, IANIGRO G, LIBERATOSCIOLI G, et al. Eperisone versus tizanidine for treatment of chronic low back pain. Minerva Med, 2012, 103 (3): 143-149

24. SCHINDLER C, PAESSLER L, ECKELT U, et al. Severe temporomandibular dysfunction and joint destruction after intra-articular injection of triamcinolone. J Oral Pathol Med, 2005, 34: 184-186

25. SARTINI S, GUERRA L. Open experience with a new myorelaxant agent for low back pain. Adv Ther, 2008, 25 (10): 1010-1018

26. SEE S, GINZBURG R. Choosing a skeletal muscle relaxant. Am Fam Physician, 2008, 78 (3): 365-370

27. TOTH P P, URTIS J. Commonly Used Muscle Relaxant Therapies for Acute Low Back Pain: A Review of Carisoprodol, Cyclobenzaprine Hydrochloride, and Metaxalone. Clin Ther, 2004, 26 (9): 1355-1367

28. VALLON D, AKERMAN S, NILNER M, et al. Long-term follow-up of intra-articular injections into the temporomandibular joint in patients with rheumatoid arthritis. Swed Dent J, 2002, 26 (4): 149-158

29. WEI L, XIONG H, LI B, et al. Change of HA molecular size and boundary lubrication in synovial fluid of patients with temporomandibular disorders. J Oral Rehabil, 2010, 37 (4): 271-277

30. WEIL A J, RUOFF G E, NALAMACHU S, et al. Efficacy and Tolerability of Cyclobenzaprine Extended Release for Acute Muscle Spasm: A Pooled Analysis. Postgrad Med, 2010, 122 (4): 1581-1569

第十二章

颞下颌关节紊乱病的灌洗术与内镜诊治

对颞下颌关节紊乱病中痛性关节结构内紊乱及骨关节炎等以关节内病变为临床症状始动因子的治疗主要有三种类型，保守治疗、微创治疗和开放性手术治疗。临床治疗的策略首选保守治疗，无效时选择微创治疗。微创治疗有两种主要类型，关节腔灌洗术及关节内镜（arthroscope）手术，其中灌洗术相对创伤更小，因此对微创手术而言，应该首选关节腔灌洗术，疗效不佳时再进行内镜手术（郑有华 2017，Efeoglu 2018，Laskin 2018）。对颞下颌关节病变特别严重，以上相对保守的治疗方式均失败，患者生命质量受到严重影响，预计后隐窝（posterior pouch）开放性手术能使患者获益时，开放性手术则是合理的选项。

第一节　颞下颌关节紊乱病关节腔灌洗术及其疗效评价

颞下颌关节腔灌洗术（temporomandibular joint arthrocentesis）是在非直视的条件下通过对关节上腔灌注液体进行治疗的方法。可在门诊局部麻醉下进行，也可通过静脉注射镇静剂在无痛舒适医疗条件下进行。

一、颞下颌关节腔灌洗术操作要点及适应证

操作要点：沿耳屏中点 - 外眦连线在关节窝外侧相当于髁突的前后方确定两个进针点，第一个进针点在耳屏中点前 1.0cm，该连线下方 2.0mm 处；第二个进针点在耳屏中点前 2.0cm，该连线下方 10.0mm 处。在局部浸润麻醉后，首先从第一个进针点用粗针头穿刺进入关节上腔的后份，注入生理盐水使关节上腔膨胀，注入量以推注压力较大（拇指对注射器活塞的压力为 1.0～2.0kg 力），不易继续注入为准，一般不超过 3.0mL；然后在第二个进针点用连接柔软引流导管的粗针头穿刺进入关节上腔的前份，作为引流和 / 或抽吸灌洗液体的端口。第一个穿刺针连接输液器，通过水压扩张关节腔，形成液体的自动灌流。在灌注过程中，可在第二个穿刺针通过抽吸加速液体的排出，也可通过反复夹闭引流导管间歇性增加关节腔内灌注压力，达到扩张关节上腔的目的，还可通过手法使下颌髁突被动多向运动，或嘱患者按照操作者的指示自主运动下颌，以松解关节内粘连，改善关节盘位。常用生理盐水或乳酸钠林格液作为灌洗液，文献报告的灌洗液量一般 50～500mL 不等。

Yura（2011）报告使用输液加压装置加压到 40kPa（压力值，相当于 310mmHg，或 0.41 个大气压，或 0.41kg/cm^2 压力），可在 5 分钟内灌洗 300mL 液体。该作者用此法治疗不可复性关节盘移位取得良好治疗效果。国内现有市售输血输液加压袋，附压力表及手动充气加压装置，有兴趣的读者可以试用，前提是灌洗可以保持持续通畅，否则灌洗液体急速流入颞

下间隙可能引起窒息等严重并发症。

双通道关节腔灌洗术第二个穿刺针的经典进针位置如上述,但由于其进入关节上腔的位置是关节上腔的前隐窝(anterior pouch),位于关节结节的前方,如果关节内有广泛粘连时,可能出现灌洗液体引流不通畅或无法引流灌洗液的问题,此时可将第二个穿刺针的进针位置移至第一个穿刺针进针点的前方2～3mm处,进针后针尖紧邻关节结节后斜面,如此可建立良好的灌洗引流通路。

除了双通道的灌洗术,亦有报道单个进针点的关节腔灌洗术(Su 2014,刘晓旭 2015,Senturk 2016)。Nagori(2018)对单通道灌洗术与双通道灌洗术的疗效比较进行了系统评价,有 5 篇随机对照试验研究符合纳入标准,单通道灌洗术的要点是将灌洗液注满关节上腔后,主动或被动运动下颌,如张口、前伸及向健侧偏斜等,然后将注入的液体抽出,如此反复进行,灌洗液量一般在 50mL 左右。综合分析结果显示两种方法在减轻患者疼痛和改善张口度方面没有明显差异。

灌注结束后可配合注射药物如皮质激素混悬液或透明质酸钠于关节腔内。术后嘱患者软食数日,如有疼痛症状时可服用非甾体抗炎药。可配合咬合治疗、理疗及张口训练等辅助保守治疗。

作用机制:灌洗以及静水压的作用可分离或减少关节盘的粘连,冲洗出因关节面受损而产生的微小碎屑、滑液中的酶、细胞因子及前列腺素等炎症介质,刺激滑膜细胞促使其恢复正常功能,使关节内无血管支配组织的营养状态得到改善,促进组织修复和适应性改建。

不可复性关节盘前移位如伴有咀嚼肌紧张,可进一步使关节内压增加,形成真空效应或吸盘效应(suction-cup),使关节盘产生"锚固现象"(anchored disk phenomenon)。病程迁延者可能发生关节盘与关节结节、关节窝的粘连。关节腔内灌注可消除盘窝之间的真空效应,改善滑液的黏稠度,松解粘连,从而改善下颌运动,缓解关节疼痛。

适应证:保守治疗无效的颞下颌关节紊乱病患者,如关节盘可复性前移位引发疼痛、关节盘不可复性前移位所致急、慢性下颌运动受限、关节上腔粘连所致髁突运动障碍、影像学检查证实骨关节炎或开放性手术治疗后仍有关节疼痛或运动障碍等。亦可用于治疗创伤性滑膜炎、出血性关节炎、红斑狼疮、细菌性关节炎等所引起的关节疼痛和张口受限。

禁忌证:局部皮肤存在感染者、骨性或纤维性关节强直者,以及关节外原因引致疼痛和功能障碍者。

并发症:因穿刺错误可能致外耳道穿通伤、鼓膜穿孔,灌注液体进入到周围软组织内引起局部水肿、关节软骨划伤及感染等。只要遵循无菌操作要领,穿刺时动作轻柔并保持穿刺针的正确方向,始终使针尖部位保持在关节腔内,严重的不良事件是可以避免的。灌注后局部的轻微不适及咬合改变均是一过性的,可在数日内自然消失。

从 1991 年 Nitzan 提出颞下颌关节腔灌洗术方法以来,中外学者对其临床应用进行了广泛的探讨。本节将分别从不同疾病类型、重要临床指标方面概述原始研究及二次文献研究的结果。

二、灌洗术对不同疾病类型的临床疗效

(一)单纯灌洗术对关节内紊乱的疗效

关节内紊乱包括可复性关节盘前移位与不可复性关节盘前移位两种类型,可能同时伴

有多种病理改变。据 Yura（2011）报道，在 50 例（50 侧）MRI 证实的颞下颌关节不可复性关节盘前移位病例中，MRI 发现关节盘后带肿胀的有 12 例，关节盘双凸型、折叠或明显变形的有 18 例；局限性骨皮层破坏吸收的有 9 例，关节骨皮质广泛破坏吸收的有 10 例。用直径 1.2mm 的内镜检查发现均有滑膜炎表现（轻度 10 例、重度 40 例）；关节软骨局部破坏原纤维化 18 例，广泛破坏乃至骨皮层裸露的 21 例；局限性或膜状粘连 19 例，广泛粘连或壁状粘连 17 例；43 例有关节盘穿孔表现。该证据提示颞下颌关节内紊乱的临床症状是有确切的病理基础的，在保守治疗无效时采用进一步的治疗措施如灌洗术进行处理是合理的。以下 3 篇文献报告了单纯关节腔灌洗术治疗颞下颌关节结构紊乱伴发关节源性疼痛的临床疗效。

Al-Belasy 等（2007）总结 19 篇文献中关节腔灌洗术治疗不可复性关节盘前移位的结果，多为病例系列报告，共 531 例 571 侧关节接受关节腔灌洗，总成功率为 83.2%，认为该治疗方法属于简单、便宜而有效的治疗措施。建议在该治疗不成功时，才选择关节镜手术，因为后者可在直视下操作，可更有效地去除粘连。

张楠（2015）报告颞下颌关节上腔灌洗术治疗 Wilkes Ⅲ期关节结构紊乱患者的临床及 MRI 随访结果，于 2013 年 1 月—2014 年 12 月纳入患者 137 例，男性 21、女性 116 人，年龄 14～62 岁，平均年龄 38.31 岁，病史 4～24 个月，平均 10.39 个月，在近 5 个月内均未接受过任何保守治疗。灌洗术方法是用 2% 利多卡因局部浸润麻醉后，用 2 个 7 号针头分别刺入关节上腔，灌洗液量 150mL。术后随访 6 个月。结果显示，张口度从术前平均 21.73±4.35mm 增加到 34.89±2.39mm（P=0.000），疼痛的 VAS 值从术前 50.98±10.44 减少到 10.67±2.45（P=0.000），在改善张口度、减轻疼痛方面的治疗成功率分别为 81.3% 和 78.4%。MRI 检查发现关节腔渗液检出率从治疗前 38.6%（53/137）减少到治疗后的 2.9%（4/137）（P<0.005），但关节盘形变有进一步加重的趋势，如关节盘前移位加重，盘形态由折叠型变为圆形、后带膨大型变为均厚型或萎缩变短、关节盘体积缩小等，仅在少量病例中逆转不可复性盘前移位为可复性前移位（9.4%），但是不能达到解剖复位；仅部分患者可出现双板区适应性改建（5.1%）。另外一个发现是在较严重的关节内粘连时，较低的灌注压力效果不好，较高的压力（40kPa 或 400g/cm^2）才可能取得更好的效果。

Ungor 等（2015）对 50 名 Wilkes 分期Ⅱ、Ⅲ的颞下颌关节内紊乱的患者进行关节腔灌洗术，分别在术前，术后 1 个月、3 个月、6 个月、24 个月进行随访检查，结果显示关节腔灌洗术改善了患者最大张口度、侧方运动及前伸运动幅度，降低了疼痛 VAS 值，并且 Wilkes 分期Ⅲ患者的治疗效果比Ⅱ期患者更好。

（二）配合糖皮质激素关节腔内注射对内紊乱的疗效

以下 2 个研究报告联合应用糖皮质激素关节腔内注射对不可复性关节盘移位的结果，但结论不尽一致。

韩正学等 1999 年报道对诊断为不可复性盘前移位的患者 38 例（38 侧关节）灌洗术治疗效果，男 34 例、女 4 例，年龄 17～60 岁（平均 35 岁），病程 2 周～12 个月（平均 2.94 个月）。术前曾经采用药物及其他非手术治疗但无效。张口度均小于 30mm，张口形偏向患侧，伴大张口疼痛及患侧关节区压痛。用 12 号针头在关节上腔行乳酸钠林格液 200mL 灌洗，10 分钟内完成。疼痛 VAS 值≥5 的患者灌洗完毕时在关节上腔注入 0.5mL 醋酸氢化可的松。有 2 例经过 2 次灌洗。灌洗术治疗后 1 个月内、1～3 个月、3～6 个月、6～9 个月及>9 个月时随访复查，治疗后 1 个月内张口度和侧向运动度显著增加，此后张口度和侧向运动度增加缓慢,84%(32/38)张口度达正常水平(≥35mm),仍<35mm者6例,其中2例6个月后行开放性手术治疗。治疗前疼痛均值VAS为4.0,治疗后3天、7天、1个月、3个月、6个月、9个月、>9个月的VAS均值分别为2.5、1.7、1.0、0.5、0.3、0.25及0.3,但有3例疼痛无明显缓解。在治疗后行关节上腔造影的27例中,仅有2例关节盘较治疗前得到部分复位。认为关节上腔灌洗术的主要作用机制是松解关节上腔内细小的粘连,腔内细小的游离体被冲出,消除了关节盘滑动的障碍。本研究部分病例腔内注射醋酸氢化可的松,由于糖皮质激素对减轻关节疼痛、改善关节功能有一定效果,联合灌洗术增强了总体治疗效应。

韩扬(2010)将90例颞下颌关节盘不可复性前移位患者随机分为对照组(44例)和试验组(46例),对照组在关节腔灌洗后注入生理盐水,试验组在关节腔灌洗后注入生理盐水与醋酸曲安奈德的混合液。治疗后3~4周(短期)和6个月(长期)复查,结果发现,治疗后1周,试验组疼痛减轻更显著(P<0.05),两组患者治疗后的临床体征和疼痛均有显著改善(P<0.001),但长期结果两组之间各项指标的差异均无统计学意义,治疗后大多数患者的髁突骨质没有明显的变化。认为关节腔灌洗治疗关节盘不可复性前移位不必加用糖皮质激素注射。

(三)配合透明质酸钠关节腔内注射对内紊乱的疗效

以下3个研究报告联合应用灌洗术与黏弹补充剂关节腔内注射对关节内紊乱的治疗效果,结论相对一致,均提供了正向的临床证据。

郑有华(2011)报告2006年10月—2009年3月对不可复性关节盘前移位126例(138侧关节)进行关节腔灌洗和透明质酸腔内注射治疗的结果,按发病病程分为三组:6个月以内组36例,6~12个月组42例,12个月以上组48例,治疗后随访12~36个月(平均26个月)。发现三组总有效率为88.9%(112/126),其中6个月以内组术后张口度平均增加(8.2±0.4)mm。向健侧侧向运动增加(4.8±1.4)mm,91.7%(33/36)患者疼痛明显缓解,有效率为94.4%(34/36)。6~12个月组张口度平均增加(8.0±3.2)mm,向健侧侧向运动增加(4.4±1.5)mm,90.5%(38/42)患者疼痛明显缓解,有效率为92.9%(38/42)。12个月以上组术后张口度平均增加(7.1±4.1)mm,向健侧侧向运动增加(3.5±2.4)mm,81.3%(39/48)患者疼痛明显缓解,有效率为83.3%(40/48)。三组比较,在张口度、侧向运动改善、疼痛缓解及有效率等方面,6个月以内组和6~12个月组均优于12个月以上组(P<0.05),而6个月以内组和6~12个月组的差异无统计学意义(P>0.05)。认为关节腔灌洗术和透明质酸钠联合应用对治疗不可复性关节盘前移位是有效的治疗方法,治疗前病程在12个月以内者治疗效果明显优于12个月以上者,建议早期治疗以提高疗效。

袁健(2013)对50例(54侧)临床和MRI诊断为颞下颌关节盘前移位的患者(可复性关节盘前移位31侧、不可复性关节盘前移位23侧),进行关节下腔灌洗(2%利多卡因1.5mL灌洗5次)及透明质酸钠注射(施沛特1.5mL),每2周1次,共治疗3次,每次复诊时及治疗后3个月后评价疗效。结果显示所有患者症状在每次复诊及3个月后均比基线有显著改善,Helkimo指数比基线均有显著减少,随着治疗次数增多疗效愈加改善,但第3次治疗后2周复诊结果与治疗后3个月相比较,差异无统计学意义,提示联合应用灌洗术及透明质酸钠注射的总体疗效稳定。

祝岩(2015)报告颞下颌关节腔灌洗术联合透明质酸钠治疗不可复性关节盘前移位的临床效果,56例符合纳入标准,用200mL乳酸钠林格液行关节上腔灌洗,术后注入1%透明质酸钠 1mL，术后配合被动张口训练。结果显示，治疗后 1 个月、3 个月、6 个月与治疗前比较，下颌运动度均显著增加（$P<0.05$），尤其 1 个月时增加明显，疼痛显著缓解（$P<0.05$），最大张口度显著改善（$P<0.05$）。认为颞下颌关节腔灌洗术联合黏弹补充疗法治疗不可复性关节盘前移位，能显著改善患者的张口度和下颌健侧侧向运动度，减轻疼痛。

（四）对颞下颌关节骨关节炎的疗效

中文文献中有 3 个研究报告了灌洗术联合应用黏弹补充剂关节腔内注射治疗颞下颌关节骨关节炎的疗效。英文文献中 Nitzan（2016）对灌洗术治疗症状性颞下颌关节骨关节炎的长期疗效进行了探讨。

郭斌（2016）报告颞下颌关节腔灌洗术配合关节腔注射透明质酸钠治疗颞下颌关节骨关节炎的临床疗效。70 例符合纳入标准并依据年龄分为非老年组（<60 周岁，n=35）和老年组（≥60 周岁，n=35），两组患者均接受 1 个疗程（5 周）的关节腔灌洗术加透明质酸钠注射治疗，随访 6 个月。结果显示两组患者治疗后的非辅助最大张口度、休息时及咀嚼时疼痛感、关节运动功能障碍以及患者的生存质量均较治疗前明显改善（$P<0.05$）；老年组各项症状的改善情况优于非老年组（$P<0.05$）。

何洋（2016）报告颞下颌关节腔灌洗术联合几丁糖治疗颞下颌关节骨关节炎的疗效及对滑液中肿瘤坏死因子 TNF-α 影响的临床研究结果，纳入颞下颌关节骨关节炎患者 60 例，随机分为治疗组（灌洗术配合几丁糖）和对照组（灌洗术配合透明质酸钠），每组 30 例，对两组患者的临床疗效和术前、术后关节滑液内 TNF-α 的变化进行评价。结果显示治疗组临床总有效率优于对照组（$P<0.05$）；治疗前后疼痛指数、张口度差值的比较均有统计学意义（$P<0.05$）；治疗组关节滑液 TNF-α 的下降水平显著低于对照组（$P<0.05$）。认为灌洗术联合几丁糖治疗颞下颌关节骨关节炎临床效果明确，可显著降低关节滑液 TNF-α 的水平。

王宗耀（2017）报告关节腔灌洗术联合透明质酸钠注射治疗颞下颌关节骨关节炎的疗效，纳入 2011 年 6 月—2016 年 5 月收治的 80 例颞下颌关节骨关节炎患者。随机分为 2 组（每组 40 例）。对照组给予关节腔灌洗术，治疗组给予关节腔灌洗术联合透明质酸钠关节注射。结果显示，治疗组血清 IL-6（126.8±6.4）pg/mL、TNF-α（9.1±0.8）mg/mL，均低于对照组 IL-6（142.1±5.7）pg/mL 及 TNF-α（13.2±0.6）mg/mL（$P<0.05$）。临床指标比较，联合透明质酸钠注射组优于单纯关节腔灌洗组，差异有统计学意义（$P<0.05$）。认为以关节腔灌洗术联合透明质酸钠注射治疗颞下颌关节骨关节炎，临床效果比单一的关节腔灌洗术效果更好。

Nitzan（2016）评价了关节腔灌洗术对保守治疗无效的症状性颞下颌关节骨关节炎患者的长期疗效，研究纳入 79 名患者（83 侧关节），男 12 例、女 67 例，年龄 13～70 岁，灌洗术后平均随访时间 56.9 个月。其中 64 名患者（81%）对关节腔灌洗术反应良好，最大张口度从平均 26.3mm 增加至 39.24mm，疼痛 VAS 值从平均 6.92 降至 2.36，功能紊乱值从平均 7.37 降至 2.24，总体满意度评分均值 8.78 分（满分为 10 分）。该研究提示灌洗术对颞下颌关节骨关节炎有确切的远期疗效。

（五）对颞下颌关节紊乱（未分类或包含多个亚类）的疗效

以下 2 个研究报告了灌洗术联合黏弹补充剂和 / 或糖皮质激素关节腔内注射对多种颞下颌关节紊乱病关节内病变的疗效。

黄宏平（2009）总结 2000 年—2008 年灌洗术配合糖皮质激素和 / 或透明质酸钠关节上腔注射治疗颞下颌关节紊乱病 564 例的结果，男性 180 名，女性 384 名，年龄 16～87 岁，平均 43.25 岁，诊断为滑膜炎、不可复性盘前移位及骨关节病的各 188 例，用半随机的方法将病例分为 3 组，每次首先进行关节上腔灌洗术，然后在上腔后隐窝内注射药物，治疗均以 4 次为 1 疗程，每次间歇 10 天。曲安奈德组每次剂量为 8mg，曲安奈德及透明质酸钠组头 2 次关节腔内注射曲安奈德 8mg，后 2 次关节腔内注射 2% 透明质酸钠 1mL，透明质酸钠组每次关节腔内注射该制剂 1mL。疗效评价标准包括多个临床指标：

优：最大张口度 35～40mm、关节压痛消失，VAS 减少≥5mm、咀嚼功能基本正常、弹响消失。

良：最大张口度 30～34mm、偶有关节压痛，VAS 减少 3～4mm、咀嚼偶有疼痛、偶有弹响。

评价为优及良者计为有效。

治疗后 1 个月及 1 年，各组均无失访，2 年时曲安奈德组、先曲安奈德后透明质酸钠组及透明质酸钠组失访率分别为 9.0%、10.1%、6.9%。在治疗后 1 个月、1 年及 2 年的有效率详见表 12-1。

表 12-1　灌洗术配合不同药物关节腔内注射对不同类型颞下颌关节紊乱病的疗效

（黄宏平 2010）

配合用药名称	随访时间	骨关节病		不可复性盘前移位		滑膜炎	
		有效病例数 / 个	有效率 /%	有效病例数 / 个	有效率 /%	有效病例数 / 个	有效率 /%
曲安奈德	1 个月	30	80.0	81	97.5	77	98.5
	12 个月	30	43.1	81	75.0	77	35.1
	24 个月	29	29.6	73	58.3	69	73.2
先曲安奈德后透明质酸钠	1 个月	28	75.3	92	95.0	68	83.4
	12 个月	28	87.0	92	92.1	68	93.3
	24 个月	21	60.5	85	83.3	63	55.0
透明质酸钠	1 个月	38	65.6	85	94.1	65	78.1
	12 个月	38	61.5	85	93.1	65	79.1
	24 个月	33	81.7	84	88.7	58	80.1

在 1～2 年长期随访中，对于糖皮质激素治疗无效或效果不明显的 78 例在结束 1 个疗程后，改用透明质酸钠治疗，有效率为 31.2%。该结果提示，关节上腔灌洗后单纯联合曲安奈德治疗，前期效果明显优于后 2 组；但远期效果方面，联合透明质酸钠治疗的稳定性及有效率均优于联合曲安奈德组。

丁广耀（2012）报告双通道关节腔灌洗术联合透明质酸钠关节上腔注射治疗颞下颌关节紊乱病的临床疗效，于 2006～2008 年纳入 80 例，男 38 例、女 42 例，年龄 30～61 岁，平均 41 岁，均为保守治疗 1 个月以上无效，伴有颞下颌关节疼痛、张口受限及张闭口关节锁结者，MRI 证实无器质性改变。在颞下颌关节区域局部麻醉后建立关节上腔的双通道灌洗系统，用生理盐水 200mL 反复冲洗，不时阻止液体流出以增加关节内压，结束灌洗术时注射透明质酸钠 2mL。通过张口度和疼痛测量值评价治疗效果。总随访期 2 年，期间在不同的随访时间点测量张口度、侧向运动距离与关节疼痛 VAS 值。结果显示灌洗术后 3～4 天有关节区肿胀疼痛及下颌运动受限症状，5 天时这些症状消失。随访期间关节疼痛明显降低（$P<0.05$），弹响减少或消失，张口度及侧向运动改善，但治疗效果随着时间延长逐渐下降（$P<0.05$），认为双通道关节腔灌洗术联合透明质酸钠是治疗颞下颌关节紊乱病的有效方法，建议增加治疗次数以维持治疗效果。关节上腔一次注射透明质酸钠 2mL 值得商榷，常规用量 1mL 即可，如用 2mL 反而容易引起术后局部不良反应。

（六）对其他颞下颌关节疾病的疗效

刘晓旭（2015）报告颞下颌关节腔灌洗术及透明质酸钠注射治疗间接性颞下颌关节损伤并发症的疗效，2013 年 6 月～2015 年 3 月共纳入 69 例，其中车祸伤 15 例、跌伤 6 例、颌面部暴力打击伤 48 例，均伴有颞下颌关节疼痛、张口及侧方运动受限。按照入院时间分为灌洗术 + 透明质酸钠组 35 例，单纯灌洗组 34 例。关节上腔灌洗的方法是局部麻醉后用 3mL 生理盐水加压注入关节上腔，然后进行抽吸，如此反复 5 次，透明质酸钠上腔注射在完成灌洗术后进行，剂量为 1mL。每周 1 次，3 次为一个疗程，在疗程期间两组均配合下颌运动训练，每天 2 次，每次 30 分钟。结果显示灌洗术 + 透明质酸钠组治疗后张口度、侧向活动及关节疼痛的改善均显著优于单纯灌洗组，差异有统计学意义（$P<0.05$）。作者认为灌洗术联合透明质酸钠关节上腔注射对间接性颞下颌关节损伤并发症的疗效确切。但本文没有详细报告颞下颌关节间接创伤的严重程度，创伤后接受上述治疗的起始时间以及长期随访结果；在分组方面，如果不是进行平行比较而是一个组治疗完成后再进行下一个组的治疗，属于历史对照，影响治疗结果的不仅仅是不同的干预措施，还有不同的治疗条件等不易评估的其他因素，影响结果的可比性及结论的可靠性。

三、灌洗术对重要临床指标的疗效

（一）对关节滑液成分的影响

Emshoff 等（2000）报告对诊断为颞下颌关节关节囊炎和 / 或滑膜炎、首次症状发作不超过 6 个月的 23 例（23 侧）进行关节腔灌洗术的治疗效果，均为女性，年龄 18～56 岁，平均 32.8 岁，均伴有可复性关节盘移位或伴有一过性锁结，关节疼痛或下颌功能受限。关节腔灌洗治疗前及治疗后 2 个月从双侧关节抽取滑液稀释液，其方法是在关节上腔注入 1.5mL 生理盐水，立即主动或被动活动下颌 30 秒后抽取 0.5mL 滑液稀释液，低温保存，应用 ELISA 法对滑液稀释液中的 TNF-α 含量进行测定。结果显示，病变侧术前滑液中 TNF-α 浓度平均为 13.91ng/mL，健侧关节为 7.73ng/mL，罹患侧显著高于健侧（$P=0.001$），术后 2 个月罹患侧平均减少 8.59ng/mL（61.64%），健侧平均减少了 6.95ng/mL（89.5%），两侧在治疗后均有显著减少（$P<0.001$）。病变侧疼痛缓解率为 73.17%，但对盘移位的诊断没有变化。TNF-a 是与关节内炎症过程有关的细胞因子，术后其浓度的明显减少提示关节腔灌洗对颞下颌关节囊炎和 / 或滑膜炎是有效的。

刘培才（2011）报告颞下颌关节上腔灌洗术及注射透明质酸钠治疗骨关节病时对滑液中基质金属蛋白酶 MMP-2 和 MMP-3 含量的影响，纳入 30 例患者，随机分成灌洗术加透明质酸钠治疗组和单纯灌洗术组，6 例志愿者为对照组。结果显示灌洗术加透明质酸钠组的临床疗效优于单纯灌洗术组，张口度显著增加，VAS 显著减少，MMP-2、MMP-3 含量明显降低（$P<0.01$），无症状志愿者中 1 例检测出少量的 MMP-2（31.12μg/L）和 MMP-3（13.32μg/L）。认为灌洗术加透明质酸钠治疗可降低滑液中 MMP-2、MMP-3 水平，减缓关节软骨基质破坏的速度。

（二）对生命质量的影响

Su（2014）报告颞下颌关节骨关节炎患者接受颞下颌关节腔灌洗术、透明质酸钠注射及口服盐酸氨基葡萄糖片治疗对生命质量的影响，灌洗术通过上下腔注射 2% 利多卡因局部麻醉时，以局麻药物冲洗关节腔完成，然后上下腔分别注射透明质酸钠 0.5mL，每周 1 次，连续 5 周为 1 个疗程，盐酸氨基葡萄糖每次 0.48g，每天 3 次，3 个月为 1 个疗程。患者口腔健康相关生存质量用中文版 OHIP-14（Chinese version of the OHIP-14，简称 OHIP-C14）进行评估。共有 211 名患者符合纳入标准并完成了基线（T0）、灌洗术后立即（T1）、3 个月（T2）及 6 个月（T3）等时间点的口腔健康相关生存质量随访评估。结果显示，与 T0 时相比，T1、T2、T3 时 OHIP-C14 总分及所有七个维度的分数均值均显著降低（$P<0.001$）。年龄小于 45 岁的患者，其口腔健康相关生存质量改善最为明显，男性和女性在各时间点的对比均无显著差异，口腔健康相关生存质量基线值低于正常人群，接受治疗后，恢复到了正常值水平。短期和长期效果稳定。T2 时生理性疼痛、心理不适、生理障碍和社交障碍维度显著改善，与 T2 比较，T3 时心理不适维度显著改善。提示关节腔灌洗术配合关节腔内注射透明质酸钠、口服盐酸氨基葡萄糖对颞下颌关节骨关节炎患者具有短期及长期疗效，在改善患者心理不适方面效果突出。

李涛（2015）将颞下颌关节骨关节炎患者 47 例按年龄段不同分为青年组（<45 岁）、中年组（45～65 岁）和老年组（>65 岁）3 组，所有患者均接受 5 周 1 个疗程的关节腔灌洗联合透明质酸钠关节腔注射，在基线和治疗后的第 1 个月、3 个月、6 个月进行临床检查，在基线和治疗后第 6 个月使用 OHIP-14 量表测量患者的生存质量。结果显示各组患者治疗后生存质量均显著提高（$P<0.05$），青年组（<45 岁）休息时疼痛感在治疗后得到明显缓解（$P<0.05$），中年组（45～65 岁）患者治疗后最大张口度明显增加，下颌运动功能障碍明显改善（$P<0.05$），老年组（>65 岁）患者所有检测指标均显著优于治疗前（$P<0.05$），临床症状改善程度明显优于其他 2 组（$P<0.05$）。认为老年颞下颌关节骨关节炎患者能获得更好的整体疗效。

四、灌洗术治疗的综述和系统评价

（一）综述

在对颞下颌关节紊乱病进行灌洗术治疗的疗效综合评价时，有 3 篇文献采用了传统综述的方式，将不同科研质量的研究放在一起进行综合分析，不免受到多种偏倚因素的影响，如在没有对照组的病例系列报告中，很难确定自然康复在关节腔灌洗术治疗效果中的作用，也很难区分其他配合治疗对关节腔灌洗效果的影响，只能作为进一步临床研究的线索。

Al-Belasy（2007）检索 Medline 数据库中应用灌洗术治疗颞下颌关节紊乱病的文献，共有 19 篇（531 例）符合纳入标准，男 69 例、女 462 例，平均年龄 34.3 岁，灌洗液量 50～500mL，治疗成功率均值为 83.2%。认为灌洗术对治疗颞下颌关节紊乱病是有效的，但由于作者没有对文献质量进行评价，对各种研究的结果仅仅进行了简单汇总，方法学存在重大缺陷，对此结论应取慎重态度。

Monje-Gil（2012）亦是检索 MEDLINE 数据库中应用灌洗术治疗颞下颌关节紊乱病的文献，从 1991 年开始共检索到 60 篇，其中 20 篇是符合作者纳入标准的原始性临床研究，研究类型主要为前瞻性或回顾性病例序列报告，少量采用了随机或双盲对照设计，个别为长期随访报告；涉及的颞下颌关节紊乱病类型有：结构紊乱如可复性或不可复性关节盘移位、关节囊炎或滑膜炎、骨关节炎等；麻醉方式包括局麻（13 篇）、静脉用药镇静（2 篇）及全麻（5篇）；灌洗压力 18 个研究为常规低压，2 个采用加压装置；灌洗后关节腔内给药：糖皮质激素（14 篇）、透明质酸钠（4 篇），仅有 2 个研究为单纯灌洗。

这 20 个研究中共纳入 586 个病例，接受灌洗的关节为 612 侧。患者平均年龄 34.3 岁，接受治疗前的病程平均 14 个月，灌洗术后平均随访时间 12.8 个月，多用张口度和功能是否改善、疼痛是否减轻评价疗效。总有效率 83.5%。

Marty（2016）在 PubMed 数据库中检索关节腔灌洗术联合关节腔内药物注射的研究，从1991 年到 2016 年共有 27 篇相关文献，发现所有作者都对在保守治疗无效时采用颞下颌关节腔灌洗术持肯定态度，联合应用的药物有糖皮质激素、透明质酸钠、镇痛药物及富血小板血浆等。与单纯灌洗术相比较，联合药物注射组均有显示疗效更好的趋势，但还不能证明哪一种药物更好。

由于这些研究纳入标准不一致、随访期短、没有考虑混杂因素对药物干预效果的影响等，上述结论还需要科研设计更为严谨的研究证实。

（二）Meta 分析和系统评价

近年来，有 4 篇文献涉及 Meta 分析和系统评价。

郭春岚（2009）对颞下颌关节腔灌洗术疗效进行了系统评价。从电子数据库如 Cochrane图书馆、Medline、Embas、OpenSIGLE、中文 CBMdisc 等进行检索，并手检全部中文口腔医学杂志至 2009 年已经发表的有关文献。有 23 篇被初选，但其中仅有 2 篇为随机对照试验，因为文献数量过少，只能直接引用其结果。Fridrich 等（1996）进行了关节腔灌洗术（8 个患者 11 侧关节）与关节内镜（11 个患者，17 侧关节）疗效比较的前瞻性随机对照研究，手术完成后均在上腔注射倍他米松 6mg。在治疗后 1 周、1 个月、3 个月、4 个月、12 个月及 24 个月进行随访，最短的随访 6 个月，最长 24 个月，平均随访时间 12.9 个月。在 12 个月时 13 例得到随访，但 24 个月时仅有 4 例得到随访。结果显示两组间各疗效指标比较均无显著性差异。关节腔灌洗术与关节镜在缓解患者关节区疼痛及改善下颌运动的总体改善率相近，前者为 75%，后者为 82%，（RR=0.92，95%CI=0.56～1.49），但后者张口度的改善更好。Goudot等（2000）比较 62 例颞下颌关节功能紊乱病进行关节内镜治疗与关节腔灌洗术的结果，33例接受关节镜手术，29 例接受关节腔灌洗术，均经磁共振证实罹患关节盘可复性前移或不可复性盘前移位。随访 1 年，发现两种手术均可促进关节功能，减轻疼痛。关节内镜治疗的最大张口度改善更好；而对疼痛的控制，内镜与关节腔灌洗疗效相当（改善率分别为78.8%、86.2%，RR=1.09，95%CI=0.87～1.38）。内镜术后有 1 例发生额肌瘫痪 3 个月，1 例伴有严重面颈部水肿不得不气管插管 12 小时予以救治；在关节腔灌洗组有 2 例发生心动过缓，1 例自然恢复，1 例需注射异丙肾上腺素。该系统评价证据显示颞下颌关节腔灌洗术的治疗效果与内镜手术比较类同或略弱，但没有统计学差异。

Vos（2013）检索了 Medline、Embase 和 Central 数据库，检索时间跨度为 1966 年—2012年；纳入比较灌洗术和非手术方法治疗颞下颌关节紊乱病的随机对照试验。共纳入 3 篇文献，222 个病例。结果显示，关节腔灌洗术和非手术治疗相比，改善张口度的效果相当，但对于缓解患者疼痛有更佳的疗效。

Bouchard（2017）等采用系统评价和 Meta 分析探讨关节腔灌洗术和非手术治疗对颞下

颌关节紊乱病的治疗效果，检索了 Medline，Embase，Central（Cochrane），Scopus 和 Web of Science 数据库，共纳入 5 篇文献 308 个病例，结果显示关节腔灌洗术和非手术治疗对于改善颞下颌关节紊乱病患者张口度未发现显著差异，认为关节腔灌洗术在颞下颌关节紊乱病中的应用目前仍缺乏高强度的证据。

Davoudi（2018）在 Cochrane Library、Web of Science、Google Scholar、PubMed、ProQuest 及 Scopus 检索 2018 年前发表的颞下颌关节腔灌洗术联合糖皮质激素治疗的随机对照试验研究，在 2 067 篇相关文献中仅有 7 篇符合纳入标准，涉及 397 个病例，颞下颌关节紊乱病类型包括关节痛 1 篇、骨关节炎 2 篇、结构紊乱 1 篇、未分类 3 篇，干预措施包括糖皮质激素与透明质酸钠比较 3 篇、糖皮质激素与阴性对照比较 4 篇，随访时间 1～8 个月。在所有研究中，治疗组与对照组在治疗后都有下颌功能改善及疼痛缓解，但除了 1 个研究报告联合应用醋酸甲泼尼龙注射的研究显示张口度优于对照组，其他均无显著的组间差异。作者的结论是灌洗术联合应用糖皮质激素注射与联合其他药物治疗没有疗效差异。

综上所述，由于颞下颌关节腔灌洗术可在门诊局麻完成，并发症少，在颞下颌关节紊乱病保守治疗无效时应作为重要的优先选择项。但需要更多临床和基础研究以清晰回答下列问题：颞下颌关节腔灌洗术治疗作用的机制是什么？哪一类颞下颌关节紊乱病亚类最适合进行颞下颌关节腔灌洗术？在灌洗术之前进行多长时间的保守治疗更为合适？使用多少液体进行灌洗最理想？灌洗压力如何影响临床效果？是否需要短期内进行多次灌洗？联合关节腔内注射药物时，哪些药物可以作为首选？所有这些问题都有待进行新的随机对照临床试验予以澄清。

第二节　颞下颌关节镜的诊断性检查

早在使用烛光和煤油灯的 200 年前，人们就试图使用内镜对自身某些器官结构进行观察，无数次的失败也不能阻挡其创新的意志和热情。其间经历了硬式内镜阶段（1806 年—1932 年），内镜主要用于膀胱和尿道检查；半屈式内镜阶段（1932 年—1957 年），对食管和胃的检查终于方便可行；光导纤维内镜阶段（1957 年至今），内镜不但可用于泌尿生殖系统、消化系统、耳鼻喉及呼吸系统等疾病的诊断，还可用于手术治疗；从 1983 年开始，迎来了电视内镜时代，应用特殊光谱可提供新的图像信息，通过图像处理技术获得病变组织的特殊图像，通过图像分析技术对病变进行定量分析和定量诊断，实时在屏幕显示的图像有利于对疑难病例的专家现场决策和进行远程会诊；新近开发的多功能电子内镜不但能获得组织器官的形态学诊断信息，也能对邻近组织器官进行多种生理功能的测定，为临床提供了全新的诊断和治疗手段，促进了医学事业的发展。

关节内镜（arthroscope）的发展得益于内镜在其他临床领域的成功应用。日本学者高木 1918 年首次应用膀胱镜观察膝关节病变，Bircher（1921）、Kreuscher（1925）、Burman（1931）、渡边（1959）和 Jackson（1964）等都为膝关节内镜技术的发展做出了贡献。随着高强度光源的出现、光导纤维技术的发展，逐渐开发了小型化关节内镜，可用于多种滑膜关节的疾病诊断及手术治疗。1975 年日本学者 Ohnishi 首次应用内镜对颞下颌关节进行检查，开启了内镜下进行颞下颌关节内部结构直视观察及微创操作的新纪元。

关节内镜对是否存在关节盘的变形、移位、穿孔等病理改变，滑膜炎症的程度，是否伴有软骨及骨面的破坏等,可提供明确可靠的诊断,对类风湿关节炎、银屑病关节炎、痛风、滑膜软骨瘤病以及创伤引起的颞下颌关节并发症等都具有辅助诊断价值。Tzanidakis(2013)对 31 例关节镜手术失败后接受开放性手术的病例进行前后观察结果的比较,发现关节镜诊断颞下颌关节疾病的敏感度为 87%,特异度为 99%,诊断 Wilkes 分期的敏感度为 94%,特异度为 98%。

一、颞下颌关节内镜操作要点

关节腔充满液体使关节囊保持膨胀的状态,这种状态利于粗大的套管针穿刺,也可减少尖锐的实心针尖端损伤关节内结构。

外侧穿刺法进针点的确定与灌洗术确定进针位置的方法相同。在第一个进针点位置用手术刀尖在皮肤做一个 2mm 纵行切口,插入套管穿刺针,穿破关节囊后,将生理盐水输液管道连接到套管针侧口上,也可使用乳酸钠林格液进行关节腔灌洗。在第二个进针点插入 9 号针头进入关节腔,作为引流灌洗液的通道。为便于关节镜在腔内活动进行观察,宜使关节腔内灌注压力维持在 70cm 水柱左右,这种恒定压力的灌洗不仅可减少穿刺时造成的出血,冲出血凝块,还可维持关节腔于扩张状态,如果腔内有剥离的组织碎块浮动妨碍观察时,可在灌洗液体中加入透明质酸钠改善视野。

关节内镜观察完毕后,要继续用盐水将关节腔冲洗干净,确认无出血后先拔除套管针,尽量抽吸关节腔内剩余的盐水,再拔出引流用穿刺针。皮肤伤口加压即可。嘱患者勿过度活动下颌。内镜检查后可能出现短暂的关节疼痛及运动障碍,在减少关节负荷的情况下会逐渐减轻,约 3 天消失。

外侧穿刺法镜下视野:关节上腔穿刺时除关节囊外侧壁部分、关节结节前斜面、前方滑膜及内侧沟外,其余关节各部均可清晰地观察。关节下腔穿刺时除部分关节囊外侧壁、髁突顶及前斜面外,下腔其余结构均在内镜视野之内。

外耳道前壁上腔穿刺时的镜下视野:除关节囊后外壁和关节结节前方外,其余关节上腔结构均在视野之内。

两种刺入点及不同类型的关节镜可互相补充,扩大内镜的检查范围。近年来,Srouji 等(2016)报道了单通道颞下颌关节镜手术方法,在一个手柄套管中有三个插口,正中的插口可以插入直径 0.9mm 的半刚性内镜或最大直径 1mm 的其他手术操作器械,另一个插口可以插入直径为 230μm 的激光(HO: YAG)纤维头,第三个插口连接冲洗用插管。该系统除了内镜诊断,还可以在直视下进行激光盘成形术及粘连带消融。作者用此操作系统对 8 个罹患颞下颌关节紊乱病病例的 13 侧关节进行手术,所有病例术前均有关节疼痛和咀嚼系统功能受限,保守治疗无效。术后随访 3 个月,张口度平均增加 9.12mm,疼痛减轻,VAS 平均减少 3.25,与同一个医生用传统的双通道内镜进行的类似手术操作时间相比,单通道方法的操作时间可减少一半。

二、内镜下颞下颌关节的正常表现

(一)关节上腔

1. 后隐窝(posterior pouch)　后隐窝是指关节结节后方的关节上腔部分,可在关节镜垂直于患者头部矢状面的基本位置进行观察。其颞侧关节面为关节窝,可见有薄层软骨覆盖,表面光滑有光泽。下方可见略微下凹的被覆滑膜的盘后区，在透明滑膜之下毛细血管网清晰可见，该区前份与盘后带延续，在闭口位盘后区松弛呈内外向细皱襞状，与无血管分布的盘后带形成明显分界。关节盘后带由于表面致密纤维层增厚，深层有粗大的胶原纤维束波状排列，常较突起，与柔软的盘后区之间在闭口位形成沟状称为盘后沟。在盘后区中份有斜行向岩鼓裂走行的隆起状结构称为斜形隆起，之所以呈现隆起状是因为富有弹力纤维及胶原纤维的韧带样结构对关节盘保持向后的张力。张口时盘后区随着盘突结构前移，被拉伸变平，盘后沟及皱襞消失。盘后区后份与关节囊后壁及关节窝延续。

2. 中间腔（intermediate space）　内镜端移向上前方向观察，可见有较厚软骨覆盖的关节结节后斜面向前下方走行，其表面光滑，有光泽，下端终止于穹窿状的关节结节顶，下方即为狭窄的结节顶 - 盘间隙。与关节结节后斜面相对应的盘结构为覆盖髁突顶的盘后带部分，前下方为覆盖髁突前斜面的关节盘中间带，恰恰与关节结节顶相对应。在关节结节后斜面、关节结节顶与关节盘后带、中间带之间的关节间隙即是中间腔。

3. 前隐窝（anterior pouch）　向前越过中间腔的最狭窄处，镜端即进入关节上腔中位于关节结节前斜面前方的前隐窝，在前外、最前方及前内壁可见有血管网分布的滑膜及深面的关节盘前带。在关节盘与关节囊内、外壁滑膜之间为沟状间隙，称为关节盘沟。

（二）关节下腔

颞下颌关节下腔呈纵行狭长间隙，可看到白色、光滑而致密的髁突后斜面以及盘后区下板的滑膜面，前者为软骨无血管网分布，后者则可见血管网分布。镜身斜向上内方时可能见到关节盘后带的下表面，白色，光滑，有光泽，无血管网分布；镜身斜向下内时可见下后囊沟，在内侧可能看到关节囊的内侧滑膜，有血管网分布。

三、内镜下颞下颌关节的病理表现

（一）滑膜改变

1. 滑膜血管化（synovial vascularity）　滑膜血管化表现为血管数量增加和血管口径增加。其严重程度可分为 4 个级别。0= 正常，由微小血管构成清晰的血管网络；1= 轻度血管化，小血管的数目增加，骨干血管口径增加，血管网明显；2= 中度血管化，在小血管数目增加的同时出现较大而迂曲的血管；3= 广泛血管化，存在大量小血管和大血管，可伴有微小出血灶。在评价盘后区血管化情况时，可将盘后区分为内、中及外三个等份，分别评定每一个等份的血管化情况，将 3 个记分值相加，总分值 1～3 为盘后区轻度血管化；4～6 为盘后区中度血管化；7～9 为盘后区重度血管化。

2. 滑膜充血（synovial hyperemia）　滑膜充血指与血管分布无关的滑膜红肿，为局限性孤立的红色斑块或广泛红肿，以盘后区红肿面积表示严重程度。轻度：盘后区的 1/3 红肿；中度：盘后区的 2/3 红肿；重度：盘后区广泛红肿。

3. 滑膜赘生（synovial redundancy）　滑膜赘生指盘后区滑膜增生的情况。0= 正常，呈均匀细小褶皱状；1= 轻度增生，由于部分滑膜增生盘后区滑膜外观如浅波浪状；2= 中度增生，由于部分滑膜增生较重，盘后区滑膜外观如深波浪状；3= 重度增生，由于大部分滑膜增生，盘后区滑膜外观如手风琴褶皱状。在评价盘后区滑膜增生情况时，可将盘后区分为内中外三个等份，分别评定每一个等份的滑膜增生情况，将 3 个记分值相加，总分值 1～3 为盘后区轻度滑膜增生；4～6 为盘后区中度滑膜增生；7～9 为盘后区重度滑膜增生。

4. 滑膜绒毛样变（synovial villi）　滑膜绒毛样变是指在盘后区滑膜表面存在细小的绒毛状突起呈束状分布。根据绒毛在盘区滑膜的分布情况分级。轻度：仅可观察到 1/3 盘后区存在绒毛；中度：可观察到 2/3 盘后区存在绒毛；重度：盘后区广泛绒毛样变。

（二）关节粘连（articular adhesions）

在关节间隙的上面和底面之间出现程度不同的连接形式，根据粘连的形态和分布分级。轻度粘连：粘连物呈蛛网状或膜状；中度粘连：带状粘连纤维化或宽大如假壁样粘连；重度粘连：较多的假壁粘连或有广泛的假壁样粘连。组织学观察表明，粘连带可能含有随机排列的胶原纤维、弹力纤维，有纤维细胞散在分布，有时还可看到滑膜细胞和类软骨样细胞，甚至致密结缔组织成分。张善勇等（2010）报告接受颞下颌关节内镜检查的 1 506 位（1 822 侧关节）颞下颌关节紊乱患者中，486 例 524 侧关节有关节腔粘连，罹患率 28.76%（524/1 822），其中轻度粘连 68.89%、中度粘连 20.61%、重度粘连 10.50%，多见于老年患者，张口受限严重且时间长者，随着关节内紊乱病分级增加而粘连严重程度增加。

（三）关节窝及关节结节改变

1. 蔓延性滑膜炎（creeping synovitis）　蔓延性滑膜炎是指在原来没有血管分布的颞下颌关节窝软骨部位出现由滑膜蔓延的血管分布，以血管分布面积大小表示严重程度。轻度：关节窝的 1/3 血管分布；中度：关节窝的 2/3 血管分布；重度：关节窝广泛血管分布。

2. 血管生成（angiogenesis）　血管生成是指在关节结节后斜面的纤维软骨面出现血管生成现象，多系从软骨下骨发出的血管显示于关节面所致，以血管生成面积大小表示严重程度，轻度：关节结节后斜面的 1/3 有血管生成；中度：关节结节后斜面的 2/3 有血管生成；重度：关节结节后斜面广泛血管生成。

3. 出血斑（petechiae）　出血斑是指在关节结节后斜面出现出血造成的小的红斑，以出血斑分布面积大小表示严重程度，轻度：关节结节后斜面的 1/3 有出血斑分布；中度：关节结节后斜面的 2/3 有出血斑分布；重度：关节结节后斜面广泛出血斑。

4. 软骨退行性变（骨关节炎）（cartilage degeneration, osteoarthritis）　0= 正常：关节软骨面光滑，质地正常；1= 轻度退行性变（早期骨关节炎）：关节软骨肿胀、软化，起泡或者小面积表面剥脱；2= 中度退行性变（中期骨关节炎）：关节软骨原纤维化，呈现绒毛样外观；3= 广泛退行性变（晚期骨关节炎）：关节软骨严重原纤维化，软骨下骨皮层裸露。在评价关节结节软骨总体软骨退行性变或者骨关节炎的严重情况时，可将关节结节后斜面分为内中外三个等份，分别评定每一个等份的病变情况，将 3 个记分值相加，1～3 为关节结节轻度软骨退行性变或轻度骨关节炎；4～6 为关节结节中度软骨退行性变或中度骨关节炎；7～9 为关节结节重度软骨退行性变或重度骨关节炎。

（四）关节盘改变

关节盘外观、质地、位置、运动速度和质量等与关节结构紊乱、滑膜炎及骨关节炎有密切关系，直视下其特征性的改变具有重要诊断价值。

1. 盘位（disc position）或关节盘对髁突的覆盖关系（roofing）

（1）正常：从关节上腔可以观察到关节盘全部主体部分，最大张口位关节盘后带对应于关节结节顶，闭口位盘后带 - 盘后附着交界对应于关节窝，即关节盘完全覆盖髁突顶部。

（2）盘位异常：最大张口位关节盘后区对应于关节结节顶，闭口位盘后区对应于关节结节后斜面和关节窝，即关节盘主体移位于髁突顶前方，部分或全部失去对髁突顶的覆盖。

如关节盘部分移位：关节上腔可以看到关节盘主体部分的 1/3 或 2/3；完全移位：关节上腔后隐窝乃至中间腔不能观察到关节盘主体。

2. 盘动度（disc mobility）

（1）正常情况：张口大约 1.5cm 以上时，髁突向前移动，由于盘突复合体结构中关节盘与髁突的紧密联系，从上腔看关节盘随之向前滑动。

（2）轻度盘动度受限：在髁突向前运动时关节盘前移略显迟滞，前移少许即发生盘的弹动，关节盘向后滑动少许后与髁突的前移运动协调一致至最大张口位。

（3）中度盘动度受限：随着张口度增大，相当于张口运动中期时，发生关节盘向后的弹动。

（4）重度盘动度受限：在张口或前伸运动时，在关节结节后方始终不能看清关节盘本体结构，提示关节盘已经完全锚固于髁突前方，不再发生弹动，在髁突前移时在上腔只能看到盘后区被拉伸、紧张、变平的动态变化。

3. 关节盘原纤维化（disc fibrillation）　关节盘表面出现绒毛样结构，为关节盘胶原纤维及基质变性，部分胶原纤维断裂的表现。

4. 关节盘穿孔（disc perforation）　关节盘在特定部位失去连续性。轻度：有小的穿孔存在，穿孔边缘不整齐；中度：穿孔较大，可从上腔直视部分髁突顶；重度：关节盘及其附着在穿孔处裂开，髁突顶在上腔内。

四、内镜下颞下颌关节紊乱病特点

（一）关节盘病变

1. 关节盘可复性前移位

轻度前移位：在闭口位关节盘主体 80% 以上覆盖髁突，而在张口位或者前伸位关节盘 100% 覆盖髁突的瞬间，发生关节盘向后的弹动；双板区可能有伸长，但是仍可见明显的盘后沟，盘后区的滑膜血管分布相对正常。

中度前移位：在闭口位关节盘主体对髁突覆盖降低到 50% 左右，在张口位或者前伸位仍可能 100% 覆盖髁突，并可能见到关节盘在盘突复位时即弹响发生时的弹动。双板区伸长，盘后沟变浅，可能有轻度滑膜炎、轻度粘连，关节囊外侧壁可能向关节囊内轻度脱垂。

2. 关节盘不可复性前移位　根据闭口位关节盘主体对髁突覆盖情况，可分为轻重不同的两种类型。

（1）轻型：关节盘对髁突的覆盖降到 5%～50%，张口位或者前伸位不能 100% 覆盖髁突，双板区明显伸长，盘后沟消失。盘后区可能有轻微瘢痕化，表面变成黄白色，其表面滑膜有紊乱的血管分布。关节盘可能有轻度变形，表面原纤维化。

（2）重型：不管张口或前伸位，都不能看到关节盘主体覆盖髁突，取而代之的是盘后区组织覆盖髁突，由于长期承受过重的负荷而瘢痕化，呈黄白色，可能有少量血管分布。髁突顶尖锐时位于其上方的盘后区表现为丘状隆起，如果盘后区与髁突后斜面粘连，丘状隆起与后方的盘后区之间可能形成 V 形深沟，盘突之间的粘连及盘后区瘢痕化使髁突移动时 V 形沟也不消失，如果 V 形沟两侧的结构在同一视野内，颇似驼之双峰，称为双峰征。由于关节盘阻塞于前隐窝从而使之相对宽大深邃。滑膜明显发炎，腔内有明显粘连，关节囊外侧壁向关节囊内脱垂。关节结节后斜面及关节结节顶软骨软化、原纤维化，形成沟裂或部分剥脱。

　　总之，由于病情及病理改变的个体差异，在关节盘可复性或不可复性前移位时，内镜检查时可有多种多样的表现，需要综合多种镜下征象进行判断。

　　3. 盘变形、盘穿孔　可见关节盘变性、变形、玻璃样变，原纤维化。可有盘穿孔，小穿孔边缘不光滑，但不能看到髁突，大的穿孔可在上腔看到髁突。穿孔部位多位于盘后区，也可见于盘后带。多伴有关节结节后斜面及关节结节顶软骨原纤维化，形成绒毛样外观，关节内粘连增多，甚至可形成假壁样外观，可伴有软骨磨损及剥脱。关节面骨质裸露，关节囊纤维化。

　　关节盘前移位一旦发生，在诱发因素持续存在的情况下多呈进行性发展，关节盘在逐渐更向前内移位的过程中，发生变形，并因此更难复位，而内移位的必然后果是伴随关节囊外侧壁的内脱垂。神经末梢丰富的盘附着及关节囊外侧壁的受压或过度牵扯，是关节疼痛及功能受限的主要原因。

（二）骨关节炎

　　骨关节炎首先表现为关节软骨的病变。关节内过大的压力或者剪切力容易损伤软骨基质和软骨细胞，软骨细胞受到损伤后，功能减低及紊乱，自然修复过程失衡，组织蛋白酶、胶原纤维酶等释放，基质内的蛋白聚糖破坏，基质进行性降解，关节软骨软化，原纤维断裂，软骨破坏，软骨下骨裸露。常常同时伴有盘后区滑膜赘生、关节盘移位、关节窝血管分布或者出血斑形成、滑膜炎及关节内粘连等。一般来说，只要看到关节软骨有任何轻微的表面形态、质地病变就可以判断为骨关节炎。骨关节炎在临床诊断为关节紊乱病的患者中是非常多见的。Dijkgraaf 等（1999）认为颞下颌关节骨关节炎可以导致盘后区伸长，对关节窝后壁的附着升高；关节盘前移位，关节盘在关节结节前斜面的附着降低；滑膜组织血管化、滑膜增生，关节腔内形成粘连。骨关节炎时关节结节后斜面及关节结节顶软骨原纤维化，剥脱造成关节滑动面的表面粗糙，摩擦力增加，由此可引起滑膜组织血管化，蔓延性滑膜炎，关节盘运动迟滞，引起关节盘移位，关节上腔前、后隐窝缩小，关节盘运动受限。这种把骨关节炎看作关节紊乱病始动因子的观点亦能部分地解释关节结构紊乱的病变过程，值得进一步探讨。

（三）滑膜炎

　　滑膜异常大体表现为下列三种情况：

　　1. 滑膜充血　毛细血管充血是炎症的征象。随着炎症的加重，从滑膜下血管扩张、滑膜血管网增加，到滑膜下出血，滑膜呈现斑片状发红到广泛的深红色改变，呈进展性变化的特点。以盘后区滑膜层表现最为明显。

　　2. 滑膜糜烂　滑膜出现单个或多个大小不等的粗糙糜烂面，滑膜呈斑片状剥蚀，周围环以充血区。如为溃疡时，其表面偶可见到红色或黄色肉芽样颗粒，其表面可见到或多或少的纤维素样沉积物。

　　3. 滑膜增生　滑膜增生多见于盘后区，有过多皱褶及异常增生。随着滑膜增厚，滑膜下血管网模糊或消失，最后的结局是部分盘后区转化为可承担机械压力和剪切力的关节盘样结构，外观苍白色，质地变硬，滑膜消失。

　　滑膜炎存在于关节内紊乱的各个阶段及骨关节炎的病程中，在关节紊乱病的自然病史中，复发性的关节疼痛和下颌功能紊乱与滑膜炎相关。

　　滑膜对炎症的反应是浅层细胞的增生、充血，滑膜下层纤维化，在滑膜炎的修复过程中导致滑液黏稠度改变，滑润功能损害并进而影响关节盘的运动；滑液转送代谢物功能的降低影响关节盘和关节软骨的营养，激活引起组织退行性变的酶系统，进一步加速关节盘和软骨的破坏,而关节盘及其附着也更容易与其他关节面粘连,关节内粘连的增生机化影响关节运动。

总之,颞下颌关节紊乱病可能表现为多种病理改变互相交织、互为因果、进行性加重的疾病发展过程,采取积极的治疗措施十分必要,而一旦治疗有效,又可能引起多种因素互相交织、互为因果的正向康复过程。

第三节　颞下颌关节内镜手术

颞下颌关节内镜手术属于微创手术,手术方式包括活检、滑膜下药物注射、分离、灌洗、粘连松解、针对关节盘病变的手术、针对滑膜炎与骨关节炎的手术等。Efeoglu 等(2018)主张对颞下颌关节紊乱病的治疗分阶段进行,原则是保守治疗先行,无效时首先采用关节腔灌洗术,术后观察半年,如仍有关节疼痛,影响功能时即可考虑内镜手术。

自从 20 世纪 80 年代以来,国内外学者在此领域进行了大量临床研究,积累了丰富的经验。姚恒瑞等学者在国内率先开展了颞下颌关节的内镜手术,杨驰等在内镜手术方法及器械、缝线等的设计方面做了不少创新,为提高该领域的医疗质量做出了较大贡献,其敢为天下先的精神值得赞赏。

1. 镜下松解与灌洗术(arthroscopic lysis and lavage)　镜下松解与灌洗术是最早获得应用并且至今仍广泛使用的基本手术方式。技术操作最简单,可在上腔使用钝头硬性直探针顺着关节腔的软骨或骨性关节面、关节盘及其附着的表面进行摆动式分离操作,以松解粘连索条,初步清除关节结构表面容易脱落的附着物。随着技术手段及内镜相关设备的进展,应用电凝烧灼、激光或低温等离子消融技术可以达到更加完美地消除粘连及清除坏死组织的结果。手法或器械辅助盘复位操作也是松解与灌洗术的重要内容,在上腔使关节盘复位或部分复位有助于松解关节盘与髁突关节面之间的粘连,而在上腔内消除关节内粘连也有助于关节盘的复位。

操作注意事项:①保持正压冲洗,正压的大小以 70~100cm 水柱压力为宜,在此压力下关节腔得以适当膨胀,关节腔内原有的或者经过分离松解形成的漂浮物得以顺利冲出;②始终保持探针等器械的尖端位于关节面;③最好在直视下进行探针向内和向前的分离操作,达到关节囊前壁及内侧壁即可,以避免损伤关节前内侧的重要解剖结构;④以探针向外和向后操作时注意勿刺损伤关节囊或误入外耳道。

2. 滑膜下硬化疗法(subsynovial sclerotherapy)　在关节镜直视下将 5% 鱼肝油酸钠分2~5 点注射于盘后区滑膜下,每个注射点约 0.2mL,注射的深度不超过 5mm 以免对局部组织造成过大范围的化学损伤。愈合后形成瘢痕,可使关节盘后区相对缩短、僵化,从而限制关节盘的过分运动,适于治疗颞下颌关节的习惯性脱位。有时为了达到尽快限制关节运动幅度的效果,还可以将关节盘后带缝合固定于向后的位置。

3. 关节盘复位术(disc reposition)　关节盘移位导致关节运动的机械障碍,关节盘附着和关节囊的损伤、盘本身的损伤、变性、变形,滑膜的炎症反应以及软骨和骨组织的破坏,是最常见的关节紊乱病类型。因此众多学者试图通过改变盘位来治疗这一类的疾病。最先得到广泛应用的是开放性关节盘修整复位手术,随着关节镜的应用,不少学者开展了镜下微创盘复位手术。可以依据关节盘移位、变形等病变的具体情况、手术者熟练掌握的技术手段和设备条件综合选择合适的术式，尽可能使复位的关节盘保持长期稳定。

（1）关节盘前份松解术（anterior release of the disc）：在关节上腔前隐窝内应用剪刀、电凝刀、激光刀或射频消融工作头在关节盘前带的前内侧向下切开，切口深度不超过 5mm，切断翼外肌上头肌纤维，减少其向前牵引关节盘的动力，为关节盘复位创造条件并巩固关节盘复位结果。Kaneyama 等（2004）报告，在关节腔的前外侧进行激光烧灼或电凝，可松解关节盘前带与关节囊前外壁的联系，改善关节疼痛、增加张口度。

（2）关节盘折叠及缝合固定术（plication of the disc or arthroscopically suturing of the repositioned disk）：Tarro（1989）、Ohnishi（1991）、McCain（1992）等学者提出了将复位关节盘缝合固定的方法，即在盘后区用激光烧灼，切开或切除楔形冗余盘后区组织形成新鲜创口，使缝线穿过切口前份的关节盘，与穿过盘后区的缝线在外耳道前壁或者关节外侧皮肤打结，使移位的关节盘向外、向后复位固定。

杨驰等于 20 世纪 90 年代重复上述经典术式进行关节盘复位时，发现 91% 以上的病例关节盘未复位到正常位置，认为其主要原因是缝合固位的方向与关节盘移位的轴向不一致，缝线过细且位于关节盘外 1/3，达不到稳定关节盘位的效果，因此将术式进行了改进。改进后术式的要点是：联合进行关节盘前附着松解术（局麻后用双极射频消融仪完成，深度不超过 5mm），随之推动关节盘向后上完全复位；应用带有内芯的编织涤纶线缝合以保证关节盘复位后固位的强度；缝线一端经过医用生物胶处理，便于从 12 号腰椎穿刺针改制的带手柄缝合针内通过，在套圈针、提线器的协助下完成缝线在关节腔内的折返和定向定点穿出关节腔，完成牵引关节盘沿着关节盘脱位的轴线向后的类水平褥式缝合；在距耳屏尖 1.5cm 处的外耳道前壁水平切开皮肤和软骨但避免切开软骨深层韧带样组织，水平褥式缝合线在外耳道软骨深层打结，避免感染并能长期保持线圈的稳定性。该法的优点是通过改进的关节盘缝合固位方式，使盘后区折叠、盘后带后移，永久性固定于关节囊后壁，使关节盘完全覆盖髁突顶，又保持了一定动度。其存在的问题是在关节内的操作复杂困难，缝线粗大且为非生物材料，不得不打结多次避免松脱，长期存留于活动度非常大的关节囊后壁处，不排除引起异物反应的可能性。

（3）盘后附着电凝术（posterior cauterization or electrocautery）：在盘后区浅层应用 McCain 双极凝固器进行电凝，可使该区瘢痕化，盘后带后移，巩固关节盘复位的成果。由于该法可减少关节盘的过分滑动，也可以用于习惯性脱臼的治疗。

（4）盘后区硬化剂注射及关节盘复位缝合术：在盘后区或上腔后壁滑膜注射 5% 鱼肝油酸钠，联合进行关节盘复位操作及关节盘后向和 / 或侧向缝合牵引固定术，目的是用硬化剂造成盘后区的纤维化，产生拉紧关节盘的作用，通过立即缝合克服硬化剂需一定时间方能形成瘢痕化的缺陷。

（5）射频消融关节盘复位术（arthroscopic disc repositioning with coblation）：在灌洗液中射频消融仪工作头与靶组织非常接近时，产生等离子态的离子蒸汽层，其带电粒子可使 100μm 内的靶组织解体，气化为氧、氮、氢、二氧化碳等小分子及碳的四水化合物等，溶入灌注液中被排出，对组织的损伤极小。局部温度可以精确控制在 40～70℃，低热效应可使临近组织固缩，起到止血作用。Fernández Sanromán（2016）利用双极射频消融技术进行关节盘复位的手术要点是：利用消融仪工作头首先松解切开关节盘前带的前附着，切断与翼外肌上头的联系，用钝头探针后推关节盘使之复位，然后在盘后附着表面进行消融气化操作，没有采用其他使关节盘固位的方法。

4. 针对滑膜炎和骨关节炎的关节镜手术

（1）镜下磨削术（shavings and abrasion arthroplasty）：双套管穿刺后，在其中一个套管内插入手动器械如钝头实心探针、关节锉或电动切割、刨削器械等，对凹凸不平的骨关节面磨削，使之光滑，亦可去除粘连带，清除关节腔内漂浮物及游离体，通过同步运转的切割物吸引系统将磨削物、粘连带碎片等排出关节外。

（2）镜下激光手术（laser arthroscopy）：据 Hendler 等（1992）、Koslin 等（1993）、Nagori 等（2018）介绍，钬激光 Ho：YAG 为肉眼不可见的高能近红外线脉冲式激光，采用稀有元素钬同钇铝石榴石水晶（yttrium-aluminum-garnet，YAG）结合激发产生，波长 2 100nm，可用普通石英光纤传导，在生理盐水灌注情况下应用，其能量可以大量被水吸收，组织穿透度 0.5～1.0mm，由于穿透深度浅，热损伤主要在表层组织中，可产生有效的组织凝固和气化，迅速而精确地切除增生的滑膜、破碎的关节盘组织、粘连带及变性坏死的软骨组织等，凝固止血可靠，可保证在操作中保持视野清楚。该术式又可称为激光消融术（ablation of adhesion by lasser）。

（3）射频消融术（radiofrequency coblation）：由于该技术设备的优良物理学特性，可以用于内镜直视下清除囊内粘连，修整关节面，松解关节盘前附着，进行盘后区及关节囊的固缩等。术野清楚，操作准确，可彻底去除关节内粘连、滑膜及软骨病变，术后反应小，恢复快。据陈敏洁（2015）报告该手术方式的远期随访有效率达 91.3%，是一种较理想的技术。

（4）骨关节面钻孔术（drilling on the articular bone surface）：可在关节结节后斜面或髁突后斜面软骨剥脱骨面裸露的区域钻孔至骨髓腔，造成钻孔内出血，凝结的血凝块机化骨化的过程中，骨髓间充质细胞有可能分化出成骨细胞、软骨细胞修复关节面。有作者进行了在骨关节面钻孔的基础上进行自体软骨细胞移植，以促进关节软骨修复的实验研究，并获得初步成功。如王旭东（2001）报道，经关节镜对 12 只猕猴的髁突和 / 或关节结节进行钻孔（直径 3mm，深度 5mm），造成骨软骨缺损，将自体耳郭软骨细胞制成悬液，与人工基质材料 Pluronic-F127 混合，将形成的处于液态的复合物在镜下直视注入冲洗后的关节面缺损区，在体温条件下注入的材料可形成凝胶状保持在孔内，4 周、8 周、12 周、24 周时处死动物取材进行形态学及免疫组化染色观察。发现关节面缺损均得到了修复，修复组织内有软骨基质特有的Ⅱ型胶原及分化良好的软骨细胞，尽管其尚保持耳郭软骨细胞的形态，但其排列随时间推移而更加有序，其柱状排列似与功能刺激有关。认为镜下软骨细胞移植能修复关节面骨软骨缺损．本实验未设立钻孔后任由血凝块形成自然修复的对照组，不能排除自体修复的影响。

一般情况下，内镜术后可在关节腔内注射透明质酸钠或富集生长因子的血浆，必要时应用抗生素预防感染，疼痛时可短期服用非甾体抗炎药，2 日后开始张口训练，1 月内软食，还可以配合理疗、𬌗垫治疗等。

第四节　颞下颌关节内镜手术疗效评价

自从颞下颌关节内镜手术治疗方式引入临床实践，其微创性及高效性开创了颞下颌关节紊乱病治疗的新纪元。现在颞下颌关节内镜手术在国内外大型颞下颌关节病治疗中心已成为常规手术之一。在大量临床实践的基础上，已经有可能对各种曾经应用的术式进行总结比较，寻找更为简便然而疗效较高的术式，替代操作复杂然而长期疗效没有明显提高的术式。随着医学科技的发展，相信会有更多新的高科技治疗手段被引入关节镜治疗领域，进一步提高疗效。

为了对内镜治疗颞下颌关节疾病效果进行全面系统的评价，将按照疾病类型对术式原始研究进行总结，然后复习相关的二次文献。

一、原始研究结果

关节结构紊乱是颞下颌关节紊乱病的一个重要亚类，常常伴有关节疼痛、下颌运动受限，常伴发骨关节炎及肌筋膜疼痛，据报道在人群中的患病率约为20%～30%。对症状严重保守治疗效果不佳时，内镜治疗是治疗选择之一。迄今已有多种术式治疗效果的报道。其中最简单的术式是镜下松解与灌洗。

（一）镜下松解与灌洗对关节结构紊乱的疗效

表12-2汇集了9篇镜下松解与灌洗治疗颞下颌关节紊乱病内紊乱原始研究的结果，从中可以看出，尽管术式简单，然而临床效果是可以接受的。

表 12-2　镜下松解与灌洗治疗颞下颌关节紊乱病结构紊乱的临床研究结果

引用文献	样本	治疗方式	随访时间	疗效
Nitzan 1990	20 例	松解与灌洗	6～24 个月（平均 16 个月）	12 例（60%）改善，5 例未变，3 例加重
Perrott 1990	59 例 76 侧	松解与灌洗联合殆垫、理疗	>6 个月	均在治疗后疼痛减轻、张口度增加，其中 29 个关节复查 MRI，25 个未见盘位改变
McCain 1989	33 例 55 侧	黏弹剂灌洗 33 侧与乳酸钠林格液灌洗 22 侧	着重术中比较	黏弹剂 0.5% 透明质酸钠的平均用量为 24.2mL，可使操作更为顺利，视野更清晰，更易清除碎片或组织残渣，应用更少量的灌洗液，但两种方法在改善肌肉与关节疼痛 / 改善张口度等方面无显著差异
Nurakami 2000	37 例，随访 33 例	松解与灌洗	10 年 2 个月	疼痛 VAS 均值从术前 5.15 降到 0.34（$P<0.01$），功能紊乱计分从 8.25 降到 1.09，按入组 37 例计手术成功率 83.8%
Alpaslan 2001	31 例 41 侧	松解灌洗 + 透明质酸钠与松解灌洗	24 个月	灌洗 + 透明质酸钠组 1mL 上腔注射 23 例 26 侧，单纯灌洗 8 例 15 侧，两组关节功能都有明显改善，但联合透明质酸钠有更好的减轻疼痛、减少弹响和增加最大张口度的作用
朱耀旻 2008	16 例	松解灌洗	6 个月	MRI 检查 10 例为不可复性关节盘移位，6 例为可复性关节盘移位。治疗后张口度均值从 23.94mm 增加到 37.97mm，向健侧偏动均值从 3.96mm 增加到 8.17mm，关节疼痛 VAS（0～100）均值从 53.21 减少到 5.31，均有统计学意义

续表

引用文献	样本	治疗方式	随访时间	疗效
Morey-Mas 2010	40 例	松解灌洗 + 透明质酸钠与松解灌洗	2 周,12 周	灌洗 + 透明质酸钠组 1mL 上腔注射 20 例,单纯灌洗 20 例,两组张口度都有明显改善,联合透明质酸钠有更好的减轻疼痛的效果,且疗效持久
Silva 2015	78 例 138 侧	松解与灌洗稳定	12 个月	91.2% 疼痛减轻,85.3% 张口度改善,63% 的患者关节盘移位改善,总有效率 93.6%,不良反应发生率 6.2%
Ulmner 2017	122 例	松解与灌洗	6 个月	治疗成功的指标是张口度≥35mm,最大尺度为 10 的 VAS 测量值≤3。成功 66 例(54.1%),张口度均值从术前的 28mm 增加到 37mm

有两篇文献对镜下松解灌洗治疗方式与开放性手术进行了比较,其结论是最简单的颞下颌关节内镜术式的治疗效果与开放性手术的效果相当,在很多情况下可以避免开放性手术。

Undt 等(2006)报告镜下松解灌洗(日本京都)与开放性手术(奥地利维也纳)治疗颞下颌关节内紊乱的效果比较,均有属于 Wilkes 分级Ⅲ～Ⅴ的 28 个病例(男 2 例、女 26 例),京都组 Wilkes Ⅲ级 12 例、Ⅳ级 10 例、Ⅴ级 6 例,年龄 13～77 岁,平均 32.8 岁,随访 52～69 个月;维也纳组 Wilkes Ⅲ级 12 例、Ⅳ级 10 例、Ⅴ级 6 例,接受关节盘成形或切除术,年龄 17～55 岁,平均 31.6 岁,随访 60～81 个月。两组疗效组间比较无显著性差异。认为内镜术式的镜下松解与灌洗相对于开放性手术创伤小,手术时间短,值得推荐用于治疗颞下颌关节内紊乱病例。本研究尽管是跨文化比较,两地医疗条件及患者生活习惯和环境可能有较大差异,但对颞下颌关节紊乱病采用了相同的诊断和分级标准,仍然具有比较的基础,结论是可信的。

Breik 等(2016)对镜下松解与灌洗术治疗颞下颌关节疾病的中长期疗效和避免开放性手术的作用进行了报道,在对 167 例(216 侧)患者随访 6.9 年后,发现 77.7% 的病例获得了良好的疗效,无需开放性手术;21～30 岁是治疗失败的高发年龄阶段;对早期病变(Wilkes Ⅰ、Ⅱ、Ⅲ期)镜下松解与灌洗效果良好,晚期病变(Ⅳ、Ⅴ期)常因病情进展而需开放性手术。

(二)镜下手术操作对关节结构紊乱的疗效

镜下盘复位手术对改善盘位、减轻临床症状和促进青少年患者的髁突改建有所助益。对盘位固定,同一个团队的 5 个报告应用了不可吸收缝线,另一位作者应用了可吸收肠线。

杨驰等(1998)应用盘后区硬化剂注射联合关节盘复位缝合术治疗关节盘移位(可复性 15 侧,不可复性 16 侧),随访期平均 27 个月(6～39 个月),有效率 74.2%(23/31),其中可复性盘移位疗效为 93.3%(14/15);不可复性者为 56.4%(9/16)。

张善勇等(2008,2010)报告,从 20 世纪 90 年代杨驰等即尝试重复 Ohnishi、McCain 等报告的技术,发现 90% 以上的关节盘没有恢复至正常位置。认为其主要原因多系缝合牵引的方向与移位关节盘的前后向长轴不一致,仅用单线缝合关节盘的外 1/3 达不到稳定关节盘的目的,因此对 Ohnishi、McCain 等报告的技术进行了改进。主要改进要点包括使用特殊设计的手术器械,如带有手柄的缝合针、带有内芯的非吸收性医用涤纶编织线;自外向内水平褥式缝合 2～3 针，使缝合牵引的方向与关节盘移位的前后轴向一致等。对接受该术式的 639 例（764 侧关节）属于 Wilkes-Bronstein Ⅱ～Ⅴ期分期标准的结构紊乱患者，在术后 1～7 天进行 MRI 复查，疗效评价标准是：术前盘内中外（矢状位髁突内外径）3 个层面均显示移位者，3 个层面完全复位为优、2 个层面显示完全复位为良、仅 1 个层面显示复位或均未复位为差，优与良者合并为有效；术前盘内中外 3 个层面以下显示移位者，均达到完全复位才能评价为有效。结果发现该术式对关节盘移位复位成功的有效率达到 98.56%，但没有报告远期结果。

该作者于 2012 年报道了 2001 年 5 月—2006 年 5 月对 911 例（1 103 侧关节）Ⅱ～Ⅴ期结构紊乱患者实施镜下盘复位固定术后 MRI 复查的结果，1 032 侧治疗效果达到良以上水平，有效率达 93.56%。作者报告的临床随访期为 15.3 个月（2～29 个月），但未报告对这些病例进行 MRI 随访的具体时间。

张善勇（2012）对 2001 年 4 月—2003 年 12 月接受镜下盘复位固定术的 146 例患者进行了随访研究，比较了基线及临床复查结果，平均随访期为 15.3 个月（2～29 个月）。临床随访结果是 32.88%（48/146）评价为优，57.53%（84/146）评价为良，9.59%（14/146）评价为差，总有效率为 90.41%（132/146）。有效组张口度平均增加 14.34mm（$P<0.001$），VAS 均值从术前的 29.76 降到术后的 3.71（$P<0.05$）；失败组张口度改善不明显（$P>0.05$），VAS 均值从术前的 3.33 增加到术后的 36.67（$P<0.01$）。但本文未报告这些病例术前、术后 MRI 检查的具体结果，故不能直接得出 MRI 评价为优良者即关节盘复位较好者，其临床症状也会显著改善的结论，只能从同一作者基本包含本研究病例的其他研究结果进行推测。在接受镜下盘复位固定术的 911 例患者（1 103 侧关节）于术后 1～7 天进行 MRI 复查时，1 032 侧关节达到优或良的标准，即短期有效率为 93.56%，与该研究较高的远期临床有效率趋势相同而已，并不清楚该术式保持盘位的长期稳定性。

蔡协艺（2012）报告青少年盘移位患者镜下盘复位后髁突改建的效果，回顾分析了 2006 年 1 月—2008 年 12 月 3 年间 26 例（38 侧关节）的治疗前后 MRI 显示的髁突高度、前后径和内外径的配对比较结果，平均年龄 17.7 岁，Wilkes Ⅱ期 7 侧、Ⅲ期 26 侧、Ⅳ期 2 侧、Ⅴ期 3 侧，平均随访期 15 个月，随访期末，所有患者关节盘位于正常位置，在 MRI 斜矢状位上，髁突前后径和高度分别平均增加了 0.45mm（$P<0.05$）和 0.92mm（$P<0.05$），在 MRI 冠状位上，髁突内外径和高度的变化无显著差异（$P>0.05$）。结论：青少年颞下颌关节盘前移位患者在关节镜关节盘复位术后，髁突可出现以增生为主的明显改建，认为这种改建对改善面形可能有所帮助。

Goizueta-Adame 等（2013）应用可吸收缝线对盘移位患者进行镜下盘复位锚固术，24 个月后随访结果显示，VAS 均值从术前的 70.8 下降至 11.9（$P<0.001$），张口度均值从术前的 34mm 增加至 43.2mm（$P<0.001$），关节弹响及张口偏斜改善（$P<0.001$），MRI 结果显示关节盘成功复位固定于髁突，提示可吸收缝线在镜下关节盘复位锚固术中的应用是安全有效的。

（三）对骨关节炎的疗效

有两个研究报告了镜下手术对骨关节病的疗效。

Gynther 等（1998）报告对颞下颌关节骨关节炎及颞下颌关节风湿性关节炎各 23 例 23 侧行关节镜术后 1 年的随访结果，骨关节炎病例的症状体征改善率 43.5%，类风湿关节炎病例症状体征改善率 73.9%，两组疗效的差异有统计学意义。

Quinn（1998）应用电动刨刀、holmium：YAG激光行囊内关节盘松解、关节盘成形术及关节面切削成形术等对颞下颌关节病患者进行治疗，共25例44侧关节（其中盘穿孔29侧，软骨病变38侧），随访11～74个月，平均40.8个月。术前疼痛VAS均值7.4cm，所有关节均有弹响（其中14侧为摩擦音），张口度均值29.7mm，随访结果：9个患者疼痛消失，其余患者VAS均值降至2.7cm；25侧弹响消失、12侧轻度弹响，7侧摩擦音；张口度均值升至37.7mm（33～42mm），所有患者可进普遍饮食。认为上述治疗对盘穿孔及软骨病变是有效的，对于盘穿孔似乎没有必要进行盘切除术。

（四）对颞下颌关节紊乱病（含多种类型）的疗效

1. 镜下松解与灌洗 有两个研究报告了镜下松解与灌洗对颞下颌关节紊乱病的疗效。

徐保华等（1992）报告1984年—1991年5月对94名颞下颌关节病患者行镜下松解与灌洗术后的信访结果，其中61人（64.9%）复信，男性17人，女性44人，平均年龄43岁。单侧关节56例，其中左侧27例，右侧29例，双侧5例，有5例对同一关节进行过两次内镜治疗。信访项目包括：①疼痛、张口受限、弹响、关节绞锁、脱臼、咀嚼功能受限、耳痛及头痛等八项情况的术前、术后变化；②患者对内镜治疗效果的评价；③患者对内镜治疗和曾接受过的其他治疗方法的疗效比较。33例（50.8%）随访时间>1年，其张口受限、疼痛、关节绞锁、咀嚼功能受限及耳痛等症状消失者占27.3%，明显改善者占54.6%，稍减轻3%，症状未变或加重者15.1%。34例比较了内镜治疗与其他曾经接受过的治疗方法的效果，27例（79.4%）认为内镜治疗效果更好。

Ulmner（2017）报告自2008年初—2013年底6年间应用镜下松解与灌洗治疗不可复性关节盘移位、颞下颌关节疼痛（伴发或不伴骨关节炎）及类风湿关节炎累及颞下颌关节的回顾性研究结果，符合纳入标准的224例，男38例、女186例，年龄14～82岁，累及关节左侧93例、右侧106例、双侧25例。治疗成功的标准是：张口度≥35mm，最大尺度为10的VAS值≤3。随访6个月，不可复性关节盘移位、颞下颌关节疼痛（伴发或不伴骨关节炎）及类风湿关节炎累及颞下颌关节的成功率分别为65%、76%、67%，总成功率67%，改善率7%，轻微改善或未变的25%，加重的仅有1%。作者把评价为改善及以下的均归类为未成功或治疗失败，通过资料分析认为可能预测镜下松解与灌洗治疗失败的具有统计学意义的术前因素主要有：存在心理疾病、报告全身疼痛不适、双侧咀嚼肌压痛及严重张口受限等。提示内镜治疗的负性结果与颞下颌关节紊乱病患者对疼痛有较高的敏感性然而适应能力降低有关。

2. 镜下激光或电凝 有一个研究报告了镜下激光或电凝对颞下颌关节紊乱病的治疗效果。Kaneyama等（2004）应用holmium：YAG激光或电凝行关节囊前外侧松解术治疗颞下颌关节紊乱病129例（结构紊乱106个关节、骨关节炎46个关节，共152侧），术前患者张口度平均31mm，均有中度或重度疼痛，接受激光治疗84侧，电凝治疗68侧，术后随访2～72个月，平均19个月。随访结果：张口度明显改善，平均值达到43mm，69.1%关节痛消失，23.7%仅余轻度疼痛，总有效率达92.8%。作者推荐应用该法治疗颞下颌关节紊乱疾病。

3. 射频消融 有一个研究报告了镜下射频消融对颞下颌关节紊乱病的治疗效果。陈敏洁等（2005）报告射频冷消融技术用于治疗颞下颌关节病变的临床结果，共纳入248例（286侧），结构紊乱271侧、原发性骨关节病13侧、滑膜软骨瘤病2侧；其中伴囊内粘连143侧、关节盘或盘后区穿孔61侧、关节面软骨损害53侧。采用双极射频消融仪，在平衡液持续灌注和引流状态下进行囊内粘连的松解消融、关节盘前附着松解、关节盘及关节面的修整。工作头温度 40～70℃,离子作用范围 100μm,镜下可精确判断并清除囊内粘连、关节盘病变区及变性的软骨。术后关节表面平整光滑、无碳化及出血。术后随访 0.5～46 个月(平均 15.1 个月),评价工具包括面颌疼痛问卷、殆功能问卷、VAS 疼痛指数和 MRI 检查等,临床有效率为 91.3%。认为此术式具有消融、切割、止血等综合功能,优于刀、锉、钳等手动器械操作以及电动削刨、电灼、激光等关节内治疗方法。有 3 例 3 侧出现术后咬肌萎缩,认为多与盘前松解时损伤关节囊前内侧的咬肌神经有关。

4. 多种治疗手段综合评价 有一个研究报告了多种治疗手段对颞下颌关节紊乱病的治疗效果。McCain 等(1992)报告在美国 12 个单位中,因关节盘不可复前移位、盘移位伴痛性弹响、骨关节炎、下颌运动受限、纤维性关节强直及关节痛而接受关节镜手术(包括镜下松解与灌洗术、清创术、关节盘复位锚固术等)病例的(4 831 侧关节)的 6 年随访结果,调查的指标有下颌运动幅度、疼痛、进食和功能情况等。结果显示:91.6% 的下颌运动幅度增加,91.3% 疼痛缓解、功能改善,可进食普通食物者占 90.6%,自我评价较术前改善者占 92%。基于上述研究结果,作者认为内镜手术的效果优于其他颞下颌关节紊乱病的治疗方法,且并发症较少(4.4%)。

（五）对关节内粘连与下颌运动受限的疗效

张口受限在颞下颌关节紊乱病中往往与病情严重程度,特别是关节内粘连的严重程度相关。张善勇(2005)报告对颞下颌关节内紊乱 251 例患者(280 侧关节)进行关节镜检查的结果发现,有 56.07%(157 侧)发生粘连,在 Wilkes 分期Ⅱ、Ⅲ、Ⅳ、Ⅴ期中粘连发生率分别为 10.81%、48.76%、75.61%、77.78%。认为颞下颌关节上腔囊内粘连发生率随着张口受限时间长、张口受限严重、年龄增加及 Wilkes 分期增高而增加。

有两位作者报告了镜下松解与灌洗术对下颌运动受限的效果,其主要作用机制多与清除或减少关节内粘连有关。

Dimitroulis 等(2002)报告 56 例下颌运动受限者接受镜下松解与灌洗术后 6 周的效果,84% 张口改善,张口度平均增加 9.8mm,疼痛严重程度平均减轻 66%。其中 49 例(87%)诊断为不可复性前移位者,比其他原因造成张口受限者的疗效要更好一些。

Shibuya 等(2004)应用特别设计的器械在关节囊内进行外侧的松解和牵拉,在慢性下颌运动受限的患者(17 例 24 侧关节)试用,术中即可增加张口度 10～32mm,平均 22mm。

（六）再次进行内镜手术的效果

对颞下颌关节紊乱病患者进行首次关节镜术后,如果近期或远期疗效不佳,再次手术能获益吗?有一位作者对此进行了系统观察。

Mancha 等(2008)对 50 名颞下颌关节紊乱病患者在第一次关节镜手术治疗失败后,实施了第二次关节镜手术(包括松解与灌洗术、盘后韧带电凝术、注射乙醇胺、翼外肌附着切开术等),术后随访结果显示患者疼痛缓解,张口度改善,只有 8 名患者治疗失败,需要采取开放性手术进一步治疗,结果提示对于关节镜手术治疗失败的颞下颌关节紊乱病可以再次行关节镜手术,有利于避免开放性手术。

（七）对习惯性脱臼的疗效

杨驰等(1998)报告应用该法治疗 30 例患者的 34 侧复发性脱位的远期疗效,共进行了 38 例次关节镜手术,其中 4 例次为重复关节镜手术,4 例次为双侧同期手术。完成松解和灌洗操作后,19 例次关节盘后区硬化疗法,19 例次另外配合关节盘缝合牵引固定术,随访

1 个月～8 年,平均随访期 4 年,总成功率 97%(33/34)。随访期 2 年以上的有 21 例患者(22 侧)接受了 26 次关节镜手术,单纯关节盘后区硬化疗法 19 例次,远期有效率 84%(16/19);7 例次另外配合关节盘缝合牵引固定术者,远期有效率 100%(7/7)。

(八)内镜诊治的并发症

颞下颌关节镜手术是利用特制器械在接近颅底、有重要神经血管分布部位完成的微创手术。可能发生如下并发症:

1. 穿刺器械和(或)关节镜使用不当造成的局部组织器官的机械损伤:如关节囊内侧穿通、关节窝顶穿通致颅底穿孔;血管和 / 或面神经分支的损伤、外耳道鼓膜穿孔及中耳损伤。

2. 手术器械折断。

3. 灌注液外渗导致周围组织肿胀,特别是关节囊内侧穿通时可引起咽侧壁的肿胀,上呼吸道阻塞,应引起警惕。

4. 电灼、激光及射频消融技术引起关节外相邻近组织的损伤,特别是神经损伤。

5. 镜下盘复住固定术后发生错𬌗。

以上并发症的发生率甚低,如 McCain 等(1992)报告 3 146 名患者(4831 侧)关节镜手术的并发症发生率为 4.4%;Fernandez 等(2016)报告 397 名(475 侧)关节镜手术并发症的发生率 8.21%(39 侧),其中术中并发症 5.26%(25 侧),如穿刺时血管损伤(7 侧)、器械进入时导致关节软骨层损伤(12 侧)、关节上腔出血(21 侧)、灌洗液外溢(5 侧)、灌洗液渗入咽旁间隙(1 侧),术后并发症 2.95%(14 侧),如外耳道撕裂出血(10 侧)、暂时听觉丧失(1 侧)、晕眩(2 侧)、耳颞神经损伤(4 侧)、三叉神经损伤(4 侧)、面神经颧支损伤(1 侧)。

张善勇(2011)报告 1997 年 5 月—2009 年 9 月间关节镜手术治疗的 2 034 例(2431 侧)患者发生并发症的情况,其发生率极低,如知名血管出血 2.1‰(5 侧),咬肌神经损伤 2.1‰(5 侧),器械折断 1.2‰(3 侧),排异反应 0.8‰(2 侧),外耳道穿孔 0.8‰(2 侧)。但术后错𬌗发生率较高,同一单位的王保利(2010)对其中一个时间段(2005 年 11 月—2006 年 8 月)镜下盘复位固定术治疗的 211 例(270 侧)患者术后咬合情况进行了细致观察,发现术后第 1 天 100% 出现错𬌗,单侧手术者术侧后牙开𬌗,下颌中线偏向对侧;双侧手术者,双侧后牙开𬌗,下颌前伸,中线偏或不偏。术后第 3 天 80.1%,随时间增加后牙开𬌗发生率逐渐下降,术后 4 周 18%,术后 5～7 周稳定在 14%～15%。作者认为对接受镜下盘复位固定术的患者可以观察 1 个月的时间,仍未恢复咬合关系的可采用颌间弹性牵引进行治疗。

二、关节镜治疗疗效的系统评价

近年来,有两位作者进行了关节镜治疗颞下颌关节紊乱病疗效的系统评价,一个作者报告了文献综述的结果。

Rigon(2011)从以下电子数据库中检索截至 2010 年底的应用内镜治疗颞下颌关节疾病的文献:Cochrane 口腔卫生组临床试验登记中心、Cochrane 图书馆光盘 2010 第四期、Medline、Embase、Lilacs、Amed 及 Cinahl 等,共发现 7 篇科研质量中等或较高的随机对照试验,涉及 349 个病例。

其中 2 个研究比较镜下手术与保守治疗随访半年时对疼痛控制的效果,Meta 分析的结论是疗效相当;2 个研究比较了镜下手术与关节腔灌洗在随访 1 年时的疗效,Meta 分析结果显示在改善张口度方面镜下手术显著优于灌洗术,但在控制疼痛方面疗效相当;3 个研究比较了镜下手术与开放性手术在随访 1 年时减轻疼痛的效果，Meta 分析结果显示后者显著优于镜下手术，然而在比较促进下颌运动功及咀嚼系统功能、改善弹响等方面的效果时，开放性手术与镜下手术的疗效相当。

Al-Moraissi（2015）为了对关节镜手术和开放性手术治疗颞下颌关节内紊乱病的疗效进行 Meta 分析。检索了 Pubmed、Ovid、Medline 和 Central 等数据库截至 2014 年 8 月的文献，共纳入 5 个随机对照试验及 2 个回顾性研究，涉及 227 例颞下颌关节紊乱病患者，结果显示与镜下手术相比开放性手术有着更好的疼痛缓解效果，但是在改善最大张口度与下颌运动功能、减少弹响、减轻关节区压痛等方面无明显差异。该研究还比较了镜下手术与镜下松解灌洗对颞下颌关节内紊乱的疗效，纳入 2 个研究 657 例患者，结果显示镜下松解灌洗与镜下手术相比对改善张口度的效果更佳，缓解疼痛效果则相当。

Foletti（2016）用"TMJ"与"Arthroscopy"在 Sciencedirect 数据库中进行检索，可以查到 1 668 篇文献，对其中发表于 2012 年 9 月—2016 年 5 月的 17 篇文献进行了重点复习，其结论是：对颞下颌关节紊乱病应该首先采取保守治疗措施；如果保守治疗失败，可以采取手术治疗，但应该首选最为简单且易行的微创治疗；不管 Wilkes 分期如何，都应遵循上述原则；如果内镜手术治疗失败，应该进一步采取开放性手术治疗；仅有个别研究报告镜下手术能够改变盘位，并长期保持稳定性；还没有足够的证据支持将促使盘位恢复作为治疗目标。

（史宗道　郭春岚　徐保华　梁新华）

参 考 文 献

1. 蔡协艺，杨驰，金佳敏，等. 青少年颞下颌关节盘移位关节镜盘复位后的髁突改建. 中国口腔颌面外科杂志，2012，10（4）：322-327

2. 邓永强，郑苍尚，朱耀旻. 应用颞颌关节镜治疗颞颌关节盘前移位的临床研究. 口腔医学研究，2010，26（3）：374-376

3. 韩扬，傅开元，陈慧敏，等. 糖皮质激素对关节腔灌洗治疗关节盘不可复性前移位疗效的影响. 华西口腔医学杂志，2010，28（6）：629-632

4. 龚中坚，殷治国. 手术治疗颞下颌关节盘移位的近期疗效观察. 上海口腔医学，2010，19（6）：579-581

5. 郭斌. 关节腔注射治疗对老年与非老年颞下颌关节骨关节炎患者的疗效观察. 临床和实验医学杂志，2016，15（16）：1623-1625

6. 李涛，黎钢. 关节腔注射治疗对不同年龄段颞下颌关节骨关节炎患者的疗效评价. 上海口腔医学，2015，24（3）：356-360

7. 史宗道，彭贵平. 个体校正侧位体层颞下颌关节造影与内镜检查对关节盘移位及穿孔诊断一致性的研究. 华西口腔医学杂志，1991，9（3）：225-228

8. 王旭东，杨驰，邱蔚六，等. 内镜下软骨细胞移植修复颞下颌关节面软骨缺损的实验研究. 上海口腔医学，2001，10（3）：256-259

9. 王宗耀. 关节腔灌洗术与透明质酸钠治疗颞下颌关节骨关节炎的疗效. 中国继续医学教育，2017，9（30）：59-60

10. 杨驰，邱蔚六，哈緝. 颞颌关节镜治疗不同类型内错乱疗效的研究. 上海口腔医学，1996，5（3）：152-154

11. 袁健，龚忠诚，凌彬，等. 透明质酸钠关节下腔注射治疗颞下颌关节盘前移位的疗效分析. 口腔医学研究，2012，28（11）：1145-1148

12. 张善勇,杨驰,蔡协艺,等. 颞下颌关节镜下盘复位固定术的疗效评价. 中国口腔颌面外科杂志,2012, 10(1):47-52

13. 张善勇,易红英,杨驰,等. 颞下颌关节上腔囊内粘连的内镜手术方法及疗效. 中国口腔颌面外科杂志, 2009,7(3):200-205

14. 张善勇,杨驰,陈敏洁,等. 颞下颌关节镜手术少见并发症的防治. 中国口腔颌面外科杂志,2011,09 (1):41-44

15. 郑有华,张志光,孔繁军,等. 颞下颌关节盘移位中国专家共识研讨会纪要. 中华口腔医学杂志,2017, 52(7):443-444

16. 祝岩,万澎波,徐兵,等. 关节上腔灌洗联合黏弹补充治疗颞下颌关节不可复性关节盘前移位. 广东医 学,2015,36(24):3792-3793

17. 朱耀旻,郑苍尚,邓永强,等. 关节镜治疗颞下颌关节紊乱病的临床研究. 口腔颌面修复学杂志,2008, 9(3):181-184

18. Al-BELASY F, DOLWICK M. Arthrocentesis for the treatment of temporomandibular joint closed lock: a review article. Int J Oral Maxillofac Surg,2007,36(9):773-782

19. ALMORAISSI E A. Open versus arthroscopic surgery for the management of internal derangement of the temporomandibular joint: a meta-analysis of the literature. Int J Oral Maxillofac Surg,2015,44(6):763-770

20. BOUCHARD C, GOULET J P, ELOUAZZANI M, et al. Temporomandibular lavage versus nonsurgical treatments for temporomandibular disorders: A systematic review and meta-analysis. J Oral Maxillofac Surg. 2017.75(7):1352-1362

21. BREIK O, DEVRUKHKAR V, DIMITROULIS G. Temporomandibular joint(TMJ)arthroscopic lysis and lavage: Outcomes and rate of progression to open surgery. J Craniomaxillofac Surg,2016,44(12):1988-1995

22. DAVOUDI A, KHAKI H, MOHAMMADI I, et al. Is arthrocentesis of temporomandibular joint with corticosteroids beneficial? A systematic review. Med Oral Patol Oral Cir Bucal,2018;23(3):e367-e375

23. DIJKGRAAF L C, SPIJKERVET F K, DE BONT L G. Arthroscopic findings in osteoarthritic temporomandibular joints. J Oral Maxillofac Surg,1999,57(3):255-268

24. EFEOGLU C, CALIS A S, KOCA H, et al. A stepped approach for the management of symptomatic internal derangement of the temporomandibular joint. J Otolaryngol Head Neck Surg,2018,47(1):33.doi:10.1186/ s40463-018-0282-y

25. FOLETTI J M, CHEYNET F, GRALLON N, et al. TMJ arthroscopy. A review. Rev Stomatol Chir Maxillofac Chir Orale,2016,117(4):273-279

26. GEORGE D. A review of 56 cases of chronic closed lock treated with temporomandibular joint arthroscopy. J Oral Maxillofac Surg,2002,60(5):519-524

27. Kaneyama K, Segami N, Sato J, et al. Outcomes of 152 temporomandibular joints following arthroscopic anterolateral capsular release by holmium:YAG laser or electrocautery. Oral Surg Oral Med Oral Pathol Oral Radiol Endod,2004,97(5):546-551

28. KINARD B E, BOULOUX G F, PRAHALAD S, et al. Arthroscopy of the Temporomandibular Joint in Patients With Juvenile Idiopathic Arthritis. J Oral Maxillofac Surg,2016,74(7):1330-1335

29. LASKIN D M. Arthroscopy versus arthrocentesis for treating internal derangements of the temporomandibular joint. Oral Maxillofac Surg Clin North Am,2018,30(3):325-328

30. MARTY P，LOUVRIER A，WEBER E，et al. Arthrocentesis of the temporomandibular joint and intra-articular injections：An update. Rev Stomatol Chir Maxillofac Chir Orale，2016，117（4）：266-272（in French）

31. MOREY M A，CAUBET B J S L，IRIARTE O J I. Sodium hyaluronate improves outcomes after arthroscopic lysis and lavage in patients with Wilkes stage Ⅲ and Ⅳ disease. J Oral Maxillofac Surg，2010，68（5）：1069-1074

32. NAGORI S A，ROY C S K，THUKRAL H，et al. Single puncture versus standard double needle arthrocentesis for the management of temporomandibular joint disorders：A systematic review. J Oral Rehabil，2018，45（10）：810-818

33. NITZAN D W，SVIDOVSKY J，ZINI A，et al. Effect of arthrocentesis on symptomatic osteoarthritis of the temporomandibular joint and analysis of the effect of preoperative clinical and radiologic features. J Oral Maxillofac Surg，2016，75（2）. 260-267

34. RIGON M，PEREIRA LM，BORTOLUZZI M C，et al. Arthroscopy for temporomandibulardisorders. Cochrane Database Syst Rev，2011，（5）：CD006385.doi：10.1002/14651858.CD006385

35. SHIBUYA T，KINO K，YOSHITAKE H，et al. Use of a new instrument for lateral release in arthroscopic surgery of the temporomandibular joint: a preliminary study. Br J Oral Maxillofac Surg，2004，42（2）：166-169

36. SROUJI S，OREN D，ZOABI A，et al. Temporomandibular joint arthroscopy technique using a single working cannula. International J Oral Maxillofac Surg，2016，45（11）：1490-1494

37. SU N，YANG X，LIU Y，et al. Evaluation of arthrocentesis with hyaluronic acid injection plus oral glucosamine hydrochloride for temporomandibular joint osteoarthritis in oral-health-related quality of life. J Craniomaxillofac Surg，2014，Sep；42（6）：846-851

38. TZANIDAKIS K，SIDEBOTTOM A J. How accurate is arthroscopy of the temporomandibular joint? A comparison of findings in patients who had open operations after arthroscopic management failed. Br J Oral Maxillofac Surg，2013，51（8）：968-970

39. ULMNER M，KRUGER-WEINER C，LUND B. Patient-specific factors predicting outcome of temporomandibular joint arthroscopy：A 6-year retrospective study. J Oral Maxillofac Surg，2017，75（8）：1643.e1-1643.e7

40. UNDT G，MURAKAMI K I，RASSE M，et al. Open versus arthroscopic surgery for internal derangement of the temporomandibular joint: a retrospective study comparing two centres' results using the Jaw Pain and Function Questionnaire. J Craniomaxillofac Surg，2006，34（4）：234-241

41. UNGOR C，ATASOY K T，TASKESEN F，et al. Long-term outcome of arthrocentesis plus hyaluronic acid injection in patients with wilkes stage Ⅱ and Ⅲ temporomandibular joint internal derangement. J Craniofac Surg，2015，26（7）：2104

42. VOS L M，HUDDLESTON S J J，STEGENGA B. Lavage therapy versus nonsurgical therapy for the treatment of arthralgia of the temporomandibular joint: a systematic review of randomized controlled trials. J Orofacial Pain，2013，27（2）：171-179

43. ZHANG S，YANG C，CHEN M，et al. Histologic study of adhesions in the upper joint compartment of the temporomandibular joint. J Oral Maxillofac Surg，2009，67（6）：1184-1190

第十三章

颞下颌关节紊乱病的外科手术治疗

手术治疗（surgical treatment）在颞下颌关节紊乱病治疗中占有一定地位，McCarty 和 Farrar（1979）估计大约 5% 的颞下颌关节紊乱病患者需要手术治疗。颞下颌关节紊乱病的手术治疗方法很多，包括微创的关节镜外科手术治疗和多种开放性外科手术治疗方式。由于相关文献报道大多属于观察性研究，甚少采用随机对照试验设计的方式，其报道的手术效果的优劣显然不仅取决于手术者的经验和病例的选择，也与术前术后的配合治疗有关。尽管如此，这些报道对颞下颌关节紊乱病外科手术方法的选择及手术效果的评价仍有一定参考价值。本章将重点介绍有关颞下颌关节紊乱病的多种开放性外科手术治疗方式及其疗效的评价。

（一）适应证

1. 颞下颌关节区中度到重度疼痛，尤其是已接受保守治疗 6 个月但仍存在顽固的运动性或自发性关节区疼痛者。

2. 下颌功能严重障碍　下颌运动严重受限或存在关节绞锁现象；下颌运动范围过大或存在慢性关节脱位征象；病变关节有明显杂音；病变关节不能承受正常咀嚼负荷表现为咬合痛等多种症状体征者。

3. MRI、CBCT 等影像学检测手段证实存在颞下颌关节的骨或关节盘的器质性病变者。

4. 关节镜直视下证实存在颞下颌关节的骨或关节盘的器质性病变者。

5. 假体植入失败或先前关节手术失败需重新手术者。

（二）手术径路

根据文献报道，颞下颌关节开放性手术的切口径路包括耳前切口、耳后切口、耳周切口、下颌下切口、口内切口等。为了保证面部美观，减少颞下颌关节区重要结构如腮腺、面神经耳颞支等的损伤，又有良好暴露，耳前切口和下颌下切口较为常用。口内径路由于暴露困难，仅适用于髁突切开、髁突切除和髁突骨折的开放复位等。在实际工作中，根据不同疾病特征，不同手术径路可以联合使用。近年来，不少学者为了能够更好地减少手术并发症和术后瘢痕形成，对经典手术径路进行探索和改良，获得了较好的效果。

1. 耳前切口（preauricular incision）

（1）耳前垂直切口及入路（preauricular verticle incision and approach）：耳前垂直切口线始于耳轮脚，沿耳前皱褶垂直向下到耳垂平面切开皮肤，位于耳屏区时可沿着耳屏缘走行，切口上端可斜向前上方延长 2.5cm，使延长部分尽可能位于发际内。在耳前切口上端分离达到颞筋膜平面，暴露腮腺上极、颞浅动静脉、耳颞神经等。此时，可由颞浅动静脉前或后方入路，若是从颞浅动静脉前方入路，先寻找颞浅血管及其分支，触摸颧弓的位置，于颧弓上方范围切开颞深筋膜浅层，再向下沿颞浅血管前缘于关节囊表面将颞深筋膜和腮腺上极的腮腺鞘一并翻起；若是选择颞浅动静脉后方入路，先寻找颞浅血管及其分支并向前牵开，于颞中静脉后方之颧弓根部，切开至骨膜，于颧弓根部骨膜下方向上翻起组织瓣。随后，沿颞下颌关节窝外侧骨嵴浅面以 60°或 90°夹角向前及向下各做 1.5cm 切口直达骨面，向前、向下翻开骨面筋膜瓣暴露颞下颌关节囊。

（2）耳前角形切口及入路（preauricular angular incision and approach）：耳前角形切口沿耳前皱褶作垂直切口线，上平颧弓，下不超过耳垂，然后在颧弓平面作一水平切口线，此切口与垂直切口上端相接成直角或钝角，长约 2.5cm 左右。切开皮肤、皮下组织，在外耳道软骨表面钝性分离至腮腺筋膜浅面，从腮腺实质中游离面神经颞支与颧支，用橡皮片将其牵拉向前予以保护。切开腮腺筋膜，自腮腺内暴露颞浅动静脉及耳颞神经并小心拉向后方，此时若遇到面横动脉则需切断结扎，然后向前下翻开腮腺及其筋膜组织瓣，即可暴露颞下颌韧带和关节囊。

（3）耳前拐杖形切口及入路（preauricular stick shape incision and approach）：耳前拐杖形切口也称作耳颞切口。自耳轮脚沿耳前皱褶向下作一垂直切口，下端止于耳垂附着处，再由此切口上端向前上发际内作一斜切口，长约 2.5cm，两切口夹角约 120°～150°，两切口衔接处呈弧形。沿切口线切开皮肤及皮下组织，在颞部将切口加深至颞筋膜，在垂直切口内自外耳道软骨和腮腺后缘间作钝性分离，将颞浅血管自腮腺上极分出，小心牵拉至切口后方或予以切断结扎，向前推开腮腺，暴露关节囊后面。于颧弓根处切开颞筋膜，向下分离至颧弓上缘并切开颧弓外侧附丽，再用骨膜剥离器自骨面向下剥离腮腺咬肌筋膜在颧弓下缘的附丽，再继续向下剥离，即可掀起包含颞筋膜、颧弓骨膜、腮腺咬肌筋膜及其浅层结构的组织瓣，充分暴露颞下颌韧带及关节囊，面神经分支在此组织瓣内得以保护。

（4）（改良）耳前切口应用的效果评价：沈宁（2004）等为评价改良耳颞切口在颞下颌关节术中的效果，回顾分析了 1998 年 7 月—2002 年 11 月间收治的 72 例颞下颌关节病患者，其中，男性 35 例，女性 38 例，年龄 4～72 岁，平均年龄 36.1 岁。所有患者均采用改良耳颞切口及入路术式。术前在耳颞部设计美容切口，首先翻开耳前皮瓣，暴露颞浅血管分支，然后沿耳颞神经血管束前缘进入，向前下翻开颞深筋膜瓣，倒"L"形切开关节囊后暴露髁突。术后完成随访的患者共 38 例（49 侧），随访期 4～45 个月，平均 17.7 个月，术后不良反应报告有 1 例右颞区皮肤麻木，3 例出现额纹消失，患者对手术切口预后的总体满意度达 97.4%（37/38），仅 1 例髁突骨折患者对术后切口的预后不满意，术后 8 个月瘢痕仍十分明显并伴有颞区皮肤麻木和额纹消失。

黄旋平（2013）等采用耳屏缘垂直切口经颞浅动静脉前入路，对 36 例颞下颌关节病患者进行手术，其中男 23 例，女 13 例，年龄 8～58 岁，平均 27 岁。术后所有患者均耐受手术，切口Ⅰ期愈合，无面瘫、涎瘘、伤口感染等并发症发生，随访 12～24 个月，患者术后张口度 27.8～41.2mm，平均 37.5mm，创口瘢痕短小隐蔽、美观，复查 CBCT 示关节结构良好。

张楠（2017）等又将黄旋平（2013）等的手术入路再行改进后，探讨耳屏缘小切口经颞浅动静脉后入路，对颞下颌关节中晚期结构紊乱患者的治疗效果以及术后面神经功能影响。对 87 例（94 侧）符合 Wilkes-Bronstein 分期中Ⅲ～Ⅴ期诊断的患者，均接受颞下颌关节开放性锚固手术，并于术后 24 小时、1 周、1 个月、3 个月、6 个月进行面神经功能评价，术后 1 个月、3 个月、6 个月进行临床症状及 MRI 评价。术后 24 小时面神经功能均无障碍，3 例患者面神经出现轻度颞支损伤症状，术后 1 个月均好转，随访至术后半年，面神经功能良好，84

例患者临床症状均消失，MRI 显示恢复正常盘突关系。因此，作者认为，耳屏缘小切口颞浅动脉后手术入路对于颞下颌关节中晚期结构紊乱的治疗效果是肯定的，能有效避免术中对面神经的牵拉、挤压等损害，但是仅限于囊内病变的治疗，由于暴露范围局限，视野较小，对于颞下颌关节囊外病变及关节区肿瘤、骨折等疾病仍需耳颞切口进行治疗。

2. 耳后切口（postauricular incision）　耳后切口自耳郭上发际线处开始，离开耳郭后皱褶 3～5mm，向下延伸至乳突尖。切开皮肤、皮下组织及耳后肌，深至乳突筋膜及其上方颞筋膜浅面，在此平面围绕外耳道向前分离，通过钝性和锐性解剖，暴露外耳道上面和下面，于骨性和软骨外耳道交界处将其完全切断。然后在耳后切口的上面切开颞筋膜，自颞肌表面向前下分离到颞筋膜深浅两层分叉处，抬起颞筋膜浅层及其在颧弓上缘的反附着处，再切开颧弓根处骨膜，向前下剥离，分开附着在颧弓下缘的腮腺咬肌筋膜即可暴露颞下颌韧带及关节囊。

Gangola（2007）报道应用耳后切口术后瘢痕隐蔽，很少有面神经颞支损伤的危险，对颞下颌关节手术能够提供良好的暴露，但手术需将外耳道切断后从后向前翻起整个耳郭、腮腺，期间有可能造成耳软骨的感染、坏死、耳道狭窄及耳郭麻木等严重并发症。

3. 耳周切口（periauricular incision）　耳周切口自耳屏前向上，至耳轮脚上附着处转向后，沿耳郭附着根部向后下至乳突尖。切口上后部可直接切到骨面，自骨面向前下剥离，暴露颧弓根部及关节窝。软骨性外耳道很容易自骨膜游离，除其最下缘外，均可游离到与骨性外耳道结合处。切口耳前部分，在无血管平面直接加深到软骨下耳道。耳前和耳后切口分离至骨膜后，在颧弓根上方相连接，将关节窝浅面腮腺上极翻起，向前牵拉腮腺组织，不用暴露耳颞神经、颞浅血管及面神经，以暴露关节囊浅面。耳周切口实际是耳后和耳前切口的联合，具有耳后切口的优点，但不切断软骨外耳道，避免了外耳道狭窄和软骨感染的危险。

周昌龙（2010）等对 60 例（73 侧）髁突颈骨折行耳周切口，术后 3 个月，耳周切口隐蔽仅见耳屏前愈合线、面形对称、张口度≥3.5cm、张口型无偏斜、殆关系好、骨折一期愈合、髁突表面未见骨质吸收、面神经瘫痪症状恢复、双侧咬合力对称、伤口愈合线隐蔽。提示髁突颈骨折经耳周切口，切口隐蔽，能较好地保护颞下颌关节区相关血管神经。

4. 下颌下切口（submandibular incision）　典型的下颌下途径（Risdon 法）对髁突颈部手术难以施行垂直操作，而将下颌升支后途径与下颌下途径结合则有助于暴露髁突下方及升支区域。改良下颌下切口自耳垂下后 1cm 处开始，平下颌升支后缘，向下绕下颌角，在距下颌下缘 1.5cm 处平行向前，至咬肌附丽前 2cm 处作一弧形切口。切开皮肤、皮下及颈阔肌，在下颌角或角前切迹处，解剖出面神经下颌缘支，结扎剪断颌外动脉及面前静脉，然后沿胸锁乳突肌和腮腺之间，与腮腺咬肌筋膜外作锐性分离，使腮腺与胸锁乳突肌及深面组织分开，再切开下颌下缘骨膜及咬肌附丽，用骨膜剥离器自骨面向上剥离，并切断升支后缘骨。由于腮腺下极已被游离，当向上牵拉升支外侧软组织瓣时，腮腺亦随软组织瓣向上翻起，而使向上牵拉的阻力减小，这样下颌升支上部及髁突则可得到较好的暴露。

宋绍华（2009）等探讨了下颌下切口和入路对面神经下颌缘支损伤的情况，采用回顾性分析的方法，对 300 例采用下颌下切口的患者进行术后随访，其中，47 例发生不同程度的下颌缘支损伤，除 2 例外，其余均在 12 个月内恢复。在 39 例髁突颈及下颌升支骨折的患者中，有 13 例发生面神经下颌缘支损伤，损伤率为 33.33%。韩前超（2010）等在一项回顾性研究中比较了髁突骨折的不同手术切口，认为耳前切口仍是目前临床最主要的手术入路，而下颌下切口更适用于髁突基部骨折。李军（2010）等探讨了应用下颌下切口下颌升支垂直截骨治疗髁突高位骨折的效果，16 例（19 侧）髁突高位骨折患者术后 6 个月、12 个月、24 个月复查张口度为 30～48mm，平均 34.92mm，咬合关系良好，无关节疼痛症状，部分患者有轻度张口偏斜，1 例有关节弹响。也有学者采用改良下颌下切口。Kang（2012）等在下颌髁突下骨折的病例报告中，针对不同位置的髁突骨折，分别采用颌后小切口或改良颌后切口，术后效果良好，未述面神经下颌缘支损伤。管志江（2015）等也报道采用改良颌后切口治疗下颌骨髁状突颈部骨折患者，术后 16 例患者的张口受限均得到改善；2 例出现暂时性面瘫，1 个月后恢复；1 例出现轻度腮瘘，加压包扎 2 周后痊愈；半年后复查，手术局部瘢痕不明显，患者比较满意。周东生（2014）对 26 例髁突颈部骨折患者采用下颌下小切口入路行复位固定术，术中分离并保护面神经下颌缘支，于该神经上横断咬肌后 1/3，骨折断端暴露后，解剖复位并钛板固定，术后均恢复正常咬合关系，张口度和张口型均正常，面部对称，无面神经损伤，提示下颌下小切口入路利用面神经下颌缘支和下颊支之间的解剖间隙，在髁突颈部骨折治疗中效果良好。

（三）手术类型

该类手术主要是针对构成关节的骨性部分和 / 或关节盘进行的。前者主要有髁突磨削术、髁突高位切除术、髁突低位切除术、髁突切开术、关节结节成形术及全关节置换术等颞下颌关节手术；后者主要有关节盘复位术（disc repositioning）、关节盘穿孔修补术（perforation disc repair）、关节盘摘除术（disectomy）、关节盘置换术（arthroplasty）等；此外，还有少数报道针对颞下颌关节运动相关肌肉的手术。

第一节　针对关节骨性结构的术式

颞下颌关节骨性结构包括髁突、关节窝和关节结节，本节主要讨论针对颞下颌关节骨性结构具体的术式，包括髁突磨削术、髁突高位切除术、髁突低位切除术、髁突切开术、关节结节成形术。

一、髁突磨削术

髁突磨削术（condylar shave）主要指用磨削器械去掉髁突表面变性的病变软骨层，使关节表面光滑，盘突之间的相对运动平稳流畅，可结合关节盘的修整手术同时进行。这种术式的优点是操作简单，亦可在关节镜下完成。缺点是完全去除髁突表面的软骨结构后影响软骨的改建能力，导致骨再生即骨修复过程出现局部骨硬化。

Menche（1996）等在兔膝关节实验中比较了仅仅磨去关节软骨层保留骨皮层与磨削至骨皮层下方引起出血两种处理方式对关节面的影响，分别在术后 6 周、12 周、18 周处死动物以观察关节面的病理变化，结果发现，两种处理方式都可能引起关节表面的退行性改变。磨削至骨髓腔者，随着时间的增加，纤维软骨愈合亦有增加；磨削至骨皮层者，软骨覆盖少，退行性变却有进展。姚向前（1998）等研究家兔急性损伤后颞下颌关节髁突软骨修复能力，也发现伴有骨皮层穿通的髁突软骨全层损伤的修复明显优于单纯髁突软骨的全层损伤，作者推测骨髓中未分化间充质细胞有分化为成软骨细胞的潜能。黄跃（2009）等报告山羊髁突磨削术后髁突软骨面修复情况。术后 4 周局部为纤维组织修复，仅有少量纤维样软骨；术后 8～12 周局部纤维组织修复增厚，骨细胞生长活跃。其他作者在进行同种手术的动物实验时，也有发现髁突软骨面为透明软骨或纤维软骨修复，但其形态又不同于正常的纤维软骨。

Griffitts（2007）等在一项回顾性研究中完成了对 117 例（154 侧）颞下颌关节内退行性病变患者的随访，评价了高位髁突磨削术联合盘复位术的疗效情况。结果显示，上述方法能显著控制疼痛和改善张口度，并使 VAS 值平均降低 5.6（P<0.001），张口度平均增大 5.8mm（P<0.001）；此外，还能使 69% 患者的耳鸣、72% 患者的眩晕以及 66% 患者的关节内杂音得到改善；患者自我感觉在关节运动、进食时的情况和关节的舒适度等方面均得到改善，整体上超过 90% 的患者对自我感觉的评定为好或极好；高位髁突磨削术联合盘复位术的总体有效率达到 86%。

二、髁突高位切除术

髁突高位切除术（high condylectomy）是在手术暴露关节下腔后，在髁突前斜面及髁突顶切除约 3～6mm 厚的髁突组织，打磨残端及骨皮层边缘使之光滑，以期达到降低髁突高度，减小关节囊内压力的目的（图 13-1）。Baldridge 与 Henny（1957）首先报道应用该手术方法。

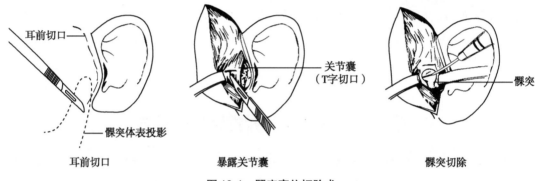

耳前切口　　　　　　　暴露关节囊　　　　　　　髁突切除

图 13-1　髁突高位切除术

Politi（2007）等将 20 名不可复性盘前移位患者随机分组，分别接受髁突高位切除术配合关节盘复位手术或者关节内窥镜手术，通过测定 VAS 值和下颌运动功能损害问卷进行疗效比较。对患者随访 1 年，发现两组的疼痛严重程度均有显著减少，80% 的髁突及关节盘手术组与 70% 的关节镜手术组平均张口度均≥35mm，关节的压痛显著缓解。需指出的是，同时进行双侧髁突高位切除术是不适宜的，原因是双侧髁突高位切除术造成的增大的关节间隙会由于下颌升支的提升而迅速减少［Dimitroulis（2005）和 Politi（2007）］。Ozkan（2012）等在一项回顾性研究中将 65 例可复性或不可复性关节盘移位患者分成三组，接受高位髁突切除术或高位髁突切除术联合其他手术治疗方法，术后随访平均周期为 26.7 个月（随访时间为 18～156 个月不等），发现上述手术方法均能显著改善三组可复性或不可复性盘移位患者的疼痛、张口度、弹响、杂音、头痛等症状，但组间差异无统计学意义。Bouchard（2013）等报道将一种新的技术——γ 探针运用于髁突高位切除的病例中，患者术前 2 小时注射 ^{99m}Tc-MTD 25mCi，这种放射性元素会积聚于生长旺盛的骨末端，在术中采用 γ 探针探测高于正常骨的放射性元素 ^{99m}Tc 含量的骨的边界，即为要切除的过度生长的髁突的手术范围。采用此法能够较准确地规划手术界线，术后效果佳，患者未述明显不适或复发。

此外，虽然单侧髁突高位切除术后，对侧关节功能负荷可能会增加，但有研究表明非手术侧关节并不会因此而发生适应这种功能改变的组织学或形态学变化。Miyamoto 等

(2002)通过切除 10 周羊羔单侧髁突 10mm，发现术后 3 个月手术侧和非手术侧髁突几乎都没有出现退行性改变或髁突的重建，仅手术侧内侧面可见部分髁突及关节软骨的重建，非手术侧维持正常形态和功能。

针对髁突尚未发育完成的年轻患者，高位髁突切除术后限制了患侧髁突的生长，是否会因此造成下颌与对侧不对称？Blasio(2015)等在一项纵向研究中，分别对 8 名(男：女 = 1：7)早期高位髁突切除术的青少年进行长达近三年的随访。为了方便分析，作者将患者的治疗和随访经历分为三个阶段：T0(术前诊断和手术阶段，平均年龄 13 岁)；T1(术后，平均年龄 15 岁)；T2(术后随访阶段，平均年龄 18 岁)。结果显示，T0-T1 阶段术侧髁突生长受到抑制，多系手术影响；T1-T2 阶段术侧髁突再次恢复生长，从整体阶段来看(T0-T2)，术侧髁突生长与非术侧相比差异无统计学意义，提示对于处于生长发育阶段的青少年，高位髁突切除术后术侧髁突能够继续恢复生长功能，并不会因此造成下颌与对侧的不对称。

髁突磨削术及高位髁突切除术通常用于保守治疗失败、伴有骨关节炎的颞下颌关节紊乱病患者，常与盘复位手术联合使用。Dolwick 与 Sanders(1985)报道关节盘手术与髁突成形的联合手术治疗颞下颌关节内紊乱病，其成功率为 90%，患者疼痛减轻，下颌运动和咀嚼功能改善。

三、髁突低位切除术

髁突低位切除术(low condylectomy)是在手术暴露关节下腔后，在髁突头以下、髁突颈以上切除包含髁突头的病变或过长髁突组织，可将健侧作为参照决定髁突切除的长度，随后打磨残端及骨皮层边缘使之光滑，同期将残余升支塑形成“新髁突”，并在其上恢复关节盘的位置，以期达到降低髁突高度，减小关节囊内压力，恢复正常盘 - 髁关系的目的。Wolford 和 Mehra(2002)首先报道应用该手术方法。

Wolford 和 Mehra(2002)报道对 6 例(男：女 =2：4)髁突骨软骨瘤患侧采用此术式治疗，对术前、术后和末次随访的临床和影像学特征进行评估，结果显示，在为期平均 51 个月的随访期中骨软骨瘤并未复发，术后 TMJ 功能和下颌运动范围均正常。提示髁突低位切除术联合盘复位能够有效治疗髁突骨软骨瘤。

随着对该术式的认识，髁突低位切除术也逐渐被应用于矫正由髁突增生继发双侧面部不对称的情况。Farina(2015)等在一项回顾性描述性研究中比较了髁突低位切除术治疗前后，面、𬌗、骨三者关系的变化情况。结果显示，术后在颏偏斜度、上下唇平面偏斜度、𬌗平面偏斜度、面凸度、下颌角度以及下颌支长度等方面均得到改善；𬌗关系也在随后的正畸治疗中明显改善。Farina(2016)等还在一项回顾性的队列研究中，将高位髁突切除术与低位髁突切除术进行了比较，结果显示，前者切除了平均 5.81mm 的髁突，后者切除平均 9.28mm(P=0.042)，低位髁突切除术会降低行二次正颌手术的可能(P< 0.001)。Mehra(2015)等将低位髁突切除术与髁突全切除术进行对比，二者均能较好地改善临床症状，但低位髁突切除术术后恢复更快。

四、髁突切开术

髁突切开术(condylotomy)的特点是未直接切开和暴露关节，避免了手术对关节结构的直接干扰。Ward(1961)观察到颞下颌关节紊乱病的患者，在发生髁突颈部骨折后其症状消失，因此设想髁突切开治疗颞下颌关节紊乱病,借鉴 Kostecka(1928)等学者提出的闭合式升支切开术,提出用闭合式髁突切开术治疗颞下颌关节紊乱病,并报告了 21 例治疗效果,其中 15 例症状显著改善或消失。此外,高位髁突颈切开术实质上是在髁突颈人为造成骨折,附着翼外肌将髁突向前内牵拉,这种髁突的轻度移位对关节功能及咬合关系不产生明显影响,且可减轻髁突对双板区的压力。Banks 等(1975)根据 119 例应用高位髁突颈切开术的临床及影像学随访结果,报告显示,91% 患者的症状得到显著改善或消失。单侧手术者,71% 的关节间隙术后立即增加,63.2% 的患者可长期保持关节间隙增大;双侧手术者,68.8% 的关节间隙术后立即增加,但仅有 12.2% 的患者能够长期保持关节间隙增大。闭合式髁突切开手术尽管取得了较好的效果,但少数病例可能伴有出血、面神经麻痹、错𬌗等并发症。

改良髁突切开术(modified condylotomy)可经口内途径在升支前缘做切口,暴露升支外侧面,将患侧下颌骨行垂直劈开,在保持正中咬合位置的情况下用手法将下颌骨后段向前下方移位,以增加关节间隙,促使重新建立正确的盘突关系。术后颌间固定单侧 3 周、双侧 6 周,以保持良好的咬合关系。

Upton(1991)等应用该手术方法治疗 44 例关节疼痛伴弹响的患者,平均随访期 33.8 个月,结果提示 91% 患者弹响减少,53% 的症状明显改善,25% 的症状中度改善,13% 的症状轻度改善。Upton 等还强调术中保留茎突下颌韧带附着、翼内外肌附着对维持髁突在关节内正确位置的重要性,认为该手术的优点是可能恢复盘突的正常关系,翼外肌长度缩短可减轻肌性疼痛,关节间隙增加,可解除对盘后组织的压力。然而,Nickerson(1991)对该文进行讨论时指出,没有在术中刻意保留茎突下颌韧带附着的必要性。

Mckenna(1996)对症状性可复性关节盘移位接受改良髁突切开术治疗的 39 例患者进行长达 10 年的随访,其中,17 例(27 侧关节)患者的 VAS 平均值为 2.0,12 例(20 个关节)患者未出现关节压痛,另有 10 例(17 侧关节)患者接受了磁共振检查者,MRI 发现 59% 关节盘成功复位,29% 出现可复性关节盘移位,12% 为不可复性关节盘移位,依据美国口腔颌面外科协会标准该手术的成功率为 85%。

Hall(2000)等报告改良髁突切开术对可复性盘移位的随访结果,即属于 Wilkes 分类 Ⅱ期及Ⅲ早期的 48 例 75 侧关节。31 例(50 侧关节)患者接受为期 1 年的随访,其 VAS 平均值从 6.9±0.4 降低到 2.0±0.4(P<0.01),疼痛时间平均从 14.6±1.4h/d 降低到 4.8±1.3h/d(P<0.01),弹响从 64% 降低到 16%(P<0.01),上述患者中 72% 的磁共振检查结果证实关节盘位置恢复正常,1 例初期关节退行性变得到康复,未发现进展为 Wilkes 分类系统中的更高分类,即不可复性盘前移位及骨关节炎者,手术成功率为 94%,4% 可能发生并发症如咬合紊乱等,多系髁突下移过多所致。Hall(2000)等还同年报告了该术式对不可复性盘移位,即属于 Wilkes 分类Ⅲ晚期、Ⅳ期及Ⅴ期的 31 例(43 侧关节)患者的随访结果。18 例(26 侧关节)患者接受为期 1 年的随访,VAS 平均值从 7.4±0.4 降低到 2.4±0.5(P<0.01),Wilkes 分类为Ⅳ期及Ⅴ期者比分类为Ⅲ晚期者对疼痛的效果稍差。15 例(23 侧关节)患者接受了为期 3 年的随访,其临床效果与随访 1 年者相差不大。Wilkes 分类Ⅲ晚期并未进展为Ⅳ期及Ⅴ期,分类为Ⅳ期及Ⅴ期者也未见骨吸收等情况,手术成功率为 87%。Hall 等认为,改良髁突切开术最大优势是能避免囊内瘢痕形成,延缓由关节盘移位到骨关节炎的颞下颌关节紊乱病的病程进展。

Bakke(2008)等比较了改良髁突切开术与保守治疗的疗效,对可复性关节盘前移位和关节疼痛的患者进行了随机对照的初步研究,结果显示,在减少关节弹响、绞锁和关节疼痛等疗效方面,改良髁突切开术效果更佳。

Puricelli(2013)等报道了采用改良髁突切开术治疗 TMD 伴银屑病的关节炎 1 例,在术后 16 个月的随访中,患者并未出现严重并发症、影像学特征变化以及关节内疾病进展等问题,患者局部疼痛消失,张口度变大,提示改良髁突切开术能较好地控制 TMD 的症状。在该例患者中,虽然无法明确区分引起 TMD 的病因是局部咬合紊乱(错𬌗畸形),还是全身系统性疾病(银屑病),但这并不影响采用改良髁突切开术重建 TMJ 内平衡、缓解 TMD 相关症状的效果。

五、关节结节切除术

关节结节切除术(eminectomy)最早是由 Myrhaug(1951)提出的,他指出,现代人相对于原始人而言,颅骨颞下颌关节窝深、关节结节陡峭,从而限制了下颌髁突的运动。如果减少髁突运动轨道障碍,习惯性脱位时髁突可能容易返回关节窝。有的学者由此设想是否可以通过解除关节结节达到治疗不可复性盘前移位的效果,甚至在不改变关节盘形态和位置的情况下恢复关节功能。关节结节后斜面与眶耳平面的夹角约 16°～89°,手术重点在于将结节外侧及中份的后缘铲去一部分,并修整骨面,使后斜面与眶耳平面的夹角比术前减少,即变得平坦一些。这样相对扩大了上腔的前隐窝,减少关节结节对关节盘及髁突运动的机械性阻挡,从而减小关节腔内压力,增大关节活动的间隙,不但有助于减少内紊乱时关节运动的不稳定性,还同时减少了下颌功能运动对盘后区的损伤,有利于关节囊及双板区的血供,有利于滑膜细胞的功能恢复及滑液的分泌,有利于盘组织的修复。由于手术操作范围狭窄,术中需要注意保护关节盘,防止操作不慎,将关节盘造成人为的刺伤甚至穿孔。

Weinberg(1984)等用关节结节手术与盘复位缝合术联合治疗 33 例关节盘移位的患者,取得良好的临床疗效。Kerstens(1989)等利用相同术式单独或者联合关节盘手术治疗 30 例内紊乱患者,随访至少一年,86.8% 的患者随访结果满意,其中 5 例可复性关节盘前移位患者单独用此手术,关节功能恢复也良好。Williamson(2000)等对 20 例临床及影像学诊断为 WilkesⅢ期、Ⅳ期的内紊乱患者的 24 侧颞下颌关节进行关节结节切除术,观察期至少 1 年。其中,17 例下颌功能损害和功能紊乱指数均有减少,张口度增加 5～20mm,平均增加 10mm,MRI 检查显示盘位均有所恢复。Baldwin(2004)等对接受关节结节切除术联合关节盘复位术治疗关节盘移位的患者进行 2 年以上的追踪观察,以临床检测及患者评价作为观察指标,发现此种手术方法对疼痛、弹响及张口受限的治疗有效率分别达到 65%、63% 及 71%。Pedrazaalarcon(2017)等在一项配对、病例 - 对照的回顾性研究中比较了关节盘复位术联合关节结节切除术与仅实行关节盘复位术之间疗效的差异,在下颌运动受限方面,术后 1 个月和 6 个月中辅助实行关节结节切除术的病例组较对照组运动受限更小,且二者在术后 6 个月的比较中差异有统计学意义,提示关节盘复位术联合关节结节切除术能在短期有效改善下颌运动和张口度。

第二节 针对关节盘和翼外肌病变的术式

Solberg(1979)在美国青年人中进行的关于颞下颌关节紊乱病流行病学调查报告显示,4%～28% 的美国青年人可能存在盘干扰问题。Kircos 等(1987)报告 21 位 23～43 岁无颞下颌关节紊乱病症状体征的健康受试者双侧关节 MRI 检查结果,证实 32% 的关节中存在关节盘前移位的情况。因此，颞下颌关节的盘干扰是最常见的颞下颌关节紊乱病之一。关节盘的手术方式有颞下颌关节镜手术（arthroscopy）、颞下颌关节成形术（meniscoplasty）等，后者主要包括关节盘复位术（disc repositioning）、关节盘切除术（meniscectomy）等多种术式。有的术式，如关节盘摘除后植入非生物材料替代物，虽然曾经在 20 世纪 70～80 年代盛极一时，但终因非生物材料破损、严重异物反应和髁突及颞侧骨关节面的严重破坏而被抛弃。有的术式至今仍在使用，并有不少长期随访的结果证实其优劣。

一、关节盘复位术

Annandale（1887）首次描述了膝关节的关节盘复位手术（disc repositioning/ disc placation），直到 Wilkes（1978）用影像学方法证实了颞下颌关节盘的形态和功能，TMJ 关节盘复位术才成为可能。次年，McCarty 和 Farrar（1979）率先详细报告了关节盘复位术的操作方法和疗效，即切除部分关节盘后区或切除髁突顶部后创口对位缝合，盘复位术成功率可达 94%。有关关节盘修整的方法，通常是游离前移位的关节盘（图 13-2 中"2"的位置），尽可能使发生前移位的关节盘向后退至正常位置，再切除部分增生拉长的盘后组织（图 13-2 中"3"的位置），即楔形切除关节盘后区皱褶与异常增厚部分，牵拉盘向后使盘后带正对髁突横嵴，再将创面对位缝合（图 13-2 中"4"的位置），如图 13-2。在切除发生皱褶的双板区组织时，要注意保留足量的双板区边缘，避免缝线位置前移至关节面功能区，造成关节内结构的摩擦伤害。该术式在 20 世纪 80～90 年代应用较多，手术目的是去除关节运动中由于盘移位造成的机械阻挡，适用于关节盘完整、复位后没有张力的情况。

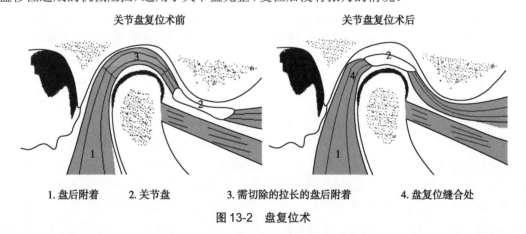

关节盘复位术前　　　　　　　　　　　　　　　**关节盘复位术后**

1. 盘后附着　　　2. 关节盘　　　3. 需切除的拉长的盘后附着　　　4. 盘复位缝合处

图 13-2　盘复位术

据 Paegle 等（2003）报道，可复性关节盘前移位常伴有关节盘后区内侧的组织形成硬结并增厚，其内含有密集排列的粗大的胶原纤维束，可能与关节盘的松弛、创伤等因素有关，在下颌功能活动时，该增厚部分向前或向后移动时可造成弹响和关节面的摩擦，需要切除关节盘后区异常增厚部分。但手术难点是，增厚的部分可能遍布整个关节盘，如果组织增厚在中带也很明显，则对术者的操作技能要求更高。手术过程中应尽可能保证仅是塑形操作，即只去除增厚部分，而不会造成关节盘的意外穿孔。另外，盘复位手术也常与髁突和 / 或关节结节磨削、切除术等联合使用以增加关节间隙，治疗颞下颌关节的内紊乱。术后 2 周内患者可感觉关节区肿胀，张口受限及轻度的咬合错乱，若有出现耳前区麻木者，症状消退需要更长的时间。

　　有文献报道盘复位术的成功率80%～95%，但有的作者认为此数据估计过高。Montgomery（1992）等报告了51例接受关节盘复位手术的颞下颌关节紊乱患者6个月～6年的随访结果，其临床和影像学复查显示，65%的患者关节疼痛、头痛、耳痛、颈部及肩部疼痛等临床症状显著减轻，关节弹响和绞锁的发生率也减少，咀嚼功能有所改善；但仍有35%的患者存在关节疼痛，即使继续服用非甾体抗炎药接受治疗的50%患者中，仍有一定程度的咀嚼功能受限和关节弹响，张口度平均增加8mm，侧方运动增加不足0.5mm，张口偏斜未得到改善。在术后平均2年随访期中，影像学检查未发现关节盘位置明显改变者占86%。

　　此外，关节盘复位术中仍存在其他术式，主要包括盘 - 突固定术，关节盘下关节面修整术等。

（一）盘 - 突固定术

　　据Mehra和Wolford（2001）报告，Wolford等从1992年起应用Mitec铆钉固定复位的关节盘，其手术要点是松弛关节盘的前、外和内侧后，将盘后带置于髁突顶位置，在髁突后斜面髁突顶下方8～10mm处钻孔，顶部有孔环的带翼圆柱形（直径1.8mm，长5mm）的钛合金Mitec铆钉植入孔内，其翼为记忆合金制成，可在骨髓腔中展开，加强铆钉固位，用缝线穿过孔环将盘后带缝合固定，详见图13-3。铆钉可承受71.2牛顿脱位力，可与周围骨质整合。

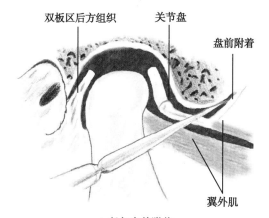

A. 松解盘前附着

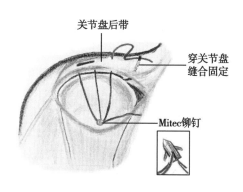

B. Mitec铆钉植入并穿关节盘缝合固定

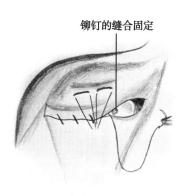

C. 缝合关闭双板区组织

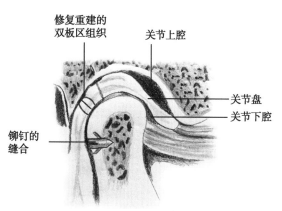

D. 关节盘复位：Mitec铆钉固定术术后示意图

图13-3　Mitec铆钉行盘髁固定术

Mehra 和 Wolford（2001）将此技术用于 105 例（188 侧关节）颞下颌关节紊乱病患者的治疗，其中男 16 例，女 89 例，年龄 14～57 岁，平均年龄 32.6 岁，平均随访周期 46.2 个月，其中 88 例还同时进行了正颌外科手术。应用 Mitec 铆钉固定复位的关节盘手术的适应证是：存在关节盘移位，但是关节盘可以保留；没有颞下颌关节手术史；没有结缔组织疾病或者自身免疫疾病。末次随访结果显示：影像学检查未见髁突吸收及铆钉移位；关节疼痛、面部疼痛、头痛等症状显著减轻，74% 患者完全无痛；关节弹响术前 83.8%，末次随访为 5.7%；咀嚼功能显著改善。张善勇（2012）等对 177 例（232 侧）TMJ 内紊乱患者进行此盘锚固定术式，所有患者术前、术后进行 MRI 检查并评估关节盘位置，结果显示，术后 172 例（226 侧）关节为优；4 例（4 侧）关节为良；有效率达 99.14%（230/232 侧）；仅有 1 例（2 侧）为"差"，占 0.86%（2/232 侧）。Zachariah（2015）等也采用相同固定术对 17 例（27 侧）存在半脱位的患者进行治疗，患者在术前的平均张口度为 49.2mm，术后个 1 月、6 个月和 1 年的平均张口度分别为 29.5mm、33.8mm 和 36.7mm，该手术成功限制了患者半脱位或张口过大的情况，且在随访期内无复发。Rajkumar（2016）等采用盘锚固定术治疗 TMJ 绞锁的患者，能够显著改善患者张口度、减轻绞锁状态，且在随访期的半年内，MRI 证实铆钉未见明显松动、脱落。刘登峰（2015）等通过对 15 例（20 侧）不可复性盘前移位患者行关节盘复位锚固定术，探讨其治疗不可复性盘前移位的疗效，MRI 结果显示，12 例（16 侧）达到优，2 例（3 侧）达到良，有效率为 95%，仅有 1 侧为"差"，占 5%。所有不可复性盘前移位患者术后 3 个月、6 个月、12 个月较术前的疼痛改善依次为 90%、95%、90%，下颌最大侧向运动改善依次为 0.4mm、3.2mm、5.9mm，最大张口度改善依次为 8.6mm、16.2mm、22mm。

Sembronio（2006）等将发生前移位的关节盘前缘松解，使其后退至正常生理位置，然后在髁突的表面由前后向分别钻孔，使用两枚直径 2mm、长约 7mm 的可吸收螺钉将关节盘固定于髁突表面。术中要求检测髁突各个方向的运动状况，以保证植入的螺钉不妨碍运动。

Gangola（2007）等报道用裂钻在髁突的颈部前后向钻孔，然后将 3-0 尼龙缝线穿过此孔，再穿过关节盘的中带和后带，于髁突颈后方打结，最后将关节盘的外侧缘与关节囊的外缘缝合固定。Gangola 等用该术式对 6 位女性患者进行治疗，术后随访 8～20 个月，其中 5 位患者 90% 的术前不适症状均消失。

（二）关节盘下表面修整

Kondoh（2003）报告了应用简单的关节盘下表面修整治疗颞下颌关节内紊乱病的 5 年随访结果。11 个具有临床症状的病例，MRI 显示单侧关节盘前移位、盘变形，手术采用打开关节下腔后修整关节盘下表面的方式，并不做关节盘位置的调整。临床评价关节疼痛和下颌运动，MRI 评价关节盘的形态和位置。术前所有病例均报告咀嚼疼痛伴张口受限，平均张口度为（24.9±4.13）mm；术后 10 例（91%）疼痛消失，张口度改善，术后平均张口度达到（43.0±3.0）mm。术前 MRI 均发现关节盘不可复性前移位、盘变形，末次随访 5 例关节盘保持了术后修整变薄的形态，3 例变为接近正常的双凹性形态，但是上述 8 例关节盘的位置与术前相比并没有发生改变，余下 3 例关节盘位置基本恢复正常。该临床随访观察提示，对于关节盘出现移位及变形者，即便仅作关节盘的塑性而不进行复位，多数患者的症状一样会有所改善，部分患者仍可自行恢复关节盘的正常双凹形态。

二、关节盘穿孔修补术

关节盘穿孔多系外伤、关节盘不可复前移位或骨关节炎的伴发病变引起，髁突和颞侧关节面骨组织的直接接触，易加速和促进颞下颌关节紊乱病的进展，因而在开放术中有必要对其进行适当处理。位于盘后区的小的关节盘穿孔可以直接拉拢缝合；位于关节盘本体部分的则需切除边缘病变组织后，将位于本体侧的边缘与有血液供应的盘后区或邻近关节囊滑膜侧的边缘进行对位缝合，术中同期恢复关节盘的位置，并磨平增生、突起的关节面骨组织；如穿孔较大，可用自体组织如耳软骨、颞肌筋膜瓣、硬脑膜或真皮等进行修补，或待关节盘摘除后再行修补手术，也有使用硅橡胶片做临时插补物者。

邓末宏和龙星（2008）等对 67 例（83 侧关节）颞下颌关节盘穿孔的患者进行手术治疗，随访周期长达 24 个月。术后 6 个月时，症状均明显改善，24 个月时疼痛改善者占 77.8%，关节杂音改善者占 77.8%，最大张口度平均达到 38mm，可认为手术治疗颞下颌关节盘穿孔者疗效显著。

邓末宏（2017）等收集 2 例颞下颌关节髁突肥大（对照组）及 5 例颞下颌关节盘穿孔（穿孔组）患者因手术切除的手术标本，采用酶消化法原代培养并鉴定细胞，第 1 代细胞培养 48 小时后，采用 WB 检测关节盘细胞内 I 型胶原蛋白的表达，应用 ELISA 法检测培养上清液内 I 型胶原蛋白的含量；结果提示，穿孔组及对照组的颞下颌关节盘均可培养出成纤维样细胞，甲苯胺蓝染色、I 型胶原及 II 型胶原免疫荧光染色均表达阳性。培养 48 小时后培养上清液内 I 型胶原的含量对照组（1.62±0.52）µg/L 显著高于关节盘穿孔组（0.85±0.33）µg/L。WB 检测关节盘穿孔组细胞内 I 型胶原的蛋白表达低于对照组。作者认为，颞下颌关节盘穿孔时关节盘成纤维样细胞内表达及分泌的 I 型胶原含量均较对照组降低，这可能与关节盘细胞外基质中 I 型胶原含量减少，进而导致关节盘穿孔的形成有关。

三、关节盘摘除术

Lanz 在 20 世纪初首次报道了颞下颌关节盘摘除术。其手术指征包括关节盘的破碎、穿孔及关节盘修复术后仍无法消除疼痛和关节功能障碍者。这种术式在 20 世纪 40—60 年代最为流行，后来有不少文献报道此术式较易引起持续关节痛、头痛及其他影响功能的并发症，也有人认为关节盘摘除后，髁突及关节窝表面会出现骨关节炎样改变。这一系列负面报道在一段时间内影响了此术式在临床的应用。随着诊断技术的发展和对颞下颌关节病理生理认识的深入，人们又重新认同此术式的治疗作用，著名学者 Holmlund（2007）认为，此手术适于保守治疗失败的可复性盘前移位及不可复性盘前移位患者，认为在关节盘摘除后，髁突和关节窝会发生适应性改建而非退行性改变。至于患者在接受关节盘摘除后，疼痛消失及功能改善的具体机制目前尚不清楚。目前，国际上一致认可的关节盘摘除术的成功标准：①尽管可能存在轻度或不经常发生的疼痛，但未引起患者关注；②张口度>35mm，前伸及侧方运动距离>6mm；③可咀嚼普通食物，最差的情况仅避免坚或韧的食物；④影像学检查退变表现稳定；⑤无明显并发症；⑥至少 2 年无颞下颌关节紊乱病症状。

针对单纯关节盘摘除术的长期疗效来看，很多学者都认同其长期有效性。Bjornland（2003）等报道 29 例（35 侧）采用颞下颌关节盘摘除术治疗可复性盘前移位或不可复性盘前移位伴骨质病变的患者，3 年的随访率为 100%，10 年为 82.8%。患者术前均有关节疼痛，随访 3 年无痛者达 69%，10 年为 79%，除 1 例疼痛未见明显减轻，其余患者疼痛均有缓解，中位 VAS 疼痛测量值从 79mm 降到 7mm。随访 3 年患者张口度增加占 83%，从术前的平均（29.2±8.8）mm 增加到（39.8±8.03）mm，10 年时张口度为平均（41.67±7.18）mm。3 年时患者前伸度从术前的平均（4.0±2.02）mm 增加到（6.66±1.89）mm，10 年时为（8.04±2.1）mm。发生关节摩擦音的患者，从术前的 4 例增加到 3 年时的 13 例，10 年时的 9 例。同时，作者认为青年人仅有关节盘异常，关节骨质正常者不宜进行关节盘摘除术。Nyberg（2004）等根据 15 例采用单纯颞下颌关节盘摘除术治疗可复性盘前移位或不可复性盘前移位患者的 5 年随访结果，提出尽管此术式对静止时的关节疼痛疗效并不满意，但可明显减轻咀嚼运动时的疼痛，张口度明显增加，但发生关节摩擦音者，从术前 1 侧关节增加到 7 侧关节，认为其原因系关节改建的结果。Candirli（2017）等在一篇回顾性研究中比较了关节结节切除术（A 组）、关节盘切除术（B 组）和关节盘切除术后行腹部皮下脂肪移植（C 组）治疗 TMJ 内退行性病变的疗效，31 例（31 侧）患者术后随访平均 30 个月，结果显示，B 组、C 组在缓解 TMJ 症状的结局指标优于 A 组；在改善术后最大张口度（MIO）方面三组间差异均有统计学意义；在末次随访时，B 组和 C 组均能显著改善疼痛（VAS 值）；31 例中有 6 例治疗失败，其中，A 组 3 例，B 组 1 例，C 组 2 例。因此，关节盘切除术伴或不伴腹部皮下脂肪移植均显著优于单纯的关节结节切除术，但是否行腹部皮下脂肪移植，二者并没有显著性差异。

关于颞下颌关节盘摘除术后关节区的组织病理学改变，Hinton（1992）等用出生 28 天的大鼠进行切除一侧的颞下颌关节关节盘实验，发现切除关节盘侧的髁突软骨在术后第 9 天即出现骨关节炎的早期改变，表现为软骨增厚，在软骨层内出现平行于表面的撕裂裂隙，出现成群的软骨细胞呈巢状排列，软骨间质增加，软骨与骨的交界线不规则，成软骨细胞呈斜线或垂直于表面的排列，表面纤维覆盖有被软骨组织取代的趋势。韩正学（2006）等用新西兰大白兔进行切除一侧的颞下颌关节关节盘实验，切除关节盘侧的髁突软骨在术后增生明显，表面不光滑，有的髁突和关节结节表面的功能区软骨消失。镜下观察，术后 1 周髁突功能区软骨消失，骨组织直接暴露于关节腔内，骨髓腔内也有炎性水肿、变性乃至坏死的情况。术后 2 周髁突功能区软骨破坏区增大，非功能区软骨增生，裸露骨表面趋于致密；术后 4 周非功能区软骨出现骨关节炎样改变，裸露骨致密，骨髓腔内骨小梁稀疏，纤维组织变性，微小囊肿形成；术后 10 周，软骨缺失区域面积减小，功能区骨髓组织严重吸收，骨小梁疏松。关节结节区也有类似髁突表面的病理变化，滑膜组织均有不同程度增生。作者认为上述改变符合骨关节炎的病理学改变。

四、关节盘置换术

在关节盘摘除术的低潮期出现了关节盘的人工材料替代移植，即关节盘置换术。但由于出现发生率较高的异物排斥反应等问题，关节盘置换术在当时并未得到广泛的应用。于是，人们将目光聚焦于自体组织瓣移植，应运而生的是真皮瓣、颞肌筋膜瓣、耳郭软骨等修复方法。但也有研究人员发现尽管以真皮瓣取代已破坏无法修复的关节盘可以减少患者颞下颌关节紊乱病的症状，改善关节功能，但却并不能阻止髁突的进展性破坏。

Dimitroulis 等（2005）利用影像学方法监测真皮瓣修复关节盘的转归，发现真皮瓣的脂肪组织在关节囊内并不容易被吸收，但是关节囊内存在的周期性的压力却能够影响真皮瓣的状况。Dimitroulis 等（2010）报告对关节盘切除后真皮瓣移植患者生存质量的对照研究结果，术后组 32 例，术前组 29 例，两组均属于 Wilkes Ⅳ 期关节盘移位患者，在年龄、性别、临床表现方面均具有可比性。术后组疼痛显著减轻，进食、咀嚼、情绪、一般健康状况均显著优于术前组。

颞肌筋膜瓣移植是颞下颌关节紊乱病不可或缺的治疗方法，但如何选择合适的适应证及移植方式才能达到理想的治疗效果，是目前临床正在探讨的热门课题。王玉良等（2009）为对病变严重致不能保留的关节盘进行重建，报道应用带蒂颞肌筋膜瓣移植治疗颞下颌关节紊乱患者的方法和随访结果，对相关问题进行探讨。其选择 14 例（16 侧）不可复性关节盘移位和 5 例（5 侧）关节盘穿孔，共 19 例（21 侧）颞下颌关节紊乱病患者进行手术治疗。患者经耳颞部切口行关节盘切除并应用带蒂颞肌筋膜瓣移植重建。对所有患者移植前与移植后随访的临床资料进行比较，并分析 MRI 资料，随访时间平均 17 个月，患者症状显著改善。统计学比较发现患者移植前后的主要临床症状差异有显著性意义（P<0.01）；MRI 检查可见关节间隙内移植物呈中等信号带状影像且边界较清晰，未见中断或呈片段状。因此作者认为，带蒂颞肌筋膜瓣移植重建颞下颌关节盘能恢复关节功能、防止关节粘连，并且制备方便，无明显供区并发症，是一种可行方式。

DeMerle（2017）等的回顾性研究比较了 TMJ 关节盘切除后腹部脂肪移植与颞肌筋膜瓣移植的疗效差异。50 例患者中 30 例行关节盘切除后腹部脂肪移植（A 组），20 例颞肌筋膜瓣移植（B 组），术后平均疼痛评分 A 组降低 78.3%，B 组降低 52.8%，而张口度改变方面 A 组显著增大。作者认为关节盘切除术后行颞肌筋膜瓣移植能够较优地改善疼痛，但在改善张口度方面，腹部脂肪移植效果更佳。

王旭东（2000）等通过 MRI 对自体耳郭软骨瓣修复关节盘的术后情况进行评估，以观察软骨生长情况。对 11 例关节病患者的 13 侧关节进行自体耳郭软骨瓣移植修复关节盘手术，所有患者均经临床检查和信访答卷进行随访，症状均得到缓解，并对其中 5 例患者（滑膜软骨瘤病和关节强直各 1 例，结构紊乱 2 例，骨关节病 1 例）行 MRI 检查。MRI 矢状位、张闭口位及冠状位扫描均显示移植软骨无明显破碎或吸收。得出结论：MRI 可作为检测软骨生长情况的指标之一，自体耳郭软骨瓣置换（重建）关节盘是可行的手术方式。杨驰等（2000）为了对已发生严重病变的关节盘进行置换及对关节强直进行重建关节盘的治疗，报道耳郭软骨移植的手术方法和临床疗效，并结合文献报道中的有关资料进行讨论。对 4 侧结构紊乱、4 侧骨关节病、2 侧滑膜软骨瘤病及 3 侧关节强直，共 13 侧颞下颌关节，用自体耳郭软骨瓣置换或重建关节盘，其中，6 例合并应用关节刨削术，2 侧用颞深筋膜瓣重建关节外侧囊，1 侧耳郭软骨瓣联合颞深筋膜修复关节盘以获得足够的厚度。随访期 1～13 个月，所有软骨瓣无感染，均成活，临床疗效满意，供区无或轻微变形。因此，作者认为在形态和厚度方面，人类的耳郭软骨瓣与关节盘较相似，是一种置换或重建关节盘的较好材料。

五、针对翼外肌病变的开放性外科手术治疗

少数文献报道针对咀嚼肌功能紊乱的手术治疗。如国内学者洪民（1991）等曾尝试经口内途径将翼外肌下束自翼板外侧剥离，以此来达到松弛翼外肌，消除痉挛的作用。翼外肌附着减少可能造成肌力不足，但可以因此限制关节的过度活动，因翼外肌过度牵拉所造成的张口末弹响随之消失。对病程迁延且较重的患者，需扩大剥离范围，以延缓肌肉再附丽，促进肌功能恢复。由于咀嚼肌紊乱易发、易变及一过性的特点，该术式未得到推广。但针对颞下颌关节的紊乱病手术在国内外都曾有广泛开展，至今仍是治疗选择之一。

第三节　颞下颌关节开放性外科手术治疗方式疗效比较的系统评价

有关颞下颌关节开放性外科手术疗效的研究，大多属于回顾性研究或对照研究，且由于手术治疗中较难实施随机和盲法，很少有研究采用随机对照的方法，因而，在此领域相关

Meta 分析的文章较少。目前，可检索到的相关系统评价（systematic review）与 Meta 分析的文献共 2 篇，现将其报道如下。

Almoraissi（2015）等在一篇 Meta 分析中比较了开放性外科手术与关节镜手术在治疗 TMJ 关节内紊乱的疗效差异。文献纳入的标准为：①诊断标准符合关节内紊乱的盘病变症状，可复性或不可复性关节盘前移位，弹响伴疼痛，关节绞锁等患者；②采用关节盘切除术，关节盘成形术，局部关节盘穿孔修补术，高位髁突切除术，盘复位术或关节盘置换术等开放性外科手术以及关节镜手术；③研究主要是比较开放性外科手术与关节镜手术；④结局指标主要包括疼痛（VAS 值），最大切牙间张口度（MIO），下颌功能损害以及术后临床指标（弹响，关节压痛和杂音）；⑤研究设计主要应为比较开放性外科手术与关节镜手术治疗 TMJ 关节内紊乱疾病的临床试验，可包括随机或半随机对照试验（RCT&qRCT）、临床对照试验（CCTs）、回顾性研究（RS）等。Al-Moraissi 等通过对检索的文献进行逐步筛选，最后纳入 5 篇文献进入定量 Meta 分析。这 5 篇文献中，RCT 3 篇，CCT 1 篇，RS 1 篇，主要针对关节绞锁，可复性关节盘前移位，Wilkes 分类法中Ⅲ～Ⅴ期的患者分别比较开放性关节手术与关节镜手术的疗效，随访周期为 1～5 年，所有纳入研究的患者均是前期保守的非手术治疗失败的患者。结果显示，在控制疼痛（VAS 值）方面，4 项研究比较了开放性外科手术组（n=51）和关节镜手术组（n=53）的疗效差异有统计学意义［SMD= −0.40，95%CI（−0.79，−0.01）］，提示开放性外科手术治疗在术后缓解疼痛方面效果更佳；在改善最大切牙间张口度（MIO）方面，3 项研究比较了在为期 1 年的随访里，开放性外科手术组（n=48）和关节镜手术组（n=54）的较优疗效虽然更倾向于开放性外科手术组，但二者差异无统计学意义（OR=1.33，95%CI=0.56～3.18）；在下颌功能损害方面，3 项研究中开放性外科手术组（n=34）优于关节镜手术组（n=32），但同样差异无统计学意义（WMD= −0.69，95%CI=−2.12～0.73）；在术后临床指标（弹响 / 关节压痛和杂音）方面，3 项研究比较了在为期 1 年的随访里，关节镜手术组（n=54）更优，但二者差异无统计学意义（OR=1.74，95%CI=0.76～3.98）。Al-Moraissi 等认为，开放性外科手术在控制 TMJ 内紊乱患者术后疼痛方面优于关节镜手术，且同时拥有较好的改善张口度和缓解 TMJ 内紊乱相关症状的能力。

Ghawsi（2016）等在一篇系统评价中评价了高位髁突切除术在治疗髁突增生（MCH）的疗效。通过对全面检索的文献进行逐步筛选，最后纳入 11 篇文献共 289 例患者进行定性的系统评价。从病因学和流行病学来看，目前髁突增生主要包括先天性 MCH 和继发性 MCH，虽然不同的性别和种族在 MCH 的发病率方面无明显统计学差异，但临床上仍可见 MCH 中女性多于男性。临床诊断方面，MCH 的诊断主要依据临床问诊记录，临床影像学及传统头影测量，少数报道应用 SPECT 诊断该疾病，却并未收到较好的效果。在治疗干预的时间上，主张早期干预髁突的生长中心能够有效解除髁突增生的状态，提倡早发现早治疗，一般建议男孩 16 岁、女孩 14 岁为宜，最晚男孩可推迟至 17～18 岁、女孩 15 岁。在手术方面，高位髁突切除术被证实用于治疗 MCH 是极其有效的，术后能够较好地改变患者面形的不对称，且术后复发少；大部分文献报道术中应切除距髁突顶 3～7mm 的髁突头，否则术后易复发。

虽然有少量的系统评价与 Meta 分析报道了开放性外科手术在颞下颌关节紊乱病中的疗效情况，但相较而言，本章节引用的大部分研究均为叙述性研究。必须指出，叙述性研究方式在治疗性研究中其论证强度是最弱的，因为缺乏参照比较，难以判断其真实效果，然而本章举例中叙述性研究所占比重最大。但从另外的角度看,在报告新方法、新技术、新材料的治疗效果时,常常必须用这种研究方式报告。主要看作者是否采取了严格的诊断标准和可计量、可重复测量的评价指标,如果是,其结论仍有参考价值。

(史宗道　刘　琰　梁新华)

参 考 文 献

1. 邓末宏,龙星,李健,等.手术治疗颞下颌关节盘穿孔的临床研究.中国口腔颌面外科杂志(电子版),2008,2(1):52-56

2. 邓末宏,许杰,蔡恒星,等.颞下颌关节盘穿孔病变对关节盘细胞Ⅰ型胶原表达的影响.中华口腔医学杂志,2017,52(5):274-277

3. 管志江,李斌峰,张旭阳,等.腮腺入路治疗下颌骨髁状突颈部骨折的临床观察.临床军医杂志,2015,43(8):867

4. 韩前超,徐正茂,晏全红,等.髁突骨折开放手术方法的回顾性分析.口腔医学研究,2010,26(3):428-429

5. 洪民,周继林,黄继贤,等.关节外调整术治疗颞下颌关节结构紊乱与机能失衡.中华口腔医学杂志,1991,26(2):109-111

6. 黄旋平,谢庆条,江献芳,等.改良耳屏缘切口在颞下颌关节手术中的应用.实用医学杂志,2013,29(1):94-95

7. 黎介寿.手术学全集:口腔颌面外科卷.北京:人民军医出版社,2006:397-401

8. 李军,沈宁,唐增斌,等.颌下切口下颌升支垂直截骨在髁突高位骨折手术中的应用.口腔颌面外科杂志,2010,20(6):422-425

9. 刘登峰,孙仁义,肖进,等,关节盘锚固定术治疗颞下颌关节盘前移位的临床应用.口腔医学,2015,35(8):658-661

10. 王旭东,杨驰,范新东,等.自体耳郭软骨瓣置换或重建颞下颌关节盘MRI评价.口腔颌面外科杂志,2000,10(3):195-197

11. 王玉良,董鹏飞,毛玉龙,等.颞肌筋膜瓣移植重建颞下颌关节盘19例.中国组织工程研究与临床康复,2009,13(5):877-881

12. 杨驰,邱蔚六,陈敏洁,等.自体耳郭软骨瓣置换或重建颞下颌关节盘—临床疗效评价.口腔颌面外科杂志,2000,10(2):124-127

13. 张善勇,张晓虎,霍亮,等.改良颞下颌关节盘锚固术—技术介绍.中国口腔颌面外科杂志,2012,10(6):478-483

14. 周东生.下颌下小切口入路行髁突颈部骨折复位固定术的疗效观察.中国口腔颌面外科杂志,2014,12(2):172-174

15. ALMORAISSI E A. Open versus arthroscopic surgery for the management of internal derangement of the temporomandibular joint: a meta-analysis of the literature. J. Oral Maxillofac. Surg,2015,44(6):763-771

16. BAKKE M,ERIKSSON L,THORSEN N.M.,et al. Modified condylotomy versus conventional conservative treatment in painful reciprocal clicking—a preliminary prospective study in eight patients.Clinical oral investigations,2008,12(4):353-359

17. BALDWIN A J.,COOPER J C. Eminectomy and plication of the posterior disc attachment following

arthrotomy for temporomandibular joint internal derangement. Journal of Cranio-Maxillofacial Surgery, 2004, 32 (6): 354-359

18. BOUCHARD C, PARIS M, VILLEMAIRE J M, et al. Intraoperative use of a gamma probe for the treatment of condylar hyperplasia: description of a new technique.Journal of Oral & Maxillofacial Surgery, 2013, 71 (6): 1099-1106

19. CANDIRLI C, DEMIRKOL M, YILMAZ O, et al. Retrospective evaluation of three different joint surgeries for internal derangements of the temporomandibular joint. Journal of cranio-maxillo-facial surgery, 2017, 45 (5): 775-780

20. CHIARA B D, ALBERTO B D, PEDRAZZI G, et al. How does the mandible grow after early high condylectomy. Journal of Craniofacial Surgery, 2015, 26 (3): 764-771

21. DEMERLE M, NAFIU O O, ARONOVICH S. TMJ diskectomy with abdominal fat graft vs. temporalis myofascial flap: a comparative study. Journal of Oral & Maxillofacial Surgery, 2017, 75 (6): 1137-1143

22. DIMITROULIS G. The use of dermis grafts after discectomy for internal derangement of the temporomandibular joint.Journal of Oral & Maxillofacial Surgery, 2005, 63 (2): 173-178

23. DIMITROULIS G, MCCULLOUGH M, MORRISON W. Quality-of-life survey comparing patients before and after discectomy of the temporomandibular joint.Journal of oral and maxillofacial surgery, 2010, 68 (1): 101-106

24. DOLWICK M F, SANDERS B. TMJ internal derangement and arthrosis: Surgical atlas. St. Louis, The C.V. Mosby Company, 1985: 296-321

25. FARINA R, OLATE S, RAPOSO A, et al. High condylectomy versus proportional condylectomy: is secondary orthognathic surgery necessary. Int. J. Oral Maxillofac. Surg, 2016, 45 (1): 72-77

26. FARINA R, PINTOR F, PEREZ J, et al. Low condylectomy as the sole treatment for active condylar hyperplasia: facial, occlusal and skeletal changes. An observational study. Int. J. Oral Maxillofac.Surg, 2015, 44 (2): 217-225

27. GANGOLA A, RANA A, SHARMA P, et al. Post auricular approach: an aesthetic advantage. International Journal of Oral and Maxillofacial Surgery, 2007, 36 (11): 1085

28. GHAWSI S, AAGAARD E, THYGESEN T H. High condylectomy for the treatment of mandibular condylar hyperplasia: a systematic review of the literature. International Journal of Oral & Maxillofacial Surgery, 2016, 45 (1): 60-71

29. GRIFFITTS T M, COLLINS C P, COLLINS P C, et al. Walker repair of the temporomandibular joint: a retrospective evaluation of 117 patients. Journal of Oral & Maxillofacial Surgery, 2007, 65 (10): 1958-1962

30. HOLMLUND A. Disc derangements of the temporomandibular joint: A tissue-based characterization and implications for surgical treatment. International journal of oral and maxillofacial surgery, 2007, 36 (7): 571-576

31. KANG D H. Surgical management of a mandible subcondylar fracture. Archives Plastic Surgery, 2012, 39 (4): 284-290

32. KONDOH T, HAMADA Y, KAMEI K, et al. Simple disc reshaping surgery for internal derangement of the temporomandibular joint: 5-year follow-up results.Journal of oral and maxillofacial surgery, 2003, 61 (1): 41-48

33. MEHRA P，ARYA V，HENRY C. Temporomandibular Joint Condylar Osteochondroma：Complete Condylectomy and Joint Replacement Versus Low Condylectomy and Joint Preservation.Journal of oral and maxillofacial surgery，2015，74（5）：911-925

34. MEHRA P，WOLFORD L. The Mitek mini anchor for TMJ disc repositioning：surgical technique and results. International journal of oral and maxillofacial surgery，2001，30（6）：497-503

35. MIYAMOTO H，MATSUURA H，SINGH J，et al. Regeneration of the mandibular condyle after unilateral condylectomy and myotomy of the masseter in lambs. British Journal of Oral and Maxillofacial Surgery，2002，40（2）：116-121

36. NYBERG J，ADELL R，SVENSSON B. Temporomandibular joint discectomy for treatment of unilateral internal derangements：a 5 year follow-up evaluation. International journal of oral and maxillofacial surgery，2004，33（1）：8-12

37. OZKAN B T，HANNU P，KYOSTI O，et al. The comparison of outcomes of surgically treated bilateral temporomandibular joint disorder in different groups：A retrospective study. Medicina Oral Patologia Oral Y Cirugia Bucal，2012，17（6）：e1018-e1022

38. PAEGLE D I，HOLMLUND A B，HJERPE A. Matrix glycosaminoglycans in the temporomandibular joint in patients with painful clicking and chronic closed lock.Int. J. Oral Maxillofac. Surg，2003；32（4）：397-400

39. PEDRAZAALARCON R，Pinzónnavarro M，BACHELET C E，et al. Disc repositioning plus temporal eminectomy for temporomandibular joint internal derangement：A pilot study. J. Stomatol，Oral Maxillofac，Surg，2017，doi：10.1016/j.jormas.2017.10.008

40. POLITI M，SEMBRONIO S，ROBIONY M，et al. High condylectomy and disc repositioning compared to arthroscopic lysis，lavage，and capsular stretch for the treatment of chronic closed lock of the temporomandibular joint. Oral Surgery，Oral Medicine，Oral Pathology，Oral Radiologyand Endodontology，2007，103（1）：27-33

41. PURICELLI E，CORSETTI A，TAVARES J G，et al. Clinical-surgical treatment of temporomandibular joint disorder in a psoriatic arthritis patient. Head & Face Medicine，2013，9（1）：1-7

42. RAJKUMAR K，MUKHOPADHYAY P，SINHA R. Temporomandibular Joint Disc Repositioning Using an Orthopedic Suture Anchor：A Modified Disc Anchoring Technique. Journal of Maxillofacial & Oral Surgery，2016，15（3）：404-407

43. SEMBRONIO S，ROBIONY M，POLITI M. Disc-repositioning surgery of the temporomandibular joint using bioresorbable screws.International journal of oral and maxillofacial surgery，2006，35（12）：1149-1152

44. WILLIAMSON R，MCNAMARA D，MCAULIFFE W. True eminectomy for internal derangement of the temporomandibular joint. British Journal of Oral and Maxillofacial Surgery，2000，38（5）：554-560

45. WOLFORD L M，MEHRA P，FRANCO P. Use of Conservative Condylectomy for Treatment of Osteochondroma of the Mandibular Condyle. Journal of Oral & Maxillofacial Surgery，2002，60（3）：262-268

46. ZACHARIAH T，NEELAKANDAN R S，AHAMED M I T. Disc Anchoring with an Orthodontic Mini-Screw for Chronic Meniscocondylar Dislocation of TMJ. Journal of Maxillofacial & Oral Surgery，2015，14（3）：1-10

索 引

H

J

K

L

M

N